S. H. Foulkes
Ausgewählte Schriften zu Psychoanalyse und Gruppenanalyse

Das Anliegen der Buchreihe BIBLIOTHEK DER PSYCHOANALYSE besteht darin, ein Forum der Auseinandersetzung zu schaffen, das der Psychoanalyse als Grundlagenwissenschaft, als Human- und Kulturwissenschaft sowie als klinische Theorie und Praxis neue Impulse verleiht. Die verschiedenen Strömungen innerhalb der Psychoanalyse sollen zu Wort kommen, und der kritische Dialog mit den Nachbarwissenschaften soll intensiviert werden. Bislang haben sich folgende Themenschwerpunkte herauskristallisiert: Die Wiederentdeckung lange vergriffener Klassiker der Psychoanalyse – wie beispielsweise der Werke von Otto Fenichel, Karl Abraham, Siegfried Bernfeld, W. R. D. Fairbairn, Sándor Ferenczi und Otto Rank – soll die gemeinsamen Wurzeln der von Zersplitterung bedrohten psychoanalytischen Bewegung stärken. Einen weiteren Baustein psychoanalytischer Identität bildet die Beschäftigung mit dem Werk und der Person Sigmund Freuds und den Diskussionen und Konflikten in der Frühgeschichte der psychoanalytischen Bewegung.

Im Zuge ihrer Etablierung als medizinisch-psychologisches Heilverfahren hat die Psychoanalyse ihre geisteswissenschaftlichen, kulturanalytischen und politischen Bezüge vernachlässigt. Indem der Dialog mit den Nachbarwissenschaften wiederaufgenommen wird, soll das kultur- und gesellschaftskritische Erbe der Psychoanalyse wiederbelebt und weiterentwickelt werden.

Die Psychoanalyse steht in Konkurrenz zu benachbarten Psychotherapieverfahren und der biologisch-naturwissenschaftlichen Psychiatrie. Als das ambitionierteste unter den psychotherapeutischen Verfahren sollte sich die Psychoanalyse der Überprüfung ihrer Verfahrensweisen und ihrer Therapie-Erfolge durch die empirischen Wissenschaften stellen, aber auch eigene Kriterien und Verfahren zur Erfolgskontrolle entwickeln. In diesen Zusammenhang gehört auch die Wiederaufnahme der Diskussion über den besonderen wissenschaftstheoretischen Status der Psychoanalyse.

Hundert Jahre nach ihrer Schöpfung durch Sigmund Freud sieht sich die Psychoanalyse vor neue Herausforderungen gestellt, die sie nur bewältigen kann, wenn sie sich auf ihr kritisches Potenzial besinnt.

BIBLIOTHEK DER PSYCHOANALYSE
HERAUSGEGEBEN VON HANS-JÜRGEN WIRTH

S. H. Foulkes

Ausgewählte Schriften zu Psychoanalyse und Gruppenanalyse

Mit Übersetzungen von Elisabeth Vorspohl

Herausgegeben und mit einem Vorwort von Dieter Nitzgen

Psychosozial-Verlag

Herausgegeben von Dieter Nitzgen im Auftrag der
Deutschen Gesellschaft für Gruppenanalyse und Gruppensychotherapie e. V. (D3G)
unter Mitwirkung des wissenschaftlichen Beirats:
Ruth Beckenbauer, Deutschland
Prof. Klaus Hoffman, Deutschland
Robi Friedman, Israel
Dieter Nitzgen, Deutschland
Amelie Noack, UK
Martin Weegmann, UK

Titel der Originalausgabe:
Selected Papers. Psychoanalysis and Group Analysis

Bibliografische Information der Deutschen Nationalbibliothek
Die Deutsche Nationalbibliothek verzeichnet diese Publikation
in der Deutschen Nationalbibliografie; detaillierte bibliografische Daten
sind im Internet über http://dnb.d-nb.de abrufbar.

Deutsche Erstausgabe

info@psychosozial-verlag.de
www.psychosozial-verlag.de

Umschlagabbildung: Kurt Schwitters, *Das Gewitterbild*, 1937–1939
Umschlaggestaltung und Innenlayout nach Entwürfen von Hanspeter Ludwig, Wetzlar
ISBN 978-3-8379-3338-3 (Print)
ISBN 978-3-8379-6187-4 (E-Book-PDF)

Inhalt

Vorwort zur deutschen Ausgabe

Dieter Nitzgen

Die *Ausgewählten Schriften zu Psychoanalyse und Gruppenanalyse* von S.H. Foulkes erschienen erstmals 1990 unter dem Titel *Selected Papers. Psychoanalysis and Group Analysis* bei Karnac Books. Sie wurden von Elizabeth Foulkes herausgegeben und mit einem Vorwort versehen sowie durch eine Einleitung von Malcolm Pines ergänzt. Wie E. Foulkes in ihrem Vorwort erläutert, sind die im Band enthaltenen Texte ursprünglich in verschiedenen Zeitschriften bzw. als Buchkapitel erschienen. Viele dieser Arbeiten wurden anlässlich von Kongressen bzw. anderen wissenschaftlichen Zusammenkünften geschrieben, teilweise noch auf Deutsch, überwiegend jedoch auf Englisch. Einige wurden in längeren Fassungen als die Originale veröffentlicht, andere dagegen mehr oder weniger gekürzt, manchmal sogar »drastisch«; ein Umstand, den die Herausgeberin nicht verändern wollte. Davon weicht die vorliegende, deutsche Übersetzung insofern ab, als hier alle veröffentlichten Texte ungekürzt erscheinen.

Wie M. Pines in seiner Einleitung anmerkt, sind die englischen Leser der *Selected Papers* wahrscheinlich mit Foulkes' Hauptwerken zur Gruppenanalyse besser vertraut als mit den frühen Aufsätzen, die er als Psychoanalytiker schrieb. Das gilt ausdrücklich nicht für das deutsche Publikum, mit Ausnahme vielleicht der an Gruppentherapie interessierten Mitglieder der deutschen psychoanalytischen Fachgesellschaften. Wie Pines betont, besteht der große Wert des Buches darin, Foulkes' weitreichende Erfahrungen als psychoanalytischer Kliniker und Lehrer zu verdeutlichen. Das bestätigt sich im vorliegenden Band immer wieder. Ergänzend verweist Pines aber auch auf seine historischen und soziologischen Interessen, die er mit seinem Freund und Kollegen Robert Wälder in Wien, aber auch mit Norbert Elias in Frankfurt teilte. Diesbezüglich enthalten die *Ausgewählten Schriften* viele wertvolle, hierzulande kaum bekannte Hinweise, wie etwa auf die Zusammenarbeit zwischen Foulkes und seinem Lehrer Kurt Goldstein.

Die *Ausgewählten Schriften* sind in drei Abschnitte gegliedert: Sie beginnen mit einem biographischen Teil bestehend aus dem von E. Foulkes verfassten »kurzen Rückblick« auf die gemeinsamen Jahre mit S. H. Foulkes sowie dessen »Erinnerungen an meinen Besuch bei Freud« 1936 mitsamt eines Briefs von Freud an Foulkes.

Der zweite Abschnitt enthält die psychoanalytischen Schriften Foulkes' (Kapitel 3 bis 11) und der dritte seine späteren Beiträge zur Gruppenanalyse (Kapitel 12 bis 28). Es ist das große Verdienst von Malcolm Pines, *jede* einzelne dieser Schriften mit einem einleitenden Kommentar versehen zu haben. Diese Kommentare sind nicht nur instruktiv für das Verständnis der Foulkes'schen Texte selbst, sondern vermitteln auch Einblicke in das gruppenanalytische Denken seines wohl engsten Mitarbeiters und ehemaligen Lehranalysanden M. Pines, dessen herausgeberische »Handschrift« die *Ausgewählten Schriften* tragen. Nicht zuletzt deshalb wurden sie in die deutsche Übersetzung übernommen.

Chronologisch betrachtet fällt auf, dass Foulkes nach 1957 keine eigenen Arbeiten mehr zur Psychoanalyse veröffentlicht hat. Im Unterschied dazu reicht der zeitliche Rahmen seiner Beiträge zur Gruppenanalyse von 1946 bis zu den posthum veröffentlichten »Anmerkungen zum Begriff der Resonanz«. Damit verbinden die *Ausgewählten Schriften* das psychoanalytische Frühwerk Foulkes' einschließlich der inauguralen Texte zur Gruppenanalyse mit seinem gruppenanalytischen Spätwerk. Perspektivisch betrachtet eröffnen sie damit einen Überblick auf das Gesamtwerk und seine Entwicklung von 1930 bis zu seinem Tod 1976. Mit der deutschen Übersetzung wird somit nicht nur eine wesentliche Lücke in der deutschsprachigen Foulkes-Rezeption geschlossen, sondern zugleich auch eine brauchbare Grundlage für die vertiefte Auseinandersetzung mit der Person und dem Werk S. H. Foulkes' geschaffen.

Der Herausgeber dankt der Deutschen Gesellschaft für Gruppenanalyse und Gruppenpsychotherapie (D3G), ohne deren finanzielle Unterstützung die Übersetzung der Ausgewählten Schriften nicht möglich gewesen wäre.

Vorwort

Elizabeth Foulkes

Dieses Buch versammelt Beiträge, die ursprünglich in verschiedenen Zeitschriften bzw. Büchern veröffentlicht worden sind – angefangen mit Foulkes' erster Aufsatzpublikation von 1930 bis zu seiner letzten, 1977 postum veröffentlichen Arbeit. Die Beiträge erscheinen hier in chronologischer Reihenfolge nach Publikationsdatum. In manchen Fällen erfolgte die Veröffentlichung erst mehrere Jahre, nachdem Foulkes die Arbeit verfasst oder den Vortrag gehalten hatte. Auch bislang unveröffentlichtes Material erscheint hier erstmals im Druck.

Viele Arbeiten wurden als Vorträge für Kongresse oder andere Veranstaltungen verfasst. Wiederholungen sind daher zu einem gewissen Grad unumgänglich, und ich habe nicht versucht, sie vollständig zu vermeiden. Mir erschien es wichtig, Lesern und Leserinnen, die sich lediglich für einen oder zwei spezifische Beiträge interessieren, auch den Kontext nicht gänzlich vorzuenthalten.

Mehrere Arbeiten werden hier in ausführlicherer Fassung als der ursprünglich publizierten wiedergegeben [andere wurden, bisweilen drastisch, gekürzt][1]. Klinisches Material ist in Foulkes' Schriften eher rar, weil er zum einen um Diskretion bemüht war und darüber hinaus die Veränderung von Namen, Berufen und Familienkonstellationen als Verfälschungen des Fallmaterials betrachtete. Deshalb habe ich den größten Teil des klinischen Materials – frühe psychoanalytische Fallvorstellungen inbegriffen – hier mitberücksichtigt.

Foulkes' wurde zu seinen Arbeiten oft durch die Bitte angeregt, zu spezifischen Themen etwas zu schreiben oder auf andere Autoren zu reagieren. Dies rechtfertigt die Aufnahme einiger »Bemerkungen zum Beitrag von X« in diese Sammlung.

1 Anm. der Übers.: Der eingeklammerte Hinweis bezieht sich nur auf die englische Ausgabe der *Selected Papers*.

Ich danke vor allem Dennis Brown, Lionel Kreeger, Pat de Maré, Malcolm Pines, Sabina Strich und anderen Kolleginnen und Kollegen für ihre Ratschläge. Ann Scott danke ich für ihre wertvolle editorische Hilfe vor allem bei der Auswahl des Materials. Für die letzte Entscheidung über Auswahl und Kürzungen trage ich selbstverständlich die Verantwortung.

Einen besonderen Dank schulde ich Mrs. Klara King für ihre hervorragende Lektoratsarbeit.

Vorbemerkung

Malcolm Pines

Die Leserinnen und Leser dieser postum erscheinenden Sammlung von S. H. Foulkes' Schriften werden seine Hauptwerke über Gruppenanalyse vermutlich kennen, mit seinen Arbeiten, die er als Psychoanalytiker verfasste, aber mit an Sicherheit grenzender Wahrscheinlichkeit nicht vertraut sein. Zu Beginn seines langen Berufslebens praktizierte Foulkes viele Jahre lang ausschließlich als ein in Wien ausgebildeter Psychoanalytiker. Zunächst leitete er in Frankfurt am Main die Klinik des neu gegründeten Psychoanalytischen Instituts, 1933 praktizierte er in London, und 1940 zog er schließlich nach Exeter. Nach dem Krieg nahm er seine psychoanalytische Praxis wieder auf und wurde von der freudianischen B-Gruppe des Londoner Instituts der British Psychoanalytical Society als Lehranalytiker anerkannt. Er setzte die zweigleisige Praxis der psychoanalytischen Behandlung einzelner Patienten und der Gruppenanalyse bis zu seinem Rückzug ins Privatleben fort.

Die Lektüre dieser frühen psychoanalytischen Arbeiten Foulkes' gibt Gelegenheit, die besonderen Eigenschaften seines Denkens kennen und schätzen zu lernen. Wodurch zeichnen sie sich aus? Mich hat zunächst einmal Foulkes' Stil beeindruckt. Er schreibt flüssig und spricht sein Publikum, wie in einem Gespräch, direkt an. Der Autor erweist sich als klar denkender und undogmatischer Mensch, der jede Situation unvoreingenommen betrachtet. Wir erfahren, dass er dies in den zwei Jahren gelernt hat, die er bei Goldstein in der Neuropsychiatrie verbrachte. Es war Goldstein, der ihm zeigte, dass sämtliche Phänomene einer vorliegenden Situation Berücksichtigung finden müssen, bevor man sich an einer Einschätzung versucht, und dass zu diesen Phänomenen auch die *Anwesenheit des Beobachters* zählt. Dies wurde zur Grundlage dafür, dass der angehende Psychoanalytiker schließlich zum ersten umfassend ausgebildeten Gruppenanalytiker werden konnte, der das therapeutische Feld erweiterte, um mehr als lediglich die dyadische psychoanalytische Situation in den Blick zu nehmen. Der amerikanische Analytiker und Pionier der Gruppenanalyse Trigant Burrow hatte seine gruppenanalytischen Konzepte schon vor Foulkes entwickelt, doch die Qualität der Ausbildung, die Burrow in jener Frühzeit erhalten hatte, stand weit hinter dem zurück, was Ende der 1920er Jahre in Wien praktiziert wurde.

Foulkes' Kenntnisse der psychoanalytischen Theorie und Praxis sind beeindruckend. Er behandelt seine klinischen Fakten und ihre theoretischen Implikationen gleichermaßen sensibel und stringent, zum Beispiel in den Arbeiten über sexuelle Identität und über das Nicht-Erkennen des Analytikers. Er arbeitete feinfühlig und gründlich mit den Patienten, die er beschreibt; sein Vorgehen ist ohne Weiteres in die zeitgenössische psychoanalytische Theorie und Praxis integrierbar. Dieser Punkt ist wichtig, denn ohne diese Aufsätze und Vorträge könnte der Eindruck entstehen, Foulkes sei ein Psychoanalytiker gewesen, der Bahnbrechendes für die Gruppenanalyse geleistet hat, dessen psychoanalytische Beiträge aber irrelevant seien. Der Leser kann sich nun selbst ein Bild von Foulkes' Eigenschaften als Psychoanalytiker machen.

Von besonderer Bedeutung ist die Arbeit über Introjektion (5. Kapitel), ein ehrgeiziger Versuch, die Schriften der Wiener und der englischen Schule zu diesem zentralen Thema kritisch zu sichten und zu integrieren. Verfasst wurde sie in der Zeit kurz nach Foulkes' Einwanderung nach England und seiner Aufnahme in die Kultur der britischen Schule der Psychoanalyse. Der starke Einfluss, den die Schriften Melanie Kleins damals auf ihn ausübten, ist unverkennbar. Dass die Auseinandersetzungen zwischen diesen beiden Kulturen in den frühen 1940er Jahren zu den »Kontroversen Diskussionen« und um ein Haar zur Spaltung der British Psychoanalytical Society führten, ist allgemein bekannt.

Foulkes hat die Bedeutung von Kleins Arbeit anerkannt und stand der Erforschung früher psychischer Zustände in der Kinderanalyse aufgeschlossener gegenüber als manch andere in Wien ausgebildete Analytiker. Ohne diese Aufgeschlossenheit hätte er seiner eigenen Überzeugung, dass sämtliche Phänomene einer gegebenen Situation unvoreingenommen zu berücksichtigen sind, schwerlich treu bleiben können.

Er verleiht aber auch seinen Einwänden gegen Kleins Arbeit unumwunden Ausdruck, und zwar sowohl unter einem psychoanalytischen als auch, später, unter einem gruppenanalytischen Blickwinkel. Dies zeigen seine Schriften über Fairbairn und über die Objektbeziehungstheorie. Foulkes behauptet, dass die Theorie der inneren Objekte, wie sie von Kleins Schülern und von Fairbairn entwickelt wurde, den klinischen Fakten Konzepte überstülpte und dass metapsychologische Konzepte als psychische Fakten ausgegeben würden. Und er behauptet, dass diese Personifizierungen der tieferen Liebes- und Hassgefühle keine Konstruktionen einer isolierten individuellen Entität, das heißt des Säuglings und des kleinen Kindes seien, sondern dass sie »einem multipersonalen Interaktionsnetzwerk [entspringen], das zuallererst durch die Herkunftsfamilie repräsentiert wird« (26. Kapitel, S. 395).

Ich erinnere mich an ein Gespräch, in dem Foulkes mir erläuterte, dass er nicht mit dem Konzept des inneren Objekts an sich arbeite, sondern mit dem der inneren *Objektbeziehungen*. Innere Objekte, so schreibt er, gehen auf eine psychologische Theorie zurück, »die dem Exorzismus oder der Buße entspricht« (ebd., S. 394).

Ich freue mich, dass Leserinnen und Leser nun Gelegenheit finden, Foulkes als einen hochgebildeten und feinsinnigen Psychoanalytiker mit klarem theoretischen Verständnis kennenzulernen, der manche Entwicklungen nach Freud infrage stellte. In unseren zahlreichen Gesprächen waren dies Themen, auf die er immer wieder zurückkam.

Noch nicht erwähnt habe ich einen anderen Strang seines Denkens, der ihn schließlich zur Gruppenanalyse führen sollte, nämlich sein tiefes Interesse an der Sozialgeschichte und der Soziologie, das er mit seinem engen Freund Robert Wälder und mit Norbert Elias, dem renommierten Soziologen, teilte. Der Psychoanalytiker Wälder gehörte zu Foulkes' Wiener Kreis und Elias zu seinem Kreis in Frankfurt, wo Psychoanalytiker und Soziologen der Frankfurter Schule eine fruchtbare Zusammenarbeit pflegten. In seinen zwei ausführlichen Besprechungen von Elias' Werk hat Foulkes versucht, die psychoanalytische Community für die beeindruckende Macht sozialer Kräfte zu interessieren, die ebenso wichtig seien wie diejenigen, die Psychoanalytiker dem Es, dem Reservoir der basalen Triebe, zuschrieben. Wir wissen nicht, welche Aufnahme seine Rezensionen gefunden haben und ob sie zum Beispiel von John Rickman gelesen wurden, einem anderen Psychoanalytiker mit großem Interesse an der Soziologie und Anthropologie. Rickman hat Wilfred Bion maßgeblich beeinflusst, der damals noch kein Psychoanalytiker war und als Psychotherapeut zu kämpfen hatte.

Der gruppenanalytische Teil des Buches, in dem Foulkes seine gruppenanalytischen Grundprinzipien ausarbeitet, enthält mehrheitlich Beiträge, die schon bekannt sind. Es ist aber aufschlussreich, seine Rede zu lesen, die er 1946 in der British Psychoanalytical Society hielt und in der er seine

Kriegserfahrungen schilderte. Hier postuliert er die theoretische und klinische Bedeutsamkeit der neuen Disziplin der Gruppenpsychotherapie. Bruchstücke aus dem Buch über Theorie, das er nach Beendigung seiner Berufstätigkeit zu schreiben hoffte, lassen ahnen, dass dieses Werk, hätte er es je verfassen können, ein wichtiges geworden wäre, aber ich bezweifle, dass er die enorme Anstrengung, die nötig gewesen wäre, zu diesem Zeitpunkt seines Lebens wirklich hätte meistern können.

Für die Schüler und Schülerinnen der Gruppenanalyse ist das vorliegende Buch so wertvoll, weil es Foulkes' reiche Erfahrung als psychoanalytischer Kliniker und Lehrer demonstriert, sein beeindruckendes Verständnis der metapsychologischen Grundlagen des Freud'schen Werkes sowie seine umsichtige und kritische Einschätzung moderner Neuerungen. In Verbindung mit seinen neuropsychologischen und soziologischen Positionen ergab dies eine Tiefenperspektive (Bions binokulares Sehen), die es ihm ermöglichte, zu einem Pionier der Gruppenanalyse zu werden und eine Institution zu gründen, die auch nach seinem Tod weiterhin blüht und gedeiht und als wichtiger Beitrag zum Feld der psychodynamischen Psychotherapie im Vereinigten Königreich, in Europa, Nord- und Südamerika sowie in Australien stetig wachsende Anerkennung findet. Ich bin zuversichtlich, dass die Gruppenanalyse ihre gesunde Entwicklung auf der von S. H. Foulkes geschaffenen Grundlage fortsetzen wird.

Teil 1
Biographisches

1. Kapitel

S. H. Foulkes: Ein kurzer Rückblick

Elizabeth Foulkes

Nachdem ich 25 Jahre in einer engen Arbeitsbeziehung mit S. H. Foulkes verbracht habe, davon die letzten 16 Jahre seines Lebens als seine Frau, ist dies natürlich eine persönliche Schilderung. Mein verstorbener Mann liebte es, über viele Dinge laut nachzudenken, nicht zuletzt über die Anregungen, die er in seiner täglichen Arbeit mit Patienten, in seinen Seminaren und Supervisionen und im Ideenaustausch erhielt. Einem Großteil dieses Rückblicks liegen die Gespräche zugrunde, die wir im Laufe der Jahre miteinander geführt haben.

Zufällig kannte ich Foulkes' Eltern und Geschwister (wir waren entfernte Cousins und Cousinen), so dass ich seinen Hintergrund aus eigener direkter und indirekter Kenntnis beschreiben kann. Wir waren und blieben seit 1936, als ich ebenfalls in London eintraf, um eine Ausbildung im Antiquariatsbuchhandel zu machen, in Kontakt.

Als er während des Krieges Major im Royal Army Medical Corps in Northfield in der Nähe von Birmingham war, trafen wir uns gelegentlich. Damals leistete ich meinen Dienst im ATS (Auxiliary Territorial Service), dem Frauenkorps der britischen Armee, und arbeitete in einem Heim für schwangere Armeeangehörige außerhalb von Worcester. Zu meinen Pflichten gehörte auch die Leitung von Gesprächsgruppen mit den Mädchen. Ich erinnere mich, Foulkes gefragt zu haben, wie ich die Teilnehmerinnen taktvoll daran hindern könnte, in meinen Gruppen ein ums andere Mal ihre Lebensgeschichten zu erzählen, nachdem ich es unter Mühen endlich geschafft hatte, dass sie frei sprechen konnten. (Ich kann mich an seine Antwort nicht genau erinnern – etwas in der Art wie: »Lass dir von der Gruppe helfen …«.)

S. H. Foulkes war dreimal verheiratet. Die Ehe mit seiner ersten Frau, Erna Stavenhagen, wurde 1937 geschieden. Aus dieser Ehe stammten seine Kinder. Tom war 1924 geboren, Lisa (heute Mrs. Ward) 1927 und Vera (heute Mrs. Mayer) 1931. Es gibt sechs Enkelkinder. In zweiter Ehe war

Foulkes mit Kilmeny (Kim) Graham verheiratet, die 1959 in New York starb. Seine dritte Frau ist die Verfasserin dieses Rückblicks, Elizabeth Marx.

Bevor ich beginne, muss ich etwas zu den Namen sagen, unter denen man meinen verstorbenen Mann kannte. Als Kind wurde er Siegmund genannt. In Frankfurt und Wien kannte man ihn später, im Erwachsenenalter, als Dr. Heinz Fuchs. Nachdem er 1938 die britische Staatsangehörigkeit erworben hatte, änderte er seinen Nachnamen phonetisch in Foulkes, dem er aus beruflichen Gründen die Initialen seiner Vornamen S. H. voranstellte. Familienangehörige und Freunde nannten ihn Michael, aber diesen Namen hat er in beruflichen Zusammenhängen nie benutzt: Er wuchs in einer Zeit auf, in der Kollegen sich untereinander einfach beim Nachnamen riefen. Seit seinem Tod wurde er allerdings, sogar in Publikationen, gelegentlich »Michael Foulkes« genannt. Weil dies verwirrend ist, habe ich es vermieden, diesen Namen im beruflichen Kontext zu verwenden. Ich nenne ihn hier zumeist SHF oder SH, was ihm selbst am besten gefallen hat.

Siegmund Heinrich Fuchs wurde 1898 in Karlsruhe, der Hauptstadt des damaligen Großherzogtums Baden, als jüngster Sohn einer wohlhabenden jüdischen Familie geboren. Sein Vater, Gustav Fuchs, war das 13. von insgesamt 15 Kindern (13 davon Jungen) und aktiver Partner in einem Familienbetrieb von Holzhändlern und -importeuren, die sich 1870 in Karlsruhe niedergelassen hatten. Seine Mutter, Sarah (Claire) Durlacher, wurde in eine Familie von Weinhändlern hineingeboren und war als junge Frau eine große Schönheit. Zwar waren arrangierte Ehen in jüdischen Familien üblich, doch scheint es, als sei dies eine Liebesheirat gewesen, denn Sarah besaß keine Mitgift, weil ihr Vater schon jung gestorben war.

Gustav Fuchs war ein kleiner, kräftiger, fröhlicher Mann. Er ritt in die umliegenden Wälder aus, liebte die Musik, sang in einem Chor und ging besonders gern in die Oper. Seine spezielle Vorliebe für Wagner spiegelt sich in der Wahl der Namen seiner Kinder wider: Der Erstgeborene hieß Richard, die anderen waren nach Wagner-Figuren benannt – Senta, Gottfried und Walther. Sie waren elf, zehn, neun und sieben Jahre älter als Siegmund.

SH war überzeugt, dass sein familiärer Hintergrund seine Entwicklung und berufliche Laufbahn maßgeblich beeinflusst hatte. Er fand die Unterschiede zwischen seinen Brüdern faszinierend. Richard war künstlerisch veranlagt, sehr musikalisch – er verbrachte Stunden am Klavier – und in der Regel Klassenbester. Er wurde Architekt. Der nächstältere Bruder, Gottfried, entwickelte sich ganz anders und war ein herausragender Sportler. Vor dem Ersten Weltkrieg war er als Kapitän und Mittelstürmer des Karlsruher FC, mit dem er zweimal die deutsche Meisterschaft gewann, ein wahrer Lokalmatador. In einem Spiel gegen Russland bei den Olympischen Spielen 1912 schoss er zehn Tore – ein Torrekord im Rahmen internationaler Turniere, der bis heute Bestand hat. Der Jüngste in der Familie war Walther – sieben Jahre lang, bis SH, zweifellos nicht geplant, an seine Stelle trat. In vielerlei Hinsicht standen diese beiden Brüder sich nahe, allerdings war die Beziehung nicht immer einfach.

SH war ein attraktives Kind und sehr beliebt bei den vielen Onkeln, die ins Haus kamen, wenn sie seine Großmutter, Fanny Fuchs, besuchten. Diese lebte während ihrer 20-jährigen Witwenschaft in einer Wohnung in dem Haus, das Gustav Fuchs später kaufte und mit seiner Familie bezog. Großmutter Fanny, die Matriarchin, übte auf diesen jüngsten Enkel, der im Stockwerk über ihren Räumen wohnte, einen starken Einfluss aus.

SHs Geburtshaus (das im Zweiten Weltkrieg zerstört wurde) war ein ansehnliches Gebäude aus dem späten 18. Jahrhundert, errichtet in dem für die Gegend typischen blassrosafarbenen Sandstein. Es besaß eine breite Einfahrt für Kutschen und Pferde, und der weitläufige Stallhof und Garten waren SHs Spielplatz. Er blieb oft sich selbst überlassen, saß, in tiefe Gedanken versunken, geduldig still und grübelte etwa über die Frage nach, was er *wirklich* wisse. Seiner Erinnerung nach gelangte er zu dem Schluss, dass es sich um den Akt des Denkens an sich handele – lange bevor ihm Descartes' berühmtes Diktum »Cogito ergo sum« begegnete.

Weil SHs Vater dem progressiveren Curriculum eines neuen Gymnasiums den Vorzug gab, lernte er Englisch statt des traditionellen Altgriechisch, was er letztlich durchaus bedauerte. Als Jüngster seiner Klasse legte er sein Abitur ab. Für die Einberufung zum Militär – seine drei Brüder dienten bereits im Feld – war er noch zu jung, so dass er am Karlsruher Polytechnikum einen Architektur-Kurs belegte.

Sport hatte in der Familie große Bedeutung. Nach der Schule trafen sich die Jungen mit Freunden zum Fußballspiel auf dem Engländerplatz am Waldrand. Vorübergehend spielte auch SH in der Mannschaft des Karlsruher FC, wechselte dann aber zum Tennis. In einem Jahr wurde er Juniorenmeister von Baden und gewann außerdem zusammen mit einem Cousin die Juniorenmeisterschaft im Doppel. Nach dem Militärdienst nahm er sein Medizinstudium auf, spielte aber weiterhin Turniere, später auch für Frankfurt. Dass er seine Initialen gegenüber dem vollen Vornamen bevorzugte, war auf die Gepflogenheiten im Sport zurückzuführen.

1917 trat er im Alter von 18 Jahren in die Telefon- und Telegraphentruppe der Kaiserlichen Armee ein und diente bis zum Ende des Krieges in Frankreich. Als er überlegte, was er nach dem Krieg, sollte er überleben, tun sollte, fand er die Vorstellung verlockend, als Regisseur im Theater zu arbeiten. 1919 wurde er aus der Reichswehr entlassen und erhielt von seiner Familie die Erlaubnis, auf die Universität zu gehen – unter der Bedingung, einen Beruf zu wählen, der ihn ernähren würde.

SH war nach wie vor unentschlossen und schwankte zwischen Medizin, Philosophie und Psychologie. Ein Onkel mütterlicherseits war Arzt in einer nahegelegenen Kleinstadt, wo er zu den ersten Besitzern eines Automobils gehörte und dafür bewundert wurde. SHs Schwester war mit einem Hals-Nasen-Ohren-Arzt verheiratet. Im Zug nach Heidelberg, der nächstgelegenen Universitätsstadt, die sich automatisch anbot, traf er einen alten Schulfreund wieder, der sich ebenfalls einschreiben wollte, und zwar für Medizin. SH beschloss, es ihm gleichzutun.

In den vier vorklinischen Semestern las er die Schriften Jaspers', Gruhles und anderer Autoren über Psychopathologie. Gruhle schrieb über Zwangsvorstellungen und Zwänge und erklärte, niemand kenne ihre Ursachen. In einer Fußnote ergänzte er: »[...] mit Ausnahme Sigmund Freuds, zu seinen Auffassungen siehe [...]«. Foulkes erinnerte sich, dass sein Bruder Freud erwähnt hatte, und wurde neugierig auf das, was Freud wusste. Er las die *Neuen Vorlesungen zur Einführung in die Psychoanalyse*. Tief beeindruckt, wandte er sich danach den *Studien über Hysterie*, der *Traumdeutung* und allen übrigen damals veröffentlichten Schriften Freuds zu. In seinen »autobiographischen Bemerkungen« schreibt er: »Das war im Jahr 1919, und seitdem haben Freud und sein Werk den größten Einfluss auf mein berufliches Leben ausgeübt – bis zum heutigen Tag. Seither wußte ich genau, was ich werden wollte, nämlich Psychoanalytiker« (Foulkes 1998 [1968], S. 124).

Sein erstes klinisches Semester verbrachte er in München. Hier hörte er Kraepelin und kam zum ersten Mal mit der Psychiatrie in Kontakt. »Ich war sehr beeindruckt von seinen klaren und präzisen Vorlesungen. Aber ich wußte auch, daß dies nicht die Psychiatrie war, der ich mein Leben widmen wollte« (ebd., S. 124). Wegen einer Liebesaffäre ging er nach Frankfurt und setzte sein Studium dort bis zum Abschluss und zur Promotion 1923 fort. Frankfurt blieb sein Stützpunkt bis zur Emigration nach England im Jahr 1933.

Seine wichtigsten Lehrer waren während des Studiums Gustav von Bergmann und Karl Kleist. Von Bergmann wurde bekannt, weil er dem, was wir heute als Psychosomatik kennen, zentrale Bedeutung zuschrieb. In seinem Staatsexamen gab man SHF einen Fall von schwerem Diabetes. Die Patientin fragte ihn, ob ihre Erkrankung womöglich durch eine sehr tiefe Enttäuschung ausgelöst worden sei. SH bejahte, und nun verbrachte die Patientin so viel Zeit damit, ihre Geschichte zu erzählen, dass er am Ende nicht dazu kam, ihren Urin auf Zucker zu untersuchen. Gleichwohl ließ ihn von Bergmann, sein Prüfer, bestehen.

Karl Kleist war wegen seiner organischen Orientierung und seiner Betonung der präzisen Lokalisierung im Gehirn bekannt. Gleichwohl hatte Foulkes den Eindruck, dass seine klinischen Vorlesungen ihm solide psychiatrische Grundlagen vermittelten, und er profitierte auch von Kleists Psychopathologie-Kurs, obwohl dieser völlig unfreudianisch war. Bei Besuchen in der Psychiatrie kam er erstmals mit Psychosen in Kontakt. Diese Kranken haben ihn tief beeindruckt: »Ich erinnere mich sehr gut: ich mußte diese psychotischen ›Fälle‹ einfach als Menschen ansehen und versuchte, mich in sie einzufühlen. Sie machten einen tiefen Eindruck auf mich, obgleich wir nichts weiter tun sollten als eine Katatonie von einer Schizophrenia simplex zu unterscheiden oder diese von einer postenzephalitischen Störung zu differenzieren« (Foulkes 1998 [1968], S. 124).

Foulkes verbrachte ein klinisches Jahr an der Charité II in Berlin. Dort galt: »Wenn Du nicht weißt, woran ein Patient leidet, nachdem Du die Krankengeschichte aufgenommen hast, wirst Du es hinterher auch nicht wissen …« (ebd., S. 125). Dies war ganz auf Foulkes' Linie, denn »alles, was ich berührte, verwandelte sich in Psychopathologie« (ebd., S. 125).

Nach seinem Abschluss arbeitete er erneut in Frankfurt und widmete sich dort insbesondere der Neurologie. Die zwei Jahre am Neurologischen Institut bei Kurt Goldstein haben ihn, abgesehen von der Psychoanalyse, am stärksten geprägt:

> »Die Wirkung solcher Anregung ist, oder war es wenigstens für mich, eine sehr intensive Bereicherung der Innenschau und Befreiung von Einschränkungen durch Schulmeinungen, eine richtige Aufklärung über uneingestandene, verborgene Vorurteile, Schärfung des Blicks für verborgene Theorien, die sich als ›Tatsachen‹ maskieren«. (Fuchs 1936, S. 212f.)

Als Lehrer regte Goldstein seine Schüler mit improvisierten Demonstrationen und Diskussionen dazu an, Probleme auf neue Weise zu betrachten, und wurde darin zu einem Vorbild für Foulkes' eigenen Unterrichtsstil (siehe 4. Kapitel). Der ganzheitliche Zugang, den er von Goldstein erbte, war für die Entwicklung seines Denkens von zentraler Bedeutung und spiegelt sich wider, wenn er betont, dass das Ganze früher und elementarer ist als seine Teile (Goldstein 1934; Fuchs 1936). Sein Vergleich des Individuums in der Gruppe mit einem Knotenpunkt in einem neuronalen Netzwerk geht ebenfalls auf seine Zeit bei Goldstein zurück:

> »Ich schulde K. Goldstein die Einsicht, daß unsere Methoden darüber entscheiden, was wir finden. Was wir machen, ist wirklich eine Art selbsterfüllende Prophezeiung. In anderen Worten: unsere Annahmen bilden die Grundlage, und unsere Methode schließt diese Annahmen ein.« (Foulkes 1998 [1968], S. 125)

Ein weiterer Einfluss während dieser Phase war SHs Kontakt mit der Gestaltpsychologie. Er besuchte Vorlesungen von Adhémar Gelb, der mit Goldstein zusammenarbeitete. Dieser Einfluss spiegelt sich in seiner Sicht des Individuums und der Gruppe als Figur-Grund-Konstellation wider.

Der einzige Punkt, in dem Foulkes nicht mit Goldstein übereinstimmte, war dessen Einstellung zur Psychoanalyse: »Goldstein hatte Hochachtung für Freud, war aber sehr kritisch gegenüber der psychoanalytischen Theorie und den Psychoanalytikern im allgemeinen« (ebd., S. 125; siehe auch 4. Kapitel).

Während seiner Arbeit am Neurologischen Institut begleitete Foulkes oft einen eher orthodoxen Neurologen, F. Kino[1], auf dessen täglichen Runden durch sämtliche Abteilungen des Allgemeinkrankenhauses. Dabei lernte er vieles über die psychopathologische Relevanz zahlreicher organischer und funktioneller Erkrankungen. Unvergesslich blieb ihm Kinos Haltung gegenüber einer Patientin, die dieser zunächst abwertend als »Hysterika« behandelte. Als aber bei ihr eine multiple Sklerose diagnostiziert wurde, änderte sich seine Einstellung vollständig. Dies gab Foulkes »eine Menge zu denken – sowohl vom Standpunkt des Arztes wie der Patientin« (ebd., S. 126).

1 Anm. der Übers.: Es handelt sich um den tschechischen Psychiater Pavel Friedrich Kino (siehe Stahnisch 2014).

Nachdem er sich zur psychoanalytischen Ausbildung entschlossen hatte, sprach er mit Karl Landauer, dem einzigen Psychoanalytiker in Frankfurt, den er kennengelernt hatte, über sein Vorhaben. Landauer riet ihm, nicht nach Berlin, sondern nach Wien zu gehen, fügte allerdings hinzu, es sei sinnlos, bei Freud selbst wegen der Lehranalyse anzufragen. Später tat es SH leid, es nicht wenigstens versucht zu haben.

1928 ging er mit seiner Frau und zwei kleinen Kindern nach Wien, um mit der Lehranalyse zu beginnen. Er hatte mit Helene Deutsch, der damaligen Vorsitzenden des Ausbildungsausschusses der Wiener Gesellschaft, korrespondiert, und als er sie nun aufsuchte, bot sie ihm gleich einen freien Platz an und wurde seine Lehranalytikerin. Noch überraschender war, dass sie auch seine Frau in Analyse nahm. SH fand dies sonderbar, akzeptierte es aber in der Annahme, Dr. Deutsch werde schon wissen, was sie tue. Foulkes' Supervisoren waren Edward Hitschmann und Herman Nunberg.

Gleichzeitig absolvierte er eine gründliche psychiatrische Ausbildung im Universitätskrankenhaus, zuerst bei von Wagner-Jauregg und später bei Otto Plötzl. Professor Plötzls Vorlesungen fand er besonders anregend: »Er war bei weitem der schillerndste Psychiatrielehrer [...] und integrierte dabei seine psychoanalytische Orientierung« (ebd., S. 126). Tief beeindruckend waren für ihn auch die Seminare Paul Schilders, der sorgfältig ausgewählte psychotische Patienten vorstellte, die psychoanalytische Mechanismen ungleich klarer zeigten als neurotische Patienten.

Schilder bot auch am Psychoanalytischen Institut Seminare an, die Foulkes besuchte. Er erinnerte sich an Otto Isakower, der ebenfalls teilnahm, sowie an Suzanne Zingg, eine Schweizer Kollegin, die bei Bleuler in Zürich gearbeitet hatte. Von ihr lernte er viel über die Auffassungen Bleulers, in dessen Denken er immer seine eigene »psychiatrische Orientierung gefunden« hatte (ebd., S. 127).

In Wien verbracht SHF eine ungemein intensive Zeit. Obgleich er noch Kandidat war, wurde er zum sogenannten Kinder-Seminar zugelassen, das aus der jüngeren Analytikergeneration einschließlich Richard und Edith Sterba, Edward und Grete Bibring, Ernst und Marianne Kris, Willi Hoffer und Hedwig Schazel (später Mrs. Hoffer), Otto Isakower, Erwin Stengel, Heinz Hartmann und Annie Reich bestand. Mit all diesen Kollegen und Kolleginnen war er befreundet. Mit Robert Wälder, der zu einem lebenslangen Freund wurde, mit dem Ehepaar Kris und anderen verbrachte er viele Stunden im Café Herrenhof, wo man über Psychoanalyse und die neuesten Publikationen, etwa über Freuds *Jenseits des Lustprinzips*, diskutierte (Freud 1920g; Foulkes 1998 [1968], S. 127).

Am Nachmittag kehrte er ins Krankenhaus zurück und verbrachte die Zeit, da er keine offiziellen Verpflichtungen hatte, im Gespräch mit Patienten. Er hatte diese informelle Weiterbildung als eine außerordentlich fruchtbare Erfahrung in Erinnerung, und auch wenn die Gespräche nicht von therapeutischen Absichten motiviert waren, stellten sich bei einigen Patienten deutliche Verbesserungen ein. Wahrscheinlich war das Interesse, das er an ihnen zeigte, der Grund dafür. Später bedauerte er, keine Notizen von diesen Gesprächen angefertigt zu haben. Er hatte angenommen, dass seine Beobachtungen jedem erfahrenen Psychoanalytiker vertraut sein müssten, bis ihm klar wurde, dass dies keineswegs der Fall war.

> »Eine [...] Beobachtung, die eines Schürzenfetischisten, ist mir noch lebhaft in Erinnerung: er hatte viele tausend Schürzen gesammelt. Er hatte eine paranoide Schizophrenie und war Schaufensterdekorateur von Beruf. Er überzeugte mich, dass diese Schürzen phallische Organe waren, aber sie gehörten unzweifelhaft einer Frau und standen in Beziehung zu seiner eigenen Mutter. Dies verblüffte mich: es schien, als ob sie eine doppelte Funktion hatten, nämlich die eines phallischen Symbols *und* einer Bedeckung der weiblichen Genitalien.« (Ebd., S. 128)

Später las er mit Genugtuung, dass Freud (1927e) den Fetisch in seiner kurzen Arbeit »Fetischismus« ebenfalls als Phallussymbol und zugleich als Verleugnung der Kastration erklärte. Aus den informellen Patientengesprächen resultierte schließlich eine kleine Veröffentlichung über die Bedeutung des Namens in einem Fall von Schizophrenie (siehe 3. Kapitel).

1930 kehrte Foulkes nach Frankfurt zurück, schloss sich dem dort unlängst gegründeten Frankfurter Psychoanalytischen Institut an und begann, als Psychoanalytiker zu praktizieren. Er wurde zum ersten Direktor des Instituts ernannt, führte Erstgespräche, analysierte Patienten auf Teilzeitbasis und hielt Seminare am Institut. Dessen Gründungsmitglieder waren Karl Landauer und Heinrich Meng, später kamen Erich Fromm und schließlich auch Frieda Fromm-Reichmann hinzu. Foulkes erinnerte sich an seine erste Begegnung mit Georg Groddeck, der ganz unbefangen über Beobachtungen sprach, »die er bei sich selbst gemacht hatte, als er psychiatrischer Patient im Krankenhaus gewesen war. Groddeck war ein sehr anregender Mann, der etwas von einem Genie in sich trug« (ebd., S. 129).

Die Frankfurter Psychoanalytiker »waren sehr interessiert an der Bedeutung sozialer und kultureller Faktoren in der psychoanalytischen Theorie und Praxis« (ebd.). Das Institut befand sich nicht zufällig im selben Gebäude wie das Soziologische Institut der Universität (später bekannt als Frankfurter Schule) unter Max Horkheimer (Pines 1978, S. 10). Beide Institute standen in engem Austausch miteinander und boten auch gemeinsame Seminare an. SHF war diesen Verbindungen, unter anderem zu Karl Mannheim und Norbert Elias, dankbar »für das Wissen um die biologischen und soziokulturellen Faktoren, die in gleicher Weise grundlegend für ein wahres Verständnis der menschlichen Psyche sind« (ebd., S. 129). Insbesondere das Interesse für Elias' Arbeit hat er sich stets bewahrt (siehe 6. Kapitel).

Mit dem Aufstieg Hitlers wurde klar, dass es für die Psychoanalyse in Deutschland keine Zukunft gab. Das Frankfurter Institut hat nicht lange überlebt. Gewaltandrohungen seitens der Nazis hatte es schon 1932 im Zusammenhang mit dem Internationalen Psychoanalytischen Kongress in Wiesbaden gegeben. Da SH zufällig den Polizeipräsidenten Wiesbadens, den Tennisstar Otto Froitzheim, kannte – sie hatten zusammen Turniere gespielt –, wurde er beauftragt, mit ihm zu sprechen. Er erhielt eine Zusage, dass die Sicherheit des Kongresses gewährleistet sein würde (ebd., S. 129).

SHF, Erna und ihre drei Kinder haben Deutschland Anfang April 1933 ganz plötzlich verlassen (um zu vermeiden, dass die neue Regierung ihre Pässe einzog.) Sie gingen zuerst in die Schweiz, wo SH Horkheimer und seine Kollegen wiedertraf, die damals in Genf Zuflucht gefunden hatten und sich über die Zukunftsperspektive Deutschlands völlig im Klaren waren. Sie bestärkten ihn in seiner Entscheidung, nicht zurückzukehren. Tatsächlich hat SH Deutschland erst mehrere Jahre nach Ende des Zweiten Weltkriegs wieder besucht.

SHF reiste auch nach Paris, um dort psychoanalytische Kollegen zu treffen, doch als Ernest Jones, der führende Londoner Psychoanalytiker, ihn einlud, die Möglichkeit einer Umsiedlung nach London persönlich mit ihm zu besprechen, kam er dem Angebot unverzüglich nach. Er traf im Mai 1933 in England ein und blieb, von den Kriegsjahren abgesehen, bis zum Ende seines Lebens in London.

> »[Jones] empfing mich äußerst freundlich, und ich werde ihm immer für seine Hilfe und seine Unterstützung dankbar sein. Alle anderen Kollegen in England waren ebenfalls sehr freundlich und hießen mich willkommen. Dies betrifft vor allem Edward Glover, den verstorbenen David Eder und James Strachey.« (Ebd., S. 130)

Auf den Rat von Ernest Jones, sein medizinisches Examen zu wiederholen, nahm SHF seine Studien am Westminster Hospital auf. Die Britische Psychoanalytische Gesellschaft (damals Gloucester Place) wurde sein zweites Zuhause. Er schätzte es, dienstagnachmittags bei Jones zu sitzen, der Patienten untersuchte, und die Fälle anschließend mit ihm zu diskutieren. 1937 trug er in der Gesellschaft seinen Vortrag »Über Introjektion« vor (Fuchs 1937; siehe 5. Kapitel), der sehr gut aufgenommen wurde, »wegen des unabhängigen Standpunktes allerdings weniger gut von Melanie Klein, Rickman und anderen« (Foulkes 1998 [1968], S. 131). Er wurde nun auch gebeten, am Institut zu lehren – eine Aufgabe, der er fortan viele Jahre lang nachkam.

In der Zwischenzeit hatte er die vorgeschriebenen medizinischen Qualifikationen erworben und begonnen, seine analytische Praxis aufzubauen. Er ist bis zum Ende ein streng freudianischer Psychoanalytiker geblieben. In späteren Jahren wurde Jones' Haltung ihm gegenüber kühler, auch wenn sie weiterhin freundlich miteinander umgingen. Die Gründe, so SH, hingen zum Teil damit zusammen, dass er kein Anhänger von Melanie Klein wurde; sie hatten aber auch mit seinem speziellen Interesse an Gruppen zu tun.

> »Es scheint, als ob für ihn die ernsthafte Beschäftigung mit der Anwendung der analytischen Methode auf Gruppen so etwas wie ein Treuebruch war – um es offen zu sagen. Auf jeden Fall geht die Haltung von Melanie Klein, Anna Freud und anderen auch in diese Richtung. Ich selbst habe nie behauptet, daß das Interesse an Gruppenanalyse auf Kosten des Interesses an Psychoanalyse geht; wie ich oft erklärt habe, ist Gruppenanalyse weniger als Psychoanalyse und zugleich auch mehr. Wenn man sie einzig und allein von einem psychoanalytischen Gesichtspunkt anschaut, ist sie nicht mehr als eine Anwendung von psychoanalytischer Einsicht, Denkweise und Haltung auf die Psychotherapie in der Gruppe. Vom Standpunkt der Psychotherapie als Gesamtheit und der Erforschung des Menschen bringt sie Beiträge, die weiterreichen als die psychoanalytischen, sie jedoch in keiner Weise ersetzen.« (Ebd., S. 130)

»Etliche Jahre lang behielt ich alle meine offiziellen psychoanalytischen Ämter. Ich half Anna Freud bei der Theorieausbildung ihrer Studenten. Daraus gingen später die Hampstead-Klinik und das Lehrinstitut für Kindertherapie hervor. Ich arbeitete am Institut als Lehranalytiker und Dozent, saß im Council der British Psycho-Analytical Society und hatte noch viele andere Aufgaben. Mein Interesse an der Psychoanalyse hat nie abgenommen, obwohl die außergewöhnlichen Anforderungen, die Gruppenanalyse und Gruppenpsychotherapie im allgemeinen an mich stellten, mir nicht erlaubten, ebenso aktiv im Publizieren oder im Vortragen zu psychoanalytischen Themen zu sein, wie ich es andernfalls gewesen wäre.« (Ebd., S. 134)

Gruppenanalyse

Als bei Ausbruch des Krieges 1939 viele Patienten London verließen, nahm SH in Exeter eine Stelle als Psychotherapeut in der Praxis eines Psychiaters an, die Patienten aus einem großen Einzugsbereich im Südwesten Englands versorgte. Hier konnte er zum ersten Mal Gruppenanalyse praktizieren. Er hatte oft darüber spekuliert, wie interessant es sein müsste, seine Patienten, die nacheinander auf der Couch lagen, zusammenzubringen und zu beobachten, wie sie aufeinander reagierten und miteinander interagierten. Ihm war zwar bekannt, dass zwei Psychoanalytiker, nämlich Paul Schilder (1936) und Louis Wender (1936), in den Vereinigten Staaten Patienten in Gruppen behandelt hatten, aber er entwickelte seine Methode und Theorie unabhängig von ihnen. Später stellte er fest, dass ihre Methoden weit weniger radikal waren als seine eigenen, vor allem was die zentrale Bedeutung des Gruppensettings betraf.

Schon in den 1920er Jahren hatten zwei Aufsätze des amerikanischen Psychoanalytikers Trigant Burrow SHs Interesse gefunden. Burrow hatte den Begriff »Gruppenanalyse« geprägt, ihn aber später durch »Phyloanalyse« ersetzt (Burrow 1927, 1958). Anregend waren auch Theaterstücke ohne Helden oder konventionellen Plot, zum Beispiel Maxim Gorkis *Nachtasyl. Szenen aus der Tiefe* und Pirandellos *Sechs Personen suchen einen Autor.* Abse (1974) hat diese Quellen ausführlich erläutert, und Sheila Thompson hat gezeigt, dass Foulkes' Sichtweise des Gruppenleiters mit der indirekten Handlung hinter den Kulissen in Tschechows Stücken resoniert, die er besonders schätzte (Foulkes 1974 [1964]; Thompson 1983).

Auch wenn er das psychoanalytische Wissen bei seiner Arbeit in vollem Umfang nutzte, ging Foulkes von Beginn an davon aus, dass die Gruppensituation an sich im Zentrum der Methode und Theorie stehen müsse. Infolgedessen lehnte er die Idee einer *Psychoanalyse* in Gruppen ab. Soweit ihm bekannt war, gab es damals keine Theorie oder Technik der Gruppendynamik oder überhaupt Beobachtungen von kleinen Gruppen. Dies gab ihm die Freiheit, die menschliche Psyche von Grund auf neu als ein soziales Phänomen einschließlich solcher Prozesse zu konzipieren, die unter gewöhnlichen Umständen unbewusst aktiv sind (Foulkes, unveröff. Notizen).

In *Gruppenanalytische Psychotherapie* schrieb er:

> »Mein Interesse an der Arbeit in der Gruppe entstand aus meinen eigenen Beobachtungen mit psychoanalytischen Patienten und aus meinem besonderen Interesse an theoretischen Problemen. Ich bin überzeugt, daß diese Arbeitsmethode am besten geeignet ist, die revolutionären Entdeckungen der Psychoanalyse auf breiterer Front wirksam zu machen. Das gilt sowohl für die Therapie, wie auch für die wissenschaftliche Lehre. Darüber hinaus glaube ich, daß das Studium psychischer Prozesse in der Interaktion innerhalb der gruppenanalytischen Situation uns viel Neues lehren und uns helfen wird, theoretische Probleme zu lösen, die sich in der psychoanalytischen Situation ständig perpetuieren. Therapeutische Gruppenanalyse ist das Fundament, auf dem eine neue psychotherapeutische Wissenschaft aufbauen kann.« (Foulkes 1974 [1964, S. 14f.)

Foulkes' erster Beitrag über Gruppenanalyse entstand 1942, wurde aber erst 1944 veröffentlicht, während er auf seine Einberufung in die Armee wartete. Seine Mitautorin, Mrs. Eve Lewis[2], eine jungianische Analytikerin, arbeitete als Ko-Therapeutin in einigen der beschriebenen Gruppen mit. Dem Artikel lagen zwei Jahre klinischer Arbeit (1940–42) mit 50 Patienten zugrunde. Privatpatienten waren zunächst individuell behandelt worden, und diese Therapien wurden zu reduzierten Honorarsätzen fortgeführt. Die Gruppensitzungen für erwachsene Patienten, die in der örtlichen Erziehungsberatungsstelle stattfanden, wurden in aller Regel nicht durch Einzelgespräche ergänzt. Dazu schrieb Foulkes:

2 Anm. der Übers.: Eve Lewis erwähnt ihre Arbeit in der Child Guidance Clinic in ihrem 1957 veröffentlichten Buch *Children and Their Religion*.

> »Während in der Gruppentherapie im selben Ausmaß wie in jeder anderen Psychotherapie die Grundmittel Katharsis, Übertragung und Bewußtmachung des Verdrängten durch Interpretation und Analyse sind, scheinen die Faktoren Identifikation, Gegenidentifikation und Projektion von besonderem Interesse zu sein. In der Gruppe werden jedoch einige spezifische therapeutische Faktoren wirksam.« (Foulkes 1974 [1964], S. 58)

Diese spezifischen Faktoren sind, zusammengefasst:

1. Förderung sozialer Integration und Herausholen des Individuums aus der Isolation;
2. Spiegelreaktion;
3. Aktivierung des kollektiven Unbewussten;
4. Austausch.

Während des Krieges wurde die Gruppentherapie später auch in der Psychiatrischen Abteilung des Medizinischen Dienstes der britischen Streitkräfte eingeführt. 1942 wurde SHF ans militärische Ausbildungszentrum für Psychiater nach Northfield in der Nähe von Birmingham versetzt. Hier begann er, auf der von ihm geleiteten Station Soldatengruppen zu behandeln. Etwa von 1943 bis 1945 trug er maßgeblich dazu bei, das gesamte Krankenhaus in die erste »therapeutische Gemeinschaft« umzuwandeln. Nun kamen Gruppenmethoden auf allen Ebenen der Klinik zur Anwendung (Main 1946; Pines 1983; Foulkes 1948). Viele Psychiater, Psychoanalytiker inbegriffen, leisteten einen Teil ihres Militärdienstes in Northfield. Foulkes hat das Krankenhaus als eine sehr lebendige, innovative Einrichtung in Erinnerung, die auch für die britische Nachkriegspsychiatrie von beträchtlichem Einfluss war. Er hat diese Erfahrungen detailliert in seinem ersten Buch geschildert, das »zwar in drei Wochen geschrieben wurde, tatsächlich aber das Resultat langjährigen Arbeitens und Nachdenkens war« (Foulkes 1998 [1968], S. 133).

Nach Kriegsende traf sich Foulkes regelmäßig mit mehreren Kollegen, die ihr Verständnis für Gruppen und für die Anwendung der Psychotherapie in Gruppen vertiefen wollten:

> »Privat arbeitete ich mit einer kleinen Gruppe von Freunden und interessierten Menschen, die sich jede Woche in meinem Haus trafen. Diese Gruppe war eigentlich der Vorläufer der zukünftigen Group Analytic Society. Diese selbe Gruppe, verstärkt durch hervorragende internationale

> Besucher, z. B. S.R. Slavson, arbeitete als eine der offiziellen Gruppen beim International Congress on Mental Health 1948 in London, als die World Federation of Mental Health gegründet wurde.« (Ebd., S. 134)

Immer mehr Krankenhäuser und private Praxen begannen, Gruppenanalyse anzubieten. SHF führte sie am St. Bartholomew Krankenhaus ein, wo er eine Gruppe für dermatologische Patienten leitete (Foulkes 1948, S. 73–86). Ab 1950 unterrichtete er Psychotherapie am Bethlehem Royal Hospital und am Maudsley Hospital, den Lehrkrankenhäusern, die dem Psychiatrischen Institut der University of London angeschlossen waren. Diese Tätigkeit behielt er, bis er sich 1963 aus dem Berufsleben zurückzog. Am Maudsley Hospital hat er zahlreiche Ärzte, auch aus Übersee, während ihrer psychiatrischen Facharztausbildung in gruppenanalytischer Psychotherapie unterrichtet.

Die Group Analytic Society (London) wurde 1952 von Foulkes und einigen Kollegen mit dem Ziel gegründet, die gruppenanalytische Theorie und Praxis zu fördern. Die ersten regelmäßigen wöchentlichen Seminare bot SHF 1951/52 an. Seither veranstaltet die Gesellschaft regelmäßige wissenschaftliche Konferenzen und verschiedene Workshops sowie eine Jahrestagung jeweils im Januar. Alle drei Jahre findet in wechselnden europäischen Ländern ein Europäisches Symposium statt. In London gibt es seit 1977 eine jährliche S.-H.-Foulkes-Vorlesung für ein breiteres Publikum; diese Vorlesungen werden in der Zeitschrift *Group Analysis* veröffentlicht.

1971 gründete die Gesellschaft das Institute of Group Analysis, das heute für die Ausbildung verantwortlich ist. Dazu zählt auch ein Intensivkurs als Voraussetzung für die Mitgliedschaft im Institut. Ausbildungsveranstaltungen werden in Zusammenarbeit mit dem Londoner Institut in verschiedenen britischen Zentren sowie auf dem Kontinent angeboten.

SHF hatte auch die Idee zu einem Korrespondenzblatt, in dem sich Gruppenanalytiker über ihre Ansichten und Erfahrungen austauschen können. Er hat es als »einen erweiterten Rundbrief, einen internationalen Workshop oder eine Studiengruppe« (Foulkes 1967) vorgestellt und wollte damit Möglichkeiten für eine informelle wechselseitige Befruchtung eröffnen und einen Zusammenschluss der Arbeiten auf nationaler wie internationaler Ebene erleichtern. Er hoffte, dass es irgendwann möglich sein würde, vereinheitlichte Konzepte und eine vereinheitlichte Theorie zu formulieren und durchzusetzen.

Die Zeitschrift *Group Analysis* mit dem Untertitel *International Panel and Correspondence* erschien erstmals im November 1967. Foulkes war ihr erster Herausgeber und hat bis 1975, als er sie an Patrick de Maré, einen langjährigen Kollegen und Mitbegründer der Group Analytic Society, abgab, viel Energie in sie investiert. Unter Foulkes und de Maré blieb die Zeitschrift eine eher informelle Publikation mit umfangreichem Korrespondenzteil. Seither hat sie sich zu einer formelleren Publikation entwickelt, doch die Kommentar- und Korrespondenzrubriken spiegeln nach wie vor die ursprünglichen Vorstellungen ihres Gründers wider.

Die Zeitschrift und Foulkes' Bücher, die in englischer Sprache und zum Teil auch in Übersetzungen vorliegen, haben dazu beigetragen, die besonderen Eigenschaften der gruppenanalytischen Psychotherapie und ihren theoretischen Bezugsrahmen bekannt zu machen. Foulkes hat an zahlreichen internationalen Kongressen teilgenommen und war unter anderem Vizepräsident der International Association of Group Psychotherapy und ihres Vorgängers. Die drei Monate, die er 1958 als Gastprofessor an der University of North Carolina Medical School verbrachte, und die drei Monate 1965 als UNESCO-Consultant in Israel gaben ihm Gelegenheit, Gruppen auch in der Ferne zu unterrichten und zu supervidieren. Diese Erfahrungen haben ihm große Freude bereitet.

Bedauerlicherweise blieb sein geplantes Buch über die Theorie bis zu seinem Tod weitgehend ungeschrieben. Es existiert lediglich in Fragmenten. SHF hatte nicht mehr genug Zeit, um seine theoretischen Überlegungen »definitiv« darzulegen und zum Beispiel zu erläutern, aus welchen Gründen er manche Theorien, etwa die der inneren Objekte, unzulänglich fand (siehe 25. Kapitel).

In seinen frühesten Schriften musste Foulkes der Vorstellung entgegentreten, dass die Gruppenanalyse in erster Linie eine praktische Massenbehandlung sei. (Es war weniger notwendig, auf die unverkennbare Ökonomie zu verweisen, was die Zeit des Therapeuten betrifft und die Möglichkeit, einer ungleich größeren Zahl von Patienten mehr als palliative Behandlung anzubieten.) Er betonte, dass das Individuum durch die aktive Teilnahme am Gruppenprozess immer im Zentrum der Aufmerksamkeit bleibt. »Auch wenn die Gruppe das Operationsfeld ist, bleibt der optimale Grad an Befreiung und Integration des Individuums das ultimative Ziel der Therapie« (Foulkes 1948, S. VII). Der allerletzte Satz seines ersten Buches lautet: »Eine gute Gruppe generiert und entwickelt, erschafft und hegt das kostbarste Produkt: *das menschliche Individuum.*«

Foulkes verstand die Gruppenanalyse als eine Methode, die auch in vielen Situationen außer der therapeutischen im engen Sinn Anwendung finden kann – eine Methode, die Verständnis und Toleranz fördert. Deshalb hat er stets beklagt, dass es so schwierig war, Gelder für gründliche Psychotherapieforschung aufzutreiben. Er und seine Mitarbeiter haben Zeit und Energie investiert, um auf Anregung privater Stiftungen hin praktikable, große Forschungsprojekte zu designen, leider ohne Erfolg. Besonders am Herzen lag ihnen die Netzwerktheorie, die Art und Weise, wie jedes Individuum untrennbar in sein psychosoziales Netzwerk eingebunden ist. Ein weiteres Forschungsthema waren die intrapsychischen Prozesse in der psychischen Matrix der Gruppe. »Dieses Netzwerk von Personen in Interaktion ist das eigentliche Wirkungsfeld einer erfolgreichen und gründlichen Therapie« (Foulkes 1974 [1964], S. 203). Mein verstorbener Mann neigte zu der Annahme, dass orthodoxe Behandler, die in Forschungskomitees saßen, solche Untersuchungen für allzu radikal hielten. Zweifelsohne hat Foulkes selbst die Gruppenanalyse als eine revolutionäre Methode betrachtet.

Als visueller Mensch konnte SH auch komplizierte Strukturen mühelos erfassen. Seine Theorien waren ihm klar präsent, und er hatte den Eindruck, genug geschrieben zu haben, das von anderen detailliert ausgearbeitet werden konnte. Er legte großen Wert darauf, dass seine Schüler und Leser eigene Denkarbeit leisteten. Kollegen und Schüler sollten, so seine Hoffnung, die Theorie und Methodologie weiterentwickeln – und ebendies geschieht. Er hat neue Entwicklungen wie zum Beispiel die Großgruppe (Kreeger 1977 [1975]; de Maré 1985) und die Verbindungen zwischen Gruppenanalyse und Familientherapie (Skynner 1981 [1976]) begrüßt.

Als Lehrer und Kollege war SH immer bereit, sich anzuhören, was andere zu sagen hatten. Vielleicht war diese geistige Aufgeschlossenheit seine bemerkenswerteste Eigenschaft. Doktrinär zu sein lag ihm fern. Ihm gefiel es, einen gruppenanalytischen Geist zu fördern, indem er Situationen schuf, die wahres Lernen ermöglichten.

James Anthony erinnerte sich in seiner Vorbemerkung zur S. H. Foulkes-Vorlesung 1978 an ihre Begegnung im Northfield Military Hospital:

> »Ich fühlte mich von Foulkes als Person sehr angezogen. Zuerst fand ich es schwierig, seine tastende, unerklärlich zögernde Redeweise, die Abschweifungen, das plötzliche Abbrechen von Sätzen, die häufig verschlungene

> Syntax und das Zuspitzen der Gedankengänge zu verstehen, denn ich hatte das Gefühl, in der Luft zu hängen […]. Die vielleicht wertvollste Lektion, die ich Foulkes verdanke, betraf die wichtige Rolle der Unaufdringlichkeit des Therapeuten und der Grenzen der Explizitheit.« (Anthony 1983, S. 30)

Ein anderer Kollege pflegte SHF den »Meister des unvollendeten Satzes« zu nennen, der den Zuhörer auffordert, den Gedankengang selbst zu Ende zu bringen. In der Arbeit mit Patienten konnte dies ein hilfreiches psychologisches Werkzeug sein, auch wenn ich bezweifle, dass er es absichtlich in diesem Sinn benutzt hat. Seine Art, Gruppen zu leiten – indirekt, permissiv, unstrukturiert –, hatte durchaus Ähnlichkeit mit dieser Redeweise. Bei informellen Vorträgen überschätzte er oft das Material, das er in der verfügbaren Zeit erörtern konnte, so dass er Ergänzungen und Illustrationen improvisierte. Bei formellen Anlässen gab er sich natürlich große Mühe, einen zeitlich exakt abgestimmten Text vorzubereiten.

Seine Stärke als Ausbilder der angehenden Psychiater in der Psychotherapieabteilung des Maudsley Hospital war offenbar der tägliche Kontakt, den er nutzte, um mit ihnen über ihre Arbeit mit Patienten zu sprechen und sie anzuleiten. In einem anonymen »Profile« über sein Ausscheiden aus dem Krankenhaus lesen wir:

> »Er befeuerte den Enthusiasmus der Assistenzärzte, lehrte all jene, die etwas lernen wollten, supervidierte die Anfänger, organisierte Forschungsvorhaben und zeigte der Notwendigkeit, mit dem ständig wachsenden Bedarf an Psychotherapie und der Behandlung einer großen Anzahl von Patienten umzugehen, eine neue Dimension auf. […] Auch viele Besucher aus dem Ausland kamen ans Maudsley, um unter ihm zu arbeiten.« (*Maudsley Hospital Gazette*, September 1963, S. 68f.)

Von ähnlichen Erinnerungen berichtet Robin Skynner, der im Maudsley Hospital eine Gruppe geleitet und an Foulkes' Supervisionsseminar teilgenommen hat:

> »Ich begann, das immense Potenzial der Gruppe zu erkennen, heilsame Veränderungen herbeizuführen, wenn sie so, wie er uns lehrte, geleitet wurde. Bei ihm schien ich endlich den Lernansatz gefunden zu haben, nach dem ich suchte […], und die größtmögliche Annäherung an eine genuin wissenschaftliche Erforschung des menschlichen Verhaltens, die ich bislang gefun-

> den habe. [...] Wohl jeder, der mit Foulkes gearbeitet hat, wird sich gefragt haben, was genau es war, was man von ihm bekam – dass man es bekam und dass es sich lebenslang als außerordentlich wertvoll erwies, steht außer Frage. Es wurde gewiss nicht auf intellektueller, konzeptueller Ebene vermittelt. [...] Vor allem besaß er eine wunderbare Neugier, einen lebendigen, wachen Geist des Fragens und Forschens, an dem er Andere teilhaben ließ. Er war überzeugt, dass die Gruppe stets mehr weiß, mehr herausfinden kann als das Individuum, wenn man ihrer kreativen Kraft erlaubt, sich zu entfalten. [...] Er erzeugte eine Begeisterung für das Lernen, so dass alle Gruppenmitglieder entdeckten, dass wirklich jeder etwas beizutragen hatte.« (Skynner 1982, S. 14–16)

Foulkes' Einfachheit und Bescheidenheit, ja sogar eine gewisse Naivität, stand die innere Gewissheit gegenüber, einen genuinen, wichtigen Beitrag zum Verständnis und zur Behandlung psychischer Krankheit geleistet zu haben. Er betrachtete die Gruppenanalyse als eine wesentliche Entwicklung in der Psychotherapie und war durchaus stolz auf seinen eigenen Beitrag. Er freute sich zu sehen, dass viele seiner methodischen und technischen Neuerungen zu Standardverfahren unter analytisch orientierten Gruppenpsychotherapeuten wurden, die sich ihrer Ursprünge häufig nicht einmal bewusst waren.

> »Foulkes entwickelte einen neuen Bezugsrahmen für die Psychotherapie in kleinen Gruppen. Er ersann eine neue Sprache, um seine Erfahrungen und seine Konzepte zu beschreiben, und viele seiner Begriffe sind in den täglichen Sprachgebrauch eingegangen. Dass sie dem Denken und der Person eines einzigen Individuums zu verdanken sind, ist vielleicht nicht einmal hinlänglich bekannt.« (Pines 1978, S. 28)

Gleichzeitig war ihm bewusst, dass manche seiner Konzepte, zum Beispiel das Konzept der Psyche als transpersonales Phänomen, nicht ganz einfach zu verstehen waren (siehe 22. Kapitel und andere Aufsätze in dieser Sammlung).

Foulkes ist am 8. Juli 1976 im Alter von 77 Jahren ganz plötzlich an einer Koronarthrombose verstorben, während er im Kreis von Kollegen ein Gruppenseminar leitete. Er wusste, dass er vermutlich nicht mehr lange leben würde, sprühte aber vor Ideen und Plänen und hatte das Glück, in der Ausübung seiner analytischen Tätigkeit zu sterben.

2. Kapitel

Erinnerungen an meinen Besuch bei Freud

1969 traten die New Yorker Sigmund Freud Archives mit der Bitte an Foulkes heran, seine Erinnerungen an seinen Besuch bei Freud festzuhalten. Er hat seinen Text, den wir hier in einer leicht gekürzten und behutsam redigierten Version wiedergeben, auf Tonband gesprochen.

Zu seinem großen Bedauern hatte er Freud während oder nach seiner psychoanalytischen Ausbildung in Wien nicht persönlich kennenlernen können (siehe Freuds Brief an Foulkes, unten). Er suchte ihn von London aus auf. 1936 konnte er nicht mehr gefahrlos durch Deutschland reisen, sondern musste über Frankreich, die Schweiz und Österreich nach Marienbad in der Tschechoslowakei fahren, um am dortigen psychoanalytischen Kongress teilzunehmen. Auf seinem Rückweg stattete er Freud einen Besuch ab. [M. P.]

Heute ist der 7. September 1969. Wie merkwürdig, nach so langer Zeit auf einen Besuch zurückzublicken, mit dem nach langer Wartezeit ein alter Wunsch in Erfüllung ging.

Um den Kontext dieses Besuchs verständlich zu machen, schicke ich einige erklärende Bemerkungen voraus. Ich bin auf meine eigene stille Art zu Freud gekommen, indem ich seine Bücher las. Seit 1919, als ich erstmals mit seinen Schriften Bekanntschaft machte, betrachte ich mich als seinen unverbrüchlichen Anhänger. Er ist seither der größte individuelle Einfluss in meinem Leben, insbesondere meinem beruflichen Leben, geblieben. Trotzdem bin ich erst 1928, im Anschluss an eine intensive medizinische und neurologische Ausbildung, nach Wien gekommen, wo ich an meinem 30. Geburtstag mit meiner Analyse bei Helene Deutsch begonnen habe.

Ich hatte gehofft, Freud nach Beendigung meiner Analyse kennenzulernen, aber dazu ist es nicht gekommen. Ein- oder zweimal habe ich tatsächlich Zigarren von meinem alten Freund Karl Landauer für den Professor in die Berggasse geschmuggelt. [Die einzigen Zigarren, die es in Österreich gab, waren die von der Österreichischen Tabakregie, dem staatlichen Monopol, vertriebenen.] Ich war dort auch Anna Freud begegnet, den Professor selbst aber hatte ich nie gesehen.

Nach meiner Analyse und Anerkennung als Analytiker [1930] ließ ich mich in Frankfurt [am Main] nieder. Einmal habe ich an Freud geschrieben, weil mir bestimmte tiefe Probleme der Psychoanalyse, aber auch die Unzulänglichkeiten ihrer Mitglieder und Organisationen Sorge bereiteten. Er war so freundlich, mir in einem langen, handschriftlichen Brief zu antworten [siehe unten] und mich zu einem Besuch nach Wien einzuladen. Dann kam die Revolution durch Hitler dazwischen, und ich übersiedelte 1933 nach England. Von dort aus bin ich 1936 zum Psychoanalytischen Kongress in Marienbad gereist. Dies verschaffte mir die lang erwartete Gelegenheit, Professor Freud in Wien zu besuchen.

[...][1] Natürlich habe ich den Besuch in lebhafter Erinnerung, bin aber auch froh, mir unmittelbar hernach Notizen gemacht zu haben. Die wörtlichen Zitate kommen dem, was tatsächlich gesagt wurde, deshalb so nahe wie irgend möglich.

Mein Besuch fand am 12. August 1936 um 11:30 in der Strassergasse 47 statt, wo Freud seine Sommerresidenz bezogen hatte. Gleich nach meiner Ankunft führte mich Paula, das Stubenmädchen (sie folgte den Freuds später nach Maresfield Gardens, wo sie noch immer lebt), zum Zimmer des Professors. Ich trat ein und stand vor einem langen Tisch, auf dem einige der berühmten Antiken des Professors aufgestellt waren, insbesondere ägyptische. Er selbst hatte sich an der gegenüberliegenden Tischseite aus seinem Sessel erhoben. Der Raum war hell durchflutet von Sonnenstrahlen, die durch eine Balkontür an der Schmalseite des Zimmers, zu meiner Rechten, hereinfielen.

Freud sah genauso aus, wie ich es erwartet hatte. Das war auch kein Wunder, denn ich hatte aus Anlass seines 80. Geburtstags gerade ein Foto von ihm erworben und es mitgebracht. Später hat er es freundlicherweise signiert. Er war den anderen Vaterfiguren seiner Generation, die mir aus meiner eigenen Familie und meinem Freundeskreis so vertraut waren, keineswegs unähnlich. Aber hier war Freud leibhaftig, Freud, der mir so viel bedeutete und den ich so gut zu kennen glaubte, dass ich nicht anders

1 Anm. der Übers.: An dieser Stelle steht im englischen Original der Satz: »Im Folgenden gebe ich einen Teil des Gesprächs, insbesondere Freuds eigene Worte, auf Deutsch wieder und füge eine englische Übersetzung hinzu.« Interpunktion und Orthographie dieser Freud-Zitate werden hier in Foulkes' Version wiedergegeben.

konnte, als um die schmale Seite des Tisches herum mit ausgestreckter Hand auf ihn zuzugehen und zu sagen: »Guten Morgen, Herr Professor!« Er reichte mir die Hand, gab mir dann aber, indem er mit seinem ausgestreckten linken Arm auf den Platz ihm gegenüber zeigte, recht abrupt zu verstehen, dass ich mich dorthin setzen sollte. Sowohl eine gewisse Jähe der Gestik als auch die sonderbare Weise, wie er seine Arme, die Handflächen auswärts gedreht, ausstreckte, waren sehr charakteristisch und während unseres Gesprächs wiederholt zu beobachten.

Als ich Platz genommen hatte, sagte er: »Sie sind mir neu. Wir kennen uns ja noch nicht!« Ich vermied es, den Professor, mein Gegenüber, anzustarren, weil man mir gesagt hatte, dass es ihm missfalle. Er selbst drehte zwar gelegentlich den Kopf, wenn er zu mir sprach, blickte aber zumeist nach rechts, so dass er mir sein linkes Profil zuwendete. Von Zeit zu Zeit adjustierte er eine Prothese in seinem Mund, was jedes Mal eine Art rasselndes Geräusch erzeugte.

An diesem Punkt scheinen mir zwei Beobachtungen angebracht, die für den gesamten Verlauf dieses Gesprächs von Belang sind. Zum einen fühlte ich mich in Freuds Gegenwart nicht im Mindesten schüchtern oder befangen; und zweitens war ich mit der – mir zum Zeitpunkt des Besuchs weniger als später – bewussten Vorstellung zu ihm gekommen, Freud als Menschen kennenzulernen und nicht allzu viel über Psychoanalyse zu sprechen.

Freud zeigte Interesse an meiner Zeit in Wien, wollte wissen, wann genau ich dort gelebt hatte und bei wem ich in Analyse gewesen war. Als ich sagte: »Helene Deutsch«, zeigte er keinerlei Reaktion. Ich fragte, ob er sich an unseren Briefwechsel erinnere, aber er antworte charmant lächelnd: »Nein, das habe ich vergessen«, als wolle er sagen: »Sehen Sie, man kann auch ganz einfache Dinge vergessen.« Im Plauderton erkundigte er sich nach London und fragte, ob ich seine Tochter Anna gesehen hätte, die bei ihrer Rückkehr aus Marienbad nicht recht gesund gewesen sei.

Plötzlich fragte er: »Wie gefällt Ihnen das Klima in London?« Dabei betonte er das »Kl«. Er bezog sich offenkundig auf die sogenannte englische Schule und den Einfluss Melanie Kleins. Halbbewusst vermied ich es, darauf näher einzugehen, und antwortete stattdessen auf die explizite Bedeutung der Frage. Er ließ sich nicht beirren, vielmehr vernahm ich ein langes – nach meinem Gefühl allzu langes – »Brrr ... Brrr ...«. Er schüttelte sich und bewegte dabei die Arme sehr rasch vor und zurück, wobei die Daumen rückwärts zeigten. Danach sprachen wir eine Weile über Mrs. Kleins Theorien und Spekulationen. Er äußerte sich klar und unumwunden. Ich halte es nicht für richtig, seine offensichtlich vertraulich gemeinten Bemerkungen gegenüber jemandem, den er voll und ganz auf seiner Seite wusste, hier wiederzugeben; ich möchte aber nicht den Eindruck vermitteln, dass der Professor irgendetwas gesagt hätte, was auch nur im mindesten beleidigend oder persönlich gewesen wäre, auch wenn er sich sehr kritisch äußerte.

Er fragte mich, was ich, bezogen auf Nazideutschland, von der gegenwärtigen Situation hielte: »Man weiß nicht woher und warum; man versteht es nicht.« Wir sprachen über die Möglichkeit eines Krieges. Dann erkundigte er sich nach meinem Alter. Als ich sagte: »38«, äußerte er erneut ein leichtes »Brrr ...«. Ich sah ihn verwundert an und erwartete nun etwas in der Art wie: »Als *ich* 38 war, musste ich mich dem und dem stellen.« Er aber sagte mit dem bezauberndsten Lächeln: »Was Sie noch alles Schreckliches erleben können«, als wolle er sein »Brrr ...« erklären. Er sollte Recht behalten.

Aus dieser Bemerkung sprachen sehr deutlich sein Pessimismus und, auch wenn es merkwürdig klingen mag, seine Überzeugung vom Todestrieb. Ich teile beides und glaube es zu verstehen. Und ich konnte dies auch mühelos mit etwas vereinbaren, das mir während unseres gesamten Gesprächs auffiel, nämlich wie gern und wie herzlich er lachte.

Ich griff die Kriegsfrage wieder auf und fragte, ob er glaube, dass es hier für ihn sicher sei. Ich zögerte, dies zu dem alten Mann zu sagen, hatte aber gleichzeitig das Gefühl, dass er es verdiene, vollkommen aufrichtig behandelt zu werden. Ohnehin würde er nicht zögern, der Realität ins Auge zu blicken. Ich selbst war überzeugt, dass ein Krieg bevorstand, dass Österreich daran beteiligt sein und es für ihn gefährlich werden würde, und dies sagte ich ihm. »Ja«, antwortete er, »vor zwei Wochen war Thomas Mann hier, genau dort, wo Sie jetzt sitzen, und er sagte genau dasselbe wie Sie.«

Dennoch beruhigte er sich erneut selbst und wiederholte seine eher optimistische Sicht bezüglich Österreichs: »Nein, wir bleiben hier. Wir haben uns eingerichtet, wie wenn nichts wäre. Man muss was tun, der Handelnde muss optimistisch sein, kommt sonst zu nichts vor lauter denken. Es wird schon gehen. So krass wie in Deutschland ist es hier nicht wahrscheinlich.«

Mir fiel ein, dass ich auf meiner Flucht vor Hitler in Paris seinen Briefwechsel mit Einstein über die Frage: »Warum Krieg?« gelesen hatte. Als ein Zeichen dafür, dass es bei all dem Aufruhr in der Welt zwei Juden gab, die so schreiben konnten, hatte er mich tief beeindruckt. Freud sagte: »Ja, der Vorschlag ging von ihm aus, ich hätte nie ... ich habe aus Höflichkeit geantwortet.«

Ich sagte, wie gut es sei, dass man ihn zum Fellow of the Royal Society ernannt habe. »Ja, das ist eine ungemeine Ehre ...« Nicht ohne Stolz holte er seine Urkunde und meinte lachend: »Mein Latein ist nicht gut genug.« Als ich antwortete: »Meins auch nicht«, lachte er erneut. Dann blätterte er durch das Buch der Fellows, das bis 1912 zurückging und wunderschöne Zeichnungen von ihnen allen enthielt. Er hatte Freude daran, und ich war einmal mehr beeindruckt von seiner Natürlichkeit und der, man könnte fast sagen, kindlichen Art, wie er diese Porträts betrachtete. Zum Beispiel kommentierte er Listers Konterfei mit den Worten: »Den habe ich noch gekannt, der war hier in Wien. Der hat genau so ausgesehen wie auf diesem Bild.«

Was Einstein angeht, so war sich Freud nicht sicher, ob er zum Zeitpunkt der Buchveröffentlichung Fellow gewesen war. Auf meine Bemerkung, Einstein müsse ein sehr feiner Mensch sein, antwortete Freud: »Ja, rührend, rührend – man muss ihn gern haben. Aber etwas naiv: er lässt sich von Allen etwas hernehmen, zum Narren halten – er glaubt den Menschen viel zu viel. Seine metaphysischen Schriften sind nicht sehr gut.« Da ich mich über diese Bemerkung amüsierte, fuhr er fort: »Einer kann nicht alles hören. Ich meine wirklich, wenn einer so ein guter Physiker ist ...«

Ein anderer Teil unseres Gesprächs betraf seinen Sohn Ernst Freud und dessen Kinder. Freud hoffte, die Enkelkinder im Herbst wiederzusehen. »Sie sprechen gut Englisch; ja, die nächste Generation, sie werden English sein.« (Lacht) Er erkundigte sich auch nach meinen Kindern.

Als es Zeit war zu gehen, verabschiedete er mich ein wenig abrupt. Abermals machte er mit seinem linken Arm eine rückhandähnliche Bewegung und stieß mich sozusagen sanft von sich, als wolle er sagen: »Ihre Zeit ist rum, Sie gehen jetzt besser.« Tatsächlich sagte er: »Ja, Herr Doktor, es hat mich sehr gefreut, Sie kennen zu lernen; so bald werden Sie mich ja nicht wieder sehen.« Ich erwiderte, dass es hoffentlich nicht allzu lange dauern würde, und fragte, ob ich wiederkommen dürfe. Freud murmelte etwas wie: »Jederzeit, Sie müssen nur vorher anfragen.« Ich bat ihn, Anna von mir zu grüßen, und wünschte ihr eine rasche Genesung. Mittlerweile hatte er mich zur Tür begleitet und gab dem Stubenmädchen ein Zeichen, mich hinauszuführen.

Angesichts des großen Interesses an Freuds Person habe ich versucht, unser Gespräch anhand meiner Notizen möglichst wortgetreu wiederzugeben.

Ich betone noch einmal, wie wohl ich mich in Freuds Gegenwart gefühlt habe, wie natürlich, einfach und ungekünstelt er war, wie gern er lachte. Gleichzeitig hatte er etwas von der Würde der alten Herren seiner Generation und eine etwas geschraubte Art, sich in einer alltäglichen Unterhaltung auszudrücken. Er machte Pausen und atmete manchmal hörbar. Es war, als habe er ein Publikum, das seinen Äußerungen zuhörte. Manches war besonders charakteristisch für den ganzen Mann und seinen Stil. So wie in seinen Schriften, kam ein Merkmal des großen Stilisten auch in seiner Redeweise durch. Diejenigen unter uns, die mit Goethe und Schopenhauer aufgewachsen sind, kennen es gut.

Meine Befürchtungen bezüglich seiner Sicherheit in Wien waren leider gerechtfertigt, und die Geschichte, wie Freud am Ende fliehen musste und in London eintraf, ist wohlbekannt. Ich habe ihn noch einmal gesehen, aber nicht mehr mit ihm gesprochen. Es war in seinem Haus in 20 Maresfield Gardens (heute das Freud Museum), wo ich einen Termin bei Anna Freud hatte. Da sie sich um ein paar Minuten verspätete, schaute ich aus dem Fenster hinaus in den Garten. Dort sah ich Freud in einer sanft schwingenden Hängematte liegen, daneben, wenn ich mich recht erinnere, ein Hund, den er streichelte. Das war das Letzte, was ich von ihm sah.

Ein Brief von Freud an Foulkes

1.5.1932
Wien, IX., Berggasse 19

Lieber Herr Doktor,
ich habe viele vorteilhafte Dinge über Sie gehört, während Sie in Wien waren, die ich durch den Eindruck Ihres Briefes[2] bestätigt sehe.[3] [Ich] habe nicht mehr in Erinnerung, warum ich Sie, bevor Sie abreisten, nicht gesehen habe. Sie erraten leicht, aus welchem Grund ich es im Allgemeinen schwierig für Menschen machen muss, mich zu sehen. Zudem gibt es Zeiten, in denen es aufgrund meiner chronischen Beschwerden am besten

2 Der Brief ist verlorengegangen.

3 Der Satz bezieht sich auf Foulkes' Andeutung, dass sich seine Anerkennung als (ordentliches?) Mitglied der Deutschen Psychoanalytischen Gesellschaft verzögerte, nachdem er seine Ausbildung in Wien 1930 erfolgreich abgeschlossen hatte.

ist, wenn ich mich anderen nicht zeige. Ich habe seit vielen Jahren an keinen Sitzungen mehr teilgenommen, aber falls Sie in naher Zukunft nach Wien kommen möchten und solange ich die Nachwirkungen einer meiner zahlreichen kleinen Operationen nicht spüre, würde ich mich über Ihren Besuch freuen.

Ich habe den Eindruck, dass Sie die Vorsichtsmaßnahmen der Deutschen Gesellschaft bezüglich neuer Mitglieder allzu persönlich nehmen. Die Regel, dass ein Bewerber um die Mitgliedschaft sich mit einem wissenschaftlichen Beitrag vorstellt, erscheint mir vollauf gerechtfertigt. Andererseits sind wiederholte Besuche in Berlin in Ihrem Fall nicht notwendig, bevor Sie ihren Beitrag ankündigen, da Sie auf Ihren langen Aufenthalt in Wien verweisen könnten, der reichlich Gelegenheit gab, Ihre Persönlichkeit zu beurteilen. Ich werde diesen Punkt in meinem nächsten Brief an Eitingon[4] unterstreichen und hoffe, Ihnen damit den Weg ebnen zu können. Lassen Sie danach nicht allzu viel Zeit bis zum Erwerb der ordentlichen Mitgliedschaft vergehen.[5]

Vieles von dem, was Sie in Ihrem Brief kritisch erwähnen, ist leider durchaus begründet. Die größte Enttäuschung an der Analyse ist für mich, dass sie in den Analytikern selbst keine größere Veränderung bewirkt. Bislang hat niemand untersucht, wie es Analytikern gelingt, sich dem Einfluss der Analyse ihrer eigenen Person zu entziehen.[6] Hoffen wir, dass es andere und stärkere Motive für den Zusammenhalt der Mitgliederschaft gibt als die gemeinsame Beziehung zu mir, die meine Existenz natürlich nicht lange überdauern wird.

Ich weiß, dass junge Leute es heute sehr schwer haben, aber das ist kein Grund, sich ein hohes Alter zu wünschen.

Mit herzlichem Gruß,
Ihr Freud

4 Präsident der Deutschen Psychoanalytischen Gesellschaft, deren Sitz in Berlin war.

5 Foulkes wurde 1937 Full Member der Britischen Psychoanalytischen Gesellschaft, nachdem er seine Arbeit »Über Introjektion« vorgetragen hatte (siehe 5. Kapitel).

6 Ein Thema, das Foulkes noch 1961 beschäftigt hat (Foulkes 1974 [1964]).

Teil 2
Psychoanalytische Beiträge

3. Kapitel

Beobachtung über die determinierende Kraft des Namens bei einem Schizophrenen

Aus der Psychiatrischen und Nervenklinik Wien Vorstand Prof. Dr. Otto Plötzl[1]

Während seiner psychiatrischen und psychoanalytischen Ausbildung in Wien verbrachte Foulkes viele freie Nachmittage in der psychiatrischen Klinik. Da er keine offiziellen Pflichten hatte, konnte er viel Zeit unter den Patienten verbringen, mit denen er oft stundenlange Gespräche führte. Er fand diese informelle Ausbildung sehr aufschlussreich.

Später bedauerte er es, keine Notizen über seine Beobachtungen der Psychopathologie dieser psychotischen Patienten angefertigt zu haben. Der Beitrag über die Bedeutsamkeit des Namens ist tatsächlich der einzige Bericht aus dieser Zeit. Er war zugleich Foulkes' allererste Veröffentlichung.

Ungewöhnlich an dieser frühen Schrift ist ihr Reichtum an klinischen Details. Die Arbeit spiegelt Foulkes' Interesse an der psychoanalytischen Anthropologie und dem damals gängigen Konzept der Mentalität »primitiver Völker« wider. Auch sein lebenslanges Interesse an der Sprache, das er in seinen späteren Schriften nur noch gelegentlich erwähnt, findet hier einen frühen Ausdruck. [M.P.]

Wir teilen im Folgenden einen Ausschnitt aus der Krankengeschichte eines Schizophrenen mit, und zwar hauptsächlich insoweit eine Verwendung des Eigennamens in den Wahnideen des Patienten eine besondere Rolle spielt.

Der übrige Teil der klinischen Beobachtung, der teilweise sehr interessantes Material enthält, kann hier nur im Vorübergehen gestreift werden. Aus der Vorgeschichte sei von realen Umständen nur festgehalten, dass der Vater des Patienten zwischen dessen fünften und sechsten Lebensjahr nach Amerika ausgewandert und dort verschollen ist, außerdem, – aus besonderem Grunde, – dass der Patient sich bei sexueller Erregung, bzw. im Sexualverkehr selbst, immer sehr wild gebärdete, »ganz rabiat«, »wie ein

1 Erstveröffentlichung unter dem Namen S. H. Fuchs in *Internationale Zeitschrift für Psychoanalyse* 16 (1930): 495–501.

Vieh«, was sowohl aus Fremdberichten wie aus seiner eigenen, teilweise schriftlich niedergelegten Schilderung hervorgeht. Sonst war er immer still und zurückgezogen. Im letzten Monat, bevor die Psychose manifest wurde, machten sich die Vorboten derselben in einer auffälligen Kopflosigkeit, Schwerbesinnlichkeit geltend, außerdem klagte er häufig über Kopfschmerzen. Der eigentliche Ausbruch des schizophrenen Schubs erfolgte im Anschluss an zwei Vorträge eines Indienforschers unter bemerkenswerten Umständen, auf die wir sogleich näher eingehen wollen. Vorher müssen wir noch mitteilen, dass der jetzt 27jährige Patient, der in einem kleinen Geschäft als Geschäftsführer tätig war, den Namen *Tieger* hat.

Der Patient ist zur Zeit seiner Aufnahme in die Klinik ruhig, orientiert, in sich gekehrt, wie verloren, halluziniert offenbar lebhaft akustisch. Wenn man mit ihm spricht, gibt er zögernd und gehemmt Antwort, stammelt dabei. Er zeigt keine Affekte, lächelt nur ab und zu ohne ersichtliche Motivierung. Er fühle sich seit einiger Zeit verändert, alles komme ihm fremd vor. Er fühle sich etwa so, wie jemand, der *hypnotisiert* sei. Er höre auch jetzt Stimmen, und zwar zweierlei, die eine mehr richtig, die andere mehr zischelnd, aber er könne sie nicht so recht unterscheiden. Es komme ihm vor, wie wenn er zwei Gehirne hätte oder ein doppeltes Gehirn, wie wenn man ein Theater mit ihm spiele.

Er sei so verändert, seitdem er vor etwa zwei Monaten zwei Vorträge von einem Indienforscher gehört habe, namens Dr. Agni *Hodri*. Im ersten Vortrag fiel ihm nichts Besonderes auf, nur zum Schlüsse habe er gedacht: »Gauner, dreh' dich um, dass ich dich ansehen kann.« Der Vortragende habe sich zwar nicht umgesehen, ihn aber später so merkwürdig durchdringend angesehen. »Von dieser Zeit an war mein Wesen verändert.« Pat. fühlte sich dann am folgenden Tage krank, war bettlägrig, hatte mannigfaltige Symptome, wie Erbrechen, Appetitlosigkeit, Kopfschmerzen, Durchfall. Er hörte auch zu Hause Stimmen durch die Wand, obwohl niemand anwesend war.

Im zweiten Vortrag, etwa vierzehn Tage später, bemerkte Patient allerlei Veränderungen. Der Vortragende, der zuerst ganz schwarz wie mit Ruß angeschmiert gewesen sei, war im zweiten lichter, er habe auch im Gegensatz zu früher fließend deutsch gesprochen. Es seien lauter fremde Menschen dagewesen (Patient war beide Mal mit demselben Gesangsverein dort), während unter den Zuhörern ein Mann gesessen habe, der ihm zuerst wie sein verstorbener Großvater erschienen sei.

Der Vortragende habe zuerst über die Länder in Indien gesprochen, habe so einen *Atlas* gehabt, wie ihn der *Vater* des Patienten besessen habe. Ob das ein Zufall war oder in irgendeinem Zusammenhang stehe, wisse Patient nicht recht. Dann habe er von den *Tigern* in Indien gesprochen. Er habe gesagt, dass es drei Arten von Tigern gebe, solche wilde, bösartige, dann mehr zahme und dann solche, die auf kleine Kinder losgehen. Darüber habe Patient lachen müssen, aber später sei ihm das Lachen vergangen. Er habe auch ein Bild gezeigt, wo eine *Tigerschlange* sich um den Hals eines Tigers winde und ihn *erdrücke*. Während der Vortragende das erzählte, *fühlte* Patient, wie sich um seinen *eigenen Hals* so eine graue Schlange wand, es wurde ihm eng und er bekam Angst. Er sah auch so etwas Graues, wie eine Schlange, aus der etwas wie ein Widerhaken heraussah, er wisse nicht mehr recht, ob es vorne oder hinten war. Es sei ihm dann sehr schlecht geworden und er habe ganz gelb ausgesehen. Der Vortragende machte auch Experimente mit Hypnose und Massensuggestion. Der Patient, dem die Stimme sagte, dass er ein gutes Medium sei, unterließ es aber, die Hände zusammenzudrücken, um nicht aufs Podium hinauf zu müssen. Der Patient schildert dann ausführlich die Veränderungen, die seither mit ihm vorgegangen seien. Er hörte seitdem auch lebhaft Stimmen, die ihm das ganze Register seiner früheren, längst vergessenen Vergehen vorhielten. Die Stimme, vom Patienten häufig mit »Er« bezeichnet, »zog alles aus ihm heraus«. So brachte sie ihm auch in Erinnerung, dass er kleinen Mädeln und vielleicht auch kleinen Buben, »halt kleinen Kindern«, auf dem Bauch mit dem Glied herumgeritten sei. Auch mit seiner *Schwester* habe er so was gemacht. Er lief häufig zur Polizei, beschuldigte sich aller möglichen Dinge, glaubt, dass in Wien und in ganz Österreich alle Leute von seinen Vergehen wissen und seine ganze Familiengeschichte kennen. Man sprach auch davon, dass er ein »Warmer« sei.

Bald darauf hatte er das Bedürfnis, sich die Tiere im Schönbrunner Tiergarten anzusehen, wobei ihn besonders die Löwen, Tiger und die Schlangen interessierten. Dass die Schlange sich um den Tiger ringle, habe er nicht gesehen, er habe sich gedacht, so was gibt es gar nicht, solche Experimente kann man in einem zoologischen Garten ja nicht machen. Überhaupt habe er sich einen Königstiger in Freiheit schöner vorgestellt, der in Schönbrunn sei ihm wie angestrichen vorgekommen. Vorher habe er nur im Kino Tiger gesehen. Bei dem Löwen habe ihm die Stimme gesagt, es sei vielleicht gar kein richtiger Löwe, sondern es sei ein Mann drin, man spiele nur so ein Theater für ihn. Er versuchte mit seinem Blick den Blick des Tigers auszuhalten, weil er gehört habe, dass dann das Tier nichts machen könne, aber der Tiger lief immer herum und sah ihn nicht an. Bei dem Löwen sei der Schweif weggewesen, er habe wenigstens keinen sehen können, aber der Tiger habe einen schönen Schwanz gehabt. Das Interesse für Indien habe schon immer bestanden; er sah sich einen Film mit einem indischen Grabmal zweimal an, wollte auch immer auf einen Maskenball als Indier verkleidet gehen. Er sei aber dann als junges Mädchen gegangen.

Im weiteren Verlauf der Erkrankung gibt Patient an, dass die Stimmen manchmal auch von seinen Mitpatienten ausgehen, er beziehe dann das, was sie sprechen, auf sich, das müsse er tun, das geschehe alles unter dem Einfluss des Inders. So hat man auch gesagt, dass er jetzt allerlei Krankheiten durchmachen müsse, einmal habe es auch geheißen, dass er zur Schlange gesperrt werden solle und mit ihr kämpfen müsse. Die Stimme habe auch etwas vom Zahnausreißen gesagt, davor habe er immer solche Angst gehabt, dann wieder: die Schlange solle »den Zahn eindrücken«. Vom Bett aus sehe er an der gegenüberliegenden Wand solche bewegliche Bilder wie im Kino, es sei eine Gestalt, vielleicht eine Frau, die sich auskleide, vielleicht aber auch ein Mann oder auch zwei Personen, die machen etwas miteinander, vielleicht kämpfen oder sexuell verkehren oder so auf unnatürliche Art sich zwischen den Beinen lecken. Patient wurde dann sehr unruhig, pfiff und sang in der Nacht, musste vorübergehend auf die unruhige Abteilung verlegt werden. Er beklagt sich darüber, sagt ganz unvermittelt: »Andere machen auch Nackttänze.« Auf Befragen erzählt er dann: Eine Frau, es war die Anita *Berber*, sei gestern zum Fenster hereingekommen und habe Nackttänze aufgeführt, das habe ihn »reizlos« gemacht. Er habe die Berber schon in Wien gesehen, die habe ihn interessiert. Es fällt ihm dazu ein: »wilder Berber«. Vielleicht war es auch der Sascha *Leon*tjew (Ballettmeister des Operntheaters). Er sei gestern zuerst ein »ruhiger Tiger« gewesen, dann habe ihn der Pfleger am Bauch gepackt, als habe er ihm den Blinddarm herausreißen wollen, da sei er ein »wilder Tiger« geworden, so einer, »der auf die kleinen Kinder losgeht«. Weil sein Vater Tieger geheißen habe, meinen die Leute, er müsse auch ein Tiger sein. Sein *Vater* sei wohl ein wilder amerikanischer Tiger gewesen, er selbst sei ein europäischer, die seien ruhiger. Dabei schnaubt der Patient in einer Art, die er häufig im Gespräch nach Art einer Angewohnheit macht.

Ein andermal erzählt Patient, er sei in einer Löwengrube gewesen, es waren *Berberlöwen* darinnen, vielleicht waren auch Tiger dabei, aber Tiger sei er ja selber, es war »sortiert«. Es ging ihm so wie Daniel in der Löwengrube. Dieser habe sein Bekenntnis nicht ablegen wollen, sei deshalb in die Löwengrube geworfen worden, aber Gott habe nicht zugelassen, dass er gefressen werde, sondern er sei heil herausgekommen. Das Bekenntnis, dass er, Patient, hierher gehöre, d. h. ein Narr sei, könne er nicht ablegen. Wieder später berichtet Patient neben vielen phantastischen Geschichten über Tigerjagden usw. auch die folgende: Als Kind habe ihm sein Vater einmal einen kleinen Tiger gekauft, so ein Spielzeug. Dann sei er auf dem Eis ausgerutscht, da sei der kleine Tiger an ihm in die Höhe gesprungen und habe ihn an der Oberlippe gekratzt, sodass er eine Blutvergiftung bekommen habe. Darauf habe der Vater den kleinen Tiger mit dem Gewehr erschossen. Auch er selbst werde, wenn er verheiratet sei, die jungen Tiger, d. h. seine Kinder, vielleicht töten.

Bei dem Patienten bildet die überdeutliche Identifizierung mit seinem *Namen*, bzw. dessen Bedeutung, nur einen Teil seiner allgemeinen Regression auf das Denken und die Vorstellungsweise der Primitiven. Er bildet eine Anzahl von Auffassungen, die mitunter sozusagen wortgetreu das wiedergeben, was uns von den Primitiven berichtet wird. Hier interessiert besonders, was mit dem Namen in Verbindung steht.

Die Menschen stammen nach seiner Meinung von verschiedenen Tieren ab, deren Charaktereigenschaften sie dann weiterhin haben. Solche Menschen können auch wieder in die entsprechenden Tiere zurückverwandelt werden. Die Ahnen seines Vaters waren z. B. wirkliche Tiger, das »e« sei zum Unterschied im Namen. Er selbst sei an seinem Namen »ganz schuldlos«, er sei »zahm wie ein Lamm«. Sein Vater sei ein mehr »wilder Tiger« gewesen, sei aber jetzt tot und damit höre die Vererbung auf. Alle Tiger seien miteinander verwandt, kennen sich am Blick, er könne sie auch am Gebrüll verstehen. Würde er z. B. einem Tiger in der Wildnis begegnen, so würde er ihn mit dem Blick bannen, sodass derselbe den Rückzug antrete.

Zu bestimmter Zeit, vor etwa 3000 Jahren, sind aus den Tieren Menschen entstanden, da das Geschlecht degeneriert sei. Das war etwa zehn Jahre lang möglich. Daneben sind aber auch weiter Tiere entstanden.[2] Diese Tiermenschen wurden von der Sonne aus ihrer Hülle ausgebrütet, sie waren da so, wie wenn sich eine Raupe verpuppt.

Der Tiger bedeutet für den Patienten also tatsächlich das Totemtier: er

2 Vgl. hierzu z. B. die Alcheringa der Arunta. Levy-Bruhl: Die Seele der Primitiven, S. 38, Abschnitt VI (W. Braumüller, 1930).

stammt von ihm ab und identifiziert sich mit demselben. Aber der Tiger bedeutet auch direkt den Vater, und zwar den sexuell aggressiven Vater.

Indessen erwies sich im Verlauf der Beobachtung immer deutlicher auch der Fakir als eine Person aus der Vaterreihe. Während die Stimme anfänglich immer von dem Fakir auszugehen schien, gab der Pat. später an, dass dieselbe von einem alten Yoghi komme, der in Indien begraben sei. Der Fakir sei nur der Sekretär des Yoghi. Dieser Yoghi aber ist niemand anderer als der Vater des Pat. Es kann hier nicht im Einzelnen aufgezeigt werden, dass diese Beziehungen tatsächlich bestehen, jedoch ging dies aus den Angaben des Patienten unzweifelhaft hervor. Den deutlichsten Ausdruck dafür bietet eine vom Patienten schriftlich niedergelegte Geschichte, welche er selbst als Roman bezeichnet und »Indien und ich« betitelt. Der Inhalt derselben ist kurz folgender: Im Anschluss an den Vortrag erscheint ihm der Inder und veranlasst ihn, mit ihm nach Indien zu reisen. Der Patient leistet der Aufforderung Folge, ohne über einen eigenen Willen zu verfügen. Dort findet er eine wunderschöne Prinzessin, die ihm zu verstehen gibt, dass der Inder ihn in ihrem Auftrag habe holen lassen. Vor vielen Jahren, so erzählt sie, sei in ihrem Reich ein vornehmer Engländer aus Amerika erschienen. Später starb dessen Frau an einem Schlangenbiss. Sie verliebten sich ineinander und bei der Gelegenheit einer Tigerjagd gab sie sich ihm hin. An dieser Stelle wurde ein »Blutdenkmal« errichtet. Dann trat der Ausländer die Herrschaft an und sie lebten viele Jahre in glücklicher Ehe, bis eines Tages auch er einem Schlangenbiss zum Opfer fiel. Nachdem sie ein Jahr um ihn getrauert hatte, erinnerte sie sich seines Sohnes, d.h. des Patienten, und ließ durch ihren Abgesandten, eben den Dr. *Hodri*, Nachforschungen nach ihm anstellen. Sie fragt ihn dann direkt, ob er der Nachfolger seines Vaters werden wolle, was Pat. nach langer Überlegung auch annimmt.

Wir sehen so zwei verschiedene Vater-Imagines in den Phantasien des Patienten, die auch in jener so bedeutungsvollen Vortragsszene enthalten sind: Der wilde, aggressive Tiger und der machtvolle Yoghi-Vater, der mit seinem Blick den Patienten zur Hörigkeit zwingen kann. Dies erinnert uns an die Situation der primitiven Opferszene. Auch dort ist nach Freud der Vater zweimal vertreten: im Opfertier – dem alten Totemtier – und dann als Gott. Hier wie dort entspricht die zweifache Bedeutung einer historischen Entwicklung, zwischen beiden Stadien scheint die Kastration zu liegen.

Kastrationsgedanken sind beim Patienten sehr lebhaft. Der Blinddarm muss herausgerissen werden, die Hoden werden in Narkose entfernt, das

Glied wird abgeschnitten; dann wird er ins Grab gelegt, um in Indien wieder zu erwachen. Dort wird alles wieder zusammengegeben, »der Saft« wird ihm durch Injektion eingespritzt, sodass er wieder Kraft bekommt. Dies muss alles »noch vorher« geschehen, damit er seine Sendung in Indien erfüllen kann. Immer wieder tritt die Schlange als kastrierendes Tier auf, und zwar immer in weiblicher Rolle. Z. B. Anita Berber sei ihm als Schlange erschienen, habe dann mit ihm verkehrt, ihm dabei das Glied abgerissen und ihn mit Syphilis infiziert. Er solle mit der Schlange kämpfen, ihr ausgesetzt werden, dürfe aber nicht hinsehen, denn die Schlange spritze einen Saft in die Augen, von dem man blind werde. Einmal hat er »eine kurze Vision«, sieht eine Schlange, die ihn anstarrt und die Zunge herausstreckt, dann wieder verschwindet; ein andermal glaubt er, dass ihm Schlangenblut eingespritzt worden sei, damit er »beweglicher«, d. h. der Schlange ähnlich, werde. Auch Vater und Mutter sterben am Bisse der Schlange.

Es gibt auch positive Vorbereitungen, um ihn mit besonderer Macht auszustatten, wobei wieder der Blick eine besondere Rolle spielt. Er werde in der Nacht von einer dunkelroten Lampe bestrahlt, deshalb könne er die Augen nicht schließen. Das müsse geschehen, damit er die Kraft bekomme, die Regentschaft in dem Maharadschagebiet seines Vaters anzutreten. Dort sei so lange ein Statthalter. Patient glaubt in dieser Zeit, selbst die Kraft zu haben, alle Menschen mit dem Blick zu hypnotisieren. Die Schlange bannt ja in Wirklichkeit andere Tiere durch den Blick, und wir haben bei dem Patienten die phallische Bedeutung der Schlange vielleicht in dieser Eigenschaft zu suchen. Auch die Sprache weist in der Bezeichnung »Faszination« auf die phallische Auffassung des Schlangenblicks hin.[3] Der aggressive Blick hat ja die Eigenschaften des Durchbohrenden, Durchdringenden usw. mit dem Penis gemein.

Wir verstehen jetzt rückblickend, dass jene herausfordernde Aufforderung »Gauner, dreh' dich um, dass ich dich *ansehen* kann« für den Pat. einer aktiven Kastrationsdrohung gleichzusetzen ist. Die Aggression wendet sich aber gegen ihn selbst zurück, indem er durch den durchdringenden Blick des Vortragenden selbst sozusagen verzaubert und in die Bande der Krankheit geschlagen wird. Die ganze Krankheit wird vom Pa-

3 *Fascinatio:* die Beschreiung, Behexung; *fascinare:* beschreien, behexen (durch missgünstige Blicke); *fascinosus:* der eine große Rute hat; *fascinum:* I) Beschreiung, Behexung, II) das männliche Glied (zunächst als Mittel gegen Beschreiung oder Behexung); Nebenform: *fascinus* – der Phallus. – (Nach Georges' Wörterbuch.)

tienten als eine Beeinflussung durch den Fakir aufgefasst, der ihn durch seinen Blick in Hypnose versetzt hat. In dieser Voraussetzung gewinnt Patient eine Art von Krankheitseinsicht für den Wahn und die Täuschungen, wobei ihm dieselben, ebenso wie seine körperlichen Symptome, als durch die Macht des Yoghi über ihn verhängt erscheinen. Die Krankheit wird zu einer Art Strafe und Buße, führt bis zu Tod und Wiedergeburt in Indien.

Der Wunschtendenz gehorchend, wird aber die Krankheit, bzw. Kastration, selbst zum vorbereitenden Akt, um schließlich das Ziel, sich an die Stelle des Vaters zu setzen, auf neuem Weg zu erreichen.

Ich meine natürlich nicht, dass dieser Phantasie eine irgendwie ursächliche Bedeutung für den Ausbruch der Psychose zukommt, möchte ihr nicht einmal eine eigentlich auslösende Rolle für diesen Schub der Erkrankung zusprechen. Es war wohl so, dass in die in statu nascendi befindliche Psychose die Vortragssituation gleichsam wie ein Kristallisationskern hineinfiel, deren psychischen Inhalten Form und Richtung gebend. Wir haben, wenigstens im groben, gesehen, welche Fülle von Beziehungen zu den bedeutsamsten infantilen Komplexen des Patienten sie dazu geeignet machte; wir dürfen vermuten, dass sie eben wegen dieser Eignung aufgesucht wurde.

Die besondere Bedeutung des Namens ist uns aus dem Seelenleben der Primitiven wohl bekannt. Auch psychoanalytische Beobachtungen darüber sind gewiss nichts Seltenes, entziehen sich wohl aus Gründen der Diskretion zumeist der Mitteilung. Es sei hier nur auf den Aufsatz von Stekel[4] und die sich daran knüpfende Mitteilung von Abraham[5] hingewiesen. Dieser erwähnt eine schöne hierher gehörige Beobachtung Goethes. Das Zurücktreten der Diskretionsrücksichten in unserem Falle ermöglichte, die besondere Fülle und Tiefe der Namensbeziehung, wie sie bei einer Neurose kaum je zu erwarten wäre, veranlasste dessen Mitteilung. Schilder[6] teilt einen ähnlichen Fall mit: Sein Patient bezeichnete sich ebenfalls als Mitglied des Tiger-Klans. Der Tiger vertritt auch dort den Vater, und zwar über die Assoziation: Clemens (der Vorname des Vaters) – Clémenceau – »der Tiger«.

4 Stekel, »Die Verpflichtung des Namens«. Zeitschrift f Psychotherapie u. med. Psych., Bd. III, 1911, H. 2.

5 Abraham, »Über die determinierende Kraft des Namens«. Zentralbl. f. PsA., Bd. II, 1912, S. 133. (Klin. Beitr. zur PsA., 1921, S. 112.)

6 Schilder, »Psychologie der Schizophrenie vom psychoanalytischen Standpunkt«. Zeitschrift f. d. ges. Neurol. und Psychiatrie, Bd. 112, H. 1–2.

4. Kapitel

Zum Stand der heutigen Biologie[1]

Dargestellt an Kurt Goldstein: »Der Aufbau des Organismus« (1934)[2]

Diese Rezension eines Buches des Neurobiologen Kurt Goldstein verfasste Foulkes auf Einladung der Imago*-Herausgeber und mit Blick auf ein psychoanalytisches Publikum. Er setzt sich hier mit einer der wichtigsten Quellen seines eigenen Denkens auseinander, indem er nicht nur Goldsteins Veröffentlichung erörtert, sondern auch von seiner persönlichen Erfahrung berichtet, die er während seiner zweijährigen Tätigkeit zwischen 1926 und 1928 machte, als er am Frankfurter Neurologischen Institut zu Goldsteins Mitarbeiterstab gehörte. Weil es für Foulkes selbstverständlich war, als künftiger Psychoanalytiker Erfahrung in der Neurologie zu sammeln, hatte er die Zusammenarbeit mit Goldstein gesucht. Er fand dessen ganzheitlichen Ansatz anregend und mit seinen eigenen Ideen vereinbar.*

Goldsteins ganzheitliche neurologische Beobachtungsmethode wurde von Foulkes für die Psychopathologie und Psychotherapie angepasst. Eine weitere Adaptation aus der Neurologie war Foulkes' Netzwerktheorie, die das Individuum innerhalb des Kontextes seiner Gruppe – sei's einer Therapiegruppe oder einer anderen Gruppe, der es fest angehört – mit einem Knotenpunkt in einem neuronalen Netzwerk vergleicht.

Während seiner Tätigkeit bei Goldstein kam Foulkes auch mit der Gestaltpsychologie in Kontakt. Später adaptierte er sie, indem er auf die Figur-Grund-Beziehung Bezug nahm, als er den kontinuierlichen Wechsel des Fokus zwischen dem Individuum und der Gruppe als Hintergrund postulierte. [M.P.]

---

1 Erstveröffentlichung unter dem Namen S. H. Fuchs in *Imago* 22 (1936): 210–241. In der englischen Ausgabe der *Selected Papers* von Foulkes ist diese Arbeit gekürzt wiedergegeben, hier wird sie ungekürzt abgedruckt.

2 K. Goldstein: Der Aufbau des Organismus. Einführung in die Biologie unter besonderer Berücksichtigung der Erfahrungen am kranken Menschen. Martinas Nijhoff, Haag, 1934, X u. 363 Seiten.

Vorbemerkung

Die folgenden Mitteilungen über einige Grundlagen der modernen Neurobiologie gehen vom Werke Kurt Goldsteins als eines ihrer *Exponenten* aus. Es soll damit nicht gesagt sein, dass er ihr einziger oder bedeutendster Vertreter sei, noch dass die von Goldstein vertretenen Auffassungen und mitgeteilten Tatsachen ausschließlich von ihm gefunden worden seien. Die Grundauffassung durchsetzt vielmehr in solchem Maße die gesamte neuere Biologie, Physiologie, Anatomie, Medizin, Psychologie, Soziologie, Philosophie, ja anscheinend selbst Physik und Chemie, dass selbst denjenigen, die sonst anders zu denken gewohnt sind, auffallen sollte, wie sehr viel mehr neue Denkweisen in den Umständen der Zeit begründet liegen als in etwa plötzlich wie zufällig auftauchenden neuen Ideen und Beobachtungen einzelner Köpfe. Immerhin wird es kein Zufall sein, dass gerade Goldsteins Arbeit weit über sein engeres Fachgebiet hinaus in steigendem Maße im letzten Jahrzehnt das Interesse derjenigen gefunden hat, die den Kontakt mit der Entwicklung der Naturwissenschaft im Ganzen nicht vermissen wollen. Im Speziellen veranlassen mich noch die im Folgenden angegebenen Gründe gerade das Werk Goldsteins zur Basis zu nehmen:

1. Die Konzeption ist eindeutig, entschieden, radikal und ohne Kompromisse durchgehalten. Hier wird mit der Ganzheitsauffassung durch und durch Ernst gemacht, niemals handelt es sich um bloße Phrasen. Dabei bleibt G. immer Biologe. Ob er von Reflexen spricht, von Tonusveränderungen oder vom Wesen biologischer Erkenntnis handelt, oder Begriffe wie Norm, Gesundheit und Krankheit, Leben und Geist neu abzugrenzen sucht, ob er sich mit Gestaltpsychologie, Psychoanalyse auseinandersetzt, über analytisches und synthetisches Vorgehen, über Erkennen und Handeln besinnt: stets geht er von den Dingen aus und kehrt zu ihnen zurück, stets bleibt im Mittelpunkt der konkrete Mensch in seiner konkreten Welt, immer ist es der gleiche Wurf der gleichen Persönlichkeit, die die Fackel ihrer Grundüberzeugung durch Zeiten und Dinge trägt und sieht, wie weit sie erleuchten kann und wo neue Dunkelheiten locken.

2. Goldsteins Werk erschien jetzt erstmalig in Buchform, in seinen Hauptergebnissen zusammengefasst, gibt also den neuesten Standpunkt seiner eigenen Lehre wie auch der Neurobiologie im Allgemeinen wieder. Der Stil ist klar und einfach und kann auch vom Unverbildeten mit größtem Gewinn gelesen werden. Ein ähnliches Werk, auf dem man eine Darstellung des uns hier beschäftigenden Stoffes hätte bauen können, ist ein

Werk von C. v. Monakow und R. Mourgue.[3] Ich hätte dies ohne das Erscheinen des Buches von Goldstein auch getan. Eine Kostprobe mag die Schwierigkeiten, die Gedanken der Autoren in allgemein verständlicher Weise wiederzugeben, vielleicht illustrieren:

> »Wir haben oben ein Beispiel für die Wiederherstellung des neuralen Gleichgewichtes bei einem Fall *negativer Isolierung* oder *apathischer Anastole* (Paralyse) gegeben, die nach einer Emotion spontan erfolgte. Besonderes Interesse verdienen unter diesem Gesichtspunkt jene Heilungen, die unter dem Einfluß des religiösen Instinktes eintreten (Heilungen, die in Notre-Dame de Lourdes beobachtet werden). Das klinische Material dieser Fälle ist wenigstens (nach unserer Kenntnis) noch nicht vom biologischen Gesichtspunkte aus studiert worden. Interessant dabei ist die Tatsache, daß die Tätigkeit der *Syneidesis* hierbei oft spontan in Erscheinung tritt. In diesen Fällen ist die Heilung indessen meist das Resultat einer langen Inkubationszeit, in deren Verlauf die biologische Rolle des religiösen Instinktes dadurch in Erscheinung tritt, daß das Symbol, das ihn ausdrückt (persönlicher Gott) für die *Syneidesis* eine *synthetische Kraft prospektiven Charakters* von seltener Stärke bildet« (S. 267).

Oder Seite 291:

> »Daneben steht die Gruppe B, die in sich fast den ganzen Rest der Affektivität, oft in potentieller Form, absorbiert. Meistens geschieht das unter der Form der *Ekklisis* und nicht unter der der *Klisis*, wobei ausschließlich die *agglutinierte Kausalität* als Ausdrucksmittel zur Verwendung kommt. Gegen das *Kokon*, das unter den verschiedensten Formen auftritt, verteidigt sich das Individuum mit energischen, obwohl häufig untauglichen Mitteln. Das *Kokon*, begleitet von einer Reaktion der *Ekklisis* in schwankender Dauerform, bildet beim Schizophrenen den hauptsächlichsten Inhalt seiner psychischen Welt.«

Wie man sieht, ist ein Studium dieser speziellen Sprache nötig, um zu verstehen, was hier gemeint sein könnte. Ich glaube wenigstens nicht, dass andernfalls irgend jemand nach Lektüre dieser Sätze mehr von der Welt der Schizophrenen weiß als vorher.

3 »Biologische Einführung in das Studium der Neurologie und Psychopathologie«, Stuttgart, 1930.

Unvergängliche Sätze aus Schopenhauer »Über Schriftstellerei und Stil« fallen einem ein. Indessen ist das Buch v. Monakows sehr lesenswert, umfassend und reich in der Anlage (in gewissem Sinne reicher als das Goldsteins) und voller Anregung. Aber ich gehe wohl nicht fehl in der Annahme, dass es für den Nichtfachmann oder ganz speziell Interessierten nicht möglich sein wird und auch nicht lohnen würde, die nötige Zeit zum Studium aufzubringen.

3. Für mich ist die vorliegende Arbeit Goldsteins kein Buch. Aus jeder Zeile fast spricht die wohlbekannte Stimme des verehrten Lehrers, unter dessen Anregung und Leitung ich über zwei Jahre arbeiten durfte. Verklungene Töne aus einer Welt, die im wahrsten Sinne des Wortes verschwunden ist –! Viele Stunden der Belehrung, die offiziellen Vorlesungen, Vorträge, Seminare und die noch viel schöneren der improvisierten Demonstrationen, Zweifel, Diskussionen mit ihren neuen Überzeugungen, neuen Problemstellungen, tauchen auf und sind so sehr mit dieser Darstellung verwoben, dass ich sie schwerlich trennen könnte. Die besondere Art der Anregung, die von Goldstein ausgeht, ist untrennbar mit der menschlichen Beziehung verschmolzen. Sie kann nur von einem jener seltenen Menschen ausgehen, denen es wirklich um die Sache zu tun ist, deren Überzeugungen nicht ablegbar sind wie ein Anzug, sondern gewachsen wie dem Vogel das Gefieder. Deshalb nimmt man auch den manchmal stark subjektiven Blickpunkt gerne hin, weil man fühlt, dass er wahrlich zu einem Ganzen gehört und in diesem aufgeht. Als ich vor über zehn Jahren dort gerade zu arbeiten angefangen hatte, war ich mit Untersuchungen an einem aphasischen Hirnverletzten beschäftigt. Ich schrieb mein Protokoll nach der Art, wie ich es, natürlich nach klassischem Schema, gelernt hatte. G. nahm es vor, um es mit uns durchzusprechen. Seine Miene ist missmutig, fast finster, die Mundwinkel nach unten gezogen – da plötzlich heitert er sich auf: er kommt an eine Stelle, wo ich geschrieben hatte: »er freut sich« (eine Bemerkung, die gewöhnlich als »nicht dazu gehörig« unterblieben wäre). Strahlend sagt er: »Sehen Sie, das freut mich, dass Sie das geschrieben haben!«

Die Wirkung solcher Anregung ist, oder war es wenigstens für mich, eine sehr intensive Bereicherung der Innenschau und Befreiung von Einschränkungen durch Schulmeinungen, eine richtige Aufklärung über uneingestandene, verborgene Vorurteile, Schärfung des Blicks für verborgene Theorien, die sich als »Tatsachen« maskieren, eine neue Aufgeschlossenheit und Mut zu neuen Beobachtungen. Sie ist in gewissem Sinne einer Analyse vergleichbar, wenn auch in ganz anderer Weise und in einer anderen, weit unpersönlicheren Sphäre. Und doch vom Moralischen nicht trennbar. Es kann nur für G. sprechen, dass ich niemals meine Kritik verlor und keinen Grund fand, sie zu verbergen oder zu verkleinern. Besonders wenn es um die Psychoanalyse ging, mit der ich mich gerade neuerdings wieder intensiver zu beschäftigen begann, sah ich deutlich, dass hier auf nicht zulänglicher Basis Kritik geübt wurde, dass das Werk Freuds, nur teilweise gekannt, schon im Aufgreifen umgeformt war und dann kritisiert wurde. Ich habe aber später gelernt, dass die Stellung eines Menschen und Forschers zur Analyse ein ganz besonderes Kapitel ist und keine Rückschlüsse auf andere Gebiete zulässt. Als ein Ausdruck davon soll diese uns ja speziell interessierende Seite des Goldstein'schen Werkes hier am Ende in einem Anhang gesondert besprochen werden.

Umrisse

> »Freudig war vor vielen Jahren Eifrig so der Geist bestrebt, Zu erforschen, zu erfahren, Wie Natur im Schaffen lebt. Und es ist das ewig Eine, Das sich vielfach offenbart; Klein das Große, groß das Kleine, Alles nach der eignen Art. Immer wechselnd, fest sich haltend, Nah und fern und fern und nah; So gestaltend, umgestaltend – Zum Erstaunen bin ich da.«
>
> *(Goethe)*

Man könnte Goethes gesamte naturwissenschaftliche Schriften zitieren. Viele Sätze davon könnte Goldstein geschrieben haben, fast alle würde er, so glaube ich, unterschreiben. So sehr ist die hier vertretene Naturauffassung mit der Goethes verwandt. Das Folgende aus »Bildung und Umbildung organischer Naturen« kann geradezu als Wegweiser zur Grundeinstellung dienen:

> »Wenn wir Naturgegenstände, besonders aber die lebendigen, dergestalt gewahr werden, daß wir uns eine Einsicht in den Zusammenhang ihres Wesens und Wirkens zu verschaffen wünschen, so glauben wir zu einer solchen Kenntnis am besten durch Trennung der Teile gelangen zu können; wie denn auch wirklich dieser Weg uns sehr weit zu führen geeignet ist. Was Chemie und Anatomie zur Ein- und Übersicht der Natur beigetragen

> haben, dürfen wir nur mit wenig Worten den Freunden des Wissens ins Gedächtnis zurückrufen.
>
> Aber diese trennenden Bemühungen, immer und immer fortgesetzt, bringen auch manchen Nachteil hervor. Das Lebendige ist zwar in Elemente zerlegt, aber man kann es aus diesen nicht wieder zusammenstellen und beleben. Dieses gilt schon von vielen anorganischen, geschweige von organischen Körpern.«

Auf die mannigfachen Beziehungen zur neueren Psychologie und Philosophie ist schon hingewiesen worden. Es sei hier nur Bergson – Scheier – Klages – Gestaltpsychologie erwähnt. Im engeren Fachsinn gehen Goldsteins Ansichten ganz bewusst auf John Hughlings Jackson (1834–1911) zurück. Dieser Mann kann als der geniale Vorläufer der ganzen modernen Neurobiologie bezeichnet werden. Forscher wie H. Head in England, Pierre Marie in Frankreich, und besonders v. Monakow haben ihn der Mitwelt wiederentdeckt. Im Jahre 1865 wurden seine Ansichten nicht verstanden und gegenüber denen Brocas nicht beachtet. Der Siegeszug der Lehre von der Lokalisation von Funktionen begann, ein Ereignis, das nach Goldsteins Meinung verhängnisvoll für die Entwicklung der Neurologie war und diese um 100 Jahre zurückwarf. J. H. Jackson vermied von vornherein den Fehler, das Gehirn landkartenartig in isolierte Einzeldistrikte aufzuteilen und diesen voneinander unabhängig gedachte Leistungen zuzuschreiben, zugunsten einer wahrhaft biologischen Betrachtungsweise. Kernpunkte seiner Lehre sind:

Es besteht eine Hierarchie der Funktionen nach verschiedenen *»levels«* (Leistungsstufen), nach denen der Aufbau des Nervensystems in seiner Entwicklung erfolgt und auf die der Abbau bei Schädigung zurückgreift. Die höheren, entwicklungsgeschichtlich jüngeren Apparate wirken hemmend auf die niederen ein. Hirnkrankheiten lehren nicht so sehr, was die verlorenen Teile geleistet haben, als was die erhaltenen leisten können. Dem entsprechend muss man stets zwei Symptomgruppen unterscheiden:

1. negative, d. h. unmittelbare Ausfallssymptome,
2. positive, entsprechend den mehr automatisierten Leistungen der subkortikalen Zentren.

Sieht man ein altes hirnpathologisches Buch von vor etwa 100 Jahren, z. B. Burdach, so stehen Betrachtungen über Gott, die Natur und dergleichen voran. Dann kommt eine lange Epoche, die sich besonders wissenschaftlich vorkommt. Da ist nur von »Tatsachen« – Reflexen, Ganglienzellen, Zentren etc. – die Rede. Erst heute wieder fühlen Autoren wie v. Monakow, Goldstein sich gehalten, ihre Darstellungen in ähnlich umfassendem Rahmen zu geben. Die Biologen unserer Zeit werden philosophisch, unsere Philosophen biologisch und begegnen einander so. Die wechselseitige Abhängigkeit von Standpunkt, Methodik, Problemstellungen wird klar, die Problematik bei der Feststellung von Tatsachen, die Mystik hinter den Hirnkarten wird sichtbar. Ein Reflex etwa, der so unbefangen als eine anatomisch-physiologische Elementartatsache hingenommen worden war, mag weniger über den Zustand des Nervensystems des Patienten aussagen als über die Weltanschauung, etwa die politische, des Untersuchers. Diese Formulierung, wenn auch zutreffend, ist von mir natürlich absichtlich überspitzt. Es kommt darauf an, zu begreifen, wie sich die Befunde der Anatomie, Histologie, Physiologie, Klinik entsprechen und gegenseitig zu bestätigen scheinen, während sie in Wirklichkeit auf den gleichen uneingestandenen Voraussetzungen beruhen. Es muss verstanden werden, dass es sich um dieselben Probleme handelt, ob wir vom Reflex sprechen, der uns vielleicht sehr gleichgültig ist, oder von Fragen des spezifisch menschlichen Seins, das uns offenbar täglich beschäftigt.

Diese Darstellung geht vom Menschen aus. Sie betrachtet den Organismus als eine Einheit und denkt sich ihn nicht aus Teilen zusammengesetzt. Sie verspricht sich daher nichts von Untersuchungen, die auf künstliche Isolierung einzelner Teile hinauslaufen, sei es im Experiment, sei es im zerstückelnden Tierversuch. Sie glaubt nicht an die Entwicklung »komplizierterer« Wesen aus »einfacheren«, da sie gar nicht von vorneherein anzugeben vermöchte, was »einfach« ist. Sie sieht in pathologischen Erscheinungen gesetzmäßige Abwandlungen und bemüht sich, die Gesetze dieser Abwandlung zu verstehen. Das »Normale« gehört in die Reihe dieser Abwandlungen und wird nur von außen durch Umstände, die überdies wechseln können, als etwas Besonderes ausgezeichnet. Diese Auffassung lehnt es ab, Definitionen über das Wesen des Organismus, des Lebens etc. vorauszuschicken, hält solche vielmehr für das Endergebnis der Untersuchung. Es scheint als die erste Aufgabe der Biologie, »die lebenden Wesen in systematischer Weise in ihrem jeweiligen So-Sein so eindeutig zu beschreiben, dass wir sie in ihrer Besonderheit erfassen«, unterscheiden, in Beziehung setzen können. Gegenstand und Methode stehen in Wechselwirkung und werden mit einander und aneinander entwickelt. Das einzig mögliche Kriterium wissenschaftlicher Erkenntnis ist ihre Fruchtbarkeit.

Überblick der Ergebnisse in ihren Beziehungen zu Teilgebieten

Ein Versuch, den Inhalt gedrängt darzustellen, würde nur verwirrend wirken, soweit der Leser über den lebendigen Hintergrund der Anschauung nicht verfügt. Wir wollen lieber nur in großen Linien angeben, worum es sich handelt, und dafür ein paar Muster konkreter Ergebnisse ein wenig ausführlicher darstellen.

Neurologisches in engerem Sinne

Für diejenigen, die etwa glauben sollten, dass uns solche Gebiete an sich nichts angehen, sei nur daran erinnert, dass Freud seine »Ansprache im Frankfurter Goethehaus« (1930!) mit den folgenden Worten beginnen lässt:

> »Meine Lebensarbeit war auf ein einziges Ziel eingestellt. Ich beobachtete die feineren Störungen der seelischen Leistung bei Gesunden und Kranken und wollte aus solchen Anzeichen erschließen – oder, wenn Sie es lieber hören: erraten –, *wie der Apparat gebaut* ist, der diesen Leistungen dient, und welche Kräfte in ihm zusammen- und gegeneinanderwirken …«[4]

a) Wogegen es geht

Wir müssen das wenigstens hier andeuten. Sonst wird uns die Kampfnatur dieser Lehre nicht klar, und wir halten leicht manches für ganz selbstverständlich, das nicht nur so lange gar nicht beachtet wurde, sondern an dessen Gegenteil noch heute von manchen Seiten aufs zäheste festgehalten wird.

In Schlagworten: Gegen den Aufbau des Organismus aus isolierten Einzelteilen nach dem Schema des Reflexbogens. Gegen die Vorstellung, dass Leistungen sich aus elementaren Bausteinen zusammensetzen, in welche sie sich vielmehr erst auf Grund sehr schwieriger, spät erworbener, abstrahierender Einstellung zerlegen lassen. Gegen die Lokalisation von Funktionen. Was lokalisierbar ist, ist immer nur der Grad und die besondere

---

4 Ges. Schr., Bd. XII.

Färbung der Störung der Gesamtfunktion, die mit der Schädigung einer bestimmten Stelle verknüpft ist. Voraussetzung ist genaueste Berücksichtigung und Analyse *aller* Änderungen des Verhaltens. Infolgedessen: Gegen die »Plus-Minus«-Methode. Darunter ist eigentlich das ganze »klassische« Untersuchungsschema zu verstehen. Z. B.: Patellar-Sehnenreflexe + oder –, bestenfalls »verstärkt« oder »abgeschwächt«, Babinski + oder –, Nachsprechen –, Nachmachen von Bewegungen +, Sprachverständnis »erhalten« etc., etc.

Die Kritik stützt sich auf die Unhaltbarkeit der klassischen Lokalisationslehre, und zwar vom anatomischen, symptomatologischen und psychologischen Standpunkt aus, sowie auf die positiven Ergebnisse der Forschung auf diesen und anderen Gebieten von den verschiedensten Seiten in allen Ländern.

b) Positives

I. *Klinisches:* Die Überwindung der Fehler der alten Methode macht den Weg frei zu besserer Beobachtung, Beschreibung, neuen Fragestellungen. Ganz besonders fruchtbar hat sie sich gezeigt
   1. auf dem Gebiete der Störungen höheren Verhaltens: Stirnhirnsyndrome, Sprachstörungen (Aphasielehre), Lese-, Schreibstörungen, Seelenblindheit, etc. (besonders mit Gelb),
   2. der Erforschung der Bedeutung des Kleinhirns,
   3. der sogenannten induzierten Tonusveränderungen (besonders mit Riese).

II. *Methodisches:* Bestimmte methodische Forderungen werden aufgestellt:
   1. Möglichst vollständiges Beschreiben. Kein Vorrang einer Erscheinung vor der andern.
   2. Nicht mit dem Effekt begnügen. Genaue Analyse schließt das »Wie« des Zustandekommens einer Leistung ein.
   3. Keine Erscheinung kann ohne Bezug auf den ganzen Organismus und die Gesamtsituation betrachtet werden.

III. *Theoretisches:* Das Nervensystem wird im Gegensatz zur Neuronenlehre als ein Netzwerk betrachtet, in das Ganglienzellen eingeschaltet sind. Es steht mit der Außenwelt durch die Sinnesapparate und die beweglichen Körperteile in Beziehung es funktioniert immer als Ganzes. Das System ist stets in Erregung. Ein Reiz ruft eine Veränderung der

> Erregungsverteilung hervor mit einer sichtbaren, manifesten Änderung, der »örtlichen Nahewirkung« und einem (latenten) Fernteil. Die Ganglienzelle stellt eine Vergrößerung des Systems dar und tendiert dazu, als eine Art Bremse die Erregung zu dämpfen und lokalisiert zu halten. Außer der räumlichen Nähe des Reizansatzes spielt die verschiedene Adäquatheit des Reizes für die verschiedenen Teile des N. S. eine Rolle. Dies wird »funktionelle Nahewirkung« genannt. Der qualitative Faktor, der so eingeführt wird, berücksichtigt die Tatsache der spezifischen Zuordnung umschriebener Teile zu bestimmten Gegebenheiten der Umwelt. Das Lokalisationsproblem wird ausführlich erörtert. Die Differenzierung des Nervensystems auch vom anatomisch-histologischen Gesichtspunkt aus, wird natürlich nicht bestritten. Das kortikale Areal, wo die Entsprechung mit der Peripherie eine minutiöse, punktförmige ist, wird als »Peripherie der Hirnrinde« bezeichnet. Dem gegenüber gibt es große Abschnitte, »denen nach dem Aufbau wie der relativ geringeren Beziehungen zum Projektionssystem eine von der Peripherie relativ unabhängige Bedeutung zuzuerkennen ist, eine Art übergeordnetes Gebiet«. (S. 159.) Dieses wird als »zentraler Abschnitt« bezeichnet. Es umfasst Scheitellappen, Insel und Stirnhirn und ist besonders beim Menschen entwickelt. Daneben geht noch der (Tiefen-)Aufbau in Schichten mit ihren besonderen Beziehungen zu Brücke, Kleinhirn, Rückenmark. Der fünften Schicht wird eine besondere Bedeutung für die sensorischen Leistungen zuerkannt. Indessen leistet die histologische Differenzierung zwar Wesentliches für die topographische Abgrenzung, aber nichts für das Verständnis der Funktion, nichts für den Aufbau der Leistung.

Die Fernwirkung ist stets der Nahewirkung angepasst, in gewissem Sinne entgegengesetzt, sorgt für die Erhaltung des Gleichgewichtes im ganzen System und macht erst die exakte Ausführung der im Augenblick erforderlichen Leistung möglich. (Man beachte, hier steht *Leistung*, nicht Reaktion). Die beiden Teile verhalten sich also wie das Negativ und Positiv einer Aufnahme oder wie Licht und Schatten, wie eine Figur und ihr Hintergrund. Diesen Vorgang, der in gleicher Weise für die Wahrnehmung wie für die Motorik nachweisbar ist, nennt G. das »Vordergrund-Hintergrund-Geschehen« oder die *»Figur-Hintergrundsbildung«* und sieht darin die *Grundform des nervösen Geschehens* überhaupt. Eine Stufenordnung der Leistung besteht, gemessen an der jeweils größeren Umfassendheit des gesamten Stücks der Umwelt, das noch vom Organismus erfasst wird, und der größeren Präzision der Figurgrundbildung. Jeder Abbau geht mit einer Entdifferenzierung dieser Figurgrundbildung im Ganzen oder in unbeschriebenem Gebiet einher. Was Vordergrund wird, bestimmt die Aufgabe, die der Organismus in einer gegebenen Situation zu erfüllen hat, um sein Sein zu erhalten. (Damit ist über die bloße Existenz hinaus die charakteristische Wesenheit der Art und des Individuums gemeint, diese aber als biologisch nicht abtrennbar betrachtet, nicht etwa als »Ideal« dem Rest gegenübergestellt.) Der Organismus sucht also stets, sich wandelnd und mit seiner stets sich wandelnden Umwelt auseinandersetzend, sich im besten Gleichgewicht und seine Leistungen in möglichster Konstanz zu erhalten. »Diese Art der Auseinandersetzung zwischen Organismus und Umwelt nennen wir das *biologische Grundgesetz*«. Man sieht, dass diese Auffassung die Dynamik, das Schöpferische des lebendigen Geschehens in den Vordergrund rückt; selbst das anatomische Substrat wird von ihr belebt, man möchte fast sagen beseelt. Sie ist sicherlich biologisch im wahrsten Sinne, eine Wissenschaft vom Leben, verzichtet von vorneherein darauf, Lebendiges auf Unlebendiges zurückzuführen, Biologie auf Physik und Chemie zu »gründen«. Der Ansatz ist, wenn er einmal erfasst ist, äußerst fruchtbar und erspart viele Irrwege. Ob er für alles, was wir wirklich brauchen, ausreicht, ist eine andere Frage. Der Grundsatz, dass jedem Erscheinungsgebiet nur die aus ihm geschöpfte Betrachtungsweise gerecht wird, »adäquat« ist, ist übrigens ganz weitgehend beherzigenswert. Er wird auch von Psychoanalytikern gerne durchbrochen, wenn sie sich z. B. mit organischen, soziologischen oder historischen Fakten beschäftigen. Diese Probleme werden uns noch an anderer Stelle beschäftigen.

Psychologisches

Hier ist besonders auf die »psychologischen Analysen hirnpathologischer Fälle« von Goldstein und Gelb hinzuweisen. Gelb hat den Grundsatz einmal am besten so formuliert: »Ich betrachte diesen Hirnverletzten genau so wie einen jeden anderen Menschen.« Die Ergebnisse dieser Studien sind weit mehr als eine interessante Sammlung von kuriosen Fällen, ihre Absicht und ihr Wert besteht vielmehr in dem Nachweis ihrer allgemeinen Gültigkeit. Sie verdienen das sorgfältige Studium aller, die an solchem Objekt tätig interessiert sind.

Die Beziehungen zur Gestaltpsychologie sind vielfältige und wechselseitige. Von einer Anwendung des einen auf das andere kann aber nicht gesprochen werden. Die Biologie ist das umfassendere. Eine Kritik der Gestaltpsychologie zeigt, dass diese nur unter bestimmten Bedingungen gilt (wohl nur für die Wahrnehmung! F.). Die Welt ist nicht gestaltet, noch gestaltet sie *allein* den Organismus. Eine »gute Gestalt« ist die Tätigkeit des Organismus in einer Situation, die seiner Struktur am besten entspricht. Der Organismus tendiert dazu, eine Situation seinem Wesen adäquat zu machen. Zu sagen, Konstanz und Festigkeit seien nicht von der Retina-Abbildung aus zu verstehen, sondern sie entständen im Organismus, ist nicht zureichend. Man muss die Bedingungen aus der jeweiligen Gesamtsituation des Organismus aufzeigen. Auch die »physikalischen Gestalten« Köhlers laufen in isolierten Teilen ab.

Die Ergebnisse der »psychologischen Analysen« eignen sich nicht für eine kurze Mitteilung; man kann aber versuchen, an ein paar Querschnitten wenigstens eine Vorstellung von der Art des Materials zu geben. Wir haben gehört, dass die übliche Untersuchung bei zentralen Störungen, z. B. der Sprache (Aphasien), des Sehens (Seelenblindheit), Erkennens (Agnosie), Handelns (Apraxie) bei fortschreitender Verfeinerung zu immer größeren Widersprüchen der Ergebnisse führt. Was mehr ist: sie trägt nicht zu besserem Verständnis weder der Störung noch des gestörten Menschen bei. Auch gibt es keinen Weg, die Ergebnisse solcher Forschungen mit den veränderten Anschauungen der Psychologie in Beziehung zu setzen. Die Kritik an der Methode und den Grundvorstellungen wurde bereits skizziert. Wir wollen der Kürze halber darauf verzichten, die hier mitzuteilenden Ergebnisse mit den älteren Auffassungen zu kontrastieren, obwohl sie ohne diesen Kontrast vielleicht nicht voll verstanden werden können.

Bei einem Amnestisch-Aphasischen ist die Wortfindung gestört, alle übrigen sprachlichen Leistungen sind erhalten. Ein Patient Lewandowskys bot darüber hinaus eine eigentümliche Störung im Verhalten zu Farben: Nannte man ihm einen Gegenstand, so konnte er dessen Farbe weder angeben noch zeigen, obwohl sein Farbensinn intakt war. Man nannte das später »Farbenamnesie« oder »Farbennamen-Amnesie«. Gelb und Goldstein machten genaue Analysen an solchen Fällen. Sie begannen dieselben beim Sortieren von Wollproben (Holmgreen'sche Prüfung). Der Patient soll solche ordnen nach den Grundqualitäten: Rot, blau, grün etc. Dieses Zuordnen war bei den Patienten verändert, obwohl feinste Farbensinnprüfungen keinerlei Störungen ergab. Sie ordneten stattdessen nach Eigenschaften, die sich bald als solche der Helligkeit, Zartheit, der Farbtöne etc. ergaben, und blieben immer unsicher und unzufrieden mit ihrer Wahl. Nur Identisches legten sie prompt zusammen. Sie ließen sich, wie die genaue Analyse ergab, nicht durch ein Ordnungsprinzip leiten, sondern durch jeweilige Kohärenzerlebnisse. Sie konnten nicht die Wollsträhne als Repräsentanten, Symbol, *Zeichen für* eine bestimmte Farbkategorie (blau, rot etc.) auffassen. Diesen Tatbestand nennen Gelb und Goldstein eine *Störung im »kategorialen« Verhalten*. Diese Patienten bieten ein konkreteres, anschaulicheres, primitiveres Verhalten. Man kann diese Störung aber nur aufdecken, wenn man das Vorgehen der Kranken genau beobachtet und nicht etwa nach dem Endresultat (die Plus-Minus-Methode) beurteilt. Dieses kann auf dem Umweg über komplizierte Ersatzleistungen »richtig« ausfallen. Eine schöne Erklärung für die »Farbenamnesie«! Aber ist es nicht mehr? Weitere Besinnung und Beobachtung zeigt, dass die Zuordnung von bestimmten Worten (Worten als »Zeichen für«) zu Farben und Gegenständen genau dasselbe kategoriale Verhalten voraussetzt, dass sich also die Störung »amnestische Aphasie«, wie die zuerst quasi als Nebenbefund entdeckte Farbennamen-Amnesie selbst, auf eine gemeinsame Grundstörung zurückführen und von dieser aus verstehen lassen. Das letztere stellt natürlich die Verbindung zur normalen Psychologie her. Es führt hinüber zu jener so grundwichtigen Unterscheidung zwischen der Sprache als *Ausdruck von* und der Sprache als *Zeichen für* etwas. (Darstellungsfunktion der Sprache nach K. Bühler.) Wir drücken das in der Analyse so aus, dass wir sagen, im Unbewussten würden die Worte wie Dinge behandelt.

Amnestisch-Aphasische haben also die Darstellungsfunktion der Sprache verloren. Kategoriales Verhalten und Haben der Worte als Zeichen für Begriffe ist der Ausdruck ein und derselben Grundfunktion. Keines von beiden ist primär oder sekundär. Wir haben hier ein Beispiel für jenen Abbau der Funktion bei Schädigung der Apparate auf ein tieferes Niveau, eine Art von Regression zu Stadien der Sprachenentwicklung beim Kinde und beim Primitiven. Die beiden dürfen indessen nicht gleichgesetzt werden. Wir wollen sorgfältig merken, dass Vorhandensein der höchsten, empfindlichsten, spätesten Schicht durch ein abstrakteres, wirklichkeitsferneres, begrifflicheres Verhalten gekennzeichnet ist, während bei Abbau konkreteres, wirklichkeitsgebundeneres Reagieren hervortritt. Dies ist ganz konform mit den Vorstellungen J. H. Jacksons. Wir sehen somit eine erste Stufe, eine, die für menschliches Wesen von der allergrößten Bedeutung ist, in jener Hierarchie, die durch immer stärkeres Hervortreten automatischer

Leistungen bis hinunter zu den unter konstanten Bedingungen fast automatenhaft auslösbaren Reflexen führt. An der Sprache kommt dies besonders schön zum Ausdruck. Ein Kranker, der einen Schirm nicht benennen kann, aber spontan sagt: »Zu Hause habe ich einen Schirm«, demonstriert den Unterschied zwischen den beiden Sprachwelten aufs klarste. Eine Reihe von Beobachtungen an einigen hirnverletzten Patienten zusammenfassend, konnten wir folgende Skala, vom Normalen absteigend zu immer größerer Forderung an die Konkretheit der Situation, beobachten:

Die Forderung ist vorzumachen, wie man ein Glas Wasser trinkt.

1. Der Normale kann das.
2. Es geht nur, wenn ein Glas vorhanden ist, also am Gegenstand, mag das Glas auch leer sein.
3. Es geht nur, wenn Wasser im Glas ist, dies mag aber so wenig sein, dass es Wasser gewissermaßen nur symbolisch vertritt.
4. Es geht nur, wenn so viel Wasser im Glas ist, dass richtig getrunken werden kann.
5. Der Patient kann auf Aufforderung trinken, aber nur, wenn er Durst hat.
6. Der Patient ist auch unter der letztgenannten Bedingung nicht, oder nicht immer fähig, zu trinken, während er dazu in seinem gewöhnlichen Leben durchaus in der Lage ist.

Ein anderer Patient kann Buchstaben nicht lesen, wenn sie etwa mitten auf der Tafel stehen, aber sehr wohl, wenn eine Linie darunter gezogen wird. Entsprechend verhält er sich auch beim Schreiben. Wenn sich der Leser die Natur eines solchen Nicht-Könnens, bei bestem Willen und großer Mühe, vergegenwärtigen will, so möchte ich ihn auffordern, etwa den Versuch zu machen, bei leerem Munde so häufig hintereinander zu schlucken, als er kann. Er wird sich überzeugen, dass dies sehr bald (nach etwa 5- bis 7-mal) nicht mehr geht, aber sofort wieder, wenn man wartet oder etwas trinkt. Das Erlebnis im Augenblick des Nicht-Könnens ist dem der erwähnten Patienten verwandt, wie man aus deren Gehaben unmittelbar sehen kann.

Ein Seelenblinder ist ein Mensch, der sozusagen Augen hat und nicht sieht. Die genaue psychologische Analyse eines solchen Falles über einen Zeitraum von etwa zehn Jahren ergab eine Fülle der überraschendsten Einblicke in Auf- und Abbau sowie komplizierte Umwege der Leistungen. Alle seine optischen Wahrnehmungen entbehren jeglicher Raumgestaltung.

Ebenso aber alle Tasterlebnisse. Bei geschlossenen Augen konnte der Patient keine Bewegung ausführen, insbesondere nicht anfangen! Mengenschätzen wird unmöglich, jeder Zahlenbegriff fehlt, Tonschritte können nicht beurteilt werden, die Denkleistung ist trotz ausgezeichneter allgemeiner Intelligenz schwerwiegend verändert. Der Patient hat es, teilweise willkürlich, teils vollkommen unbewusst, durch Ausbildung von Umwegsleistungen so weit gebracht, dass trotzdem bei oberflächlicher Beobachtung kaum noch eine Störung auffällt. Die Funktionsstörung auf allen untersuchten Gebieten erwies sich als dem Wesen nach gleich und ließ sich auf eine Grundstörung zurückführen. Er kann das Wesentliche einer optischen Gegebenheit nicht erfassen, sie nicht simultan als gegliedertes Ganzes auffassen, seine Figurgrundbildung ist beeinträchtigt, er hat eine Störung der Gestaltbildung vorwiegend auf optischem Gebiete (alles verschiedene Beschreibungen desselben Sachverhalts). Wo er sich durch ein sukzessives Vorgehen helfen kann, leistet er dem Resultat nach Gutes. Er macht aus einem räumlichen Nebeneinander (durch Nachfahren der Umrisse mit den Augen) ein zeitliches Nacheinander. Folgen wir einem verkürzten Protokoll vom 9. Dezember 1927, das ich zufällig noch besitze:

> *Patient Schn.* An dem Patienten fällt äußerlich nichts Besonderes auf, außer vielleicht eine gewisse Starrheit des Augenausdrucks, als ob er ins Leere blickte. Er erzählt auf Befragen von seiner Tätigkeit im Geschäft und dem Weg dahin, wobei er seine Worte immer mit lebhaften Bewegungen begleitet, die das Geschilderte illustrieren. Er erzählt so, dass er die ganze Begebenheit in Gedanken durchmacht und dabei nacheinander das angibt, was er *weiß*. Z. B. sagt er nicht: Dieses Zimmer befindet sich eine Treppe hoch, rechts neben dem Speisesaal, sondern: »Vom Eingang gradeaus, dann rechts die Treppe hinauf, dann gradeaus ist das Chefarztzimmer, dann rechts herum die 3. Tür von der Treppe«. Dabei begleitet er seine Worte dauernd mit entsprechenden Bewegungen.
>
> Auffällig ist, dass der Patient sich jede Aufgabe erst – oft mehrere Male – vorspricht, ehe er sie ausführt, oft in fragendem, manchmal mehr in kommandierendem Tone.
>
> Soldatengruß macht er mit der rechten Hand sehr gut. Wird ihm diese nun festgehalten, und er aufgefordert, es mit der anderen Hand zu machen, so ruft er nach einem gewissen Zögern und Probieren spontan im Befehlston: »Ehrenbezeugung« und grüßt nun mit der

linken Hand an der rechten Stirnseite. Auf Befragen, wo er denn die Ehrenbezeugung gemacht habe, hat er keine Ahnung, wiederholt aber: »Ehrenbezeugung« und will es nochmals ausführen. Daran gehindert, probiert er eine Zeitlang, sagt dann: »Rechts«.

Patient vermag Ohr und Nase zu zeigen, aber nur, indem er vorher den zu bewegenden Arm, wie auch den zu zeigenden Körperteil durch Bewegungen *gefunden* hat. Auch seinen Hemdenknopf kann er zeigen, denn er *weiß* ja, dass der Hemdenknopf in der Mitte oben auf der Brust ist. Er kann zeigen, wo vorne, wo oben ist etc., er weiß nämlich: vorne ist, wenn ich meine Arme ausstrecke, oben ist, wo der Kopf ist, usw. Setzt er sich »bequem«, d. h. für ihn eine ganz bestimmte, schräg zurückgelehnte Haltung, so zeigt er »oben« wieder, wo der Kopf ist, also objektiv nach hinten. Auf Aufforderung macht er einen Kreis und ein Quadrat in die Luft. Er macht dabei versuchsweise alle möglichen Bewegungen mit dem ganzen Körper, dann mit dem Arm, bis die gewünschte herauskommt, welche er dann an dem kinästhetischen Eindruck wiedererkennt. Dieses Verhalten war früher deutlicher. Jetzt hat er es durch virtuose Anwendung von Umwegsleistungen dahin gebracht, dass die gewünschten Bewegungen fast so schnell wie beim Normalen zustande kommen. Er überträgt die optischen Gegebenheiten, die er als solche nicht hat, in kinetische, bringt sich dieselben auf dem Umweg über die Sprache zum Bewusstsein und rechnet sich nun gewissermaßen aus, was es sein könnte. Dieser ganze Vorgang vollzieht sich infolge der hervorragenden Motorik und Intelligenz des Kranken so rasch, dass die Leistung im Effekt kaum von der des Normalen abweicht.

Dem Patienten werden einige Bilder von Gegenständen gezeigt, auf denen im Wesentlichen die Umrisse gezeichnet sind. Er fährt dieselben mit dem Kopf nach, je nachdem auch mit entsprechenden Arm- und Handbewegungen, und kommt dabei zu folgenden Resultaten:

(Ei) — »Eine Ellipse, ist oval.«

Und darüber?

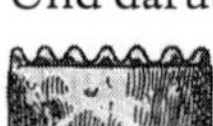

(Kuchen) — »Oben gezackt, unten rund, da sind noch verschiedene Schatten, das kann ein Damenhut sein.«

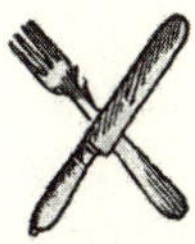

(Gekreuztes Besteck. Oben links Gabelzinken)

»Malzeichen«. (Unter entsprechender Stellung der Arme.) »Links oben in der Ecke 1, 2, 3, 4 Zacken, unten sind sie verschärft schattiert, vielleicht so ein Symbol, so Schwerter nebeneinander.«

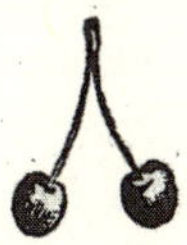

(2 Kirschen mit zusammengewachsenen Stielen)

»Das sind 2 Kugeln, die hängen, sind verbunden« (macht die dachartige Armstellung).

Was sind denn das? Erdbeeren?

»Früchte, keine Erdbeeren.«

Kirschen?

»Ja, Kirschen!« (Macht Bewegung wie Kinder, die sie über's Ohr hängen. Typisches »Einschnappen«)

Kaffeekanne, Milchkanne, Kaffeetasse.

»Das sind Gefäße. Das obere mehr länglich und hat einen Henkel, das andere hat auch einen Henkel und unten noch ein Kleines«; dann plötzlich, wie erfreut: »Das hat ja auch einen Henkel, das wird ein Kaffeeservice sein.«

Im Prinzip ebenso verhält sich Patient beim Lesen. Er liest »schreibend« mit der linken Hand auch Spiegelschrift prompt. Wird er an den Bewegungen des Kopfes (bzw. der Hand) gehindert, (was kaum möglich ist), so ist er nicht mehr imstande zu lesen. Vielleicht spielen noch Augenbewegungen eine Rolle. Ebenso vermag er ein Wort, das leicht kreuz und quer durchgestrichen ist, nicht mehr zu erkennen, da er jetzt bei seinen nachfahrenden Bewegungen »entgleist«. Er vermag ja im Optischen nicht das Wesentliche vom Unwesentlichen zu unterscheiden.

Nachsprechen scheint der Patient zunächst zu können, z. B. »Frankfurt«; »heute ist der 9. Dezember 1927«. Wird ihm aber vorgesprochen: »Es ist schon alles voller Schnee« (objektiv unrichtig), so sagt er: »Es ist schon – trüb.« Später auf nochmaliges Vor-

> sprechen und eingehendere Aufforderung spricht er wörtlich nach: »Es« »ist« »alles« »voller« »Schnee«, dabei betont er jedes einzelne Wort isoliert und taktiert mit der linken Hand dazu, so, als ob er völlig sinnlose Silben spräche. Ebenso verhält er sich bei dem Satz 2 x 2 = 5. Daraus geht hervor, dass er gar nicht nachspricht, sondern das Vorgesprochene in *seiner* Sprache wiedergibt, was er nur dann kann, wenn es sinnvoll ist. Sinnvoll aber ist nur, was mit der Realität übereinstimmt. Seine Unfähigkeit etwas Unwahres, Unrichtiges zu sagen, entspricht also einer Gebundenheit an die konkreten Gegebenheiten.

Hier wird wie in einem Experiment der Natur gezeigt, zu welch grandioser Leistung *die reine Technik der Intelligenz*, diese spezifisch menschliche Eigenschaft, fähig ist, und auch deren charakteristische Eigenheit: Kenntnisnähme der Umweltgegebenheiten, soweit diese nötig ist, um zweckentsprechend zu handeln. Dabei völlige Blindheit für das lebendige Wesen der Dinge, für ihren eigentlichen Sinn. Dieser Umstand befähigt den Patienten scheinbar auch zu abstrakten Leistungen und stellt ihn in Gegensatz zu konkreten Gebundenheit der anderen Kranken. Aber nur *scheinbar*; tatsächlich handelt auch er immer konkret: das *Wort* bringt ihn in die konkrete Situation. Die Sprache ist ja der einzige Weg, der ihm geblieben ist. Im Übrigen muss auf die in verschiedenen Arbeiten sehr eingehend beschriebene Analyse dieses Patienten verwiesen werden. Es ist von großer Bedeutung zu verstehen, dass es sich nicht, wie z. B. auch Schilder meint, um eine kuriose Einzelbeobachtung handelt. Die Ergebnisse, zu denen Gelb und Goldstein auch in diesem Falle kommen, machen Anspruch darauf, gerade das Grundsätzliche solcher Störungen aufgezeigt zu haben. Es ist interessant, wie der Patient es fertigbringt, Dinge zu *wissen*, die er eigentlich gar nicht »hat«. Der Patient kann schreiben, das Geschriebene aber nicht mehr lesen. Er hat nicht nur Augen und sieht nicht, sondern er kann auch »sehen« und bleibt doch blind.

Ein anderer Seelenblinder sagt zu einem Kreis, der so gezeichnet ist:

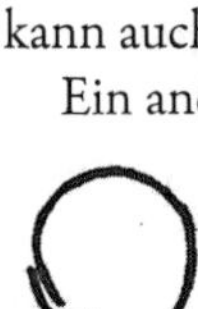

»Es ist vom Schornsteinfeger das Ding«, wobei er zeigt, was er meint. Für den Normalen wäre dies ein schlecht gezeichneter Kreis. Der Patient ist übermäßig reizgebunden und konkret, er nimmt alles sozusagen zu ernst, er kann nicht Wichtiges, Wesentliches von Unwesentlichem, bloß Akzidentellem unterscheiden. Diese Störung in ihrer reinsten Form, d. h. nicht mit Bevorzugung einzelner Sinnesgebiete oder Funktionen, zeigt sich bei Stirnhirnschädigung. Es handelt sich dabei nicht um nebeneinanderbestehende Störungen des Erkennens, der Aufmerksamkeit, des Gedächtnisses, Willens etc., sondern um eine Unfähigkeit, das Wesentliche eines Vorgangs zu erfassen, um eine Störung der Figurgrundbildung.

Ganz allgemein gesprochen haben diese Kranken die Fähigkeit eingebüßt, sich einem Gegenstand (der Welt) *gegenüber* zu stellen. Das heißt aber auch, dass sie sich selbst nicht zum Objekt haben können, nicht über sich hinaus können. Diese Fähigkeit wird daher als die höchste, gerade das menschliche Wesen in spezifischer Weise charakterisierende, angesehen. Auf die Bedeutung solcher Auffassung für die Psychoanalyse hat 1934 auf dem XIII. Internationalen Psychoanalytischen Kongress in Luzern Robert Wälder[5] unter bewusster Bezugnahme auf die Arbeiten Goldsteins mit Nachdruck hingewiesen. Auch er meint, »daß dies und nur dies die Dimension ist, die dem tierischen Leben abgeht«. (Das Sich-über-sich-selbst-Stellen.) Er weist sie dem Über-Ich zu. Er unterscheidet zwei Stufen im Ich: Eine, die prinzipiell auch beim Tier vorhanden sein kann, »das tierische Ich«, und eine andere, das »menschliche Ich«, die erst mit dem und durch das Über-Ich vorhanden ist. Das letztere ist eine durch die formale Über-Ich-Funktion modifizierte Schicht und entspricht ungefähr dem Goldstein'schen Ich. Ohne auf die so anregenden, tiefen und weitgreifenden Ausführungen Wälders hier im Einzelnen einzugehen, möchte ich mir erlauben, einiges Kritische dazu zu bemerken. Dieser Versuch, fruchtbar wie er ist, scheint mir weder der Psychoanalyse noch der Auffassung Goldsteins voll gerecht zu werden. Er lässt beidem sozusagen zu wenig Auslauf. Hier liegen zu verschiedene Grundvoraussetzungen vor, um Verschmelzungen zu wagen, worauf später noch eingegangen werden soll, solche, die zu Entscheidungen nach dem Charakter: »entweder-oder« drängen, und andere, zu denen man wohl wird sagen müssen: »ja, aber auch –«. Goldstein wäre eine solche Einteilung in Instanzen, die konkret genommen werden, völlig fremd. Dies ist ihm von Wälder auch nicht zugedacht worden. Vom psychoanalytischen Standpunkt möchte ich sagen, dass der Gedanke des »menschlichen Ichs« als eines vom Über-Ich her modifizierten (etwa wie das Licht eine Landschaft modifiziert) sehr ansprechend erscheint (da ich mir dynamische Vorstellungen mache, ist mir persönlich

5 R. Wälder: Das Freiheitsproblem in der Psychoanalyse und das Problem der Realitätsprüfung. Imago, Bd. XX, 1934.

diese seit längerer Zeit geläufig). Dagegen ist, glaube ich, das Über-Ich viel tiefer ins Es getaucht, viel Es-näher als das Ich. Vielfach (immer?) herrscht in ihm der Primärvorgang. Ich möchte, so paradox es klingt, glauben, dass das Über-Ich selbst ohne das Ich, auch früher als das Ich, da sein kann. Man darf sich freilich nicht schematisch an die Definition des Über-Ichs als einer Stufe im Ich halten. Spezifisch-menschliches, kategoriales Verhalten ist zwar zum Vorgang der Psychoanalyse im strengeren Sinne notwendig, aber diese endet nicht an der Sprachgrenze.

Wie dem auch sei, der Analytiker mag aus den schönen Ausführungen Wälders ersehen, wie nahe ihn solche Ergebnisse angehen, und wie er, vielleicht ohne es immer zu wissen, täglich mit ihnen in Auseinandersetzung ist.

Der *Patient Pf.*, dessen psychologische Analyse, soviel ich weiß, noch nicht ausführlich veröffentlicht ist, führt uns in ein anderes Gebiet. Der Fall ist beschrieben in der II. Mitteilung über induzierte Tonusveränderungen (Zeitschrift f.d. gesamte Neurologie und Psychiatrie, 1924). Ich muss es mir versagen, hier in Einzelheiten zu gehen. Der Fall bietet sehr wesentliche Beiträge zum Verständnis von zwanghaften Vorgängen (Ordnungszwang), »Katastrophenreaktion«, Einbeziehen, bzw. Ausschluss von Umweltgegebenheiten nach Maßgabe ihrer Zugehörigkeit zur jeweiligen Aufgabe, Haften am Konkreten, und der Beziehungen aller dieser Verhaltensweisen zu motorischen und Tonus-Vorgängen. Es handelt sich um einen Problemkreis, der uns kürzlich durch die interessanten Ausführungen von Erwin Stengel[6] aus der Pötzl'schen Klinik nahegebracht worden ist, die an verwandte Beobachtungen anknüpfen.

Die Beobachtungen über Lokalisation am eigenen Körper gehören in einen Erscheinungskreis, der besonders von Schilder[7] (»Körperschema«) innig mit der Psychoanalyse in Verbindung gebracht wurde. In den gleichen Bereich, der schon mitten in analytische Probleme hineinführt, gehören die Beobachtungen über Nichtwahrnehmung von Defekten am eigenen Körper. Es ist besonders interessant, dass Goldstein die Ausschaltung der Blindheit sowohl im Verhalten wie in den Äußerungen auch in Fällen ohne jede psychische Störung und jede Verletzung des Gehirnes beobachten konnte, z. B., sogar besonders ausgesprochen, bei Schussverletzun-

6 E. Stengel, »Zur Kenntnis der Triebstörungen und der Abwehrreaktionen des Ichs bei Hirnkranken«, Int. Ztschr.f. Psa., Bd. XXI, 1935, S. 544.

7 P. Schilder, »The Image and Appearance of the Human Body«, Psyche Monogr. No. 4, London, 1935.

gen der peripheren Sehnerven mit totaler Blindheit ohne jede begleitende Hirnschädigung.

Allgemein Biologisches

G.s Betrachtung ist eigentlich stets eine biologische. Im Mittelpunkt der modernen Biologie steht die *Ganzheitsbetrachtung*. Dieser ist ein Kapitel von über 100 Seiten gewidmet. Einiges daraus sei angeführt. Ganzheitliche Bezogenheit von Leistungen kommt auch in ihrer relativen Unabhängigkeit von bestimmten Gebieten zum Ausdruck. Bei der Überkreuzung der Nervi ischiadici durch Totalüberpflanzung beim Hunde erfolgte die richtige Innervation *sofort* und ohne jede Falschleistung (Bethe). Bei Überpflanzung der Beugersehnen auf die Streckersehnen bei Radialislähmung tritt *sofort* nach Lösung des Verbandes die richtige Innervation ein. Es kann sich also nicht um einen Übungserfolg oder die Ausbildung neuer Bahnen handeln. Die Erklärung auf Grund der gewöhnlichen Vorstellung über die normale Innervation ist unmöglich, was zeigt, dass diese Vorstellung unrichtig ist. Bethe zeigte auch, dass bei Exstirpation einzelner oder mehrerer Extremitäten bei Tieren, die Umstellung auf die neue Gangart beim ersten Versuch erfolgt. Einem Meerschweinchen wurden alle Beine amputiert. Nach Erwachen aus der Narkose rollte es sich um die Längsachse nach der dem Reiz entgegengesetzten Seite, die einzige noch mögliche Fortbewegungsart. G. weist darauf hin, dass bei Wegfall der rechten Hand (Hemiplegie, Amputation) Menschen nach Überwindung einiger Hindernisse prompt links schreiben. Ein Lernen ist das nicht, manche schreiben Spiegelschrift. Jeder kann auch mit dem Fuß schreiben oder etwa bei völlig ungewöhnlichen Stellungen der Hand, z. B. mit dem Handrücken nach unten, obwohl dazu sämtliche Innervationen im Einzelnen auf vollkommen verschiedenen Bahnen laufen müssen. Solche Versuche allein zeigen schon zur Genüge, dass die Leistung nicht an bestimmte anatomische Apparate gebunden ist. Es ist sehr wichtig, dass eine Umstellung solange vom Teilgebiet versucht wird, als dieses nicht hoffnungslos zerstört ist, erst dann erfolgt die notwendige Umstellung im Ganzen. Motorische Defekte werden etwa auf optischem Gebiete kompensiert (z. B. beim Rechnen). Dies erfordert gutes optische Vermögen, wie überhaupt Ersatzleistungen vorzüglich in anlagemäßig guten Gebieten erfolgen, keineswegs willkürlich. Der Ersatz bildet sich unbewusst aus.

Der vorher erwähnte Seelenblinde lernte lesen, ohne selbst zu bemerken, wie er dabei vorging. Bei völliger Unmöglichkeit einer Leistung treten »Katastrophenreaktionen« auf, die zum Antrieb der Umstellung werden.

Es werden zwei objektiv feststellbare Grundverhaltensweisen unterschieden: Das »geordnete« und das »ungeordnete« oder »katastrophale Verhalten.«

Zum geordneten Verhalten gehören: gute, effektiv richtige Leistungen, welche der Situation entsprechen und konstant bleiben. Das solchem Verhalten zugehörige Erlebnis ist das der Aktivität, Leichtigkeit der Leistung, des Behagens, der Entspannung, der Angepasstheit an die Welt, der Freude.

Das Umgekehrte ist der Fall beim ungeordneten Verhalten. Die Leistungen werden objektiv unrichtig, widerspruchsvoll, inkonstant. Das zugehörige Erlebnis ist das einer tiefen körperlichen und seelischen Erschütterung. Der Mensch in solcher Situation fühlt sich hin- und hergerissen, unfrei, die ganze Welt scheint unsicher und schwankend. »Er befindet sich in einem Zustand, den wir gewöhnlich als Angst bezeichnen«.

Die Unterscheidung ist für eine richtige Untersuchung grundlegend. Die Unordnung ist ein Ausdruck dafür, dass der Organismus vor Aufgaben steht, denen er nicht gewachsen ist. Die störenden Vorgänge werden ausgeschaltet. Die »Verdrängung« ist nur ein Sonderfall dieses allgemeinen Verhaltens. Die Leistungen werden so verändert, dass Katastrophenreaktionen (also Angstsituationen) vermieden werden. G. kommt hier der Signalfunktion der Angst sehr nahe.

> »Beginnt aus einer für ihn objektiv gefährlichen Situation heraus ein Reiz wirksam zu werden, so tritt sofort eine Katastrophenreaktion ein, jede weitere adäquate Reizverwertung ist ausgeschlossen, der Kranke erscheint völlig abgeschlossen gegenüber der Welt. Die gefährliche Situation wird also weniger aktiv vermieden, als daß der Kranke passiv von ihr abgeschlossen wird. Hat aber der Kranke öfters erlebt, daß in bestimmten Situationen Katastrophenreaktionen auftreten, und ist er imstande, diese Situationen an irgend welchen von ihm erfaßbaren Erscheinungen, »Kriterien«, zu erkennen, so kann er die Situation auch tatsächlich aktiv vermeiden. Wir sehen es immer wieder, daß die Kranken sich heftig wehren, bestimmte scheinbar ganz harmlose Dinge zu tun, und wir begreifen dieses Sichwehren sofort, wenn wir den betreffenden Vorgang unter dem dargelegten Gesichtspunkt betrachten.
>
> Das Vermeiden gefährlicher Situationen geschieht besonders aber dadurch, daß der Kranke sich in einer *Situation zu erhalten bemüht, die er be-*

> *wältigen kann.* Der Kranke sucht, wenn man ihn etwa mit Gewalt in eine von ihm als katastrophale Situation erkannte Lage hereinbringen will, diesem Zwange durch Ausführung irgendeiner anderen Leistung – einer ›*Ersatzleistung*‹ – zu entgehen« (S. 27).

Das dargelegte Verhalten gehört etwa in die Reihe »Angstzustand – Phobie – Zwangshandlung«. Der zuletzt angedeutete Gedanke, nämlich das Sichklammern an Leistungen, um den solange abgesperrten angstdrohenden Anforderungen neuer Situationen zu entgehen, ist vielleicht geeignet, auf die Vorgänge ein neues Licht zu werfen, die wir als Auswirkungen des »Wiederholungszwangs« auffassen. Er wird im Anschließenden von G. in großer Feinheit ausgeführt. Die rastlose Tätigkeit mancher Menschen, als Flucht in die Realität vor unerträglichen äußeren oder inneren Anforderungen, ihre Unfähigkeit zur Ruhe, Muße gehört hierher. Ich würde vorschlagen, ein solches Dasein als *»reaktives Dasein«*, die entsprechenden Charakterbildungen ebenfalls als »reaktive« zu bezeichnen. Hierher gehört auch der Ordnungszwang der Hirnverletzten, ihr Vermeiden der Leere. Man hält sich an Objekte, um handelnd an sie anzuknüpfen.

Goldsteins energetische Vorstellungen stehen in gewissem Sinn der Libidotheorie nahe. Die zur Verfügung stehende Energiemenge wird als »innerhalb gewisser Grenzen« konstant betrachtet. Eine Leistung nimmt gewissermaßen der andern Energiebeträge weg. Die Wirkung verschiedener Reize auf einen Organismus ist so vollkommen abhängig von der inneren und äußeren Gesamtsituation, dass es sinnlos ist, ja direkt falsch, Elemente daraus zu isolieren und absolut zu nehmen. Organismus und Umwelt verhalten sich selbst wie Figur und Hintergrund. Bei jeder Veränderung an einer Stelle treten gleichzeitig solche an vielen anderen Stellen auf. So treten etwa bei Belichten einer Pupille Veränderungen auf motorischem und sensorischem Gebiete auf. Wir nehmen daraus künstlich die Verengerung heraus und kümmern uns gewöhnlich nicht um die andern. Bewegungen an einer Körperstelle gehen mit motorischen Vorgängen an verschiedenen andern einher. Diese Vorgänge kommen bei bestimmten Erkrankungen (besonders Kleinhirn) deutlich heraus, lassen sich aber bei Normalen gut nachweisen unter Bedingungen, die auf ein »Sich-gehen-lassen« hinauslaufen. Einen solchen Zustand als »Ablenkung der Aufmerksamkeit« oder Enthemmung tieferer Apparate zu bezeichnen, ist keine Beschreibung, sondern enthält schon eine Theorie. Der bei solchen Versuchen auftretende Bewusstseinszustand hat merkwürdige und interessante

Beziehungen zu Schlaf und Hypnose, aber die Bewegungen sind nicht etwa selbst eine Folge von Suggestionen, wie oft gegen G. eingewandt wurde; eine solche Theorie würde sie außerdem nicht im Mindesten erklären. Tatsächlich sehen wir *überall* Veränderungen auftreten, wo wir genau genug untersuchen. Die Beispiele lassen sich beliebig vermehren. Es kommt aber darauf an, das Prinzip zu verstehen, da wir so sehr gewöhnt sind, anders zu denken. Man soll sich nicht durch den Allgemeinklang der Termini beirren lassen, zu akzeptieren, dass etwas sehr Konkretes von großer praktischer Erheblichkeit gesagt wird: man kann wirklich keine einzelne Handlung richtig beschreiben, ohne zu wissen, was der Mensch will, in welcher Verfassung er sich befindet, und was von ihm verlangt wird, d. h., ohne die Bedeutung dieser Leistung aus der Gesamtsituation zu verstehen. Wenn man aber genügend solcher Leistungen untersucht und verstanden hat (was an sich nur in einem analytischen Vorgehen möglich ist), so weiß man aus ihnen prinzipiell, welchen Leistungen dieser Mensch gewachsen ist, und was für Umwege er in anderen bevorzugen wird. Man lernt in einem dialektisch fortschreitenden Prozess ihn im Ganzen besser verstehen, während man gleichzeitig aus der Kenntnis des Ganzen den Teilvorgang besser versteht. Man nähert sich so asymptotisch einer vollen Beschreibung und wirklichem Verständnis und – der Möglichkeit einer richtigen Theoriebildung.

Ein Beispiel zur Illustration: Wird dem Patienten Pf. der Kopf nach einer Seite, etwa nach rechts, gedreht, so geht der linke Arm nach der anderen Seite. Der Patient kann in dieser Stellung des Kopfes nicht mit dem linken Arm nach rechts zeigen. Will der Patient aber spontan oder auf Aufforderung auf jemanden, der rechts von ihm steht, zeigen (natürlich ohne vorherige passive Kopfdrehung), so zeigt er genau wie ein Normaler, d. h. er begleitet die Armbewegung mit einer Wendung des Kopfes und der Augen nach rechts. Er kann also »ein und dieselbe« Leistung oder er kann sie nicht, je nach der Situation, je nach ihrer »Bedeutung«. Mit anderen Worten: es ist nicht dieselbe Leistung, obwohl sie zum selben Effekt führt, sondern eine andere, und wir können also weder Leistungen absolut nehmen, noch ihnen fest zugehörige Apparate zuschreiben. Was wir können ist nur: beschreiben, was für Leistungen in bestimmten Situationen möglich sind, und wie sie zustande kommen. Wir kommen so zu Abwandlungen der wechselseitigen Beziehungen zwischen bestimmten Situationen und der ihnen zugehörigen jeweiligen Einstellung eines Organismus, begreifen vielleicht das Prinzip solcher Abwandlungen und schreiten zu allgemeineren Gesetzen des Verhaltens vor.

Bei Isolierung von Teilen: Im Experiment, in der Krankheit und in »Grenzsituationen des Lebens« gibt es auch relativ isoliert verlaufende Teilvorgänge. Ein solcher, etwa ein Reflex, ist aber nur der Vordergrundsvorgang (die »Figur«) einer Gesamtreaktion und ändert sich mit der Lage des Organismus. Eigenreflexe – im weiteren Sinne genommen als die auf Anatomie fundierten P. Hoffmanns – sind Ausgleichsphänomene. Fremdreflexe sind schon richtige Auseinandersetzungen mit der Umwelt, Gesamtleistungen, sollten besser gar nicht Reflexe heißen. Man kann das normale Verhalten nicht aus den Reflexvorgängen aufgebaut denken. Nur der Mensch kann sich übrigens so kompliziert einstellen, dass er Teile isoliert der Umwelt überlässt, wie es zur Auslösung von Reflexen notwendig ist (man denke an Jendrassiks Kunstgriff). Es ist etwas sehr Verschiedenes und sieht ganz anders aus, ob ein Mensch unerwartet hellerem Licht ausgesetzt wird oder vom Dunkeln ins Helle blickt, oder ob er dem Arzt sein Auge zur Untersuchung überlässt. Die Bedeutung der Reflexe für die praktische Frage der Örtlichkeit und Natur krankhafter Prozesse wird davon nicht betroffen. Bessere Beschreibung kann nur zur Verfeinerung der Diagnostik führen.

Die bedingten Reflexe sind an das Vorhandensein des Großhirns gebunden. Sie sind Dressurleistungen, die sich nur im Anschluss an unbedingte Reflexe ausbilden lassen. Ihr Zustandekommen beim Tier, von außen durch den Menschen, ist etwas anderes als beim Menschen selbst, wo sie für Erziehung und Selbsterziehung eine große Rolle spielen. Sie werden beim Menschen in das Gesamtverhalten eingeordnet und sind viel stabiler eingebaut, weniger leicht zu zerstören. Auch sie sind nicht geeignet, als Grundlage für das Verständnis der Leistungen eines Organismus zu dienen. Sie gehören vielmehr zu den allerkompliziertesten Figurbildungen. Auch die Instinkte sind ganzheitsbezogen. Sie gehören dem natürlichen Leben des Organismus an. Es scheint angenommen zu werden, dass es keine besonderen Instinkte gäbe, sondern dieser Anschein durch das Hervortreten bestimmter Tendenzen erweckt wird, die der allgemeinen Reaktionsweise lebendiger Substanz entsprechen.

Was über das Phänomen der Angst gesagt wird, wird den Analytiker besonders interessieren. Angst schließt das Erlebnis der Gefahr ein, aber bei voller Beobachtung gehören dazu charakteristische Veränderungen im Körperlichen: an Gesichtsausdruck, Motorik, Puls, Vasomotoren etc. Aber nicht jede Gefahr führt zur Angst. Die Angst ist gegenstandslos und inhaltslos, im Gegensatz zur Furcht. Man sagt: »Ich fürchte mich vor etwas«, dagegen: »Ich ängstige mich«. Wir können vor der Angst nicht fliehen, weil wir nicht wissen wohin. Es gibt auch keine Beruhigung für sie. Die Zustände katastrophaler Reaktionen bieten alle Charakteristika der Angst. Es wäre richtiger, nicht zu sagen, der Kranke hat Angst, sondern er *ist* Angst. Er kann sich weder eines Objektes noch seines Ichs bewusst werden. Das Ichbewusstsein entspricht ja dem Gegenstandsbewusstsein. Die Angst ist aber nur solange gegenstandslos, als wir nur die Erlebnisseite in Betracht ziehen. Die Katastrophensituation besteht ja aus dem Zusammenprall mit einer nicht zu bewältigenden konkreten Umwelt. Zur Furcht führt die Möglichkeit des Eintretens der Angstsituation. Man hat also eigentlich immer Furcht vor der Angst. Die Furcht hat konkrete Inhalte. Wir kommen darauf im Abschnitt Psychoanalyse zurück. Über das psychophysische Problem wird eigentlich nur gesagt, dass keinem der beiden Erscheinungsgebiete ein Vorrang vor dem andern gebührt. Wenn wir die Phänomene beider Reihen auch getrennt beschreiben, so wird die Bedeutung solchen Materials nur in der Bedeutung für das »Ganze« offenbar. »Getrennt marschieren und vereint schlagen«, könnte man zur Charakterisierung des Standpunktes kurz sagen. Dem Psychischen wie Physischen wird zwar Eigenart zuerkannt, anderseits erscheinen sie wiederum bloß als Betrachtungsweisen ein und desselben Organismus von zwei verschiedenen Seiten. Als für den Organismus wesentlich sollen die Vorgänge gelten, die seine Konstanz aufrechtzuerhalten geeignet sind. Er hat die Tendenz zum »ausgezeichneten Verhalten« auf allen Gebieten, dessen subjektives Korrelat das Erlebnis der Bequemlichkeit, Natürlichkeit, größten Leistungsfähigkeit etc. ist. Die bestimmenden Momente sind bei verschiedenen Typen verschieden, für den einzelnen aber festgelegt. Es gibt entsprechend bevorzugte Wahrnehmungen: ein rechter, spitzer, stumpfer Winkel; Kreis, Quadrat, Symmetrie etc. Ein Winkel von 93° etwa erscheint als ein schlechter rechter. Ähnlich im Taktilen, im Akustischen: Quint, Quart etc. Abweichungen werden als Unreinheit, Unvollkommenheit erlebt. Man spricht von einer »schlechten Quint«. Bei Kranken kommen solche Dinge deutlich heraus, weil ihr Koordinatensystem vom »Normalen« abweicht, sie sind quasi anders normiert. Was macht nun das ausgezeichnete Verhalten zum ausgezeichneten? (Wodurch wird etwas zur »Gestalt«?) Hier gewinnen Untersuchungen große Bedeutung, die nur auf Grund solcher Fragestellung überhaupt möglich wurden und im Einzelnen nicht mitgeteilt werden können. Motorische Leistungen werden durch sensorische verändert und umgekehrt. Die Veränderungen können völlig unbewusst sein. Motorische und sensorische Vorgänge verändern die Wahrnehmung.

Die *Zeit* der Einwirkung ist von Belang. (Dieses Moment wird ganz besonders von v. Monakow in den Vordergrund gerückt, in seiner Lehre von der »chronogenen Lokalisation«.) Veränderte Einstellung des Individuums wirkt ebenso. Der Zeigeversuch etwa wird ganz verschieden beeinflusst, je nachdem man der Untersuchungsperson aufgibt, etwa ein seitliches Objekt zu betrachten, oder eine reine Augenbewegung nach der Seite auszuführen. Die Verschiebung der ausgezeichneten Ebene erfolgt beim Hinblicken nach derselben, beim Hindrehen der Augen nach der entgegengesetzten Seite. Dieses Beispiel ist sehr wichtig zum Verständnis. Objektiv das gleiche Resultat: Augen rechts. Aber die innere Struktur des Zustandekommens wirkt sich noch in der verschiedenen Beeinflussung des Nachfolgenden aus. Also auch was für einen Organismus ausgezeichnet ist, hängt von der Gesamtsituation ab. Ausgezeichnetes Verhalten ist nur in ausgezeichneter Situation möglich. Dieses geht einher mit dem Gefühl des Bequemen, Angenehmen, Richtigen, Sicheren. Es ist das Beste, Adäquateste, was der Organismus leisten kann. Dieser Situation strebt der Organismus zu. Wir können also als die wesentlichen Leistungen diejenigen erkennen, die in seiner normalen Lage ausgezeichnete sind. Wir erkennen die echten, wesenhaften Eigenschaften auch daran, dass sie zusammen mit Ordnung und ausgezeichnetem Verhalten am ganzen Organismus bestehen. »Das ist das letzte sicherste Kriterium, das unsere Erkenntnis hat. Hier sind wir an der Grenze der Erkennbarkeit von Lebendigem überhaupt« (S. 237). Die Leistungen des Organismus sind nicht Funktionen, sie sind »Dasein in Tätigkeit« (Goethe).

Es gibt also charakteristische Konstanten für jeden Organismus, denen er immer wieder zustrebt, solche der Art und solche des Individuums. Eine besonders charakteristische ist etwa die des zeitlichen Ablaufs, des Lebensrhythmus. Das gilt für Denken, Fühlen, Wollen ebenso wie für Herzschlag, Atmen, Stoffwechselvorgänge. Ein Überblick über längere Zeitabschnitte des Lebens eines Individuums lässt sie besonders klar hervortreten.

Philosophisches

In unserem Zusammenhang sei hierunter verstanden alles, was auf Besinnung hinausläuft, was sich Rechenschaft gibt über Sinn, Absicht, Methode.

Ein besonderer Abschnitt ist dem Wesen biologischer Erkenntnis gewidmet. Biologische Erkenntnis strebt nach einem Gesamtbild, von dem aus sich jede Erscheinung mit Notwendigkeit ergibt. Die Erfahrung hat einen dialektisch fortschreitenden Charakter. Kein Begriff ist problematischer als der der »Tatsache«. Ja, die Skepsis gegenüber den sogenannten Tatsachen ist »ein Grunderfordernis fruchtbarer biologischer Arbeit überhaupt«. Es handelt sich weder um induktives noch deduktives Vorgehen: »Wir suchen nicht den Schlussstein eines Gebäudes, sonders das Gebäude selbst … *Wir suchen nicht einen Realgrund, der Sein begründet, sondern eine Idee, den Erkenntnisgrund, in dem alle Einzelheiten ihre Bewährung erfahren …*« Wir können zu diesem Bilde nur durch einen schöpferischen Akt gelangen. *»Biologische Erkenntnis ist der dauernd fortgesetzte schöpferische Akt, durch den uns die Idee des Organismus in zunehmendem Maße zum Erlebnis wird, eine Art Schau etwa im Goetheschen Sinne, die immer auf dem Boden sehr empirischer Tatsachen steht«* (S. 242). Wir lernen so, wie man Radfahren lernt; wir probieren solange, bis wir es – plötzlich – können. Die adäquate Leistung geht nicht direkt aus den inadäquaten Versuchen hervor, sondern ist ein neuer Akt, ein Erfassen. Was ist adäquat? Was der Natur des Organismus entspricht. Man darf nicht einer Pseudo-Exaktheit zuliebe das Studium einzelner Erscheinungen bevorzugen. Denn solche Exaktheit ist durch Feststellung unter unnatürlichen Bedingungen erkauft und trägt nicht bei zur Erfassung des Lebendigen. Dieses ist heute und vielleicht dauernd mit den Mitteln der mathematischen Naturwissenschaft nicht zu erfassen. Die Erkenntnis hat Symbolcharakter. Die Symbole, die die Biologie braucht, sind andere als die der Physik. Die Symbole der Biologie müssen mehr sein, als einfache Zeichen, Etiketten, sie müssen konkreten Charakter, Gestaltcharakter haben, an ihrem Gegenstand geformt sein, ihn mit einbeziehen. (Dass die psychoanalytischen »Symbole« solchen Charakter haben, wird ihnen von Monakow besonders zum Vorwurf gemacht, der das genaue Gegenteil fordert.) In einem interessanten Exkurs wird die Verwandtschaft dieser Auffassung mit der des Parmenides aufgezeigt.[8] Die Erkenntnis nähert sich der Wahrheit nur asymptotisch. Sie ist immer unabgeschlossen, bereit zur Wandlung mit neuen Erfahrungen. Man kann noch so viele Einzeltatsachen sammeln, ohne in der Erkenntnis fortzuschreiten, während eine einzige neue Tatsache alle früheren Vorstellungen umwerfen

8 S. hierzu K. Riezler: »Parmenides«. Frankf. Studien z. Religion und Kultur der Antike (herausgeg. v. W. Otto). Frankfurt a. M., 1933.

kann, eine völlig andere Idee verlangt, die jetzt auch die alten Tatsachen in einem anderen Sinne bewerten lässt.

Naturwissenschaft ist akausal. Selbst in der Physik besteht ein »akausaler Spielraum« (P. Jordan). Vorgänge im Atom müssen nach Bohr als individuelle Prozesse beschrieben werden. In allen Wirkungen steckt ein kausal unfassbarer persönlicher Faktor. Aber auch die Annahme von Entelechien wird ebenso wie die teleologische Betrachtung abgelehnt. Das Ziel des Organismus ist kein metaphysisches. Es ist nichts anderes als die Verwirklichung seines Wesens, sein »Sein«, nicht sein »Dasein« könnte man sagen. Der Begriff der Ganzheit wird im Anschluss an Driesch als eine Kategorie bezeichnet, »als *die* Kategorie, die den Gegenstand der Biologie konstituiert«.

G. lehnt auch den Gegensatz zwischen Leben und Geist, wie er besonders in der Philosophie von L. Klages und Max Scheier, wenn auch in sehr verschiedener Weise, hervortritt, ab. Die Gegenüberstellung ist eine funktionelle, nicht eine substantielle (Cassirer). Für G. handelt es sich um »Stufen gegenseitiger Durchdringung des stets positiven Lebens«. Es gibt keine Vitalsphäre, die bei Mensch und Tier gleichsetzbar wäre. Die eigentümliche Spannung des Menschseins erschöpft sich nicht wie beim Tier in dem Gefühl der momentanen Bedrohung, der Angst, sondern wird bewusst, erscheint in gegenständlicher, objektiver Gestalt. Sie wird zur Furcht und zur Freiheit, sich trotz der Gefahr zu verwirklichen. Weltgestaltung, Kultur, wird nur verständlich aus dieser gemeinsamen Wirkung des »Geistes« und der »Vitalsphäre«. Die Betrachtung des Menschen selbst ist nur Ausgangspunkt, um zum Verständnis der Lebenserscheinungen im Ganzen zu kommen. Menschliches Sein führt nicht über die Sphäre des Lebens hinaus. Aber die Grenze zwischen zwei Arten erscheint unüberbrückbar, so auch die zwischen Mensch und Tier.

Der menschliche Organismus zeigt einen Schichtenaufbau, er ist hierarchisch gegliedert. Zwei große Bewegungsgruppen stehen einander gegenüber: Beuge- und Adduktionsbewegungen einerseits, Streck- und Abduktionsbewegungen andererseits. Die ersteren stehen in engerer Beziehung zur Großhirnrinde, die letzteren zu den tieferen Abschnitten. Der ersten Gruppe entspricht: Willkürliche Leistung, größere Ichbezogenheit, stärkere ganzheitliche Bestimmung, Wesentlichkeit. Sie wird höher gewertet. Der zweiten entspricht: unwillkürliche Leistung, größere Umweltsbezogenheit, mehr automatischer, reizgebundener Verlauf der Reaktion. Sie wird tiefer gewertet. Die Beugebewegungen betonen das Erfassen der Welt vom Ich aus. Auf ihrer Stufe ist die Trennung von Ich und Welt erst möglich. Die Streckbewegungen entsprechen einer Hingabe an die Welt, einem Verlieren des Ich in der Welt. Ein Defekt stört immer mehr die Beugeleistungen und wesensmäßig dazugehörig die Sonderung von Ich und Welt. Man beachte aber, dass nicht jede Beugebewegung auch eine Beugeleistung ist.

Es gibt zwei Charakteristika für die Bestimmung der Wertstufe: die Stärke der Zentrierung und die Kapazität, die Fülle der erfassten Welt.

Drei Grundtypen menschlichen Verhaltens entsprechen dem Denker, dem Dichter und dem Tatmenschen. Man kann Stufen aufstellen, soll sich aber nicht die eine als eine Entwicklung aus der anderen vorstellen. Jede Erscheinung soll aus sich selbst verstanden werden.

> »Begnadeten Einzelnen geht vielleicht ein Funke von der Gestalt jenes Urbildes auf, das bei der uns allein zugänglichen isolierenden Betrachtung uns in einer Fülle von Erscheinungen verwirrend entgegentritt. Wir können höchstens versuchen Material zusammenzutragen, an dem einmal die Schau jenes Ganzen sich entzünden mag. Wieder werden wir zur Bescheidenheit gedrängt.«

Jedes Geschöpf ist in sich vollkommen, gestaltet, lebendig, aber unvollkommen in Hinsicht auf das Ganze.

> »Das einzelne Geschöpf zeigt gegenüber dem Ganzen des Seins die gleiche Art Sein, die ein isolierter Vorgang am Organismus gegenüber dem Ganzen des Organismus aufweist: Es zeigt Unvollkommenheit und Starrheit, es ist nur seiend im Ganzen, nur getragen vom Ganzen wie der Reflex, und deshalb dem Tode geweiht, sobald diese Stütze aufhört, ist deshalb dem Wesen nach vergänglich, auf dem Wege zum Tode« (S. 318).

Goldstein und die Psychoanalyse

> »Wenn diese Tatsachen noch nicht allgemeine Anerkennung gefunden haben, so liegt dies zum Teil, so merkwürdig das klingen mag, daran, daß man – trotz meiner und anderer Publikationen – sich nicht an die für die Feststellung notwendigen Versuchsvorschriften gehalten hat und

> so eben nicht die gleichen Tatsachen fand. Das ist deshalb besonders hervorhebenswert, weil es zeigt, wie *verhängnisvoll eine theoretische Voreingenommenheit auf die Feststellung der Tatsachen wirken kann.*«
>
> *Goldstein (S. 54/55)*

Es ist immer wieder überraschend, *wie primitiv* die Dinge sind, die von Menschen, die selbst nicht durch die Analyse hindurchgegangen sind, nicht wahrgenommen werden, und zwar ganz unabhängig vom Formniveau. Das heißt aber nicht, dass wir ein Recht hätten, diesen Umstand gegen berechtigte Argumente und Kritik auszuspielen. Wir sind hoffentlich über jenes Stadium hinweg, wo andere Meinung danach beurteilt wird, ob sie etwa einem »Widerstand« ihre Energien verdankt oder Kastrationsangst verdeckt. Nur-Analytiker sind oft ebenso erstaunlich blind für Tatsachen aus anderen Gebieten und manchmal sogar gegenüber der eigenen Person! Wir haben allen Grund, auf die Kritik eines so ehrlichen und originellen Forschers wie Goldstein mit voller Aufmerksamkeit zu hören. Es ist an uns, aufzuzeigen, wo sie auf Missverständnis oder mangelnder Einsicht in die klinischen Tatsachen beruht, oder solche Kritik anzunehmen, wo sie etwa berechtigt und förderlich ist.

Im Jahre 1927 hielt Goldstein seinen großen Vortrag über die Beziehungen der Psychoanalyse zur Biologie in Bad Nauheim. Er fasste dort den Standpunkt zusammen, wie er sich ihm nach jahrzehntelangem ernstem Bemühen ergeben hatte. Ich greife hauptsächlich auf jenen Vortrag zurück,[9] da der Abschnitt, der der Psychoanalyse im vorliegenden Buch gewidmet ist, nur einen verkürzten Auszug desselben darstellt. Man hat den Eindruck, dass seither die Psychoanalyse für Goldstein eher an Bedeutung verloren hat, jedenfalls ist er damit nicht weitergekommen. Die innere Auseinandersetzung ist natürlich eine viel intensivere.

Es wird aus allem Vorhergehenden ohne weiteres klar sein, inwiefern Goldstein sich mit der Psychoanalyse in scharfem Widerspruch befinden muss. Er erkennt zwar, dass Freud seinerzeit »einer von den wenigen« war, »die sowohl das normale wie das pathologische Seelenleben *von der Persönlichkeit* aus zu verstehen suchten« (Sperrung[10] vom Ref.), aber dieser

---

9 Bericht über den II. Allgemeinen ärztlichen Kongreß für Psychotherapie in Bad Nauheim. Leipzig, 1927.

10 Kursivierung im Original gesperrt.

stehe doch »durch seine mechanisierenden und generalisierenden Vorstellungen über das seelische Geschehen der psychologischen Richtung, die er bekämpft, noch recht nahe.« Gemeint ist damit, dass Freud doch Begriffe und Ausdrücke aus der Bewusstseins- und Assoziationspsychologie übernehme. Über die Berechtigung und Bedeutung dieser Feststellung später. Wenn aber Freud richtige Beschreibungen von Beobachtungen in einer theoretisch anfechtbaren Terminologie gibt, und man nunmehr allen Scharfsinn einsetzt, um diese theoretischen Vorstellungen zu entkräften, und damit mehr oder weniger die Beobachtungen selbst als falsch bezeichnet, oder sich um sie nicht mehr kümmert, sie zum Hintergrund macht, so heißt das doch nichts als das Kind mit dem Bade ausschütten! Gerade das ist aber, was man tut und was man – unwillkürlich – auch will. Man *will* das Kind treffen und schüttet das Bad aus. G. bezweifelt ausdrücklich, dass die Inhalte, »die nach der Ansicht des Analytikers beim Kranken wirksam werden«, die Wirkenden sind. Gleich darauf spricht er bezeichnenderweise vom Ödipuskomplex. Er wolle zwar ambivalentes Verhalten des Kindes gegenüber den Eltern, speziell des Sohnes gegenüber dem Vater, beileibe nicht leugnen, aber Vater, Mutter, Inzestwünsche etc. bedeuten alle für das Kind etwas »ganz anderes«, und solche Inhalte werden bei den Ambivalenzkonflikten des späteren Neurotikers vom Analytiker willkürlich in den Mittelpunkt gerückt. Dies nur als ein Beispiel dafür, wie sich der Mangel wirklicher Kenntnis des intimeren Vorgangs in einer Analyse bemerkbar macht. Die Quintessenz von Goldsteins Kritik ist Folgendes: Es ist ebenso unstatthaft, das Psychische aus dem Gesamten zu isolieren, wie irgend etwas anderes. Es ist vollkommen berechtigt, Psychisches und Bewusstes gleichzusetzen (diesen Standpunkt vertritt übrigens auch Schilder). Das Unbewusste ist nur biologisch zu fassen. Alle Beobachtungen Freuds über die ubw. Mechanismen sind zwar vollkommen richtig, aber sie stellen typische Verläufe an einem isolierten Teil dar. Vorgänge wie etwa die Verdrängung sind biologischer Natur, sie sind nicht Folge innerpsychischen Konflikts, sondern entsprechen verändertem Gesamtverhalten, sind nur Spezialfall allgemeiner, genau so im Gebiet des »Organischen« beobachtbarer Verhaltensweisen. Hierher gehören die interessanten und wichtigen Beobachtungen über die Ausschaltung organischer Defekte aus der Selbstwahrnehmung, die oben gestreift wurden. Es handelt sich um der Autotomie verwandte Vorgänge. Ähnliches gilt für die Zwangsvorgänge. Es gibt keine gesonderten Triebe, deren Annahme vollkommen auf dieselbe Stufe mit den Reflexen gesetzt wird und also auch derselben Kritik unterliegt. Es gibt keine besondere seelische Energie, »weil Psychisches überhaupt nur *in abstracto* vorhanden ist«. Psychisches wirkt weder auf Physisches, noch umgekehrt. Goldsteins energetischer Gesichtspunkt hat übrigens, anders formuliert, sehr viel mit dem der Psychoanalyse gemein. Die Verwandtschaft seiner Auseinandersetzungen über die Angst mit der von der »Signalfunktion« ist deutlich, obwohl Freuds Auffassung kaum erwähnt wird. Wenn wir allerdings hören, »daß ein an sich bedeutungsloses Versagen nur in einer Situation aufzutreten braucht, in der es für die Existenz des Betreffenden Bedeutung gewinnt, um die Angst deutlich hervortreten zu lassen; man denke etwa an die Angst im Examen«, so muss uns solche Auffassung freilich recht mager erscheinen. Sie wird trotz gewiss richtiger prinzipieller Definitionen der Reichhaltigkeit des Materials, wie wir es fortwährend sehen, nicht gerecht. Sie scheint von dem Mechanismus der Verschiebung, der Projektion und anderem keine Notiz zu nehmen, passt am ehesten noch auf die Struktur einer Phobie, aber auch hier nur in groben Umrissen.

Nun noch die sozusagen religiöse Seite der Kritik. Der Begriff der Sublimierung wird abgelehnt. Der Mensch wird nicht durch Versagungen der Realität zu den Umwegsleistungen der Kultur gebracht; die Moral, Ethik etc. entsteht nicht aus unterdrückter Befriedigung. Wie sollen diese denn in den Menschen hineinkommen, wenn sie nicht in der Uranlage, genau wie alles Übrige, schon vorhanden sind? Nein, diese Mächte bestehen im menschlichen Wesen von allem Anfang an und gehören zu seiner vollen Entfaltung. Bewusstsein ist kein Epiphänomen, noch weniger ein Verhängnis. Das bewusste Haben seiner selbst und der Welt, die Fähigkeit zu willkürlicher Entscheidung, ist das besondere Vorrecht des Menschen. Neinsagenkönnen ist die wunderbarste Eigentümlichkeit menschlicher Wesenheit.

Der Todestrieb wird natürlich abgelehnt, aber seine theoretische Forderung erscheint aus dem Ansatzpunkt der Analyse konsequent, ja unerlässlich.

Wenn wir so ein in seiner Verkürzung etwas krasses Bild dieser Kritik gezeichnet haben, so sei zur Charakteristik der vornehmen Mäßigung, die in Wirklichkeit das Ganze durchzieht, der letzte Absatz hierhergesetzt, dem wir *mutatis mutandis* wohl zustimmen können:

> »Was meine Bewertung der Psychoanalyse betrifft, so brauche ich meine Bewunderung für ihren Schöpfer, den ich als einen der größten Meister der Psychologie und Anthropologie betrachte, kaum zu betonen. In bezug auf die

> praktische Benutzung der Psychoanalyse folgt aus meinen Grundanschauungen auch eine ganz bestimmte Stellungnahme. Ich sehe in der Methodik der Psychoanalyse eine im Prinzip sehr wertvolle Bereicherung unseres therapeutischen Vorgehens, wenn sie auch beträchtliche Modifikationen wird erfahren müssen, ehe sie praktisch brauchbar, dann aber in manchen Fällen sicher unentbehrlich wird. Auch von den tatsächlichen Feststellungen kann ich vielem Wesentlichen nur zustimmen, aber ich kann mich doch nicht entschließen, alles durch die Deutung der Analytiker Aufgedeckte für Tatsachen zu halten. Die Kunst des Analytikers scheint mir einerseits in der richtigen Deutung zu bestehen, die nie von der Trieblehre allein, sondern nur von der Erfassung der ganzen Persönlichkeit aus möglich sein dürfte, andrerseits in einer taktvollen der einzelnen Persönlichkeit des Kranken angepaßten Beschränkung bei der Aufdeckung des Verdrängten. Die Analyse kann nie das letzte Ziel sein, sondern dieses kann nur im Aufbau der neuen Persönlichkeit bestehen, respektive in der Leitung des Kranken bis zu jenem Momente, in dem er selbst wieder eine seiner Natur angepaßte Stellung zur Welt gewonnen hat.«

Was haben wir nun dazu zu sagen? Zunächst einmal, dass die Psychoanalyse von jeher Ganzheitsbetrachtung im allerwahrsten Sinne des Wortes war. Niemals vor ihr und noch heute nirgendwo außerhalb ihrer wird so sehr alles nur in Bezug auf die Person und ihre gesamte Situation genommen, einschließlich ihrer Vergangenheit und Zukunft! Für Freud ist diese Einstellung so selbstverständlich, dass er sie kaum je eigens erwähnt; sie bildet den allgegenwärtigen Hintergrund für alle »Figuren«. Die Wirklichkeitsnähe der Psychoanalyse, die mit ihren Patienten durch das Dick und Dünn des Alltäglichsten geht, ist sogar um ein Vielfaches größer als die der doch noch immer experimentierenden Gestaltpsychologie.[11] Auch die zweite Generalforderung Goldsteins vom gleichen Wichtignehmen aller Gegebenheiten scheint geradezu von Freuds Forderung zur »gleichschwebenden Aufmerksamkeit« herzurühren, wie überhaupt alle seine methodischen Forderungen vom Analytiker ohnehin befolgt werden. Man könnte so weit gehen, die Forderungen Goldsteins in methodischer Hinsicht geradezu als Anwendung der Psychoanalyse auf dem Gebiet der Hirnpathologie zu bezeichnen. Die isolierten Teile sind bei Freud Bilder für konkret Beobachtetes. Schon in seinem Triebbegriff, als einem Gebilde, das nur vollständig beschrieben ist, wenn man es als ein gleichzeitig phy-

11 Vgl. dazu S. Bernfeld: Die Gestalttheorie. Imago, Bd. XX, 1934, S. 32.

sisch und psychisch gegebenes auffasst, liegt die biologische Einheitlichkeit der Betrachtung beschlossen. Wenn Freud davon spricht, wie der Apparat gebaut sei, so meint er in erster Linie: seelisch gebaut. Freuds Theorie ist, was Theorie sein soll, abstrahierte Erfahrung; sie verhält sich zu den Einzeltatsachen etwa wie die Grammatik zur Sprache. Die Gegebenheiten, wie die analytische Situation sie zwar stärker hervortreten lässt, keineswegs aber erst schafft, zwingen uns die Annahme verschiedener Instanzen, Regungen, Triebe etc. auf, die im Menschen mit- und gegeneinander wirken. Dies ist einfach die adäquate Beschreibung dessen, was wir sehen, wenn wir analysieren. Gewiss haften der analytischen Situation gewisse künstliche Bedingungen an, die diese Dinge stärker hervortreten lassen. Das sind unsere Versuchsbedingungen, ohne deren Einhaltung man freilich nicht dieselben Tatsachen wird finden können.

Die Beziehung ist trotzdem so lebensnah wie möglich. Wir können ja Leben nicht gleichzeitig haben und beobachten; wie wir auch immer die Situation anders gestalten mögen, wir haben es immer mit vollzogenem Leben zu tun. Das spezifisch therapeutische Agens der Analyse liegt gerade in diesem Moment der vollkommenen Lebenswirklichkeit bei gleichzeitiger Distanzierung mit beschlossen. Was nun die Berechtigung betrifft, das, was wir in der Analyse beobachten können, als im Leben wirklich existierend anzusehen, so würden wir noch immer schlimmstenfalls in einer Lage sein, die etwa der des Röntgenologen vergleichbar ist. Auch er sieht nicht das Herz, die Lunge oder den Magen, wie sie wirklich sind, sondern ihre auf höchst komplizierte Weise zustande kommenden Abbildungen, und doch würde es niemandem einfallen, daran zu zweifeln, dass die Dinge, die er sieht, ganz wirklich sind. Ja, er kann zweifellos unter Zuhilfenahme dieser Mittel vieles unmittelbar wahrnehmen, was unter natürlichen, lebendigen Bedingungen verborgen bleibt. Weit darüber hinaus wird dem Analytiker die Realität seiner Befunde aber unmittelbar gewiss. Die Wirklichkeit und Gültigkeit seiner Beobachtung ist für den Analytiker unbezweifelbar, wie es jedes echte Erlebnis ist. Wir konstruieren nichts von Identifizierung oder Introjektion, wenn wir etwa zu unserer Überraschung die Mutter oder Tante noch aus einer Patientin heraussprechen hören, sozusagen mit ihrer eigenen Stimme wie der Jäger das Rotkäppchen aus dem Bauch des Wolfs, oder, um es prosaischer auszudrücken, wir finden Reste introjizierter Personen, die nicht voll assimiliert wurden, genau so plastisch, als fänden wir Knochen, Haut oder Haare im Magen eines Kannibalen. Oftmals, es ist zuzugeben, ähnelt unsere Tätigkeit mehr der des Gerichtsmediziners, wenn er in mühseliger Arbeit aus einem kleinen verkohlten Knochenrest oder einem winzigen Blutfleckchen die Geschichte einer Mordtat rekonstruieren muss. Die Sorgfältigkeit unserer Untersuchung und die Strenge des Maßstabes, den wir an ihre Ergebnisse anlegen, sind damit vollauf vergleichbar. Wir haben freilich gute Gründe vom lebendigsten Leben her, uns so intensiv mit der Vergangenheit zu beschäftigen. Denn gerade das Anachronistische, der Einbruch des Vergangenen in die Gegenwart, die Bedrohung des Schöpferischen durch den automatischen Zwang, ist unser Vorwurf. Es sind nicht nur formale, sondern *inhaltliche* Durchbrüche. Wir vertrauen der schöpferischen Kraft; befreit setzt sie von selbst ganz gesetzmäßig ein. Wir befreien sie, glaube ich, durch einen negativen Akt. Wir zerstören, entlebendigen das Alte durch das Heben in die begriffliche Sphäre: Bewusstsein – bewusstes Haben – in diesem Sinne ist daher Indikation der Heilung, Indikator der Überwindung, nicht deren Ursache. Doch wird über diese Dinge an anderer Stelle zu handeln sein.

Was können wir von Goldsteins Kritik lernen? Wie wichtig die Kenntnisnahme des Tatsächlichen und der Probleme für den Psychoanalytiker sind, darauf weist dieser Aufsatz im Ganzen hin. Es ist ein spezielles Problem, ob wir berechtigt sind, aus unsern Beobachtungen das lebendige, gesunde Verhalten aufzubauen. Es ist wahrscheinlich richtig, dass wir es da auch mit anders strukturierten Leistungen zu tun haben. Es tut jedenfalls immer gut, auch solche Tatsachen, die man gut zu kennen glaubt, einmal ganz anders interpretiert zu sehen. Wie steht es mit der Kritik an den Begriffen der Psychoanalyse? Kein Zweifel, dass den frühen Schriften des Entdeckers des Unbewussten in der Terminologie die Spuren der Bewusstseinspsychologie seiner Zeit anhaften. Schon der Begriff der Assoziation, der in unserem Munde längst einem Bedeutungswandel unterlegen ist, zeugt dafür. Oder es wird etwa wirklich angenommen, dass *dieselbe* Vorstellung einmal bewusst, einmal unbewusst sein könne. Diese Konstanzannahme ist sicherlich problematisch. Sehen wir uns Begriffe (genial, wie sie sind) wie Verdichtung, Traumarbeit an! Ist es nicht so, dass die Dinge, erst verdichtet sind, das wache Bewusstsein sie erst entdichtet? Ist nicht wahrscheinlich der Traum, als das primitivere Denken, auch die ökonomisch einfachere, sozusagen billigere Leistung, sodass also Arbeit dazu kommen muss, um den differenzierteren Wachzustand zu erhalten? Dies gilt natürlich nur insoweit, als der Traum *in toto* eine Regression auf primitives, symbolisches, infantiles Denken ist, nicht dort, wo isolierte Gegebenheiten aus der aktuellen Umwelt oder Leibreize sein Material ausmachen. Hier kann, analog zum Vorgang bei der Witzbildung, sicherlich von Verdichtung als einer aktiven Arbeit gesprochen werden. Das Besondere des Dichters (Künstlers) läge also nicht darin, dass er dichten kann, sondern, dass er noch in verdichtetem Zustand Befindliches ausdrücken kann, dass er nicht »entdichten« muss, um darzustellen. Er erweckt in uns unmittelbares Verständnis und Genuss, indem er uns ermöglicht, im Wachzustande zu träumen. Wie steht es übrigens mit der *»analytischen Funktion« des Ichs*? Ist sie gerade den »Analytikern« entgangen? Oder halten sie sie für so selbstverständlich, dass sie sie nirgends erwähnen? Dass sie ein so schönes Gegenstück zur synthetischen Funktion des Ichs bildet, ihre Triebenergien ganz zwanglos dem Destruktionstrieb zuzuweisen sind, muss ihre Annahme freilich eher verdächtig machen. Während es mir indessen noch nicht ganz klar erscheint, ob die synthetische Funktion so ausschließlich dem Ich zuzuschreiben ist, ob dieses nicht vielmehr selbst schon ein Produkt synthetischer Funktion ist, scheint es mir unbezweifelbar, dass alles Differenzieren, Analysieren, kurz alles Trennen und Gegeneinanderstellen der Organisationsstufe des Ichs angehört. Doch dies nur nebenbei.

Allein, was beweist dies alles? Nichts anderes, als dass Freud seinen Pioniermarsch ins Reich des Unbewussten, der sein unsterbliches Verdienst darstellt, ausgerüstet mit den Mitteln und Möglichkeiten des Bewusstseins unternommen hat. Der Leiter einer modernen Expedition wird seine Unternehmung mit allen ihm zu Gebote stehenden rationalen Mitteln der Wissenschaft und Technik planen und ausrüsten. Genau so verhielt sich Freud, genau so verhält sich die Psychoanalyse, und das ist ihre historische Leistung, wenn sie das Irrationale rationalisiert. Es ist nun leichter für uns, näher zuzusehen und genauer zu beschreiben, nachdem sie den Zugang zum Unbewussten zu einem Methodischen gemacht hat. Bei Freud kommt noch hinzu, dass die Lebenswärme seiner Beschreibung und sogar seiner Begriffsbildung so groß ist, dass sie dem plastischen Material seelischer Gegebenheiten noch allenthalben gerecht wird.

Im Übrigen fällt das, was hier noch zu Goldsteins Stellungnahme zu sagen wäre, mit dem nächsten Abschnitt zusammen.

Kritisches

Eine kritische Würdigung von Goldsteins Werk gehört der Fachliteratur an und ist seit einem Jahrzehnt auch in vollem Gange. Davon abgesehen würde ich mich zu einer solchen mangels genügend eingehender Erfahrung und Arbeit auf diesem speziellen Gebiete auch gar nicht für berufen halten. Es sei nur gestattet, einige Fragen aufzuwerfen, einigen kritischen Einfällen Ausdruck zu geben, die möglicherweise hier oder dort einmal zu einer Diskussion beitragen könnten.

Bei allem Positiven bleibt irgendwo doch der Eindruck, dass das Aufdecken von Fehlern älterer Auffassung, die Besinnung auf Prinzipielles, Methodisches, das Programmatische stark überwiegt. Man stelle sich einen Augenblick vor, dass man alle diese »Fehler« nicht gemacht hätte, dass man immer so gedacht hätte, wie Goldstein es fordert, und jetzt schüfe jemand die Neuronenlehre mit all dem so wichtigen Tatsächlichen, was sie mit sich bringt, oder das phylogenetische Grundgesetz, oder Bell käme daher mit all seinen großen Entdeckungen neuer Tatsachen, – um z. B. nur eine zu nennen, dass die vorderen Wurzeln des Rückenmarks motorische, die hinteren sensible sind! Es ist mir übrigens nie klar geworden, wie sich die anerkannte minutiöse Zuordnung in all dem, was Goldstein die Peripherie nennt, mit der Netzwerktheorie des Nervensystems vereinigen lässt. Es gibt doch Fakta, die man weder bestreiten noch entbehren könnte, wie etwa, dass bei einem Tabiker die Patellarsehnenreflexe fehlen oder die Pupillen lichtstarr sind, und man greift auf sie zurück. Es kommt ja wirklich für die Naturwissenschaft letzten Endes nur auf die bessere praktische Beherrschung an. Der Chirurg, der einen Hirntumor operieren will, pfeift auf die schönste psychologische Analyse und will nur möglichst genau wissen, wo er einzugehen habe. Natürlich wird das alles von Goldstein nicht übersehen. Aber für ihn dreht es sich eben um Fragen der Erkenntnis, um wirkliches Verständnis für das Wesen des Menschen und der Natur. Aber gibt es so etwas wie reine Erkenntnis um ihrer selbst willen? Ist sie nicht immer trieb- und interessenbedingt? Ich glaube auch Goldstein würde hier zustimmen. Ist es nicht letztlich Selbsterkenntnis, die auf so weitem Umweg gesucht wird? Und stellt sich nicht heraus, dass wo der Weg der Zerlegung der eignen Person ungangbar ist, richtiger, wo die Erkenntnis der Uneinheitlichkeit der eignen Person abgewehrt werden muss, dann als eine Art Komplementärvorgang die Einheit und Ganzheit der Welt so sehr betont werden muss? Hier sind wir wirklich an der Grundposition: Die durchgängige Einheit und Ganzheit des menschlichen Wesens hat den Charakter einer Illusion. Sie existiert *auch*, insofern jedes Haar, jede Zelle, jede Miene *auch* das Haar, die Zelle, die Miene dieses einmaligen Menschen ist. Insofern ist die Einheitlichkeit aller Lebewesen augenfällig. Aber davon unabhängig gehorcht die Zelle ihren eignen Gesetzen, lebt, wird angezogen, abgestoßen, erkrankt, stirbt. Allerdings bleibt die Ganzheit, charakteristische Wesenheit unabhängig davon. Aber diese ist genau eine solche Abstraktion wie der isolierte Teil. Überdies liegt hier ein großes Problem verborgen, das besonders in der Kontinuität des Seelischen durch das ganze Leben hervortritt. Allerdings sind gerade die Apparate, an die seelisches Leben doch unzweifelhaft gebunden ist, die Nervenzellen, unvergänglich, unersetzlich. Sie bleiben sozusagen auch persönlich dieselben.

Die Ganzheit als Erlebnis und Standpunkt fällt noch innerhalb des Organismus, auch sie gilt nur für eine bestimmte Figur-Grundbildung. Sie ist adäquat und daher fruchtbar für das Gewahrwerden von Dingen, die man sonst übersieht, vor allem auf den Gebieten höheren Verhaltens und seiner Störungen. Sie wird zunehmend inadäquater, je mehr sie von dort irradiiert. Überdies ist eine wahre Ganzheitsbetrachtung nur vom Seelischen aus möglich. Nur dort liegt der Schnittpunkt, wo organisches und psychisches Geschehen, innere und äußere Welt in eins verschmilzt. Die Ganzheitsbetrachtung aber für sich allein lässt das Bild unvollkommen. Sie kann nicht über sich selbst hinaus, kann sich nicht selbst in die Karten sehen. Dies aber kann die Psychoanalyse. Sie bildet einen ersten, entscheidenden Schritt, das Seelenleben – das der andern wie das eigene – zu objektivieren, und sie hat solches Unterfangen zu einem methodischen gemacht. Die Entwicklung unserer Kultur scheint zu immer größerer Entlebendigung zu führen, ob man das will oder nicht. Immer weniger kann man sich den Luxus animistischen Verhaltens, beschaulichen Hingegebenseins, »Einsseins« mit der Welt leisten. Diesem Prozess gehört die Psychoanalyse an. Deshalb ist für sie die momentane Welle der Ganzheitsbetrachtung nur eine Phase. Sie ist mit dieser wie jeder anderen vereinbar, und ihre wahre Leistung, die Eroberung einer Welt und deren zunehmende Bewältigung, bleibt ganz unberührt. Auch sie wird verschwinden oder sich modifizieren, wenn ihre historische Mission erfüllt ist.

Steckt nicht im Hintergrund der Ganzheitslehre der liebe Gott *in persona* und bleibt nur ungenannt? Es ist wahr, unsere etwas gottlose und amoralische Psychologie gibt uns keinen Trost. Sie zeigt uns die Welt außerhalb und selbst innerhalb unserer Person als ein blindes, sinnfreies, erbarmungsloses Geschehen. Wenn wir ein Recht zu richten hätten, könnten wir dieser Welt nur das Prädikat »schlecht« geben. Sie existiert nur aus vermiedenen Katastrophen, könnte man sagen. Wir brauchen übrigens nur einen Blick in einen Tierpark zu werfen (um nicht zu sagen, uns unter unsern Mitmenschen umzusehen), um gewahr zu werden, was für unsinnige Gebilde da, schlecht zusammengezimmert wie Chimären, herumlaufen. Manche sehen aus, wie Verkörperungen einzelner Triebe, die Disharmonie in ihrer Zusammensetzung ist trotz unserer Gestaltbrille noch schreiend. Was mehr als bloße Existenz ist der Sinn eines Ameisenbären? Sind wir Menschen gerade besonders ausgezeichnet, und woher kommt ein über solche hinausreichender Sinn gerade in uns hinein, wenn er nicht im Lebendigen auf jeder seiner Stufen vorhanden wäre?

Aber meint das, dass wir Analytiker nun nicht mehr primitiv hingegeben leben könnten? Ich meine im Gegenteil, wir werden erst wieder frei dazu, und das obwohl und weil wir die volle Freiheit, soweit dies heute möglich ist, gewonnen haben, uns *auch* illusionsfrei, nüchtern, rational zu verhalten. Fragen der Ökonomie sind entscheidend. Die Psychoanalyse steht im Dienst der besseren Bewältigung einer immer schwierigeren Umwelt. Deshalb gehört ihre Auswirkung noch heute zum größten Teile der Zukunft an.

Wenn es diesem Bericht gelungen ist, Interesse zu erwecken und den Leser zu eigener Auseinandersetzung mit den hier aufgeworfenen Problemen anzuregen, so hat er seinen Sinn erfüllt. Möge er manchen anregen, das Buch selbst zu lesen; wenn die Berührung mit den Gedanken und der Persönlichkeit des Autors zu einem kleinen Teil den lebendigen Kontakt ersetzen kann, so wird sich solche Lektüre reichlich lohnen. Seien wir nicht zu kritisch, sondern willig und offen, auf uns einwirken zu lassen; denn was hier ruft, ist die Stimme des Lebens, was hier färbt, ist die Farbe der Liebe!

5. Kapitel

Über Introjektion[1]

Mit diesem Vortrag, seiner wichtigsten theoretischen Schrift zur Psychoanalyse, erwarb Foulkes die Mitgliedschaft in der British Psycho-Analytical Society. Seine umfassende Übersicht der Literatur sowohl der klassischen Autoren vom Kontinent, vor allem Ferenczis, der den Begriff »Introjektion« in die Psychoanalyse eingeführt hatte, als auch der jüngeren britischen Analytiker rückt terminologische Probleme in den Blick. Foulkes betont die Gefahr, die darin besteht, ein und dasselbe mit unterschiedlichen Termini zu bezeichnen oder für verschiedene Dinge dasselbe Wort zu benutzen, und schlägt vor, insbesondere die Definition und Anwendung der Begriffe »Identifizierung«, »Projektion« und »Introjektion« zu modifizieren. [M. P.]

Der Ausdruck *»Introjektion«* wird hier viel öfter gebraucht als in irgendeiner der anderen psychoanalytischen Gesellschaften, die ich kenne. Das heißt natürlich nicht, dass der so bezeichnete Vorgang andernorts weniger beachtet wird. Da ich mich hier in erster Linie mit der historischen Entwicklung des Begriffes der Introjektion beschäftigen will, so kann ich der Arbeit, die hier in England in den letzten Jahren in Bezug auf unseren Gegenstand geleistet worden ist, offensichtlich verhältnismäßig wenig Zeit widmen. Niemand braucht indessen zu vermuten, dass diese Arbeit von mir in irgendeiner Weise ungenügend beachtet wird. Im Gegenteil zeigt schon die Wahl meines heutigen Themas, für wie wichtig ich sie halte, und ich kann nur hoffen, zur Klärung dieser Fragen wenigstens in indirekter Weise etwas beitragen zu können.

Die Mechanismen der Projektion, Introjektion und Identifizierung sind so eng miteinander verwoben, dass man eigentlich keinen derselben ganz für sich allein darstellen kann. Ich habe sie auch zusammen durchgearbeitet, muss mich aber aus Zeitmangel auf die Introjektion beschränken. Dies

---

1 Erstveröffentlichung unter dem Namen S. H. Fuchs in *Imago* 23 (1937): 420–446.

hat auch noch einen anderen Grund: Während über Projektion und Identifizierung schon reiche Literatur vorliegt, ist die Introjektion bis jetzt in der analytischen Literatur nicht systematisch behandelt worden. Meistens wurde sie mit der Identifizierung zusammengeworfen, sodass die beiden Ausdrücke manchmal geradezu synonym gebraucht wurden. So kommt z. B. in Nunbergs Neurosenlehre Introjektion nur einmal vor – in Klammern hinter Identifikation (S. 199). Trotzdem häuften sich meine Auszüge so sehr, dass eine Auswahl nach dem einen oder andern Gesichtspunkt unerlässlich wurde. Zum Ausgleich kann ich nur versichern, dass ich versuchte, unparteiisch zu sein und das Material, so wie es sich vor mir entrollte, seine eigene Form finden zu lassen. Trotzdem muss ich noch fast alle Zitate weglassen und kann Ihnen nur einen ganz knappen Abriss bieten, aber auch wenn Sie für das, was ich zu sagen habe, nicht viel übrig haben sollten, so werden Sie mir hoffentlich zugute halten, was ich weggelassen habe.

Da ein wichtiger Teil unserer Aufgabe darin bestehen wird, die Beziehung zwischen Introjektion und Identifizierung zu klären, so lassen Sie uns damit beginnen, die hauptsächlichsten Schritte in der Konzeption der Identifizierung in der Psychoanalyse aufzuzeigen, während wir die Projektion im Verlauf unserer Untersuchungen mit behandeln können. Seitdem der Ausdruck Identifizierung in der »Traumdeutung« eingeführt wurde, hat er in Freuds Werk und in der analytischen Literatur im Allgemeinen stetig an Bedeutung gewonnen. Freud beschrieb Identifizierung zuerst als ein Annehmen auf Grund desselben ätiologischen Anspruches. Obwohl er zu jener Zeit nur die genitale Sexualität im Auge hatte, verband er diesen Mechanismus schon von vornherein mit einem ihm zugrundeliegenden Trieb. Er stellte fest, dass eine Hysterische sich meistens, wenn nicht sogar immer, mit solchen Personen identifiziert, mit denen sie Geschlechtsverkehr gehabt hat, oder doch mit solchen, die mit derselben Person wie sie selbst sexuelle Beziehungen unterhalten. Diese Feststellung an und für sich bleibt korrekt. Wenn wir auf Grund der späteren Entdeckung der prägenitalen Sexualität den Partialtrieb einfügen, der am Werke ist, nämlich die orale Einverleibung, so sind wir schon bei Freuds neuester Formulierung in seiner »Neuen Folge der Vorlesungen zur Einführung in die Psychoanalyse« angelangt, wo er sagt:

> »Die Grundlage dieses Vorganges ist eine sogenannte Identifizierung, d. h. eine Angleichung eines Ichs an ein fremdes, in deren Folge dies erste Ich sich

> in bestimmten Hinsichten so benimmt wie das andere, es nachahmt, gewissermaßen in sich aufnimmt. Man hat die Identifizierung nicht unpassend mit der oralen, kannibalistischen Einverleibung der fremden Person verglichen.«

Aber da steckt viel mehr dahinter, als man zuerst gewahr wird! Von hier führte der Weg zu einer ganzen Reihe von Entdeckungen, die den inneren Aufbau der Person betreffen. Um nur die allerwichtigsten zu nennen: die metapsychologische Bedeutung der Identifizierung im Liebesleben, in der Hypnose, für die Beziehung zwischen Massenbildung und Führerschaft, in den Phänomenen des Trauervorganges und der Melancholie und zu guter Letzt die allererstaunlichste Entdeckung: Unser Ich und Über-Ich kann verstanden werden und nur verstanden werden als das Resultat einer Reihe von Identifizierungen, die sich auf allen Stufen der Entwicklung vollziehen. Es gibt eine Reihe von Übersichtsreferaten über Identifizierung, von denen ich die Arbeiten von Fenichel, Müller-Braunschweig, E. Schneider, Schilder, Rank besonders nennen will:

Als kasuistisches Material sei etwa auf die Arbeiten von Bonaparte, St. Bornstein, Fenichel und Landauer hingewiesen.

Für Schneider stellt sich die Entwicklung so dar, dass sie sich in abwechselnden Phasen von Integration und Trauma vollzieht, wobei die Identifizierung im Dienst der Integration steht. Er betrachtet Identifizierung von einem universell-biologischen Standpunkt aus und nimmt an, dass sie schon im Zell-Leben vorkommt. Hierin folgt er dem Philosophen Driesch. Das Individuum wird während seiner Entwicklung durch das Einbrechen immer neuer Anforderungen der Realität gestört (Traumata) und wird durch den Akt des in sich Aufnehmens (Identifizierung) Herr über sie (Integration). Schneider spricht in diesem Zusammenhang von progressiver und regressiver Identifizierung.

Nach Müller-Braunschweig, der sich mit dem Begriff in orthodoxerer Weise beschäftigt, findet Identifizierung in allen seelischen Systemen statt. Der Vorgang selbst ist unbewusst und als solcher auch unbekannt. Nach seiner Meinung können nicht nur Objekte oder Teilobjekte introjiziert werden, sondern sogar ganze Szenen, wie der elterliche Koitus und dergleichen. Gleichzeitig damit findet eine Introversion von Libido und Destrudo gemäß der vorangegangenen Besetzung des betreffenden Objektes statt. Es wird angenommen, dass ein Strom von Energien zwischen den introjizierten Objekten fließt, dessen Richtung Bedeutung hat.

Wir werden jetzt das Thema der Identifizierung als solches verlassen, wollen aber die in unserem Zusammenhang wichtigsten Punkte nochmals aufgreifen, so wie sie am klarsten von Freud selbst formuliert worden sind. Identifizierung ist ein außerordentlich bedeutungsvoller Faktor im Seelenleben, wahrscheinlich die früheste Form einer Gefühlsbindung an eine andere Person und ihrer Natur nach ambivalent. Sie entspricht der frühesten kannibalistischen Entwicklungsstufe der Libido und dem narzisstischen Stadium des Ichs. Das Objekt wird innerlich bewahrt, während es in der Außenweit verloren geht. Die Identifizierung ersetzt auf diese Weise Objektbeziehungen, und zwar gleichgültig, ob das Objekt unerreichbar wird oder sich versagt, das heißt aber gehasst, »schlecht«, »böse« wird, oder ob es aus inneren Gründen zur Zielscheibe der Aggression wird. Jede Identifizierung ist also ein Denkmal einer Objektbeziehung, und unser Charakter, der sich selbst aus solchen Identifizierungen aufbaut, enthält die Geschichte unserer Objektbeziehungen. Was für eine weittragende Feststellung, wenn man sie sich richtig überlegt, in Freuds lakonischen Worten! Identifizierung ist ein regressiver Vorgang, aber vielleicht die einzige Art, wie das Ich Objekte aufgeben kann. Die Identifizierung ist begleitet von einer Desexualisierung, einer Entmischung von libidinösen (Lebens-) und destruktiven (Todes-)Trieben, der Vorläufer von Symbolbildung und Sublimierung. Freud gibt sich nicht viel Mühe, Identifizierung und Introjektion auseinanderzuhalten. Im groben genommen scheint er anzunehmen, dass die vollkommene Identifizierung, die in einer echten vollkommenen Introjektion des Objektes besteht, die prägenitale Objektbeziehung ist, während der genitalen Stufe eine spätere partielle Identifizierung entspricht, bei welcher das Objekt erhalten bleibt. Die erstere nennt er »narzißtische«, die letztere »hysterische« Identifizierung. Wir wollen alle diese Formulierungen während des Verlaufes unserer weiteren Betrachtungen im Auge behalten.

Nun wird es aber Zeit, uns unserem Hauptthema zuzuwenden. Der Ausdruck »Introjektion« wurde von Ferenczi in die Analyse eingeführt, aber wir tun gut daran, von vornherein festzustellen, dass der Sinn, in dem er ihn gebrauchte, von dem verschieden ist, den er später erlangt hat. Klein und ihre hiesigen Anhänger haben die ursprüngliche Konzeption von Ferenczi wieder aufgenommen. Ferenczi hat sich mit diesem Gegenstand in mehreren Arbeiten befasst; für ihn ist Introjektion ein spezielles Charakteristikum der Neurotiker, die von der Außenwelt soviel in sich aufnehmen, wie sie nur immer können, um auf diese Weise die Schärfe ihrer frei flottierenden Libido abzumildern und ihre unbefriedigbaren unbewussten Wünsche in unbewusste Phantasien zu verwandeln. Während er diesen Vorgang als für die Neurose charakteristisch ansieht, schreibt er im Gegensatz dazu die Projektion speziell der Paranoia zu.[2] Tatsächlich beschreibt Ferenczi den Objekthunger und eine Anzahl anderer oraler Tendenzen als allgemeine Züge der Neurose, ohne indessen die Verbindung zwischen Introjektion und oraler Phase der Libido-Entwicklung herzustellen. Wie er sagt, leidet der Psychoneurotiker an einer Ausweitung, der Paranoiker an einer Einschrumpfung seines Ichs. Er meint, alle Übertragung, ja sogar alle Objektliebe beruhe auf dem Prozess der Introjektion. Während hier wie auch sonst der Unterschied zwischen normalen und neurotischen Menschen nur ein quantitativer ist, wird doch angenommen, dass der Normale sich der meisten seiner Introjektionen bewusst sei. Nach Ferenczi tritt die Introjektion zuerst in der Phase der Trennung von äußerer Welt und Ich auf.

Darauf folgt als ein zweiter Schritt erst die Projektion. Dies nennt er »Urprojektion«. So unterscheidet er zwischen einer »Phase der Introjektion« und einer »Phase der Projektion«. Er folgt Freud darin, dass er das früheste Ich als ein Lust-Ich betrachtet, das nur die guten Dinge in sich aufnimmt, während es unlustvolle feindliche Dinge der Außenwelt zuschreibt. Die erste Erfahrung wird an der Brust der Mutter gemacht.

Für Ferenczi geht Identifizierung der Introjektion voraus. Die Introjektion vollzieht sich auf dem Wege der Identifizierung. Ebenso ist sie die Vorstufe der Symbolbildung – ein Gedanke, der später von Melanie Klein weitergeführt wurde.[3] Die Verknüpfung, die immer notwendig scheint, wird dadurch hergestellt, dass ein Teil des Ichs oder eine Organ-Empfindung mit dem Objekt in eins gesetzt (assoziiert) wird. Diese Unifizierung, die übrigens keineswegs leicht von Verdichtung, Verschiebung, Übertragung, Überschreibung – ja sogar von Projektion zu trennen ist, wird dann »Identifizierung« genannt. Es ist also ganz offenbar, dass diese »primäre Identifizierung« etwas ganz anderes ist als die Identifizierung im eigentlichen Sinne. Dies war der ursprüngliche Sinn, in dem Freud das Wort in der Traumdeutung gebraucht hatte.

Obwohl Ferenczi das Wort Introjektion als ausgesprochenes Gegen-

2 Wie Jones in der Diskussion, die sich an diesen Vortrag anschloss, bemerkte, unterstrich Ferenczi auch den *Ersatz*-Charakter dieser Vorgänge.

3 Vgl.: Die Bedeutung der Symbolbildung für die Ichentwicklung. Int. Ztschr. f. Psa., Bd. XVI, 1930.

stück zur Projektion geprägt hatte, so wurde es doch bald klar, wie schwierig es werden kann, die beiden scharf gesondert zu halten. Jedenfalls von *»Exteriorisation«*, wie Maeder es seinerzeit nannte. Was Maeder damit meinte, war etwa, dass ein Patient seine Genitalien in einigen Äpfeln aus seinem Obstgarten zu erkennen glaubte, oder ein anderer eine Wasserleitung als seine eigenen Blutgefäße ansah. Es scheint mir nicht sicher, dass es sich hierbei nicht um eine Projektion handelt, obwohl Ferenczi, der eine ganze Arbeit dieser Frage gewidmet hat, sehr weit ausholt und recht gesuchte Argumente ins Treffen führt, um zu beweisen, dass dies nicht der Fall ist.

Es kann sehr wohl sein, dass man eine eigene Bezeichnung für den Vorgang einführen muss, den Maeder im Auge hat. Möglicherweise wäre die Beziehung zwischen Exteriorisation und Projektion eine ähnliche wie die zwischen Appersonierung und Identifizierung. Sperling hat dem Begriff der Appersonierung, oder Appersonisation, auf dem letzten Kongress einen Vortrag gewidmet. Schilder, der den Begriff in die Analyse eingeführt hat, sagt in seinem jüngsten Buch: »Ich würde vorziehen, in solchen Fällen, wo das Individuum nicht die Rolle einer anderen Person spielen will, sondern nur einen Teil der Emotionen, Erfahrungen und Handlungen der anderen Person übernehmen will, von Appersonierung zu sprechen ... Die Appersonierung erfolgt über das Körperschema. Die Motive für die Appersonierung können unbewusst bleiben. Also haben wir es mit einer Nachahmung zu tun, die aus unbewussten Motiven hervorgeht« (Body Image, S. 251).

Sandor Kovács hat 1912 in einer bemerkenswerten Arbeit die Fäden unseres Gegenstandes im strikten Sinne Ferenczis aufgenommen. Er hat als erster auf Introjektion und Projektion als Abwehrvorgänge hingewiesen, wie wir es heute nennen. Damals waren diese der Verdrängung untergeordnet. Er definiert »introjizieren« als »mit seinem Ich-Komplex in Beziehung setzen«. Er dehnt den Begriff der Projektion bereits so weit aus, dass er jede Ausscheidung aus dem Ich deckt, etwa das Widerspiegeln einer Seelenstimmung in Außenweltseindrücken, sagen wir in einer Landschaft. Er sagt etwa, der Künstler projiziert, die Zuhörerschaft introjiziert.

Jelgersma geht noch einen Schritt darüber hinaus und nennt jede Perzeption von außen eine Projektion. Er macht zwischen Sinnestäuschung und Wahrnehmung nur eine quantitative Unterscheidung. Er meint, dass wir jeder Wahrnehmung, die wir nicht beeinflussen können, den Charakter »außerhalb« zusprechen, gleichgültig, ob sie wirklich außerhalb entsteht oder ihre seelischen Ursachen vollkommen unbewusst sind.

Freud nahm Ferenczis Ausdruck anscheinend vorsichtig auf und benutzte ihn zunächst unspezifisch. Dessen ungeachtet verdanken wir ihm nahezu alle wesentlichen Entdeckungen auf diesem Gebiet, auf die wir hingewiesen haben. Zweifelsohne verbindet Freud ständig die Idee der Introjektion mit einer Einverleibung auf geistigem Gebiet. So bildet Introjektion die Grundlage der Identifizierung und wird nicht immer von ihr getrennt gehalten. Bei Gelegenheit der Feststellung, dass unser Charakter auf introjizierten Objekten aufgebaut ist, spricht Freud deutlich aus, dass der Glaube der Primitiven, dass wir die Eigenschaften der Dinge, die wir essen (z. B. Tiere), in uns aufnehmen und dass wir durch das Einnehmen derselben Substanz miteinander eins werden vielleicht mehr als eine bloße Analogie enthält. Seine Formulierung bleibt aber stets vorsichtig, sodass wir nie ganz gewiss sein können, ob er der Meinung zuneigt, dass Introjektion in Wirklichkeit auf einer oralen Einverleibung beruht, oder dass sie nur auf Grund einer zwar ausgesprochenen, aber noch nicht voll verstandenen Verknüpfung mit einer solchen verglichen werden kann.

In Bausch und Bogen scheint Freuds Anschauung die Folgende: Im Stadium des primären Narzissmus sind unsere Objektbeziehungen auf (primäre) Identifizierung gegründet und gemäß der Vorherrschaft der oralen Triebziele drücken sich Liebe und Hass als Auffressen aus. Dieses ist die eigentliche Introjektion. Dieser Trieb wird auf der genitalen Stufe modifiziert, sodass das Objekt desselben erhalten bleibt. Aber die alte archaische Weise bleibt innerlich erhalten oder es kann auf sie zurückgegriffen werden. Dies wäre die Grundlage der eigentlichen Identifizierung, welcher ein Einschließen des Objektes in das Ich entspricht. Wir verstehen besser, dass ein solcher Vorgang wirklich einer Introjektion gleichkommen kann, wenn wir uns vergegenwärtigen, dass jetzt ja nichts am Objekt selbst, sondern nur an dessen Repräsentanz (Imago) geschieht.

Abraham war in diesem Punkte viel entschiedener. In seinem »Versuch einer Entwicklungsgeschichte der Libido« beschäftigt er sich mit dem Vorgang der Introjektion in der Melancholie im Zusammenhang mit der erstmaligen Beschreibung der zwei Phasen der Libidoentwicklung in der oralen Phase. Er ist besonders beeindruckt davon, zu finden, dass die Introjektion wirklich eine Einverleibung im Sinne einer Regression zur oralen Phase ist. Er zeigt dies an Hand von klinischer Beobachtung auf. Bei dem Versuch, die metapsychologische Differenz zwischen Trauer und Melancholie klarzustellen, stellt Abraham fest, dass bei der Trauer der wirkliche Verlust des Objektes von dessen Introjektion gefolgt wird, und zwar nur für eine vorübergehende Zeit. So wird das Objekt wie zur Kompensation im Ich aufgerichtet. Dagegen ist in der Melancholie die Introjektion eine vollständige und dauernde und folgt der libidinösen Störung. In diesem Falle ist sie ein Versuch, den Ambivalenzkonflikt zu lösen. Vielleicht hat es seine Richtigkeit zu sagen, dass der Unterschied zwischen Trauer, exogener oder reaktiver Depression und echter endogener Melancholie – klinisch gewiss sehr verschiedene Zustandsbilder – der folgende ist: bei der Trauer handelt es sich um eine Ich-Regression ohne begleitende Regression der Libido, bei der reaktiven Depression wird die Versagung von einer echten Regression zu den oralen Fixierungspunkten gefolgt, bei der echten Melancholie ist die Regression (Entmischung) der Libido das Primäre, wahrscheinlich somatischer Natur.

Nachdem wir jetzt die klassischen Arbeiten über Introjektion überblickt haben, können wir es wagen, die Grundlinien festzustellen. Die Introjektion ist ein seelischer Mechanismus, der sich aus verschiedenen Trieben, vorwiegend der oralen Gruppe, herausbildet. Sie ist ihrem Wesen nach ambivalent und bemächtigt sich des Objektes dadurch, dass sie es zu einem Teil des Ich-Systems macht. Es handelt sich um einen metapsychologischen Begriff, der als solcher in Bezug auf seine topische, dynamische und ökonomische Bedeutung näher beschrieben werden muss.

Dynamisch: Sie findet statt, wenn ein Objekt aufgegeben werden muss, und bildet die ersten Kristallisationspunkte von Ich und Über-Ich-Formationen. Späterhin wird sie ein Abwehrmechanismus im Dienste des Ichs.

Topisch: Sie findet im Ich und Über-Ich statt. Es handelt sich um einen unbewussten Vorgang.

Ökonomisch: Es handelt sich um ein orales Triebschicksal, weshalb sie zur oral-narzisstischen Phase der Libido gehört bzw. einer Regression zu dieser Entwicklungsstufe entspricht.

Im Hinblick auf die theoretisch wie praktisch gleichmäßig wichtige Aufgabe, die sich die Psychoanalyse zur Zeit gestellt hat, nämlich Es- und Ich-Entwicklung zu erforschen und voneinander zu sondern und auf ihr gegenseitiges Ineinanderwirken Licht zu werfen, möchte ich mir erlauben, vorzuschlagen, den Terminus »Identifizierung« für die Ich-Seite, »Introjektion« für die Es-Seite zweier an und für sich ineinandergreifender und nicht vollkommen zu trennender seelischer Prozesse zu reservieren.[4] Dem-

4 Inzwischen erschien R. Wälders Arbeit »Zur Frage der Genese der psychischen Konflikte im frühen Kindesalter« (Int. Ztschr.f. Psa., Bd. XXII, 1936). Darin behandelt der Autor die

entsprechend wäre Identifizierung mehr ein statischer Ausdruck, der einen bestehenden Zustand beschreibt, während Introjektion den aktiven Vorgang selbst bezeichnet.

Die Introjektion ist nicht nur ein notwendiger Schritt zur Sublimierung, sondern sogar ihr direkter Vorläufer, ja möglicherweise gehört sie zum innersten Gehalt dieser noch problematischen Konzeption. Denn wir haben es dabei mit einem wirklichen Verzicht auf grobe materielle Befriedigung zugunsten einer geistigen zu tun, mit der Umformung einer äußerlichen in eine innerliche Strebung oder einer realen in eine ideelle, wenn man so will. Die Konzeption der Sublimierung selbst (Erhebung) könnte sogar mit diesem Heben vom Mund zum Geist, vom Materiellen zum Immateriellen zu tun haben.

Wenn wir von Es-Bezeichnungen und von Ich-Bezeichnungen sprechen, so meinen wir nicht, dass beide von allem Anfang an getrennt waren; es wäre sogar von hohem Interesse, wenn wir es fertigbrächten, die Triebquelle der Ich-Vorgänge herauszufinden. Um ein Beispiel zu geben: Erst kürzlich

---

Introjektion. Er bezeichnet sie ausdrücklich als einen Ich-Mechanismus. Dies kommt teilweise daher, dass er den Ausdruck in seinem ursprünglichen Sinn gebraucht, der zu einem späteren Entwicklungsstadium gehört, und ihn so in engere Verbindung mit (sekundärer) Identifizierung bringt, ohne wie wir es tun, auf strenge Unterscheidungen abzuzielen. Er betont, dass Es- und Ich-Triebe vom Anfang an getrennt sind, während wir gerade im Gegenteil die Möglichkeit erwägen, Ich-Mechanismen auf die ihnen zugrundeliegenden dem Es zugehörigen Triebe zurückzuverfolgen. Es ist wahr, dass ein solcher Versuch besser mit Freuds späterer theoretischer Konzeption von der Dualität von Lebens- und Todestrieben zusammengeht als mit der früheren von Ich- und Es-Trieben. Wälder stimmt mit mir darin überein, dass nicht jede Identifizierung auf einem Introjektionsvorgang beruht. Ebenso unterstreicht er, dass sehr verschiedene Vorgänge mit dem Namen Introjektion oder Projektion beschrieben werden. Die Beispiele, die er selbst gibt, unterscheiden sich, wie er selbst ausführt, nicht klar von Identifizierung. Es wird auch an dieser Stelle deutlich, dass das Stadium, das ihm vorschwebt, ein späteres ist, in dem das Ich schon größere Reife erlangt hat. Es ist klar, dass Wälder nicht geneigt sein würde, die vorgeschlagene Definition für die Bezeichnung Introjektion anzunehmen, da er gerade ausführt, dass es eine Fülle verschiedener Introjektionsprozesse gibt, die gewiss nicht alle auf oraler Einverleibung beruhen. Wir wollen ja gerade den Terminus für eine solche Aufnahme in das geistige Gefüge der Person reservieren, die auf Grund einer oralen oder einer verwandt libidinösen Einverleibung erfolgt. Diese Unstimmigkeiten sind aber rein terminologischer Natur und zeigen deutlich, wie wichtig es ist, Definitionen zu schaffen, die von allen Seiten anerkannt werden können. Mir scheint, dass Wälders Arbeit sich im Großen und Ganzen mit denselben Problemen auseinandersetzt, die uns hier beschäftigen, und dass keine wirkliche Unstimmigkeit in unseren Anschauungen besteht.

bin ich wieder davon beeindruckt worden, zu finden, dass in einem meiner Fälle der Mechanismus der Verdrängung selbst analen Ursprungs ist. In einem andern scheint es bis jetzt so, dass etwas, was verschluckt worden ist, nicht wieder heraufgeholt werden kann. Es ist ja so, dass alles, was wir wahrnehmen, beschreiben, ausdrücken, notwendigerweise unsere libidinöse Verfassung widerspiegelt, in letzter Analyse unsere Konstitution, alles: also auch unsere theoretischen Konzeptionen oder unsere Terminologie – eine Tatsache, die man nicht vergessen sollte! Dies ist wichtig, und zwar selbst dann, wenn es sich nur um rezeptive Personen handelt, weil sich sehr leicht emotionale Motive dahinter verstecken können. Man kann fühlen, dass verschiedene Individuen schon auf das bloße Wort »Trieb« emotionell in verschiedener Weise ansprechen, oder beispielshalber, dass die kathartische Theorie eine vorwiegend anale Konzeption ist. Natürlich hat das gar nichts mit ihrer Richtigkeit oder Unrichtigkeit zu tun, aber unsere wissenschaftliche Exaktheit wird beeinträchtigt, wenn wir nicht darauf achten. Wenn wir nicht vorsichtig sind, sprechen wir bald über dieselben Dinge in verschiedenen Worten oder, was viel schlimmer ist, über verschiedene Dinge mit denselben Worten. Aber Worte gewinnen leicht ein Eigenleben und reißen uns mit sich fort!

Oft scheint es mir auch so, als ob wir tatsächlich qualitative Unterschiede der Libido annehmen, obwohl wir es nicht klar aussprechen und Freud, der diesen Gedanken erwogen hat, davon abgekommen ist.

Wir wollen jetzt auf der Grundlage der gewonnenen Einsicht die neueren Arbeiten durchsehen und betrachten, wie sie sich dazu verhalten. Wir befinden uns in vollem Einvernehmen mit Fenichel, der die wichtigste systematische Arbeit zu unserem Thema beigetragen und unser Wissen durch viele eigene Beobachtungen bereichert hat. Er besteht aber darauf, dass jede Identifizierung auf einer Introjektion beruhe. Aber die sehr primitive frühe Nachahmung eines fremden Objektes – Landauer nennt sie *»echoen«* –, die oft genug – vielleicht sogar immer – der Wahrnehmung selbst vorausgeht, ist doch nicht das Ergebnis einer Introjektion. Ebenso nicht die vorübergehenden Identifizierungen, die ich für primär motorischer Natur halte. Auch muss man einen wichtigen Vorgang in Betracht ziehen, den man als »negative Identifizierung« bezeichnen könnte, wo nämlich das Ideal auf dem Kontrastwege zustande kommt. Ich meine negativ eher im Sinne des photographischen Negativs. Es muss kein negatives Wertzeichen haben. Man mag z. B. das Ideal haben, großzügig zu sein, weil man nicht so kleinlich wie der Vater oder so geizig wie die Mutter sein will, oder dergl. Dieses

Negativ eines Ideals braucht nie existiert zu haben, außer möglicherweise auf dem Wege der Projektion. Es wäre vielleicht besser, in solchem Falle zu sagen, dass das Ich sich mittels der Differenzierung von einer solchen Imago formt.[5]

Fenichel führt aus, dass die Identifizierung in ihren Wurzeln unbewusst ist, dass sie in jedem Falle nur nach einem Objektverlust statthat und dass ihre Exekutive immer die orale Einverleibung ist. Primäre Identifizierung scheint eine Reaktion auf den Verlust der ursprünglichen Einheitlichkeit der Welt zu sein, die sich später in eine innere und äußere scheidet. In einer Reihe von klinischen Arbeiten (1925, 1931, 1935) zeigt Fenichel die Introjektion von ihrer Triebseite. Er beschreibt eine anale, epidermale, respiratorische und okulare Introjektion, die zur oralen noch hinzukommen, und zeigt somit eindeutig auf, dass es sich um ein Triebschicksal handelt. Fenichel scheint der Ansicht zu sein, dass auf prägenitaler Stufe Objekte seelisch einverleibt werden (»einverseelt«, wie es übrigens Nietzsche nannte); die spätere Identifizierung kommt durch ein Wiederaufleben dieses alten Modus in der Phantasie zustande: Dies ist Introjektion. Fenichel scheint anzunehmen, dass bei der Introjektion das introjizierte Objekt mit einem Organ gleichgesetzt wird, am ausgesprochensten bei der Hypochondrie und der Organneurose. Ein sehr guter Einfall, den auch Jones geäußert hat, soweit ich sehe: Das introjizierte Objekt nimmt sozusagen den Platz der Empfindungen ein, die es hervorgerufen hat, oder, wie ich hinzufügen möchte, mit denen es einfach gleichzeitig vorkam, und nunmehr können dieselben Gefühle von dem Organ oder seiner Repräsentanz ausstrahlen oder auch dem Organ zugeführt werden, das nunmehr nicht nur den gefährlichen Penis, sondern auch das ambivalent besetzte Objekt vorstellt. Es scheint ein Unterschied zu sein, wie ich hinzufügen möchte, ob die Organrepräsentanz auf der betreffenden Stufe physiologischerweise bzw. anatomisch mit dem Organ in direkter Verbindung steht. Im einen Fall würden wir das physiologische Korrelat zu einem Konversions-Symptom haben, im anderen zu einem hypochondrischen Symptom, je nachdem ob das Organ selbst oder seine Repräsentanz betroffen ist.

Simmel hat, soweit ich weiß, gelegentlich ähnliche Vermutungen aus-

5 In der Diskussion dieses Vortrages bemerkte Glover, dass dieser Typ der Identifizierung auf einer Reaktionsbildung beruht. Dies ist vollkommen richtig. Aber in unserm Zusammenhang kam es mir darauf an, zu zeigen, dass es Identifizierungen gibt, die *nicht* auf einer Introjektion des Objektes beruhen.

gesprochen. Seine Vorstellungen stimmen grundsätzlich mit den hier verfolgten überein: orale Einverleibung als früheste Objektbeziehung, bevor innere und äußere Erfahrungen auseinandergehalten werden können; späterhin findet derselbe Prozess an der Objektrepräsentanz statt. Edoardo Weiss entwickelte 1932 einige sehr erwähnenswerte Gesichtspunkte. Er bezeichnet das introjizierte Objekt einfach als »das Introjekt«. Er lässt keinen Zweifel darüber, dass das Introjekt eine Imago ist, welche in magischer Weise innerhalb des Ichs neu geschaffen wird, um die vorangegangene Zerstörung des Objektes wieder gutzumachen. Daraufhin wird ein entsprechendes Objekt in der Außenwelt gesucht. Wenn dieses Objekt vergibt, löst sich die innere Spannung. Dies ist nach Weiss die Wurzel des Geständniszwanges. Er zeigt sehr schön die Beziehung dieser Tendenz zur »Wiedergutmachung«, zur Sublimierung und ganz besonders zur künstlerischen Schöpfung im Zusammenhang mit Zolas Thérèse Raquin. Das Werk des Künstlers ist ein projektiver Akt, der an Stelle einer vollkommenen Identifizierung steht. Die Weiss'sche Theorie, wonach die Psyche von einer Art Filter umgeben ist, der sie wie eine Hülle umschließt und die Berührung mit der Außenwelt übernimmt, ist eine interessante Konzeption. Für gewöhnlich, sagt er, ist dieser Filter nur für die Libido durchlässig, die auf reale Personen projiziert wird, während Gedanken und Vorstellungen zurückgehalten werden. Im Falle der Psychose ist dieser Filter beschädigt, was zu Sinnestäuschungen und Wahnideen führt. Für Weiss also ist Identifizierung (die er mit Introjektion gleichsetzt) eine innere Neuschöpfung des Objektes und nicht einfach eine Einverleibung; das Introjekt ist eine Imago, Identifizierung eine wirkliche Veränderung des Ichs: Da man jetzt das Objekt selber ist, kann man es nicht mehr haben.

Man könnte sagen, es ist wie der Unterschied zwischen Schlucken und Verdauen. Für unsere Zwecke ist es wichtig, festzustellen, dass also Objekte introjiziert werden, aber nur die Libido projiziert wird, wenigstens unter normalen Verhältnissen. Man würde die Ausscheidung eines Objektes in der Phantasie – auf analem (Abraham) oder oralem Weg (Harnik) – besser als »Ejektion« bezeichnen.

In seiner Arbeit »Das Problem der Melancholie« kommt Rado zu dem Schluss, dass getrennte Introjektionen in das Ich und Über-Ich zu gleicher Zeit stattfinden. Die »gute Mutter« wird ins Über-Ich introjiziert und mit der Macht zu strafen ausgestattet, während das »schlechte Objekt« ins Ich introjiziert wird, um gestraft zu werden. Dies ist der melancholische Mechanismus, der einen Heilungsversuch darstellt. In seiner Arbeit über

»Das ökonomische Prinzip der Technik« hat derselbe Autor die Metapsychologie der hypnotischen Situation mit besonderer Berücksichtigung der Introjektion und Identifizierung untersucht. Seine Betrachtungsweise stimmt vollkommen mit dem Standpunkt überein, den wir hier einnehmen.

Federn hat einen großen Teil seiner Arbeit der feineren Analyse des Ichs gewidmet. Ich kann hier indessen nicht versuchen, auf seine äußerst interessanten und originellen Anschauungen einzugehen. Sie alle kennen seine Konzeption der Ich-Grenzen, und das Licht, das von dieser auf die Analyse des Narzissmus, der Affekte und manche andere zentrale Probleme fällt. Federns Arbeiten finden vielleicht nicht das volle Interesse, das sie sicherlich verdienen. Sie sind zum allermindesten anregend, auch wo sie spekulativ bleiben; aber darüber hinaus gibt er auf seine eigene Weise eine sehr genaue Beschreibung von Tatsachen, die unter Analytikern nicht allgemein bekannt und von anderen bisher nicht systematisch angegangen worden sind. Wie wir seiner jüngsten Arbeit »Zur Unterscheidung des gesunden und krankhaften Narzißmus« entnehmen, betont er den Unterschied zwischen solchen Identifizierungen, die das ganze Ich, und solchen, die nur Teile desselben betreffen. Nach ihm sollte man nur die ersteren »Introjektion des Objektes« benennen, weil eine ähnliche Identifizierung des Ichs als eines Ganzen zurückgeht auf »unbewusste orale oder intestinale Einverleibung ... oder auf unbewusste Rückkehr in den Mutterleib«. Die späteren Formen der Identifizierung finden meist auf dem Wege der Erweiterung der Ich-Grenzen statt. Dies trifft auf alle Objektbeziehungen zu, bleibt in der Identifizierung aber dauernd bestehen. Es ist »ein langsamer Prozess allmählicher Vereinigung«. Federn ist der einzige Autor, der den so wichtigen Zeitfaktor in Rechnung stellt. Auch lässt er der großen Vielfältigkeit der Vorgänge Gerechtigkeit widerfahren, die gewöhnlich ganz einfach Identifizierung genannt werden. So z. B. wenn er ausführt, dass das kleine Kind mit der geliebten Person identifiziert wird, indem es sich in ihr Ich eingeschlossen fühlt. So fühlt es sich sicher, beschützt vor der Angst und seiner eigenen Schwäche, und sogar physisch kräftiger. Um Federns Ansichten voll zu würdigen, müssen sie im Original nachgelesen werden. Für unseren gegenwärtigen Zweck genüge es, festzustellen, dass Federn mit uns übereinstimmt, die Introjektion als eine orale Einverleibung zu betrachten, auf Grund deren die vollkommene Identifizierung sich vollzieht und manchmal, aber wahrscheinlich nicht immer, auch die partielle. Er beschreibt Identifizierung als ein Aufnehmen in das System des Ichs.

E.P. Hoffmann nähert sich den hier behandelten Problemen in seiner Arbeit »Projektion und Ich-Entwicklung« im Ganzen in ähnlicher Weise wie wir. Ich möchte nur besonders unterstreichen, dass auch er das »Früh-Ich« als eine undifferenzierte Formation ansieht und betont, dass in diesem frühen Zeitpunkt keine Grenze zwischen dem Ich und den Objekten besteht. Daher nimmt er auch an, dass in diesem Stadium, welches er das der »Zweieinigkeit« nennt, keine Introjektionsprozesse stattfinden, während man ein Fließen narzisstischer Libido vom Objekt zum Subjekt vorfindet, das in primärer Identifizierung resultiert, und ein solches vom Subjekt zum Objekt, dessen Ergebnis die Projektion ist. Er beschreibt, wie das Ich selbst aus dem Objektverlust geboren wird, und macht klar, dass man von Introjektion und sekundärer Identifizierung nur sprechen kann, nachdem dies stattgefunden hat.

Bevor wir weiter auf die neueren Arbeiten, die unseren Gegenstand betreffen und besonders hier in England ausgeführt worden sind, eingehen, müssen wir dem Werk des früheren Analytikers Otto Rank Raum geben. Durch alle seine Arbeiten hindurch und ganz besonders in seinem zweibändigen Werk »Grundzüge einer genetischen Psychologie« hat er Projektions- und Introjektionsprozesse und ihr Ineinandergreifen zu den Grundpfeilern seines Systems gemacht. Es ist erstaunlich, in welchem Ausmaße seine Anschauungen in diesem Werk, das 1926 erschien, mit denen, die von Frau Klein und anderen vertreten werden, übereinstimmen. Natürlich würde man bei ihm den direkten Nachweis aus der frühen Kinderanalyse, wie sie Frau Klein beschrieben hat, vermissen, ebenso wie alle die speziellen Inhalte seelischen Lebens in dieser Zeit. Aber andererseits finden wir bei ihm die Darstellung unseres unmittelbaren Gegenstandes klarer und systematischer. Wie bekannt, ist in Ranks System kein Platz für die frühen sadistischen phantastischen Angriffe auf den Mutterleib, für die Vergeltungsängste und Wiederherstellungstendenzen und dergleichen; stattdessen rückt er seinerseits die früheren Ängste, die mit der Geburt in Verbindung stehen, und die Abwehrmaßnahmen des Ichs gegen dieselben in den Vordergrund. Nichtsdestoweniger spürt er die Entstehung der Objektbeziehungen an der guten und schlechten Mutterbrust auf und lässt frühe Schuldgefühle aus einem nach innen gekehrten oralen Sadismus entstehen, der zuvor gegen die Brust der Mutter gerichtet war. Nach seiner Ansicht entstammt das Schuldgefühl nicht aus dem Ödipuskonflikt, sondern muss im Lichte früher Ich-Psychologie verstanden werden. Für ihn ist wie späterhin für Freud die Beziehung zum persönlichen Vater eine

Überschreibung (Projektion) der vorausgegangenen Beziehung zur Mutter. Rank betont ganz nachdrücklich die enge Verknüpfung zwischen Ich-Bildung und Identifizierung einerseits, zwischen Ich-Entlastung und Projektion andererseits. Jede einzelne Beziehung zu einem Objekt besteht in Projektionen von Tendenzen und Konflikten des eigenen Ichs. Projektion und Introjektion werden als Abwehrmechanismen beschrieben. Er nimmt eine Beziehung zwischen Sadismus und Projektion bzw. Masochismus und Identifizierung an. Bei Rank ist überhaupt alles auf Introjektion und Projektion gegründet. Identifizierung ist ein Ergebnis vorangegangener Projektion. Er geht so weit, die Liebe selbst aus dem Bedürfnis nach Projektion erklären zu wollen. Hier können wir Rank nicht weiter folgen.

Seitdem dieser Vortrag gehalten wurde, erschien eine Arbeit von G. H. Graber »Die zweierlei Mechanismen der Identifizierung« und in Ergänzung derselben die gleichfalls sehr interessanten Bemerkungen von H. Christoffel. Ich kann in unserem Zusammenhange dieser sehr anregenden Arbeit nicht im Ganzen gerecht werden, sondern will nur das in unserem Zusammenhang Wichtige herausgreifen.

Graber stellt der Identifizierung, die auf Introjektion beruht, einen anderen Typ gegenüber, wobei wir uns selbst in eine andere Person introjiziert werden lassen.[6] Dies nennt er »passive Identifizierung«. Diese ist immer eine Identifizierung im Ganzen, während der aktive und passive Typ zusammen erst die vollkommene Identifizierung herstellen. Der passiven Identifizierung liegt ein Projektionsmechanismus zugrunde. In dieser Hinsicht kommt die Auffassung Grabers dem Ineinandergreifen von introjektiven und projektiven Vorgängen sehr nahe, auf das unsere Aufmerksamkeit besonders durch Klein bzw. Rank hingelenkt worden ist, speziell was seinen »pathologischen Typ reaktiver Identifizierung« betrifft. Er führt, wie Rank schon vor langer Zeit, aus, wie wichtig Projektion als Ich-Entlastung ist, ebenso die therapeutische Bedeutung der Auflösung von Identifizierungen, die uns hierzulande besonders vertraut ist. Graber kommt Rank auch weiterhin sehr nahe in der großen Bedeutung, die er der Geburts-Symbolik beimisst. Während Rank für eine Verknüpfung von Projektion und Aktivität, von Introjektion und Passivität eintritt, was im Ganzen richtig erscheint, betont Graber die passive Seite dieses Typs der Identifizierung und kommt so dazu, den introjektiven Typ »aktive«, den projektiven »passive« Identifikation zu nennen. Dies scheint terminologisch nicht sehr glücklich.

6 Vgl. hierzu Federns vorher erwähnte Anschauung.

Was für uns in Grabers aufschlussreicher Beschreibung besonders in Betracht kommt, ist, dass er wiederum ein Beispiel einer Identifizierung liefert, die nicht auf Introjektion in gewöhnlichem Sinne fußt. Andererseits scheint auch er die eigentliche Identifizierung ausdrücklich als auf Introjektion beruhend zu betrachten, ja Graber hat sogar die Tendenz, die Begriffe Introjektion und Identifizierung *sensu strictiori* zusammenzuwerfen. Wenn Graber Freud widerspricht, indem er sagt: »Umgekehrt bedeutet ökonomisch die Identifizierung (Introjektion) nach realem Objektverlust *nicht* eine Bereicherung des Ichs ..., sondern eine *Belastung*«, so denkt er streng genommen nicht in ökonomischem Sinne, wie er vermeint, sondern mehr dynamisch. Ohne Zweifel stimmen Graber sowohl als Christoffel in allen wesentlichen Punkten mit unserer Konzeption überein.

Wenn wir nun zu den Arbeiten der englischen Autoren kommen, so können wir uns im Wesentlichen auf die kürzlich erschienene glänzende Darstellung von J. Rivière berufen. Ich werde in der Hauptsache versuchen, die Züge herauszuarbeiten, die mir am spezifischsten erscheinen, denn eine Übereinstimmung in dem, was man die klassische Anschauung nennen könnte, darf als gegeben angenommen werden. So sagt etwa Glover in »The Significance of the Mouth in Psycho-Analysis«: »Die frühe Vermischung von Subjekt und Objekt lässt das in den Mund Nehmen eines Objektes in Analogie zu der Introjektion von Objekten in das Ich treten.« Derselbe Autor stellt in seiner »Technik« fest: »... Die Introjektion des Objektes ist eine Art von restitutivem Versuch, dasselbe zu bewahren, aber auf narzißtischer Basis; das Ich wird mit ihm identifiziert ...« Diese Definitionen sind in vollem Einklang mit jenen, von denen wir hier ausgehen. In seiner Arbeit über »Grades of Ego-Differentiation« spricht Glover von dem primitiven Mechanismus der Projektion, dessen Versagen zur Errichtung des Über-Ichs führt, dieser »schutzspendenden und hemmenden Einrichtung«. Dinge inner- und außerhalb des Ichs, die auf denselben Lustton abgestimmt sind, werden miteinander identifiziert. Dieses, die primäre Identifizierung, wie man es nennt, führt dann zur Introjektion und all den späteren Identifizierungen hin. Auf jeder Entwicklungsstufe erscheinen Objekte als Ganze. Das primitive Ich schließt die Objekte fälschlicherweise in sich ein, da seine Trennungsfähigkeit unzulänglich ist. Mit diesen Formulierungen stimme ich ganz besonders überein. Jedes frühere Entwicklungsstadium wird zugunsten eines späteren im Zusammenhang mit einem Introjektionsakt verlassen. (Vgl. dazu Schneiders eingangs erwähnte Anschauungen.) In seiner Arbeit »The Neurotic Character« gelangt Glover zu der folgenden Formulierung: »Aufgegebene Tendenzen des Es, die auf ein Objekt gerichtet sind, werden durch Introjektion und Identifizierung erledigt. Der Stempel, den so die Objektbeziehung dem Ich aufdrückt, bildet das, was wir Charakter nennen.« Dies alles stimmt durchaus mit der allgemeinen Auffassung überein.

In seinem Aufsatz »A Psycho-Analytic Approach to Classification of Mental Disorders« hat uns Glover eine systematische Darstellung der frühen Ich-Entwicklung im Zusammenhang mit den seelischen Mechanismen in ihrer Beziehung zu herrschenden Libido-Organisationen gegeben. Er rückt die Angst sehr in den Vordergrund, wenn er sagt: »Angst ist das Alpha und Schuld das Omega der Entwicklung des Menschen.« Dies ist ganz besonders charakteristisch für die englische Auffassung, nach der es beinahe so aussieht, als ob Angst der mächtigste, wenn nicht gar der einzige Antrieb für die Entwicklung wäre. Nach Glover ist das Ich im Wesentlichen ein Sammelsurium, das erst von der analen Stufe ab im Alter von etwa zwei Jahren stärker zusammenhängend und besser organisiert wird. Glovers Lehre von den Ich-Kernen verdient unsere vollste Aufmerksamkeit. Er definiert ein Ich-System oder einen Ich-Kern als »jedes psychische System, das a) eine positive libidinöse Beziehung zu Objekten oder Teilobjekten repräsentiert, b) reaktive Spannung (d. h. Aggression und Hass gegen Objekte) zur Entladung bringen kann und c) auf dem einen oder anderen dieser Wege Angst vermindert«. Indem er die libidinösen und reaktiven Bestandteile der verschiedenen Ich-Kerne auf den mannigfaltigen Stufen der Libido einander gegenüberstellt, geht Glover fast mit neurologischer Exaktheit zu Werke, wobei er sich aber der Grenzen, die der Schematisierung in der Psychologie gesetzt sind, stets bewusst bleibt. Es scheint mir, dass seine Aufstellungen in Bezug auf primäre Identifizierung und die Scheidung des Ichs vom Objekt die klarste Darstellung der bis jetzt sicher festgestellten Tatsachen liefern. Seine Beschreibung wird der Rolle der Projektion und Introjektion für die Entwicklung voll gerecht. Man sieht, wie Eigenschaften des Objektes oder subjektive Einstellungen, die von demselben zurückstrahlen, nach innen gekehrt und dem Ich zugeschrieben werden, während andererseits Züge des Ichs auf das Objekt projiziert werden. Dieses frühe Ich und Über-Ich bestimmt Ausmaß und Inhalt der Verdrängung, aber in Glovers Augen scheinen gleichzeitig die Introjektions- und Projektionsvorgänge unter Verdrängung stattzufinden, sozusagen hinter ihr wie hinter einem Schirm versteckt. Offensichtlich werden diese Prozesse auch für ihn nach dem Muster von physischen Empfindungen und

Impulsen wie etwa der Austreibung gebildet. So schreibt er z. B.: »Wenn nur noch mehr hartnäckige Krämpfe plötzlich in schmerzliche ›Nichte-Ichs‹ verwandelt werden könnten wie Brosamen und mit Gewalt ausgetrieben werden könnten! Gleichzeitig sind Erfahrungen, die Mund, Hand und Magen machen, für eine andere psychische Tendenz verantwortlich, der wir gerecht zu werden suchen, indem wir sie mit dem Wort ›Introjektion‹ bezeichnen. Wenn nur die lustspendende Brustwarze im Mund eingesperrt werden, die heimische Wärme im Magen festgehalten werden könnte! Oder wenn das nicht geht, könnten wir doch mit der Gebärde unserer geballten Fäuste lustvolle ›Nichte-Ichs‹ zum ›Ich‹ machen, um wieviel gesicherter vor Angst würde dann das Ich sein.« Der interessante Versuch Glovers, Psychosen, Neurosen, Süchte und verschiedene Charakterbilder um die Achse der Introjektion und Projektion zu gruppieren, erinnert etwas an die Einteilung in Introvertierte und Extravertierte.

Der Hauptpunkt, den Melanie Klein besonders unterstreicht und der von Freud wenig beherzigt wurde, ist das intime Ineinandergreifen von Projektion und Introjektion von einem sehr frühen Stadium der Entwicklung an. Sie widmet auch dem Abwehrcharakter dieser Vorgänge besondere Aufmerksamkeit. Man sollte nicht übersehen, dass in der britischen psychoanalytischen Literatur »Abwehr« *(»defence«)* in erster Linie Schutz gegen Ängste bedeutet, in der übrigen analytischen Welt aber gegen Triebe des Es, weil diese ihrerseits innere oder äußere Gefahrsituationen heraufbeschwören. Dies stiftet einige Verwirrung. Wie mir scheint, haben *de facto* beide Konzeptionen sich Freuds späterer Vorstellung vom Durchbruch des Reizschutzes genähert (»Jenseits des Lustprinzips«). Nach Kleins Ansicht ruft der Überschuss von Sadismus die Angst hervor, die infolge der oralsadistischen Introjektion des Objektes verinnerlicht wird. Dieses setzt die frühesten Abwehrmechanismen des Ichs in Bewegung.

Frau Klein unterstreicht besonders, dass wir auf keinen Fall die realen Objekte mit denen verwechseln dürfen, die das Kind introjiziert. Ich hätte gedacht, dass diese Anschauung schon in der Konzeption einer »Imago« einbegriffen war, da eine solche sonst nicht mehr als eine bloße Objektrepräsentanz bedeutet hätte. Es ist sogar tatsächlich schwierig, zu verstehen, was für »reale« Objekte überhaupt vorhanden sein sollen außer denen, die das Kind wirklich erlebt. Was soll »real« in diesem Zusammenhang bedeuten? Wir sind schon lange über die alte Annahme einer objektiven physikalischen Welt hinaus, der eigene, absolut zu nehmende Qualitäten zugeschrieben werden können. Darum herrscht völlige Übereinstimmung mit Frau Klein, wenn sie, wie z. B. im »Symposium on Child Analysis«, das Über-Ich als auf ganzen Reihen verschiedener Identifizierungen, die einander widersprechen, aufgebaut beschreibt und wenn sie sagt, dass diese in weit auseinanderliegenden Schichten und Perioden entstanden sind und sich durchaus von den realen Objekten unterscheiden. Eine Streitfrage ist noch die frühe Entstehung des Über-Ichs, die sie auf Grund ihrer Beobachtungen vertritt, nach denen der Ödipuskonflikt sich schon während der Periode des Abstillens entwickelt, das heißt also am Ende des ersten Lebensjahres. Ich persönlich sehe nichts dagegen einzuwenden, besonders wenn die Beobachtung sich bewährt. Aber ich habe guten Grund zu der Annahme, dass die wirkliche Bedeutung des Ödipuskonfliktes als solchen in der ausgeprägteren Konfliktsituation des klassischen Zeitraums wurzelt. Auf jeden Fall müssen wir im Auge behalten, was Susan Isaacs am klarsten formuliert hat: »… Ganz offensichtlich unterscheidet sich der Prozess der ›Introjektion‹ auf diesen früheren Stufen in gewichtiger Weise von dem, der nach der Bildung echter Objektbeziehungen vorkommt.«

Wir können nicht zu einer wirklichen Diskussion aller dieser Probleme vordringen, ohne gewisse Tatsachen und Erwägungen voll in Rechnung zu stellen, wie sie am ausgiebigsten und auf der breitesten Grundlage von Schilder in seinem jüngsten Buch »The Image and Appearance of the Human Body« herausgearbeitet worden sind. Ich kann hier nicht auf seinen Inhalt eingehen. Es ist nicht leicht zu lesen und zu verdauen, aber ich möchte mir erlauben, Ihre Aufmerksamkeit darauf zu lenken und der Überzeugung Ausdruck zu geben, dass das gründliche Verständnis dieser Dinge von höchster theoretischer Bedeutung und unmittelbarem praktischem Nutzen ist. Schilder hat dem Gegenstand der Identifizierung durch sein ganzes Buch hindurch viel Aufmerksamkeit geschenkt und ein Kapitel ihr ausschließlich gewidmet. Er stimmt nicht mit Freud darin überein, dass die Identifizierung die früheste Form der Gefühlsbeziehung ist. Er meint, dass das Problem der Identifizierung ist: Was für eine Art Handlung ist auf Identifizierung begründet? Schließlich nimmt man das fremde Objekt im Dienste der eigenen Aktionen in Bezug auf die Welt in sich auf, wenn man sich identifiziert. Man muss doch wenigstens irgendeine Art von Beziehung zum Objekt haben, bevor man es sozusagen aufessen kann. Es gibt zwei Grundtypen der Handlung, deren einer auf Identifizierung, deren anderer auf Reaktion gegründet ist; keiner von beiden kann als der primitivere bezeichnet werden. Wahrscheinlich gibt es sogar noch primitivere Reaktionen gegenüber Objekten. Natürlich ist Schilders Anschauung hier wie überall auf die klinische Beobachtung von Fällen organischer Regression mitbegründet und sie nimmt psychologische Mechanismen als Spezialfälle biologischer Prozesse in sich auf. Ich möchte nur eine kurze Stelle zitieren, weil sie einen wichtigen Punkt berührt: »Es ist klar gezeigt worden,« – so schreibt Schilder – »daß wir unseren eigenen Körper nicht verschieden von Gegenständen der Außenweit wahrnehmen. Körper und Welt sind wechselseitige Erfahrungen. Die eine ist nicht ohne die andere möglich ... das neugeborene Kind hat eine Welt, wahrscheinlich sogar der Embryo. Die Grenzlinie kann nicht scharf gezogen werden, und man mag wohl einen Teil des Körpers in der Welt und einen Teil der Welt im Körper sehen. Mit anderen Worten, vom Standpunkt des erwachsenen Denkens aus wird der Körper in die Welt projiziert und die Welt in den Körper introjiziert. Aber auch im Erwachsenen werden Körper und Welt ohne Unterlaß miteinander vertauscht.« Dies ist der Punkt: vom Standpunkt des erwachsenen Denkens aus! Gewiss können wir diese Bezeichnungen anwenden, solange wir wissen, was wir damit sagen wollen!

Wir werden nunmehr so einfach wie möglich zusammenfassen, was wir gefunden haben.

Es gibt eine Reihe verschiedener Formen der Identifizierung, von denen zwei zunächst besonders hervortreten, welche dem entsprechen, was man primäre und sekundäre Identifizierung genannt hat. Dementsprechend haben wir auch verschiedene Formen von Introjektion und Projektion. Der wesentliche Unterschied ist, ob das Stadium echter Objektbeziehung, bzw. echter Ich-Bildung schon erreicht ist. Es hilft wenig, zu sagen: Die Entwicklung ist eine allmähliche und ihre Schritte sind nicht streng getrennt. Wir wollen ja klären und trennen und nicht verwischen. Es bleibt uns keine Wahl, als unsere Nomenklatur zurechtzuschleifen, wenn Verwirrung in der Zukunft vermieden werden soll. Wir werden damit aufhören müssen, verschiedene Vorgänge mit demselben Wort zu bezeichnen. Nach meinem Geschmack wäre es, die Termini für die allerfrühesten Stadien zu ersetzen. Dies würde ich aus folgenden Gründen tun: Ich glaube, wir werden den Tatsachen besser gerecht und befinden uns zugleich in besserem Einvernehmen mit den meisten Autoren und modernen Anschauungen, wenn wir von der Annahme ausgehen, dass die frühesten Stadien chaotisch sind im Sinne einer vollkommenen Unentschiedenheit darüber, was späterhin Welt und Körper, Ich und Nicht-Ich, Innen und Außen, psychische und »objektive« Realität werden wird. Es wäre deshalb richtiger, in Ausdrücken der *Differenzierung* zu sprechen. Es ist nicht nötig, von Identifizierung als einem speziellen Akt in diesem Stadium zu reden, weil die Dinge ja noch nicht voneinander getrennt sind und deshalb auch nicht miteinander identifiziert werden müssen. Auf diese Weise könnten wir ohne den Ausdruck »primäre Identifikation« auskommen. Wir würden dann zu beschreiben haben, wie diese Differenzierung erfolgt, nämlich an den zwei Fronten des Ichs, seiner Außenseite sozusagen, dem Wahrnehmungs-Ich, und seiner Innenseite, dem Körper-Ich. Was das erstere betrifft, so könnten wir dem Pfad folgen, den Freud gegangen ist – nämlich längs dem Kriterium der Motorik; was das zweite und das ganze angeht, so kann ich nur nochmals auf Schilders Arbeit über das Körperschema verweisen. Was wir dann finden, ist ganz in Übereinstimmung mit den Beschreibungen, die Klein, Glover, Rivière u. a. gegeben haben, nämlich dass in den allmählichen Prozessen der Ich- und Objektbildung ein fortwährendes Überschneiden der beiden vorliegt, beide werden sozusagen aus demselben Holz geschnitzt gemäß den vitalen und Schutzbedürfnissen des Individuums, die seinem jeweiligen Stadium entsprechen. Diese beiden voneinander wechselweise abhängigen Vorgänge, Erfahrungsmaterial dem Ich oder der Außenwelt zuzuteilen, mag man Verinnerlichung und Veräußerlichung (Interiorisation und Exteriorisation) oder irgendwie sonst nennen, nur nicht gerade Introjektion und Projektion, welche Ausdrücke man für die späteren Prozesse reservieren sollte, die von einer verschiedenen Qualität sind. Dies ist die Terminologie, die in meinem Diagramm im Anhang angewendet worden ist. Ich nehme indessen nicht an, dass Sie meine Vorschläge leicht übernehmen würden, da Sie gewohnheitsgemäß von diesen Vorgängen als Introjektion und Projektion sprechen. Es wird indessen nicht leichter möglich sein, die klassische Terminologie zu verändern, was die einzige Alternative wäre. Der einzige Ausweg, den ich im Augenblick sehen kann, wäre, jedes Mal zu den Ausdrücken Identifizierung, Introjektion und Projektion »primäre«, bzw. »sekundäre« hinzuzufügen. Vielleicht könnten wir die sekundäre Introjektion im Ausdruck »Identifizierung« mit einbegreifen, aber dies würde letzteren Begriff möglicherweise zu weit ausdehnen. Indessen will ich diesen Punkt Ihrer Beurteilung und der Diskussion überlassen. Nur sollte niemand, der jemals die diesbezügliche Literatur studiert hat, einwenden, das seien nur bedeutungslose Sophistereien. Indem ich für den Augenblick die übliche Terminologie verwende, darf ich vielleicht die springenden Punkte nochmals erwähnen.

Primäre Identifizierung ist eine sehr frühe, vielleicht die früheste Objektbeziehung. Sie basiert auf primärer Projektion. Introjektion findet zuerst mittels dieser primären Identifizierung statt. Später aber kehrt sich dieses

Verhältnis um: Dann geht die Introjektion der Identifizierung voraus, die vielmehr ihr Resultat wird. Zuerst ist Introjektion ganz einfach eine seelische Einverleibung, die auf der oralen Triebgruppe basiert. Späterhin aber ist es ein Einschluss von Objektrepräsentanzen in das Ich, bzw. das Über-Ich. Immer noch aber ist sie gemäß der gleichen Triebwurzel geformt. Dies ist wichtig, weil es ein Beispiel dafür ist, wie ein dem Es entstammender Impuls so umgeformt wird, dass er nunmehr im Dienste des Ichs gebraucht wird. Die Beziehung dieser Vorgänge zur Sublimierung haben wir erwähnt. Sekundäre Identifizierung, also Identifizierung im eigentlichen Sinne, würde also dann bedeuten, dass sich ein Ich so umwandelt, dass es mit einem andern in gewisser Hinsicht vollkommen zur Deckung gebracht wird, und zwar auf Grund unbewusster Mechanismen und meistens auch aus ihm selbst unbewussten Gründen.[7] Diese Identifizierung macht in den meisten Fällen von der Introjektion Gebrauch, aber nicht in allen. Sie besteht aber nicht in einem einfachen Aufnehmen des Objektes, sondern in seiner Wiederaufrichtung, nahezu Wiedererschaffung oder Auferstehung – wie man sagen könnte – im Ich.

Primäre Projektion besteht in einer Zuordnung von Organempfindung, oder Drang aus innerem Trieb, zur Außenwelt. Später wird die Projektion etwas vollständig anderes: Die Verpflanzung eines Ich- oder Über-Ich-Anteils in die Außenwelt, wo diese bewusstseinsfähig werden. Wir haben uns gemerkt, dass normalerweise nur Libido projiziert wird, während ganze Objekte introjiziert werden. Der Introjektion von Libido sollte der Ausdruck Introversion vorbehalten werden.

Hoffentlich habe ich die bestehende Verwirrung nicht noch vergrößert, sondern ein wenig geholfen, sie zu entwirren. Der Überblick, den ich gegeben habe, hat vielleicht einige von Ihnen enttäuscht, die eine übertriebene Vorstellung von der Originalität der Gesichtspunkte haben, die hier besonders gerne betont werden.

7 Bei der Durchsicht der deutschen Übersetzung fällt mir noch etwas auf, was ich vorher nicht berücksichtigt hatte und deshalb hier anführen möchte: Es scheint, dass die spätere, reifere Form der Identifizierung sich auch dadurch von der früheren unterscheidet, dass das *Objekt* derselben nunmehr ein anderer Mensch oder doch ein anderes Lebewesen ist. Vielleicht entspricht dies einfach der Tatsache, dass jetzt der Unterschied zwischen lebendiger und nicht lebendiger Umwelt entdeckt ist. Vielleicht identifiziert man sich immer nur mit Objekten, die für das Subjekt lebendige sind, d. h. Ich-Anteile enthalten (hier läuft auch eine Grenzlinie zwischen Neurosen und Psychosen durch). Auf jeden Fall müssen wir auch dem Wechsel im Identifizierungs-Objekt mehr Aufmerksamkeit schenken.

Andererseits ist es mir vielleicht gelungen, zu zeigen, dass die Arbeit, die von britischen Analytikern in Bezug auf unser Thema geleistet worden ist, sich keineswegs auf Seitenwege verloren hat, sondern ganz im Gegenteil aus unserer allerbesten Tradition organisch herausgewachsen ist: aus Ferenczi, Freud und Abraham.

Anhang

Das folgende Schema ist völlig skizzenhaft und bedarf weiterer Diskussion. Es soll nur zur vorläufigen Orientierung dienen. Hoffentlich wird es den verschiedenen Gesichtspunkten, nach denen verschiedene Autoren sich den Problemen genähert haben, in guter Weise gerecht und stellt auch eine richtige Kombination der verschiedenen Auffassungen, soweit eine solche möglich ist, dar. Zugleich soll es die Orientierung über die einschlägigen Probleme erleichtern, ebenso den Standpunkt, der hier eingenommen worden ist, klarer machen. Es muss an Hand von Ferenczis »Entwicklungsstufen des Wirklichkeitssinnes« ergänzt werden, soweit das »allgemeine Stadium« in Frage kommt, und weiterhin an Hand von Abrahams »Entwicklungsgeschichte der Libido« sowie von Glovers systematischer Darstellung in »A Psycho-Analytic Approach to Classification of Mental Disorders«. Da die letztere Arbeit mir erst nach dem Entwurf dieses Schemas zu Gesicht kam, ist die Übereinstimmung in allen wesentlichen Punkten noch bemerkenswerter. Ich habe nachträglich der Einfachheit halber einige Bezeichnungen von Glovers Schema übernommen. Ich kann die Beschäftigung mit seiner Arbeit nur nochmals empfehlen, da ich sie hier nicht im Einzelnen wiedergeben kann. Anna Freuds Buch über die Abwehrmechanismen wurde zu Rate gezogen, eine Diskussion der Meinungsverschiedenheiten in Bezug auf einige Punkte muss anderer Gelegenheit vorbehalten werden.

Das Schema muss in dynamischer Weise betrachtet werden, die einzeln aufgeführten Punkte können nur als eine Art Wegweiser dienen. Ich bin mir vollkommen im Klaren darüber, dass das Individuum immerfort nur als ein ganzes reagiert und dass es nur als ein lebendiges Wesen in seiner gesamten Situation wirklich verstanden werden kann. Hier kommt es nur darauf an, einige allgemeine Stadien, die besonders deutlich hervorzutreten scheinen, aufzuzählen und aufzuzeigen, welchen Stufen der Libido- und Ich-Entwicklung sie wenigstens grob entsprechen. Dies soll zu einem besseren Verständnis der vorgeschlagenen Chronologie einiger der (Abwehr-) Mechanismen (insbesondere der Introjektion) und zu deren hier in Vorschlag gebrachter Verknüpfung mit Partialtrieben verhelfen.

Zwischen den einzelnen Stadien müssten noch viele interpoliert werden, das dritte z. B. müsste in so viele Stufen der geistigen Entwicklung unterteilt werden, als zwischen einem kleinen Kind und einem Erwachsenen liegen.

Nichts soll absolut genommen werden. Z. B. meine ich unter Regression nicht, dass Psychosen aus der Regression allein *erklärt* werden sollen oder dass die Regression bei den Neurosen immer so weit geht, oder nur so weit geht, wie angezeigt ist.

Es wurde keine systematische Aufzählung in Hinsicht auf den Todestrieb oder den Wiederholungszwang gegeben, um das Schema nicht unnötigerweise zu komplizieren. Den Tatsachen als solchen ist Rechnung getragen worden durch den Einschluss von: 1. Sadismus als Anteil der verschiedenen Partialtriebe, 2. Motorik, 3. Nirwana-Prinzip. Das letztere kann hier etwa als eine Tendenz, jeden Reiz herabzusetzen, jede Spannung auf ein möglichst niedriges Niveau herabzudrücken, verstanden werden. Es nimmt nicht vorweg, ob man diese Tendenz als eine allgemein biologische auffasst oder im Sinne von Freuds Todestrieb als ein aktives Streben nach Zerstörung (Rückkehr zum anorganischen Zustand).

Um die Übersicht weiterhin zu erleichtern, möchte ich die Fachausdrücke, mit denen wir in dieser Arbeit speziell befasst sind, kurz definieren, die sich ergebenden Schwierigkeiten zusammenstellen, ebenso wie die zum Vorschlag gebrachten Veränderungen in ihrem Gebrauch und die Vorsicht, die man dabei obwalten lassen muss.

Primäre Identifizierung: Die ganze Welt wird als ein Teil des Ichs betrachtet.

Dies ist nach Freud die früheste Objektbeziehung. Sie liegt der frühen Form der Projektion und Introjektion zugrunde, geht der Symbolbildung vorauf (Autosymbolismus); in allen diesen zusammen wurzelt die Ich-(Über-Ich-)Bildung. Sie wird nicht immer klar von der (sekundären) Identifizierung getrennt gehalten, die nur stattfinden kann, wenn das Ich schon fester gefügt ist. Es wäre richtiger, von einem frühen Stadium völliger Vermischung von Ich und Außenwelt zu sprechen und die allmähliche Differenzierung in Ich und Außenwelt zu erforschen. Dies würde den Ausdruck überflüssig machen.

Sekundäre Identifizierung (eigentliche Identifizierung): Die Aufnahme von Eigenschaften eines fremden Wesens in das Ich.

Es gibt eine große Anzahl verschiedener Formen der Identifizierung, die noch nicht genügend bekannt sind oder nicht auseinandergehalten werden. Der Vorschlag geht dahin, den Ausdruck für eine bereits vollzogene Einverleibung in das Ich-System zu reservieren.

Introjektion: Eine triebhafte Einverleibung im Psychischen.

Dieser Ausdruck wird noch oft in unbestimmter Weise für jede Art seelischen In-sich-Aufnehmens verwandt, was der ursprünglichen Konzeption entspricht. Indessen wird er immer mehr gebraucht, um besonders die triebhafte Natur eines solchen In-sich-Aufnehmens zu bezeichnen, die für alle Fälle in der Phylogenese in einem wirklichen Auffressen bestand.

Es wird hier empfohlen, die Bezeichnung endgültig auf den letztgenannten Sinn zu beschränken und im Besonderen auf den Akt des Aufnehmens in eine bereits gereifte Ich-Organisation, welcher in Identifizierung resultiert.

Appersonisation: Emotionen, Erfahrungen und Handlungen einer anderen Person adoptieren.

Projektion: Tendenzen des eigenen Unbewussten werden anderen Personen zugeschrieben, häufig nach einer Umwandlung derselben, speziell einer Verkehrung ins Gegenteil.

Wiederum ist die große Vielfältigkeit der Formen der Projektion in Erwägung zu ziehen. Häufig wird die primitive Zuordnung innerer Erlebnisse zu Objekten der Außenwelt auch mit Projektion bezeichnet. Hier würde man möglicherweise besser den Ausdruck »Exteriorisation« anwenden. Wenn die grundlegende Konzeption einer ursprünglichen Einheit von Ich und Welt angenommen würde, wäre dies unnötig.

Ejektion: Entsprechend der Introjektion der triebhafte Akt, etwas seelisch in die Außenwelt zu verpflanzen; z. B. anale oder orale Elimination auf seelischer Ebene.

Introversion:
Extraversion: } betrifft nur die Libido. (Aggression?)

Schematische Darstellung der Ontogenese der psychischen Entwicklung

Alter	**Allgemeines Stadium**	**Vorherrschende Unterbringung der Libido**	**Ich**	**Objektwelt**
pränatal	[keine Konflikte]	autoerotisch? [Eros ↓]		
I. Säugling	[keine Konflikte] chaotisch, »ozeanisch«, Allmacht der Gedanken, Ich-universell, »Zwei-Einigkeit«	primär narzisstisch und oral (respiratorisch etc.) [Akzent auf der Einverleibung]	primitives Lust-Ich gut = innerlich = »Ich«. unlustvoll = »Nicht-Ich«	»böse« feindselig
II. Vom letzten Drittel des ersten Jahres ab	Vorläufige Differenzierung (unter dem Druck vorhergehender Versagungen und Ängste) [mit Konflikten] Früher Ödipus-Konflikt (M. Klein)	oral } sadistisch anal } (urethral) etc. [Akzent auf der Ausscheidung]	beginnt sich zu bilden; unter der Herrschaft des Narzissmus	»gute« und »böse« Objekte (Brust, Mutter)
III. Allmähliche Entwicklung von etwa 2½ Jahren bis zur Reife	[mit Konflikten] Synthese Späteres Stadium der Differenzierung Anerkennung der ›objektiven‹ Realität Klassischer Ödipus-Konflikt (Kastrationsangst etc.) Kreuzungspunkt von Konflikten (in Norm und Neurose)	Spätere Stadien bis zur genitalen Stufe	Definitive Ich- und Über-Ich-Organisation Gereiftes Körper-Schema »Kategorisches Verhalten«	Echte Objekt-Bildung Signifikative Bedeutung der Sprache

Prinzipien	**Besonders vorkommende Mechanismen**	**Daraus später hervorgehende (Abwehr-) Mechanismen**	**Vorwiegende Regression zu diesem Stadium (auch als Abwehr)**
Nirwana	Eine tonische Tendenz zur Herabsetzung von Spannung (tonische Reflexe)	Vollkommene Passivität (stuporöse Zustände), Totstellen, ein Typ der Ohnmacht	Tod, Schlaf; Orgasmus, Mutterleibs-Phantasie, epileptischer Anfall
Reines Lust-Unlust-Prinzip (Nirwana)	motorische Zu- und Ab-Wendung, irriges Ein- und Aus-Schließen. »Primäre Identifizierung«, »Ur-Projektion« (Halluzination)	Vermeidung (Isolierung?), Skotomisation, Verleugnung, Ungeschehenmachen, Agieren	Organ. Störung (z. B. Hirnerkrankungen, progressive Paralyse etc.) Psychosen
Lust-Unlust- gegen primitives Realitäts-Prinzip (*Nirwana-Prinzip*)	Projektion = orale / anale } Ejektion Introjektion = orale etc. Einverleibung und ihr Ineinandergreifen Reparative Tendenzen	... Verdrängung Identifizierung Symbol-Bildung Sublimierung	Süchte Neurosen ↑ Thanatos / *Wiederholungszwang*
Lust-Unlust-gegen Realitäts-Prinzip (*Nirwana-Prinzip*)	z.B. Wortdenken, Zwang zur Logik, zur Annahme von Ursache und Wirkung, Rationalisierung und eine ganze Anzahl anderer »höherer« geistiger Funktionen. So wichtig diese sind, so schwer sind sie zu fassen, solange wir noch nicht darüber hinauskönnen. Es ist bemerkenswert, dass die für »normales« »physiologisches« Verhalten charakteristischsten und auch der normalen Charakter- und Persönlichkeitsbildung zugrunde liegenden Mechanismen diejenigen sind, die ganz besonders die allerfrühesten, aller primitivsten Strebungen aufbrauchen.		Der »normale« Europäer von heute

Zusammenfassung der vorgeschlagenen Abänderungen:

1. Es soll ausgegangen werden von einer primären Einheit von Ich und Welt; der Ausdruck »primäre Identifizierung« wäre fallenzulassen.
2. Frühe Differenzierung in Ich und Außenwelt soll durch unverbindliche Ausdrücke bezeichnet werden, auf jeden Fall nicht mit Introjektion und Projektion, an welche man alternativ das Beiwort »primär« anzufügen hätte.
3. Introjektion soll den Vorgang des Aufnehmens in das Ich-Gefüge bezeichnen, der nach triebhaftem Muster erfolgt.
4. Identifizierung soll die vollzogene Tatsache des Aufgenommenseins in die Ich-Organisation bezeichnen.

Literatur

Abraham: Versuch einer Entwicklungsgeschichte der Libido auf Grund der Psychoanalyse seelischer Störungen. Wien, Int. Psa. Verlag, 1924.

Bonaparte: Die Identifizierung einer Tochter mit ihrer verstorbenen Mutter. *Int. Ztschr. f. Psa.,* Bd. XV, 1929.

St. Bornstein: Zum Problem der narzißtischen Identifizierung. *Int. Ztschr.f. Psa.,* Bd. XVI, 1930.

Christoffel: Bemerkungen über zweierlei Mechanismen der Identifizierung. *Imago,* Bd. XXIII, 1937.

H. Deutsch: Über einen Typus der Pseudoaffektivität (»Als ob«). *Int. Ztschr. f. Psa.,* Bd. XX, 1934.

Federn: Zur Unterscheidung des gesunden und krankhaften Narzißmus. *Imago,* Bd. XXII, 1936.

Fenichel: Introjektion und Kastrationskomplex. *Int. Ztschr. f. Psa.,* Bd. XI, 1925.

Fenichel: Die Identifizierung. *Int. Ztschr. f. Psa.,* Bd. XII, 1926.

Fenichel: Über respiratorische Introjektion. *Int. Ztschr. f. Psa.,* Bd. XVII, 1931.

Fenichel: Schautrieb und Identifizierung. Int. *Ztschr. f. Psa.,* Bd. XXI, 1935.

Fenichel: Perversionen, Psychosen, Charakterstörungen. Psychoanalytische spezielle Neurosenlehre. Wien, Int. Psa. Verlag, 1931.

Ferenczi: Introjektion und Übertragung. *Jahrb. f. psa. u. psychopath. Forschungen,* Bd. I, 1909.

Ferenczi: Zur Begriffsbestimmung der Introjektion. *Zentralbl. f. Psa.,* Bd. II, 1911/1912.

Ferenczi: Entwicklungsstufen des Wirklichkeitssinnes. *Int. Ztschr. f. Psa.,* Bd. I, 1913.

Ferenczi: Das Problem der Unlustbejahung. *Int. Ztschr. f. Psa.,* Bd. XII, 1926.

Freud: (speziell) Die Identifizierung (in: Massenpsychologie und Ich-Analyse). *Ges. Schr.,* Bd. VI.

Freud: Die Traumdeutung. *Ges. Schr.,* Bd. II.

Freud: Drei Abhandlungen zur Sexualtheorie. *Ges. Schr.,* Bd. V.

Freud: Analyse eines Falles von chronischer Paranoia. *Ges. Schr.,* Bd. I.

Freud: Totem und Tabu. *Ges. Schr.*, Bd. X.
Freud: Schriften zur Metapsychologie. Trauer und Melancholie. *Ges. Schr.*, Bd. V.
Freud: Zur Einführung des Narzißmus. *Ges. Schr.*, Bd. VI.
Freud: Vorlesungen zur Einführung in die Psychoanalyse. *Ges. Schr.*, Bd. VII.
Freud: Das Ich und das Es. *Ges. Schr.*, Bd. VI. S
Freud: Neue Folge der Vorlesungen zur Einführung in die Psychoanalyse. *Ges. Schr.*, Bd. XII.
Freud Anna: Das Ich und die Abwehrmechanismen. Wien, Int. Psa. Verlag, 1936.
E. Glover: The Significance of the Mouth in Psycho-Analysis. *The British Journal of Medical Psychology*, vol. IV, 1924.
E. Glover: The Neurotic Character. *Int. Journal of PsA.*, vol. VII, 1926.
E. Glover: Lectures on Technique in Psycho-Analysis. *Int. Journal of PsA.*, vols. VIII, 1927, und IX, 1928.
E. Glover: Grades of Ego-Differentiation. *Int. Journal of PsA.*, vol. XI, 1930.
E. Glover: A Psycho-Analytic Approach to Classification of Mental Disorders. *Journal of Mental Science*, October, 1932.
Graber: Die zweierlei Mechanismen der Identifizierung. *Imago*, Bd. XXIII, 1937.
Harnik: Introjektion und Projektion im Depressionsmechanismus. Int. *Ztschr. f. Psa.*, Bd. XVII, 1931.
Hendrick: Ego Defence and the Mechanism of Oral Ejection in Schizophrenia. *Int. Journal of PsA.*, vol. XII, 1931.
Hoffmann: Projektion und Ich-Entwicklung. *Int. Ztschr. f. Psa.*, Bd. XXI, 1935.
Jelgersma: Die Projektion. *Int. Ztschr. f. Psa.*, Bd. XII, 1926.
Jones: Die Empfängnis der Jungfrau Maria durch das Ohr. *Jahrb. f. psa. u. psychpath. Forschungen*, Bd. VI, 1914.
Kaufman: Projection, Heterosexual and Homosexual. *Psa. Quarterly*, vol. III, 1934.
Kaufman: Some Clinical Data on Ideas of Reference. *Psa. Quarterly*, vol. I, 1932.
Kovacs: Introjektion, Projektion und Einfühlung. *Zentralbl. f. Psa.*, Bd. II, 1911/1912.
Landauer: Spontanheilung einer Katatonie. Int. *Ztschr. f. Psa.*, Bd. II, 1914.
Marui: Über den Introjektionsvorgang bei Melancholie. *Int. Ztschr. f. Psa.*, Bd. XXI, 1935.
C. Müller-Braunschweig: Beiträge zur Metapsychologie. *Imago*, Bd. XII, 1926.
Nunberg: Allgemeine Neurosenlehre auf psychoanalytischer Grundlage. Bern-Berlin, Verlag Hans Huber, 1932.
Rado: Das Problem der Melancholie. *Int. Ztschr. f. Psa.*, Bd. XIII, 1927.
Rado: Das ökonomische Prinzip der Technik. *Int. Ztschr. f. Psa.*, Bd. XII, 1926.
Rank: Grundzüge einer genetischen Psychologie auf Grund der Psychoanalyse der Ich-Struktur, zwei Teile, Leipzig-Wien, Deuticke, 1927/1928.
Rivière: Zur Genese des psychischen Konfliktes im frühen Lebensalter. *Int. Ztschr. f. Psa.*, Bd. XXII, 1936.
Rotter-Kertesz: Der tiefenpsychologische Hintergrund der inzestuösen Fixierung. *Int. Ztschr. f. Psa.*, Bd. XXII, 1936.
Schilder: Entwurf zu einer Psychiatrie auf psychoanalytischer Grundlage. Wien, Int. Psa. Verlag, 1925 (besonders Kap. 1, 3, 9).
Schilder: Medizinische Psychologie für Ärzte und Psychologen. Berlin, Verlag Jul. Springer, 1924 (Kap. 9b).
Schilder: On Identification (in: The Image and Appearance of the Human Body, Psyche Monographs, No. 4, 1935).

Schneider: Über Identifikation. *Imago,* Bd. XII, 1926.
R. Wälder: Zur Frage der Genese der psychischen Konflikte im frühen Kindesalter. *Int. Ztschr. f. Psa.,* Bd. XXII, 1936.
E. Weiss: Über eine noch nicht beschriebene Phase der Entwicklung zur heterosexuellen Liebe. Int. *Ztschr. f Psa.,* Bd. XI, 1925.
E. Weiss: Der Vergiftungswahn im Lichte der Introjektions- und Projektionsvorgänge. *Int. Ztschr. f. Psa.,* Bd. XII, 1926.
E. Weiss: Die Regression und Projektion im Über-Ich. *Int. Ztschr. f. Psa.,* Bd. XVIII, 1932.

6. Kapitel

Buchbesprechung: Norbert Elias, *Über den Prozess der Zivilisation*[1]

Foulkes und Elias kannten einander seit ihrer gemeinsamen Zeit in Frankfurt. In London trafen sie sich wieder und schmiedeten sogar Pläne für ein gemeinsames Buch. Mit dieser Rezension des ersten Bandes von Elias' Hauptwerk wollte Foulkes Psychoanalytiker auf das zeitgenössische soziologische Denken aufmerksam machen. Später hat er auch den zweiten Band sowohl auf Englisch als auf Deutsch besprochen.

Foulkes hat berichtet, dass es in der Zeit, als er mit der Gruppenanalyse begann, »zu meiner Überraschung in der Soziologie nichts gab, was in Bezug auf kleine Gruppen hilfreich gewesen wäre. Ich habe viel von meinen Soziologenfreunden gelernt – vor allem von Norbert Elias und Franz Borkenau –, die beide analysiert waren, und wir konnten durch unseren Austausch voneinander lernen« (Group Analysis 6 (1973): 72).

Wir bezeichnen unsere Lebensgewohnheiten, Sitten und Gebräuche, moralische Anforderungen usw. als Zivilisation. (Die Geschichte und Gegensätze der Begriffe Zivilisation und Kultur finden in dem Buch selbst eine eingehende Würdigung, worauf aber hier nicht eingegangen werden kann.) Was als »zivilisiertes« Verhalten betrachtet wird, unterliegt indessen einer fortwährenden Entwicklung. Dessen Standard ist keineswegs ein absoluter, sondern wechselt von Land zu Land, und von einer Periode der Geschichte zur andern. Die jeweils herrschende Klasse einer Gesellschaft gibt immer den Ton an, wobei die Entwicklung in den westeuropäischen Ländern einen im Ganzen ähnlichen Verlauf zeigt. In manchen Epochen ist die Wandlung eine brüskere als in anderen, und dementsprechend ruft sie

1 Erstveröffentlicht unter dem Titel »ELIAS, NORBERT: Über den Prozess der Zivilisation, erster Band: Wandlungen des Verhaltens in den weltlichen Oberschichten des Abendlandes. Prag (Academia Verlag), Vorabdruck, 1937. 327 S.« In: *Internationale Zeitschrift für Psychoanalyse* 24 (1939): 179–181.

einen deutlicheren Widerhall im Bewusstsein der Zeitgenossen hervor. Es ist ein Prozess, dessen Natur, Ursachen, Richtung und wirkende Kräfte wir gerade eben zu verstehen beginnen.

Hier liegt ein Werk vor, das sich diesem Gegenstand nicht mit Hilfe von mehr oder weniger vagen und spekulativen Verallgemeinerungen nähert, sondern ihn durch konkrete und nüchterne Tatsachen zu erhellen sucht. Der Autor, der die anscheinend allgemeinste Richtung dieses Prozesses aufgespürt hat, lässt Dokumente, die ihre jeweilige Epoche gut repräsentieren, vor uns aufmarschieren und sie für sich selber sprechen. Er stellt uns Beispiele des tatsächlichen Verhaltens in solchen Situationen vor Augen, die bisher nicht gewöhnlicherweise zum Gegenstand historischer Forschung gemacht worden sind. Wir sehen, wie sich in den verschiedenen Ländern wohlerzogene Leute bei Tische benehmen, wie sie sprechen, was für eine Rolle ihr Liebes- und Sexualleben einnimmt, was für ein Benehmen sie beim Defaecieren, Urinieren, Spucken, Naseschneuzen und dergleichen für angezeigt halten. Die Wandlungen von Jahrhunderten werden an Hand dieser natürlichen Funktionen dargestellt, und während sie wie unter einem Zeitraffer an uns vorüberziehen, springt die Entwicklungskurve der gesellschaftlichen Verbote um so deutlicher in die Augen. Diese Kurve zeigt in allen Beobachtungsfeldern den gleichen Verlauf. Im Gegensatz dazu was wir vielleicht erwarten würden, stellt sich heraus, dass die sozialen Beschränkungen immer strenger und spezifischer werden. Die Gründe dafür werden im zweiten Bande dieses Werkes besprochen werden. Sie liegen offensichtlich in den stets wachsenden Schwierigkeiten und Verschlungenheiten des gesellschaftlichen Lebens. Sie können nicht primär psychologischer Natur sein, denn das hieße ja, dass wir eine in der Psyche selbst bereits vorgeschriebene Richtung annehmen müssten. Wir haben aber vom naturwissenschaftlichen Standpunkt aus zu einer solchen Voraussetzung keinen Grund. Was Inhalt und Ziel seelischen Lebens, und daher auch der Psychologie, ist, wird im Gegenteil notwendigerweise gerade von diesen »äußeren« Umständen her modifiziert.

Eine solche Feststellung mag dem Analytiker überraschend und geradezu bestürzend erscheinen, solange er noch nicht versteht, dass gerade die Psychoanalyse eine Schlüsselstellung zum wissenschaftlichen Verständnis dieses Prozesses innehat, indem sie nämlich aufzeigen kann, wie die von der Gesellschaft geforderten Einschränkungen der Triebfreiheit dem aufwachsenden Kind mitgeteilt werden, bis sie zu dessen zweiter Natur geworden sind, und auch warum und auf welche Weise die Triebunterdrückungen, die im Verlauf der Geschichte langsam sich entwickelt haben, auf jede folgende Generation übertragen werden. Diese Schlüsselstellung der Psychoanalyse wird von modernen Soziologen, wie Elias, auch verstanden und anerkannt.

Was der Autor aufzeigt, ist die stetig wachsende Verinnerlichung der Anforderungen, die die Lebensbedingungen der Gesellschaft dem Einzelnen zur Regulierung des Zusammenlebens aufnötigten. Was einst ein »realer« Konflikt mit der Außenwelt war, wird nun ein innerer. Ursprünglich war ja das Individuum viel freier in seiner Aggressivität, aber entsprechend auch viel mehr der Aggression seiner Mitmenschen ausgeliefert. Das Leben ist viel unsicherer, und es besteht viel mehr wirklicher Grund, sich vor äußeren Gefahren zu fürchten. Indessen wird die Anwendung roher Gewalt immer mehr ein Monopol des Staates. Dementsprechend müssen aggressive Impulse immer mehr nach innen gerichtet werden, und auch die Angst wächst im Innern. Hand in Hand damit werden auch die früheren Personifikationen der Angst vor dem Bösen von der Außenwelt in die innere Welt der Person (und in das »Unbewusste«) verlegt, und mit den Vorstellungen verinnerlichter Objekte verbunden.

Man merke wohl, dass sich dies alles noch in historischen Zeiten nachweisen lässt, und deshalb keine Nötigung besteht, vorschnell hypothetische Annahmen über das prähistorische Leben zur Erklärung heranzuziehen. Kurz gesagt, dieses Material hat für uns seine besondere Bedeutung zum historischen Verständnis der Ich- und Überich-Bildung. Der Autor nennt seine Betrachtungsweise eine »soziogenetische«. Da das Individuum, und zwar in einem immer früheren Alter, die Zivilisationsstufe der Gesellschaft erreichen muss, in die es hineinwachsen soll, muss es Phasen durchlaufen, die denen entsprechen, die die Gesellschaft als ganze in ihrer geschichtlichen Entwicklung durchgemacht hat, wenn sie auch nicht mit diesen identisch sind. Diesen Tatbestand bezeichnet der Autor als »soziogenetisches Grundgesetz«.

Die Psychoanalyse hat bisher versucht, die für menschliches Wesen so überaus wichtige Überich-Bildung in ihrer Entstehung aus zwei Quellgebieten zu erforschen: Erstens aus der Phylogenese, also als Niederschlag der Urgeschichte (Oedipus-Komplex): zweitens aus der Psychogenese, als Resultat der individuellen Vorgeschichte (ganz besonders in England). Neben diesen zwei Forschungsrichtungen scheint sich langsam der Weg zu einer dritten zu eröffnen, die gewiss nicht weniger wichtig ist, nämlich zu einer soziogenetischen, also historischen. Natürlich kann keine dieser Forschungsrichtungen die andere ersetzen, sondern nur ergänzen. Auch besteht keine strenge Grenze zwischen ihnen, sondern sie sind vielmehr alle miteinander verbunden und verwoben. Tatsächlich treffen sie sich alle auf dem Gebiet der Psychoanalyse mit ihrem unersetzlichen Einblick in alles menschliche Getriebe. Die einzigartige Position des Analytikers, die wir alle mit Recht so hoch einschätzen, bringt aber die Verpflichtung mit sich, wenigstens zu wissen, was hinter den Toren vorgeht, die wir aufzuschließen helfen. Freilich ist auch der Analytiker nur ein gewöhnlicher Sterblicher, der mit seiner Zeit haushalten muss. Da Schreiber dieses dessen sicherlich gewahr ist, darf er vielleicht umso mehr hoffen, dass es ernst genommen wird, wenn er sagt, dass jeder Analytiker dieses Buch selbst studieren sollte, wenn er überhaupt Einblick in die Wichtigkeit hat, die gesellschaftliche und geschichtliche Prozesse für das Verständnis der Einzelperson haben. Er wird darin eine Fülle von Information und Anregung finden. Außerdem ist das Buch flüssig und spannend geschrieben.

7. Kapitel

Anmerkungen zu einem Kapitel aus Helen Kellers Buch *Meine Welt*[1]

Foulkes hat den folgenden Vortrag 1937 in der British Psycho-Analytical Society gehalten. Er wirft Licht auf eine weitere Seite seiner Interessen und enthält zudem eine frühe Erwähnung der Ich-Psychologie. [M. P.]

Seit die Psychologie des Ichs und seines Verhältnisses zur Realität vermehrt in die psychoanalytische Untersuchung einbezogen wird, sind Arbeiten wie die von Helen Keller für uns von entscheidendem Interesse, auch wenn sie zu den eher klassischen psychoanalytischen Themen keinen dezidierten Beitrag leisten. Dass das Interesse an der Ich-Psychologie vor allem auf dem Kontinent (grob geschätzt, während der vergangenen 10 Jahre) besonders stark gewachsen ist, lässt sich meiner Meinung nach auf die verschärften gesellschaftlichen Entwicklungen dort zurückführen. Wir waren nicht nur in einem Maß, wie wir es zuvor nie erlebt hatten, mit der ständigen Einmischung äußerer Umstände in jeden einzelnen Fall konfrontiert, sondern beobachteten auch mit wachsendem Erstaunen, wie stark solche tief in uns verankerten Strukturen wie unser Ich und unser Über-Ich (nicht das Es) durch die gesellschaftliche Situation beeinflusst und verändert werden können. Statt diese unruhige Zeit als beiläufige Beeinträchtigung unserer Arbeit zu betrachten, haben wir erkannt, dass sie – in größerer Klarheit – einen grundlegenden Faktor zu erkennen gibt, dem wir in der Praxis und in der Wissenschaft Rechnung tragen müssen, solange Menschen auf eine soziale Weise leben.

---

1 Unter dem Titel »Some remarks on a chapter of Helen Keller's book: *The World I Live In*« erstveröffentlicht in: *Psychoanalytic Review* 28 (1941): 512–519.

Anm. der Übers.: Zitate aus Kellers Buch sind der deutschen Übersetzung entnommen: Keller, H. (1920 [1908]). *Meine Welt*. Übers. von Heinrich Conrad. Stuttgart (Lutz). Nachdruck Löhrbach 2015 (Der grüne Zweig 116). Das von Foulkes besprochene Kapitel ist in der deutschen Ausgabe in zwei Kapitel aufgeteilt.

Wir konnten sozusagen mit Händen greifen, dass unser Ich und unser Über-Ich sozial bedingte Organisationen sind, die – von den ersten Lebenstagen an und in unserer gesamten Entwicklung – nur durch ihre Interaktion mit der Realität, was immer das sein mag, verständlich werden. Auf das überaus wichtige Problem der Realität, das hier ins Spiel kommt, kann ich vorerst nicht näher eingehen, hoffe aber, mich zu einem späteren Zeitpunkt dazu äußern zu können. Vielleicht hat es in der gesamten Geschichte noch nie eine Situation gegeben, in der uns diese Tatsachen so eindrücklich und unwiderlegbar vor Augen geführt worden sind wie heute. Für die philosophisch Geneigten unter uns bietet sich womöglich eine einzigartige Gelegenheit, sie zu erforschen. Die Schwierigkeit besteht allerdings darin, dass wir von ebendiesen Realitäten, deren Einfluss wir so klar erkennen, selbst mitgerissen werden können. Tatsächlich ist der Wechsel von einem Land ins andere eine einmalige Gelegenheit zu diesbezüglichen Überlegungen, da der Unterschied in der gesamten Struktur unserer Patienten sehr ausgeprägt ist.

Jede Information, die wir über diese frühen Korrelationen erhalten können, ist zweifellos unschätzbar wertvoll für uns, die wir einen genetischen und keinen philosophischen Zugang zu diesen Problemen wählen. Ich bin erneut auf die Schriften Helen Kellers gestoßen, als ich mich mit Identifizierung, Introjektion etc. beschäftigte, worüber ich vor einer Weile zu Ihnen sprechen durfte. Vielleicht habe ich damals nicht genau das gefunden, wonach ich suchte, aber doch etwas anderes, nämlich unverhofft aufschlussreiche Informationen, die meiner Meinung nach Ihrer Aufmerksamkeit wert sind. Natürlich muss ich Ihnen nichts über die besonderen Umstände des Menschen Helen Keller und ihrer Schriften sagen, denn damit sind Sie vertraut. Ich möchte auch darauf hinweisen, dass ich unser Modell von diesen komplizierten Dingen nicht auf der Grundlage der Vertrauenswürdigkeit von Helen Keller errichten werde, deren Schriften mir vielmehr zur Bestätigung von Ansichten dienen, zu denen ich über einen ganz anderen Zugang gelangt bin. Ich möchte kurz sagen, warum wir dem, was sie zu sagen hat, meiner Meinung nach besondere Bedeutung beimessen können – abgesehen von ihrer brillanten Darlegung ihrer außerordentlichen Einsichten und ihrer Gabe, sie poetisch zu beschreiben. Da ihr die wichtigsten Sinnesorgane, auf die wir uns verlassen, um mit der Außenwelt zu kommunizieren, fehlen, setzte der Entwicklungsprozess in ihrem Fall verzögert ein und zog sich überdies, vergleichbar einer Zeitlupenaufnahme, in die Länge. Darüber hinaus sind die Kanäle, über die sie

Eindrücke aus der Außenwelt aufnehmen kann, begrenzt. Auch der Beginn der Wortbildung und später der Entwicklung von Ideen nimmt einen besonderen Weg. Helen Keller findet sozusagen über einen Seiteneingang, nämlich durch die haptischen Eindrücke ihrer Hand, Zugang zur Welt der Wörter, der nach allem, was wir wissen, einen der entscheidenden Schritte in unserer Entwicklung bildet. Aus diesem Grund ist sie – und sind wir mit ihr – fähig, ziemlich klar zwischen verbalen Erinnerungen und realen frühen Erfahrungen zu unterscheiden, denn diese sind fest mit je unterschiedlichen Sinnen verbunden, durch sie gewissermaßen gefiltert und voneinander geschieden werden. So können wir wie in einem Experiment sehen, was Wörter zu leisten vermögen und was wir ohne sie zu leisten imstande sind. Die Bedeutsamkeit dieses Materials lässt sich im Licht der modernen psychologischen und psychopathologischen Forschung außerhalb der Analyse, z. B. in den unterschiedlichen Varianten der Gestaltpsychologie, zutreffender beurteilen. Darauf kann ich hier nicht näher eingehen. Ich habe versucht, für Analytiker Wesentliches in einem Artikel zusammenzufassen, der kürzlich in *Imago* erschienen ist (siehe 4. Kapitel in diesem Band). In diesem Zusammenhang mache ich Sie auch auf Bernfelds Artikel über die Gestaltpsychologie in derselben Zeitschrift aufmerksam [Bernfeld 1934]. Für unseren gegenwärtigen Zweck muss der Hinweis genügen, dass viele dieser modernen Schulen den Schritt von der Phase, in der Wörter als *Ausdruck von etwas* benutzt werden, zu der Phase, in der sie etwas bedeuten oder kennzeichnen, übereinstimmend als maßgeblichen Punkt in der menschlichen Entwicklung betrachten – in solchem Maße, dass das Erreichen dieser psychischen Ebene als wesentlicher Unterschied zwischen Mensch und Tier gilt. Wälder [1934] hat dieser Sichtweise unter dem analytischen Blickwinkel in seinem Vortrag auf dem Luzerner Kongress zugestimmt. Eine solche Einstellung zeigt sich nicht nur im Bereich der Wörter, sondern auch in anderen Bereichen der Psyche; sie zu erlangen erweitert die Welt, in der wir leben, um eine neue Dimension. Goldstein und Gelb haben die Fähigkeit, sich so zu verhalten, als »kategorisches Verhalten« bezeichnet.

Ich denke, ich bin Ihnen eine Rechtfertigung meines vermeintlichen Exkurses schuldig. Zu meiner Entschuldigung führe ich drei Gründe an:

Das Verständnis der fraglichen Punkte ist offenbar nicht nur unter einem theoretischen Blickwinkel interessant, sondern scheint auch für die Praxis relevant zu sein.

Manche Aussagen Helen Kellers wären anders nicht nachvollziehbar.

Eine klarere Vorstellung von diesen Dingen wäre zweifellos ungemein hilfreich, um die wechselseitigen Missverständnisse in unseren augenblicklichen Diskussionen zwischen Wien und London zu klären.

Ich lese Ihnen nun das 11. Kapitel aus Helen Kellers Buch *Meine Welt* vor. Es trägt die Überschrift »Vor meinem geistigen Erwachen«. Ich beschränke mich auf dieses eine Kapitel, das ich für besonders anregend halte, und hoffe, dass es auch Ihr Interesse findet. Ich werde Helen Kellers Beschreibung lediglich hier und da unterbrechen, um einige wichtige Punkte zu unterstreichen. Da ich fürchte, Ihre Zeit bereits über Gebühr in Anspruch genommen zu haben, verspreche ich Ihnen, meine Anmerkungen kurz zu halten.

> »Vor meinem geistigen Erwachen«
> Bevor meine Lehrerin zu mir kam, wußte ich nicht, daß ich vorhanden war. Ich lebte in einer Welt, die eine Nichtwelt war. Ich darf nicht hoffen, diese unbewußte und doch bewußte Zeit des Nichts angemessen beschreiben zu können. Ich wußte nicht, daß ich etwas wußte, oder daß ich lebte oder etwas tat oder wünschte. Ich hatte weder Willen noch Intellekt. Ich wurde durch einen gewissen blinden, natürlichen Trieb zu Gegenständen und Handlungen geleitet.[2] Ich hatte einen Geist, durch den ich Ärger, Befriedigung, Wünsche empfand. Diese beiden Tatsachen brachten meine Angehörigen auf die Vermutung, daß ich einen Willen hätte und daß ich dächte.[3] An dies alles kann ich mich erinnern, nicht weil ich wüßte, daß es so war, sondern weil ich ein Gedächtnis für Tastempfindungen habe. Dank diesem Gedächtnis erinnere ich mich, daß ich niemals denkend meine Stirn zusammenzog. Niemals prüfte ich etwas, niemals wählte ich. Ferner erinnert sich mein Tastsinn der Tatsache, daß ich niemals mit einer Bewegung des Körpers oder mit einem Herzklopfen fühlte, daß ich etwas liebte oder mir um etwas Sorge

2 Dass Wissen ums Ich und um die Welt bedingen einander gegenseitig. Es ist wichtig, eine klare Vorstellung davon zu haben, bevor wir die spezifischen Mechanismen, die am Werk sind, z. B. Identifizierung und Projektion, ergründen können.

3 Es gibt einen Drang zu Gegenständen, es gibt Affekte. Aber diese sind blind, einzig die Menschen in ihrer Umgebung vermuten, dass sie einen Willen hat und dass sie denkt. Vielleicht wird hier auch erkennbar, dass das »Ich«-Gefühl mit Aktivität und bewussten Eindrücken zusammenhängt.

machte.[4] Mein inneres Leben war also eine Leere ohne Vergangenheit, Gegenwart oder Zukunft, ohne Hoffnung oder Erwartung, ohne Wißbegier, ohne Freude oder Glauben:

Es war nicht Nacht – es war nicht Tag

Nur raumverschlingende Leere.
Ein fester Platz und doch kein Platz –
Kein Stern – kein Erdball – keine Zeit –
Kein Halt – kein Tausch – kein Gut – kein Böse.

Mein schlummerndes Ich hatte keinen Begriff von Gott oder Unsterblichkeit, hatte keine Furcht vor dem Tode.

Ich erinnere mich, ebenfalls durch meinen Tastsinn, daß ich eine Gabe besaß, Ideen zu verknüpfen. Ich fühlte rhythmische Erschütterungen, zum Beispiel von dem Aufstampfen eines Fußes, von dem Öffnen oder Schließen eines Fensters, von dem Zuschlagen einer Tür. Nachdem ich wiederholt Regen gerochen und die Unbehaglichkeit der Nässe gefühlt hatte, machte ich es wie meine Umgebung: ich lief nach dem Fenster, um es zuzumachen. Aber dies war in keiner Weise ein Denken. Es war dieselbe Art von Ideenverbindung, die Tiere veranlaßt, Schutz vor dem Regen zu suchen. Infolge des gleichen Instinktes, anderen nachzuäffen, legte ich die Kleider zusammen, die aus der Wäsche kamen, räumte die mir selber zugehörenden weg, fütterte die Truthühner, nähte Perlenaugen auf das Gesicht meiner Puppe und tat viele andere Dinge, deren Erinnerung mein Tastsinn aufbewahrt hat. Wenn ich irgend etwas haben wollte, was ich liebte – zum Beispiel Vanilleeis, das ich sehr gern aß –, so hatte ich einen köstlichen Geschmack auf meiner Zunge, (den ich, nebenbei gesagt, jetzt niemals mehr habe) und fühlte in meiner Hand die Umdrehung der Gefriermaschine. Ich machte das Zeichen, und meine Mutter

4 Da der Tastsinn neben Geruchs- und Geschmackssinn als einziger intakt geblieben ist, ist diese Aussage hochinteressant, illustriert sie doch die Abhängigkeit der »Erinnerung« von tatsächlichen Eindrücken. Wir sehen, was H. K. unter »Tastempfindungen« versteht: das Gefühl ihrer eigenen motorischen Innervationen (Muskelkontraktionen) sowie Berührungs- und tiefe Empfindungen. Jede Erinnerung geht offenbar einher mit einer gleichzeitigen Wiederholung der ursprünglichen Sensationen, einem realen Wieder-Erleben. Dies fasst H. K. nun in einem einzigen Satz zusammen.

wußte, daß ich Vanilleeis haben wollte.[5] Ich dachte und wünschte in meinen Fingern. Hätte ich einen Menschen geschaffen, so würde ich sicherlich Gehirn und Seele in seine Fingerspitzen gelegt haben.[6] Aus dergleichen Erinnerungen schließe ich, daß die Möglichkeit, erst als Kind und später als Mensch ins Leben zu treten, auf dem Erwachen von zwei geistigen Fähigkeiten beruht, nämlich erstens, frei zu wollen oder zu wählen, zweitens, Schlüsse zu ziehen oder, von einem Gedanken ausgehend, einen zweiten Gedanken fassen zu können.

Da ich nicht zu denken vermochte, verglich ich auch nicht einen geistigen Zustand mit einem andern. So war ich mir denn auch nicht bewußt, daß in meinem Gehirn eine Veränderung oder ein Fortschritt stattfand, als meine Lehrerin mich zu unterrichten begann. Ich fühlte nur eine deutliche Freude, daß ich mittels der Fingerbewegungen, die sie mich lehrte, leichter erhalten konnte, was ich wünschte. Ich dachte nur an Gegenstände, und nach Gegenständen ging mein Wunsch. Es war das Umdrehen der Gefriermaschine in größerem Maßstabe.[7] Als ich die Bedeutung von *ich* und *mir* lernte

5 H.K. beschreibt ihre Handlungen als ein instinkthaftes Nachahmen anderer Menschen (hierbei handelt es sich um eine Vorstufe der Identifizierung, mitunter als »primäre Identifizierung« bezeichnet), doch ist dies in keiner Weise ein Gedanke! Man beachte: Die Wortbildung ist noch nicht erreicht! Dann wendet sie sich spontanen Handlungen zu: Wenn sie Vanilleeis haben möchte, halluziniert sie den Geschmack und die Art und Weise, wie die Gefriermaschine sich anfühlt. Dies ermöglicht es ihr, der Mutter ein Zeichen zu geben – kein Symbol, sondern eine konkrete Aktion. (Sie hat die Phase des kategorischen Verhaltens im Sinne Goldsteins und Gelbs noch nicht erreicht.) Die Welt befindet sich vielmehr in der Phase des Traumlebens. Alle wesentlichen Traumbestandteile sind hier quasi in nuce zu erkennen: Wunscherfüllung, Projektion und Ersatzbefriedigung.

6 Dies ist fürwahr interessant! Ich kann aber lediglich ganz allgemein auf Schilders Arbeit über das Körperbild verweisen. Entscheidend ist, dass die Vorstellung, die wir von unserem eigenen körperlichen Ich haben, auf der Besetzung der Organe beruht.

7 Die Fähigkeit, »von einem Gedanken ausgehend, einen zweiten Gedanken fassen zu können«, ermöglicht es, »als Mensch ins Leben zu treten«. Dies entspricht der Phase der Wortfindung, des Findens von Wörtern als Signale oder als Zeichen für etwas. Andernorts, z. B. in Wien, vertreten Analytiker die Auffassung, dass diese Phase erreicht sein muss, bevor ein Verfahren wie etwa eine Analyse überhaupt durchführbar wird, denn ein solcher Prozess, so ihre Argumentation, besteht daraus, psychische Fakten von einer Bedeutung in eine andere zu übersetzen, sie aus einem Zusammenhang in einen anderen zu überführen. Daher ist eine Differenzierung in zumindest zwei Teile, die gleichzeitig realisiert werden können, erforderlich. Wenn H. K. behauptet, dass sie nur an Gegenstände dachte und nichts anderes als Gegenstände haben wollte, bestätigt sie eine der grundlegenden

und merkte, daß *ich* etwas bedeutete, da begann ich zu denken. In diesem Augenblicke gab es für mich zum ersten Male ein Bewußtsein.[8] So war es also nicht der Tastsinn, der mir Wissen brachte. Es war das Erwachen meiner Seele, das zuerst meinen Sinnen ihren Wert zurückgab und sie Gegenstände, Namen, Eigenschaften und Eigentümlichkeiten erkennen lehrte. Denken gab mir den Begriff von Liebe, Freude und allen Gemütsbewegungen. Anfangs wollte ich nur lernen, dann auch verstehen und später über das nachdenken, was ich wußte und verstand. Der blinde Drang, der, der mich früher nach der Willkür meiner Eindrücke bald hierhin, bald dorthin getrieben hatte, verschwand für immer.[9]

Ich kann nicht klarer als andere Menschen die allmählichen, feinen Umwandlungen von ersten Eindrücken zu abstrakten Begriffen darstellen; aber ich weiß, daß meine körperlichen Ideen, das heißt Ideen, die von stofflichen Gegenständen abgeleitet sind, mir zuerst in ähnlicher Weise wie Tasteindrücke bewußt werden. Augenblicklich gehen sie in intellektuelle Begriffe über. Später finden diese Begriffe Ausdruck in sogenannter innerer Sprache. Als ich ein Kind war, da war meine innerliche Sprache ein innerliches Buchstabieren. Obgleich ich selbst jetzt noch oft dabei überrascht werde, wie ich mir etwas an meinen Fingern vorbuchstabiere, so spreche ich doch auch zu mir selber mit meinen Lippen, und als ich zuerst sprechen lernte, entsagte mein Geist den Fingersymbolen und begann in deutlichen Worten zu sprechen. Dies ist wahr. Wenn ich jedoch mich zu erinnern suche, was irgend jemand zu mir gesagt hat, so fühle ich deutlich eine Hand, die in die meinige hineinbuchstabiert.[10]

Einsichten der modernen Psychologie, der zufolge am Beginn der Entwicklung ganze Objekte stehen, deren Aufteilung in eine Summe unterschiedlicher Sensationen einer komplizierteren Struktur des psychischen Verhaltens entspricht. Ich verweise erneut auf Schilder, der ein ums andere Mal betont, dass Objekte nie unabhängig von den auf sie gerichteten Triebzielen des Individuums sind.

8 Dies ist der dramatische Augenblick: Das Ich wird geboren, zusammen mit der Zeichenfunktion der Wörter und mit – Bewusstsein.

9 H.K. zeigt, was Bewusstsein für sie bedeutet: das Erwachen der Seele. Der blinde Drang weicht der Liebe, der Freude. Aus ebendiesem Grund halten manche Autoren eine solche Phase für ein wesentliches Merkmal der menschlichen Natur (vgl. Wälder 1934).

10 Auch hier scheint dieses Experiment der Natur zu zeigen, dass Vorstellungen sich aus realen Eindrücken herleiten, welche die »innerliche Sprache« entsprechend prägen. Das

»Die belebte Welt«

Es ist oft gefragt worden, welches meine ersten Eindrücke von der Welt waren, in der ich mich plötzlich fand. Nun aber weiß wohl jeder, der überhaupt über seine ersten Eindrücke nachdenkt, was für ein Rätsel dies ist. Unsere Eindrücke wachsen und wechseln unvermerkt. Was wir nach unserer Meinung als Kinder gedacht haben, ist vielleicht ganz verschieden von dem, was wir wirklich in unserer Kindheit erfuhren. Ich weiß nur, daß nach dem Beginn meiner Erziehung die ganze Welt, die in meinen Bereich kam, für mich lebendig war. Ich buchstabierte meinen Baukastenhölzern und meinen Hunden. Ich hatte Mitgefühl mit den Pflanzen, deren Blüten gepflückt wurden, weil ich dachte, es täte ihnen weh und sie trauerten um ihre verlorenen Blumen. Es dauerte Jahre, bis man mir glaubhaft machen konnte, daß meine Hunde nicht verständen, was ich zu ihnen sagte, und ich entschuldigte mich stets bei ihnen, wenn ich gegen sie anrannte oder auf sie trat.

Als meine Erfahrungen breiter und tiefer wurden, begannen die unbestimmten poetischen Gefühle der Kindheit sich zu bestimmten Gedanken zu verfestigen. Natur – die Welt, die ich berühren konnte – war ganz und gar von mir angefüllt. Ich bin geneigt, jenen Philosophen zu glauben, welche behaupten, daß wir nichts kennen als unsere eigenen Gefühle und Begriffe. Mit einigen kleinen sinnreichen Schlußfolgerungen mag man dazu kommen, in der körperlichen Welt einfach einen Spiegel zu sehen, ein Abbild fortdauernder geistiger Wahrnehmungen. In jedem Lebenskreise ist Selbsterkenntnis die Vorbedingung und Grenze unseres Bewußtseins. Dies ist vielleicht der Grund, warum viele Leute so wenig von dem wissen, was außerhalb des engen Bereiches ihrer Erfahrungen liegt. Sie blicken in sich selber hinein – und finden nichts! Daraus ziehen sie den Schluß, daß auch draußen nichts sei.[11]

Denken ist offenbar verbal, denn – so H. K. – *»[a]ls ich ein Kind war, da war meine innerliche Sprache ein innerliches Buchstabieren«*. Wenn sie sich an etwas zu erinnern versucht, spürt sie erneut, wie eine Hand es – gerade so, wie in der ursprünglichen Situation – in ihre eigene »hineinbuchstabiert«.

11 Wohlgemerkt: Sie definiert Natur als »die Welt, die ich berühren konnte«. Wir befinden uns hier auf der narzisstischen Stufe. Heute wissen wir natürlich, dass jene Philosophen im Unrecht waren. Schopenhauer, der größte nach Kant, lehrte, dass wir die Welt überwinden können, was für ihn bedeutete, dass wir sie nicht-existent machen können, indem wir uns unseres Begehrens (von Freud als Lebenstriebe bezeichnet) entledigen – dann würde die Welt zu existieren aufhören. Zweifellos ein Beispiel für eine Verleugnung

Wie dies denn auch sein möge, ich begann später an anderen nach einem Abbilde meiner eigenen Gefühle und Empfindungen zu suchen. Ich hatte die äußeren Zeichen innerer Gefühle kennenzulernen. Ich mußte erst an anderen bemerken, wie sie vor Furcht zusammenfuhren, wie ihre Muskeln im unterdrückten Schmerze sich zusammenzogen, in freudiger Erregung sich ausdehnten, und ich mußte diese Beobachtungen mit meinen eigenen Erfahrungen vergleichen, bevor ich diese bis zu der unberührbaren Seele meines Mitmenschen zurückverfolgen konnte. Unsicher tastend fand ich doch zuletzt meine Identität, und nachdem ich meine Gedanken und Gefühle an anderen wiederholt gesehen hatte, erbaute ich mir allmählich meine Menschen- und Gotteswelt. Durch Lesen und Studieren habe ich gefunden, daß die anderen Menschen es genau ebenso machen. Der Mensch sieht in sich selber hinein und findet mit der Zeit das Maß und die Bedeutung des Weltalls.

Um Missverständnissen in der Diskussion vorzubeugen, schicke ich einige Bemerkungen voraus.

Mir geht es nicht um die Persönlichkeit Helen Kellers, über die ich Ihnen keinerlei Informationen geben kann.

Dass man gegen dieses Material all die Einwände vorbringen könnte, die wir als Analytiker gegen rein bewusste Aussagen geltend machen, ist offensichtlich. Es könnte sich lohnen, das Material diesbezüglich sorgfältig zu prüfen. Das würde aber umfangreiche Arbeit erfordern, die ich derzeit weder leisten möchte noch kann. Vielleicht hat der eine oder andere von Ihnen einen besseren Zugang zu diesem oder ähnlichem Material. Dies ist einer der Gründe, weshalb ich Ihre Aufmerksamkeit darauf gelenkt

auf der Stufe der »Allmacht der Gedanken«. Im gesamten Buch unverkennbar ist H.K.s Tendenz, uns und sich selbst davon zu überzeugen, dass ihre Welt genauso vollständig ist wie die Welt Anderer. Daher ihre auffallende Betonung der Bedeutsamkeit des »inneren Lebens«. Dies müssen wir berücksichtigen, wenn wir ihre vorangegangenen Bemerkungen über die primäre Bedeutsamkeit von Eindrücken aus der Außenwelt vergleichen und gegenüberstellen. Wie wir aber wissen, ist unsere Vorstellung von der Welt außerhalb unserer selbst untrennbar mit unseren eigenen Empfindungen, Neigungen usw. verbunden. Dies wurde wissenschaftlich von Schilder genial herausgearbeitet und insbesondere von Mrs. Klein in den Vordergrund der klinischen Analyse gerückt. Im folgenden, letzten Teil, den ich nun vorlesen werde, zeigt H.K., wie sie ihr Wissen um andere Personen, um die Psyche und die Welt insgesamt im Einklang mit dem eigenen psychischen Geschehen erwarb. Dies bedarf keines gesonderten Kommentars.

habe. Mich hat vor allem interessiert, ob die spezielle Art und Weise, auf die Helen Keller ihren Kontakt zur Außenwelt herzustellen gezwungen war, sich in der Struktur ihrer Sprache widerspiegelt. Diesbezüglich ist das Material anscheinend enttäuschend, denn Helen Keller bedient sich vorwiegend der gewöhnlichen, konventionellen Sprache. Daher möchte ich betonen, dass meine Bemerkungen sich im Grunde nicht auf dieses Material stützen, sondern es vielmehr zum Anlass nehmen, die Diskussion über einige strittige theoretische Punkte anzuregen.

Ich fasse die wesentlichen Diskussionspunkte zusammen. Das Kapitel, das ich Ihnen vorgelesen habe, scheint folgende Konzepte zu bestätigen:

Erstens hängen die Entwicklung eines Ichs und die Vorstellung einer Außenwelt untrennbar miteinander zusammen. Das Ich ist ein Niederschlag äußerer Eindrücke, d. h. realer Erfahrungen. Dennoch dürfen wir in diesem Zusammenhang nicht vergessen, dass der Körper, unter dem Blickwinkel der Psyche betrachtet, zur Außenwelt gehört. Dies muss klar sein, bevor wir spezifische Mechanismen annehmen und beschreiben können, die miteinander interagieren, z. B. Projektion und Introjektion.

Zweitens ist die Wortbildung ganz offensichtlich eine ungemein wichtige Entwicklungsphase. Vor der Bildung von Wörtern befand sich Helen Kellers Psyche, ihrer Beschreibung zufolge, in einem Zustand, den wir dem System Ubw zuzuschreiben pflegen. Die Möglichkeit eines Bewusstseins, einer bewussten Vorstellung vom Ich, und das Verstehen der Zeichenfunktion von Wörtern gehören derselben Entwicklungsebene an.

Drittens geht reale Erinnerung offensichtlich mit einer Wiederholung der Eindrücke einher, die zum Zeitpunkt der ursprünglichen Erfahrung erfolgten. Dieses Wiedererleben ist ein wesentliches Element der analytischen Therapie und unterscheidet sich von der bloßen verbalen Erinnerung oder Rekonstruktion. In Helen Kellers Fall verdeutlichen dies ihre erinnerte »Tastempfindungen«.

Viertens entspricht die libidinöse Bedeutsamkeit, die sie ihrer Hand zuschreibt, offensichtlich der spezifischen Bedeutsamkeit, die dieses Organ für sie besitzt, was wiederum veranschaulicht, dass die Libido, wie Freud gezeigt hat, ursprünglich den Triebbedürfnissen des Es folgt.

Natürlich gibt es weitere Punkte, die ebenso interessant sind wie diejenigen, die ich hier ausgewählt habe. Vielleicht würde der eine oder andere von Ihnen ganz andere Aspekte aufgreifen oder zu anderen Schlussfolgerungen gelangen. Ich kann lediglich hoffen, mit dieser kurzen Mitteilung Ihr Interesse geweckt zu haben.

8. Kapitel

Wenn der Analytiker nicht erkannt wird

Dieser Text wurde offenbar Anfang des Zweiten Weltkriegs als Vortrag verfasst. Foulkes hat das handschriftliche Manuskript aufbewahrt, aber nie für eine Veröffentlichung aufbereitet, da die Möglichkeit bestand, dass die im letzten Teil beschriebene Patientin den Text lesen würde, sollte er in einer Zeitschrift publiziert werden. Hinzufügte Anmerkungen, darunter ein Verweis auf Dostojewski, zeigen jedoch, dass er beabsichtigte, die Arbeit irgendwann zu veröffentlichen. Weil die Fallgeschichte aus seiner Vorkriegspraxis stammt, ist es heute nicht länger notwendig, von einer Publikation abzusehen.

Foulkes war, was den Umgang mit klinischem Material angeht, sehr zurückhaltend. Seiner Ansicht nach verändert die Verfremdung wiedererkennbarer Merkmale wie Alter, Beruf oder Familienkonstellation das Gesamtbild so sehr, dass es für eine Fallvorstellung nicht länger geeignet ist. Aus diesem Grund hat er über seine klinische Arbeit nie ausführlich berichtet. Der hier abgedruckte Text wurde minimal bearbeitet und wird in seinem umgangssprachlichen, nicht ausgefeilten Stil vorgelegt, weil das klinische Material den theoretischen Beitrag »Über Introjektion« (siehe 5. Kapitel in diesem Band) ergänzt. [M. P.]

Eines Tages, vor vielen Jahren, spazierte ich zusammen mit meiner Frau eine einsame Straße in einem kleinen Ort im Schwarzwald entlang, wo wir Ferien machten. In ein paar hundert Metern Entfernung kamen uns eine Frau und ein Mann auf derselben Straßenseite entgegen. Ansonsten war weit und breit niemand zu sehen. Im Näherkommen erkannte ich in der Dame meine Patientin, eine der ersten, die ich damals analysierte. Ich hatte gewusst, dass sie ihre Ferien im Schwarzwald, an einem anderen Ort als wir, verbringen würde, doch sie hatte keinen Grund anzunehmen, mir dort zu begegnen.

In der Frühphase ihrer Analyse hatte diese Patientin eine starke, intensive Übertragung entwickelt. Ich hatte zuvor noch nie die Erfahrung gemacht, außerhalb der analytischen Situation auf eine Patientin zu treffen, und hielt dies für eine der sieben Todsünden. Ich beschloss, mich möglichst natürlich zu verhalten. Natürlich wäre es somit gewesen, stehenzubleiben und ein paar Worte zu wechseln, zumal sie sich damals ihrer Übertragung in keiner Weise bewusst war. Doch wie sollte ich sie vorstellen, wie ihren Freund, in welcher Eigenschaft kannte ich sie?

Dann geschah etwas, womit ich nicht gerechnet hatte. Während ich sie direkt angesehen und mich darauf vorbereitet hatte, sie zu begrüßen, unterhielt sie sich vollkommen unbefangen mit ihrem Freund, ohne irgendein Anzeichen von Peinlichkeit oder Verstellung, und lief wenige Meter entfernt an uns vorbei. Sie wandte den Blick weder ab, noch schaute sie mich an. Ich war für sie einfach nicht existent. Dennoch musste sie uns gesehen haben.

(Seit meiner frühen Kindheit war ich oft an diesem Ort [Badenweiler] gewesen, auch zu der Zeit, als der große Anton Tschechow dort starb. Umso mehr bedauere ich, den Vorfall nicht so beschreiben zu können, wie er es vermocht hätte.)

Neugierig blickte ich rund 14 Tage später der nächsten Sitzung entgegen. Die Patientin erwähnte die Begegnung mit keinem Wort. Nach einer Weile fragte ich bei passender Gelegenheit nach. Tatsächlich war sie völlig ahnungslos. Sie hatte meine Anwesenheit überhaupt nicht zur Kenntnis genommen.

Mit wachsender Erfahrung ist mir das Gleiche später wiederholt auch mit anderen Patientinnen und Patienten passiert, und wahrscheinlich geht es allen Analytikern genauso. Nehmen wir die jüngsten Beispiele (in England während der Kriegsjahre). In einer Kleinstadt wie Exeter, in der ich Anfang des Krieges [in der Praxis eines Psychiaters] zwei Jahre lang gearbeitet habe, kommt man nicht umhin, seinen Patienten auf der Straße, in Geschäften oder zur Mittagszeit im Café zu begegnen. Nicht selten passiert es, dass sie einen nicht sehen. Ein Mann saß beim Mittagessen mir gegenüber am selben Tisch und erkannte mich erst, nachdem er bestellt und seine Suppe zur Hälfte aufgegessen hatte. Eine Patientin saß wiederholt wenige Tische von mir entfernt, ohne meine Anwesenheit zu bemerken, obwohl sie sich ansonsten lebhaft für meine Angelegenheiten interessierte. Besonders bemerkenswert ist diesbezüglich ein junges Mädchen, das mich kein einziges Mal zur Kenntnis nahm, obwohl wir uns mindestens ein halbes Dutzend Mal begegneten und ich bei einer Gelegenheit meine Rechnung unmittelbar vor ihren Augen bezahlte.

Diese Vorfälle sind zweifellos Beispiele für eine Verdrängung oder Skotomisierung. Sie als solche zu bezeichnen erklärt aber noch nicht, wie sie zustande kamen. Wir stellen fest, dass der Patient mit eigenen Augen etwas sieht, es jedoch vorzieht, es nicht zu sehen oder wahrzunehmen – zumindest nicht bewusst. Darüber hinaus ist die nicht erkannte Person jemand, den er kennen und bemerken müsste, jemand, der sogar eine erhebliche emotionale Bedeutung für ihn besitzt und den er leidenschaftlich gern kennenlernen würde. Dennoch weigert er sich, diese Person wiederzuerkennen und das Gefühl der Vertrautheit zuzulassen – eine Art umgekehrtes Déjàvu, er ist ahnungslos.

Etwas Ähnliches geschieht in Situationen, die jeder von uns schon erlebt hat und die weiter verbreitet sind, als gemeinhin angenommen – man erkennt jemanden nicht, obwohl man ihn eigentlich sehr gut kennt. Eine ältere Dame aus meinem Bekanntenkreis fragte mehrere Personen nach dem Weg und plauderte freundlich mit ihnen. Als sie einander am nächsten Tag erneut begegneten, sagte einer der Beteiligten: »Kann es sein, dass du uns gestern nicht erkannt hast?« Tatsächlich waren sie seit mehr als 40 Jahren eng miteinander befreundet und hatten sich oft getroffen.

Für einen meiner Patienten, einen jungen Mann von 20 Jahren, sehen alle Menschen gleich aus: Er kann Gesichter nicht unterscheiden. Alle scheinen Teil eines einzigen großen Körpers zu sein, denn er vermag keine Individuen auszumachen. Eine Stadt erinnert ihn an ein großes Ameisennest. »Die Wünsche und Bedürfnisse der Individuen sind im Grunde – unerheblich.« Wenn er von einer Anhöhe aus auf die Kleinstadt blickt, in der er lebt, wirken alle Häuser wie eine unstrukturierte Masse, denn für ihn sehen sie alle gleich aus. Es gibt jedoch eine Ausnahme. Seine Schwester besitzt eine Geflügelfarm mit 62 Hühnern, die er allesamt einzeln, zumeist am Kamm, erkennt, und zwar sogar aus beträchtlicher Entfernung. Er weiß immer ganz genau, welches Huhn er gesehen hat und welches nicht. Auf der bewussten Ebene hat er kein spezielles Interesse an ihnen; weder mag er sie besonders, noch verabscheut er sie. Er gibt ihnen keine Namen oder Nummern, sondern sagt: »Es sind 1, 2, 3 ... 62, und ich sehe sie innerlich eines neben dem anderen aufgereiht.« Er erwähnt auch, dass er der Anwesenheit seines Chefs im Zimmer durch eine »sonderbare Ahnung« gewahr wird, ohne sich umsehen zu müssen. Sein Gefühl, das der Chef da sei, ist meistens zutreffend.

Dieser junge Mann illustriert durch sein Verhalten das Gegenteil der eingangs erwähnten Patientin. Er weiß um die Anwesenheit seines Chefs, ohne dass er ihn sieht, ohne den Kopf drehen zu müssen. Die beiden Extreme markieren die ganze Bandbreite von Perzeption und Apperzeption gemäß der psychologischen Bereitschaft des Individuums. Die Patientin sieht mich nicht, obwohl sie fast mit mir zusammenstößt, der junge Mann nimmt die Anwesenheit seines Chefs in der Fabrik ohne erkennbaren sensorischen Stimulus wahr. Er kann Gesichter nicht unterscheiden, aber mühelos 62 Hühner einzeln identifizieren.

Ähnliche Störungen treten auf, wenn bestimmte Hirnareale infolge einer organischen Läsion funktionsunfähig geworden sind. Die detaillierte Analyse solcher visuellen Agnosien ist hochinteressant. Die Störung wird zwar durch psychische Faktoren beeinflusst, macht sich aber auf immer gleiche Weise bemerkbar, sobald die jeweilige Funktion benötigt wird. Dies entspricht der organischen Ebene. In den hier erläuterten Fällen bestimmt die psychische Situation, ob die Funktion intakt, über die Maßen aktiv oder aber gestört ist. Dies entspricht der psychologischen Ebene, so dass man ein solches Syndrom auch als funktionelle Agnosie bezeichnen könnte (vgl. 4. Kapitel in diesem Band).

Die entscheidende Frage ist damit noch nicht beantwortet: Was hat die Betroffenen ursprünglich veranlasst, sich selbst zu verblinden, und warum und wie repräsentiert das spezifische Objekt – in unserem Fall der Analytiker – den verbotenen Eindruck? Die bislang erwähnten Fälle verweisen zweifellos in die erwartete Richtung. Die Betroffenen befanden sich allesamt in einer Phase intensiver sexueller Übertragung, hatten aber insbesondere gegenüber dem männlichen Geschlechtsteil hochambivalente Gefühle. Ihre sexuelle Neugier war ausgeprägt, ihre visuelle Funktion hochgradig sexualisiert, und sie litten unter starker, blind machender Kastrationsangst. Abgesehen von diesen allgemeinen Eigenschaften gewähren sie uns keinen weiteren Aufschluss. Wir müssen uns daher einen Fall ansehen, der mehr vom Inneren der Geschichte zeigt.

> Eine ältere Dame wurde vor vielen Jahren von einem renommierten Kollegen analysiert. Die Analyse scheiterte, weil die Patientin zu der Überzeugung gelangt war, dass der Analytiker in sie verliebt sei und sie heiraten wolle. Diese Idee erwies sich als nicht korrigierbar, und auch eine weitere Analyse bei einem weiteren hochangesehenen Kollegen änderte nichts daran – ebenso wenig eine Analyse, die sie viele Jahre später bei mir machte, wenngleich ihr diese, wie auch die vorangegangenen Behandlungen, in vielerlei Hinsicht helfen konnte. Ich

behandelte ihre paranoiden Vorstellungen exakt gemäß den Empfehlungen Freuds, akzeptierte sie, ohne ihren Realitätsgehalt infrage zu stellen, und analysierte sie genauso wie reale Erfahrungen.

Im Laufe der Jahre war die Beziehung zu ihrem ersten Analytiker – nennen wir ihn XY – zum Mittelpunkt ihres Lebens geworden. Noch immer wartet er darauf, sie zu heiraten, und wenn er nur käme und ihr einen Antrag machte, wäre alles wunderbar. Ihr Gesicht strahlt vor Entzücken, wenn sie sich ausmalt, sein Leben, seine intellektuellen Interessen usw. mit ihm zu teilen. Der sexuelle Aspekt der Ehe oder mögliche Kinder tauchen in diesen Vorstellungen nicht auf. Aber warum kommt er nicht, um sie zu fragen? Nachdem er sich in sie verliebt hatte, hätte er es ihr sagen und die Analyse beenden müssen; dass er es nicht tat, war sein Fehler. Stattdessen hatte er ihr erklärt, dass sie ihn als reale Person im realen Leben gar nicht erkennen würde. Nach wie vor möchte er, dass sie ihn erkennt, und dennoch enttäuscht sie ihn diesbezüglich – sie erkennt ihn nie und macht sich deshalb bitterliche Vorwürfe.

Warum verkleidet er sich immer auf solch alberne Weise? Wie soll sie ihn so erkennen – niemand könnte es. In regelmäßigen Abständen berichtet sie, dass ein Mann an ihr vorbeigelaufen sei, ein Arbeiter, der seinen Hut tief über die Augen heruntergezogen und sich im Vorbeigehen nach ihr umgeschaut hatte. Oder ein Mann hatte an der Ecke gestanden und ein oder zwei Mal gehustet, als sie vorbeiging, oder sie hatte seine »Detektive« enttarnt und Ähnliches mehr.

XY »wusste« nach solchen Erlebnissen natürlich, »dass sie ihm wiederbegegnet war und ihn nicht erkannt hatte«. Die Patientin aber begriff dies erst einen Tag oder eine Woche später. Manchmal sagte sie: »XY kann es nicht gewesen sein, er ist viel größer«, oder: »Einen solchen Hut würde er nie tragen.« Oder sie hatte sich vergewissert, dass der Mann eine andere Augenfarbe hatte als XY – seine Augen beschäftigten sie ganz besonders –, und er konnte die Farbe seiner Augen nicht verändern. Gleichwohl wurde ihr unweigerlich, oft mitten in der Nacht, schlagartig klar: »Ja, er war es, er war es.« Diese Erkenntnis traf sie wie ein Schock. Sie hatte ihn einmal mehr nicht erkannt. Dessen war sie sich nun ganz sicher, es gab nicht den geringsten Zweifel, und sie war zutiefst verzweifelt.

Ein andermal wollte sie ihm schreiben, setzte es auch manchmal in die Tat um und fragte ihn dann, weshalb er nicht davon ablasse, sie in diesen lächerlichen Verkleidungen auf die Probe zu stellen; oder sie bat ihn, die Dinge zu erklären. Wenn sie dem realen XY aber tatsächlich begegnete, beispielsweise auf einer psychologischen Veranstaltung, oder wenn sie ihm auflauerte, bis er seine Praxis verließ oder aus seinem Auto stieg (und sie ganz in der Nähe auf ihn wartete) oder wenn er sich bei seltenen Gelegenheiten bereit erklärte, sie in seiner Praxis zu sehen, hatte sie keinerlei Schwierigkeiten, ihn zu erkennen. Nur wenn er in seiner Verkleidung, in Gestalt eines Fremden, auftauchte, um sie zu bitten, ihn zu heiraten, vermochte sie ihn nicht zu erkennen.

Ihr einziges Problem bestand darin, diese Schwierigkeit zu bewältigen und fähig zu sein, ihn zu erkennen, damit er sie würde heiraten können. Eine erfolgreiche Analyse bedeutete für sie daher natürlich nicht, diese Phantasie zu überwinden, sondern aus ihrer »analytischen Übertragung«, wie sie es ausdrückte, herauszufinden und den »realen« XY kennenzulernen und heiraten zu können. Eine der Methoden, dies zu erreichen, bestand ihrer Ansicht nach darin, dass ich die »analytische Übertragung« herstellte, um ihre Beziehung zu XY von derselben zu befreien.

Das manifeste Verhalten dieser Patientin ist das Gegenteil der zuvor geschilderten Fälle. Jene Patientinnen sahen den realen Analytiker nicht, während sie ihn sieht, ohne dass er anwesend ist. Doch sie beschuldigt sich selbst, ihn nicht zu erkennen, d. h., sie wirft sich exakt jene Fehlleistung vor, die den anderen tatsächlich unterlief. Psychisch gesehen ist sie im Recht, und wir können ihr Material demselben Problem zuordnen. Es ist ihr bewusst, weil ihr Ich keine Abwehr durch Verdrängung, sondern durch Projektion vornimmt.

Die Geschichte dieser Patientin enthält noch weitere neue Elemente. Das erste ist das der Liebe: Nicht sie ist in den Analytiker, sondern dieser ist in sie verliebt. Das zweite Element besteht darin, dass sie dem Wort »erkennen« seine volle biblische Bedeutung beilegt, indem sie es im Sinne der sexuellen Vereinigung benutzt. Doch wie gesagt: Nicht die Patientin wünscht sich, von ihm erkannt zu werden, sondern der Analytiker möchte, dass sie ihn erkennt, damit er sie heiraten kann. In diesem Zusammenhang hat »erkennen«, »wiedererkennen« oder »vertraut sein mit« noch eine andere Bedeutung, nämlich den Mann als sexuelles Wesen – im Grunde als phallisches Organ – zu sehen, wiederzuerkennen und zu begehren. Das dritte und überraschende Element ist das der Verkleidung.

Die psychotische Tonart transponiert die psychischen Prozesse der Patientin in ein für uns lesbares graphisches Bild von Ereignissen. Ihre Wahrnehmung ist durchaus zutreffend – sie sieht tatsächlich einen Fremden und nicht XY. Gleichzeitig ist an ihrer Ahnung nicht zu zweifeln, denn diese beruht auf der inneren Wahrnehmung seiner psychischen Anwesenheit, und in diesem Konflikt zwischen materieller und psychischer Realität erweist sich letztere nach einer Weile unweigerlich als überlegen. Durch Kompromissbildung gelangt die Patientin zu dem Schluss: Meine Sinne haben mich nicht betrogen, aber er hat mich getäuscht. Diese Lösung lässt sowohl die innere als auch die äußere Wahrnehmung korrekt erscheinen: Er war da, aber in Verkleidung.

Doch warum hat sie ihn nicht erkannt? Unbewusst, so denke ich, gibt sie eine ungemein wichtige Antwort auf diese Frage. Sie kann die ursprüngliche Person, die sie vermeintlich auf ihn überträgt, in ihrem Innern nicht finden. Das Bild dieser ursprünglichen Person ist verzerrt und unklar. Wir werden später darauf zurückkommen.

Bevor wir die Analyse dieses Falles vertiefen, möchte ich kurz innehalten und die Reaktionen dieser und der übrigen Patientinnen als eine Reaktion auf die analytische Situation an sich betrachten. In der analytischen Situation ist der Analytiker nicht sichtbar. Die Patientin antwortet darauf: Ich kann Sie nicht sehen, wage es nicht, Sie zu sehen, möchte Sie nicht sehen. Der Analytiker sagt: Sie kennen mich nicht als reale Person; worauf die Patientin erwidert: Ich kenne Sie nicht als eine reale Person (will Sie als solche nicht kennen). Aber der Analytiker sagt auch: Ich »erkenne« (liebe) Sie nicht; ich erkenne Ihre Liebe zu mir nicht als eine Realität an. Die (für uns hier relevanten) Reaktionen der Patientin darauf besagen: Wenn Sie mich nicht als eine reale Person anerkennen, werde ich Sie nicht als eine reale Person anerkennen (erkennen); Sie existieren lediglich im Behandlungszimmer, Sie sind nur eine »Übertragungsperson«. Wenn Sie mich nicht lieben, können Sie mich nicht erkennen, und ich kann Sie nicht erkennen.

So gesehen, verstehen wir besser, weshalb diese Reaktion des »Nicht-(Er-)Kennens« gerade in Bezug auf den Analytiker vergleichsweise häufig auftritt und geradezu typisch ist, auch wenn wir vielleicht nicht mit ihr rechnen.

Eine weitere wesentliche Einstellung des Analytikers lässt sich schematisch wie folgt beschreiben: Sie lieben mich nicht als eine reale Person, Sie lieben mich lediglich als eine Übertragungsfigur. Als eine reale Person bin ich wie jeder Andere, einzig Ihre Übertragung macht mich zu etwas Besonderem.

Darauf erwidert die Patientin: Zur Hölle mit der Übertragung. Sie lügen. In Wirklichkeit sind Sie tatsächlich der wunderbare Mensch, den ich liebe, auch wenn Sie sich als gewöhnlicher Mensch verkleiden. Sie tun dies, um mich auf die Probe zu stellen und herauszufinden, ob ich wirklich Sie liebe oder nur eine Übertragung. Wenn ich Sie erkenne, werden Sie überzeugt sein, dass ich tatsächlich Sie, nur Sie, liebe. Auch Sie lieben mich, wollen es aber nicht eingestehen und geben deshalb vor, ein Analytiker zu sein.

Sie versteht es als Vorwurf – »Sie kennen mich nicht« – und als Verwünschung: »Sie können mich nicht erkennen!«, aber auch als Aufgabe: Wenn ich die »Übertragung« – von ihr als Fluch begriffen – loswerde, kann ich ihn erkennen, und er kann mich heiraten. Daher testet er sie, indem er sich verkleidet und als Fremder auftaucht. Er ist tatsächlich der verkleidete Prinz, der namenlose phallische Held, der Fremde aus einem fernen Land. In diese Vorstellungswelt verwebt die Patientin ihre eigene Urphantasie. Durch ihre Liebe wird sie ihn glücklich machen, erlösen und erretten. Wie der fliegende Holländer wird er durch ihre reine Liebe erlöst werden. Sie ist ihm Tochter, Ehefrau und Mutter, er ist der Vater, der als ihr eigener Sohn wiedergeboren wurde. Dies sind keine Vergleiche, sondern ganz konkrete Phantasien. Auch wenn ich meine Deutungen und Schlussfolgerungen recht dogmatisch formulieren muss, beruhen sie doch auf einer Fülle an glaubwürdigem und überzeugendem Material. Was die Lebensgeschichte der Patientin betrifft, so beschränke ich mich auf die Informationen, die im Zusammenhang mit unserem Thema erforderlich sind.

Die phallische Bedeutsamkeit des Analytikers, der sie fragen wird und von ihr erwartet, dass sie ihn erkennt, ist wahrscheinlich durchsichtig genug, so dass wir darauf nicht viel Zeit verschwenden müssen. Ich gebe lediglich einige Hinweise. Das Genitale hat keinen Namen. Man darf weder von ihm sprechen noch es ansehen. Es zu sehen ist für die Patientin besonders beunruhigend, denn damit würde sie eingestehen, es zuvor bereits gesehen zu haben. Sein blind machender Einfluss scheint auch dadurch zum Ausdruck zu kommen, dass es selbst unsichtbar ist. Andererseits fürchtet sie, es zu beschädigen, und zwar ebenfalls, indem sie es ansieht. Sie hegt die Vorstellung, dass ihre Blicke gefährlich seien, dass sie den bösen Blick habe.

Der Phallus ist das Organ, das den Orgasmus erzeugt; einen Orgasmus zu haben bedeutet, zu »erkennen«. Sie hat Angst davor, einen Orgasmus zu haben, weil dies bedeuten würde, das Bewusstsein zu verlieren, zu sterben. Gleichzeitig ist sie das jungfräuliche Schneewittchen, das vom liebenden Mann geweckt wird, auferweckt vom Tod zum Leben. Die auf jeder Ebene durchgängige Ambivalenz brauche ich kaum ausdrücklich zu erwähnen. Ich habe den Eindruck, dass sich das Motiv der Transformation auf dieser Ebene auf das Phänomen der Erektion bezieht. Der gewöhnliche Mann ist der Penis im gewöhnlichen Zustand, dahinter aber ist dieser das mächtige erigierte Organ, der furchteinflößende potente He-Man, ein Supermann, den sie nicht wiedererkennen kann, den sie nicht »erkennen« darf.

Der Analytiker ist auch eine Personifizierung des Todes. Sein Kommen bringt das Ende, den Tag des Jüngsten Gerichts. Wenn er stirbt, kann nichts sie davon abhalten, zu ihm zu gehen und mit ihm zu sterben. Das ist das Motiv vom Tod und dem Mädchen.

[Hier schließt sich eine längere Passage über die doppelte symbolische Bedeutung von Zeus und Hades in der griechischen Mythologie an: Für die Griechen sind Tod und Leben in Liebe vereint.]

Für die Patientin hat der Analytiker darüber hinaus auch die Bedeutung von Christus, in dessen Gestalt sich ihr Vater und der Analytiker verdichten. Sie ist in einer sehr religiösen Familie aufgewachsen und hat die Religion mit der Muttermilch aufgesogen. Der Vater war ein religiöser Fanatiker, und die Patientin erinnert sich lebhaft daran, dass sie als Kind glaubte, ihr Vater *sei* Christus, und dass sie Gebete und Gesänge direkt an ihn richtete. Bei zahllosen Gelegenheiten mischte sich in ihre kindliche Zuneigung und ihr leidenschaftliches Verlangen nach der Liebe des Vaters die erhabene Gestalt des Erlösers; religiöse und sexuelle Gefühle sowie ihr jeweiliges Objekt verschmolzen miteinander. Diese zum Teil vergessene Geschichte ihrer frühen Kinderjahre erwachte in ihrer Übertragung auf XY wieder zum Leben – teilweise sogar wortwörtlich. Was sie in ihrer zentralen Phantasie agierte, hing überaus deutlich mit der Wiederkehr Christi zusammen, insbesondere mit seiner Wiederkehr als Bräutigam wie im Matthäus-Evangelium in der Geschichte von den klugen und den törichten Jungfrauen. Die törichten Jungfrauen riefen: »Herr, Herr, mach uns auf!« Er aber antwortete: »Amen, ich sage euch: Ich kenne euch nicht. Seid also wachsam! Denn ihr wisst weder den Tag noch die Stunde.«

Sie sind mir auf einem langen Weg gefolgt, der im Schwarzwald mit der Fehlleistung einer Patientin begann. Wenn ich Sie für eine kurze Stunde auch von der schmerzvollen Realität der Gegenwart [Krieg] fortführen konnte, muss ich mich dafür nicht entschuldigen: Es ist unser kostbares Privileg, bisweilen zurückblicken und unsere Gedanken am Geheimnis der menschlichen Seele erquicken zu können.

9. Kapitel

Frauen mit der Vorstellung, das Geschlecht zu wechseln[1]

Dieser kurze klinische Beitrag entstand vermutlich in den ersten Kriegstagen. Foulkes diskutiert vier Fälle aus seiner psychoanalytischen Praxis. [M. P.]

Bei mehreren Patientinnen war die Vorstellung, sich in einen Mann zu verwandeln, von herausragender Bedeutung. Auch wenn diese Phantasie jedem Analytiker vertraut sein muss, wurde ihr die verdiente Aufmerksamkeit bislang offenbar nicht zuteil. Wir pflegen sie als Ausdruck eines Wunsches zu betrachten, das Fehlen eines männlichen Geschlechtsorgans, das häufig als Kastration verstanden wird, zu kompensieren oder zu verleugnen.

In den hier beschriebenen Fällen verhielt es sich weniger einfach. Der Geschlechtswechsel an sich weckte in den Frauen Entsetzen und Ekel. Einige wollten ihn künstlich, durch eine Operation, herbeiführen, um die gefürchtete Phantasie loszuwerden. Die in diesen Fällen mögliche detailliertere Analyse brachte Erstaunliches ans Licht: Die Patientinnen fühlten sich von einem männlichen Prinzip, einem Mann oder, konkreter, einem Penis in ihrem Inneren besessen, dem sie gefährliche, schreckenerregende Eigenschaften zuschrieben. Es versteht sich von selbst, dass hier von unbewussten Phantasiebildungen die Rede ist, die sich in der Analyse offenbarten; an der Validität der Beobachtungen ist aber nicht zu zweifeln. Ich spreche von »Beobachtungen«, Deutungen kamen selten ins Spiel. Von besonderem Interesse scheint mir, dass die Inkorporation dieser phallischen Bilder als Schutz gegen sie diente – sie wurden sozusagen eingekerkert. Das furchterregende Element des drohenden Geschlechtswechsels bestand darin, dass diese Phantasieorgane bloßgelegt, ans Licht gebracht und freigesetzt werden mussten. Die weitere Analyse zeigte, dass die zugrunde liegenden Ängste und Schuldgefühle wie üblich mit der infantilen Mastur-

1 Erstveröffentlicht in: *International Journal of Psycho-Analysis* 24 (1943): 53–56.

bation und mit dem Ödipuskomplex zusammenhingen. Dies ist hier für uns ebenso wie die prägenitalen Grundlagen nicht von Interesse und wird daher nicht weiterverfolgt. Mir geht es lediglich darum, die Existenz dieser Umwandlungsphantasie aufzuzeigen und zu sehen, was die Analyse zum Verständnis ihres Wesens und ihrer Bedeutung beitragen kann.

In den folgenden Fallgeschichten beschränke ich mich darauf, den allgemeinen Hintergrund und einige der für unser Thema relevanten Details zu beschreiben.

1. Fall. Diese Patientin litt seit sechs Jahren unter schweren Asthmaanfällen. Tagtäglich hatte sie einen bis zwei Anfälle und nahezu unweigerlich einen weiteren in der Nacht. Sie war auf Injektionen angewiesen, die ihr nachts von ihrem Mann verabreicht wurden. Sexuell war sie ihm gegenüber völlig frigide. Unter dem Einfluss einer starken sexuellen Übertragung auf den Analytiker blieben die Anfälle nach einigen Analysemonaten praktisch aus. In dieser Phase fiel sie zweimal gegen Ende der Sitzung »in Ohnmacht«, verstand aber weiterhin, was zu ihr gesagt wurde. Diese Anfälle standen für eine masochistische Unterwerfung unter den Analytiker, der sie der Obhut einer Sekretärin anvertraute, bis sie sich so weit erholt hatte, dass sie das Haus verlassen konnte. In der Übertragung tauchten leichte paranoide Züge auf. Nach einer Ferienpause, in der die Patientin – wenngleich ohne deutliche Häufung der Anfälle – einen Rückfall erlitten hatte, präsentierte sie ein radikal verändertes Bild. Sie hatte ausgesprochen paranoische Vorstellungen entwickelt, und zwar insbesondere in Bezug auf den Analytiker, den sie im Verdacht hatte, nachts in ihrem Schlafzimmer gewesen zu sein und eine Landkarte an sich gebracht zu haben, die sie von ihrem Bruder bekommen hatte – vielleicht was er ein Spion. Der Bruder hatte ihr aufgetragen, die Karte im Falle einer Invasion zu vernichten. Hinsichtlich des Verhaltens anderer Menschen zeigte die Patientin typische Symptome eines Beziehungswahns. Als der Analytiker sich eine Zigarette anzündete, verstand sie dies zum Beispiel als Hinweis darauf, dass mit ihrer Verdunkelung etwas nicht in Ordnung sei – ein weiteres Anzeichen dafür, dass er sich in ihrem Haus auskennen musste.

In dieser Phase fand sich die Patientin eines Morgens in einem Zustand höchster Erregung bei mir ein und teilte mir mit, dass sie dem Arzt (ihrem Hausarzt) geschrieben habe. Sie wisse über die

Operation, die wir planten, Bescheid und sei, wenn es sich nicht vermeiden lasse, dazu bereit. Am liebsten hätte sie es bereits hinter sich – sie wolle lediglich darüber informiert werden. Es stellte sich heraus, dass diese Operation sie in einen Mann verwandeln würde. Alles sei sehr mysteriös und unheimlich, doch sie werde es akzeptieren, wenn es zu ihrer Heilung notwendig sei. Ich kann hier nicht näher auf diesen Fall eingehen, auch wenn er unter anderen Gesichtspunkten ebenfalls sehr interessant ist. En passant sei aber erwähnt, dass die Asthmaanfälle durch eine psychische Entsprechung psychotischen (paranoiden) Charakters ersetzt worden waren. Ich halte dies für den wesentlichen Aspekt solcher semiorganischen Störungen. Sie sind quasi psychotische, d. h. nicht lediglich prägenitale, Konversionen (vgl. Mengs »Organpsychose«). Bleibt noch zu erwähnen, dass die Patientin vom Typ her zwar lesbische Züge hatte, ihre Libido sich aber eindeutig auf Männer richtete.

2. Fall. Auf die Krankengeschichte dieser Patientin müssen wir nicht näher eingehen. Es handelte sich um eine typische Hysterie, und die Analyse verlief sehr erfolgreich. Die Patientin war von der Idee besessen, sich als Mann zu entpuppen. Sie fixierte sich auf die berüchtigten Zeitschriftengeschichten von Menschen, die als Mädchen erzogen worden waren und dann plötzlich entdeckten, dass sie dem männlichen Geschlecht angehörten. Auch in ihrem Fall spielten Vorstellungen von einer Operation eine große Rolle, und zwar sowohl in Verbindung mit dem Genitalbereich als auch in Verbindung mit der Angst, an Brustkrebs zu erkranken. Der Krebs repräsentierte einen malignen Penis im Innern des Körpers. Der Geschlechtswechsel war eine »entsetzliche Vorstellung«.

3. Fall. Für die Zwangsängste und -impulse dieser Patientin spielte die Furcht, in der Öffentlichkeit plötzlich die Kontrolle zu verlieren, eine wichtige Rolle. Sie fürchtete, z. B. im Kino laut aufzuschreien und deshalb für wahnsinnig gehalten zu werden, oder »jemanden« anzugreifen und zu töten. Dieser »jemand« war letztlich ihre Mutter, die sie mit einer Axt töten würde. Bei klarem Verstand wäre sie dazu nicht imstande, doch wenn sie es täte, ohne sich dessen bewusst zu sein? Oft geriet sie in Panik bei der Vorstellung, es getan zu haben, ohne es zu wissen. Verrückt zu sein bedeutete, epileptische Anfälle zu haben –

ein Zusammenhang, der sich aus ihrer Familiengeschichte ergab. Aber ihr Cousin, der unter epileptischen Anfällen litt, masturbierte auch in ihrer Gegenwart, mit ihrer Schwester und mit ihr selbst, und sie setzte den Orgasmus mit einem Anfall dieser Art und auch mit dem Sterben gleich. Die Urszene zwischen ihrem Vater und ihrer Mutter wurde als ein wechselseitig extrem sadistischer Akt aufgefasst, in dem der Vater ihre Mutter attackierte, aber dabei starb. Er war tatsächlich »wegen dieser Dinge« gestorben. Die Angst der Patientin, sich in der Öffentlichkeit übergeben zu müssen, erwies sich als Angst, in der Öffentlichkeit zu masturbieren, genauer: zu ejakulieren wie ein Mann. Dies war zunächst schwer verständlich. Nach dem Tod ihres Vaters hatte meine Patientin furchtbare Angst davor gehabt, dass ihre Mutter sie bitten würde, an die Stelle des Vaters zu treten und sie zu befriedigen. Ihr Vater war ein »schlechter« Mensch gewesen, ein sexbesessener Trunkenbold, der rückhaltlos seinen mörderischen Gelüsten frönte. Sie hasste ihre Mutter, war aber stark auf sie fixiert. Im Übrigen ist die Patientin von herausragender Intelligenz und erholt sich prächtig. Sie hat mittlerweile eine rundum zufriedenstellende Beziehung zu einem Mann aufgenommen, den sie wahrscheinlich heiraten wird. Vor ihrer Analyse war sie von einem wesentlich älteren Mann verführt worden, mit dem sie ein einziges Mal, absolut frigide, Geschlechtsverkehr hatte. Es hatte ihr nichts bedeutet.

In einem ihrer Träume war sie für einen jungen Mann verantwortlich. Dieser drohte die Kontrolle zu verlieren und Menschen zu töten. Menschen zu töten bedeutete gleichzeitig, sie sexuell zu attackieren. In diesem Fall war die sexuelle Deutung tatsächlich auf klassische Weise entscheidend. Es zeigte sich, dass die Patientin beide Geschlechter besaß. Sie hatte einen Mann in ihrem Innern, der sie zu überwältigen und aus ihr auszubrechen drohte. Er stand für alle ihre leidenschaftlichen und gewalttätigen Impulse. Die Impulse, die sie dem »Mann« zuschrieb, spiegelten perfekt ihre eigenen nicht männlichen, sondern weiblichen Triebe wider. Der Mann war ihr Es. Ihre ausgeprägte Ambisexualität war nicht Ausdruck einer biologischen, sondern einer psychischen Bisexualität der Patientin. In einem anderen Traum fragte jemand sie, ob sie sich in einen Mann verwandeln wolle. Sie erklärte sich mit dem Experiment einverstanden. Dann erblickte sie sich selbst als einen schwarzen männlichen Wilden mit Federn, der einen ungebärdigen, furchteinflößenden Kriegstanz vollführte. Sie traf auf SA-Männer, die ihr den Weg versperrten. Dann sah sie jemanden, der dem Experiment ebenfalls zugestimmt hatte und furchtbar krank aussah. Sie dachte: »Ich werde nicht zulassen, dass sie mir dasselbe antun.« Mehrere Träume und Phantasien der gleichen Art schlossen sich an. Die Patientin beschäftigte sich intensiv mit dem männlichen Geschlechtsteil. »Ich habe keine Schwierigkeiten mit anderen Menschen, bis mir bewusst wird, dass sie Geschlechtsteile haben. Sobald ich das Gefühl bekomme, dass sie an Geschlechtsverkehr denken oder sexuelle Lust haben, fürchte ich, dass sie die Kontrolle verlieren. Dann kommt das Schlimmste, und sie sind wie Tiere.« Das männliche Geschlechtsteil war mit dem Kopf identifiziert. Sie erinnerte sich mit Schrecken an ein Erlebnis im Alter von zweieinhalb Jahren: Eine Puppe ihrer Schwester war lebendig geworden und hatte furchtbaren Lärm veranstaltet. Genauso wie der Mann, der an die Tür klopfte (ein Ereignis aus ihrem späteren Leben). Ein wenig später riss sie der Puppe den Kopf ab. Sie pflegte ihre Puppen und auch andere Dinge ständig kaputt zu machen. Sie hatte sich immer für das Märchen vom Knüppel-aus-dem-Sack [Stick-out-of-bag] interessiert. Abgesehen davon, dass es so gut zu ihren Vorstellungen von einem gefürchteten Phallus passte, hing der »Sack« auch mit ihrer eigenen Tasche (Körper – Anus – Vagina) zusammen, aus der dieser Phallus schließlich herauskam.

Ein ums andere Mal tauchte die Vorstellung, in einen Mann verwandelt zu werden, als schreckliche Befürchtung auf. Manchmal sah sich die Patientin von weißen Phalli umstellt, die sich wie Lebewesen verhielten und sie attackierten, aber sie konnte nicht mit ihnen sprechen. Sie nahmen keine Notiz von ihr. Sie waren »bewusstlos« und unkontrollierbar. Ihre weiße Farbe war darauf zurückzuführen, dass sie tot waren, aber auch auf eine Erfahrung mit dem Geschlechtsteil eines Jungen. Sie waren »die Toten, die wieder lebendig werden« – eine Vorstellung, die auch ein Element der Angst vor der Erektion enthielt. In dem Film *Love from a Stranger* ermordete ein Mann mehrere Frauen. Ein künftiges Opfer spielte Klavier. Es war schrecklich zu sehen, wie der Schauspieler (Basil Rathbone) sie drängte, »schneller, schneller« zu spielen. Sie hatte seinen Kaffee vergiftet und es ihm gesagt. Sie sterben zusammen. Die Patientin erkannte die Beziehung der Szene zu Geschlechtsverkehr und Orgasmus. Der wechselseitige Mord passte natürlich besonders gut zu ihren Vorstellungen. Das mit dem Geschlechtsverkehr verbundene Entsetzen wurde durch die Bewegungen hervorgerufen. Sie waren die Ursache dafür, dass der Akt an sich nicht etwas Wunderschönes und Heiliges war, sondern etwas Tierisches. Sie hatte immer gedacht, beide Beteiligte blieben beim Geschlechtsverkehr regungslos. »Ich bin mir sicher, dass ich mich nie derart gehen lassen könnte.« Die Phantasie von dem furchtbaren Mann (Penis) in ihrem Innern, der herauszukommen und sie in ein unkontrollierbares Tier, einen wahren Mr. Hyde, zu verwandeln drohte, ist somit klar. Sie verlieh der Vorstellung, in einen Mann verwandelt zu werden, sowohl ihre Stärke als auch ihren furchterregenden Charakter. Wir können das Thema nun in allen drei hier angeführten Fällen gut verstehen.

4. Fall. In diesem Fall war ehelicher Geschlechtsverkehr aufgrund eines hartnäckigen Vaginismus unmöglich. Wir können auf die Analyse, die voller interessanten Materials war, hier nicht näher eingehen. Im gegenwärtigen Zusammenhang ist von Belang, dass der Geschlechtsverkehr als Vergewaltigung verstanden und als solche gleichermaßen begehrt wie gefürchtet wurde. Der Penis des Ehemanns war ein gefährliches, eindringendes Objekt. Die Patientin selbst besaß in ihrem Innern einen Penis, der aber nicht so gefährlich war wie im vorangegangenen Fall. Dies entsprach dem Umstand, dass sie die genitale Stufe auf breiter Front erreicht hatte. Der Penis war jedoch gefährlich genug, um eine Appendizitis hervorzurufen. Laut ihrem Hausarzt sollte sie wegen einer Blinddarmentzündung operiert werden. Ich hatte keinen Grund, dies zu bezweifeln, obwohl es sich auch um eine Eierstockentzündung infolge unserer psychischen Untersuchung hätte handeln können. An der phallischen Bedeutung der Symptomatik bestand kein Zweifel, ganz abgesehen von der Tatsache, dass wir sie nach und nach immer erfolgreicher präzise beeinflussen konnten, so dass sich eine Operation erübrigte. Dieser innere Penis war weniger mächtig, aber auch nicht befriedigend. Er repräsentierte u. a. den kleinen roten Penis eines Hundes, mit dem sich die Patientin beschäftigt hatte. Er blockierte den Weg und musste herauskommen, bevor das Geschlechtsteil ihres Mannes in sie eindringen konnte. »Es hat sich die ganze Zeit über wie ein Pfropfen angefühlt.« Sie spürte Schmerzen auf der rechten Seite, die sie als »das Gegenüber meiner Gebärmutter« bezeichnete. In ihrer psychischen Anatomie befand sich der Uterus auf ihrer linken Seite. Zahlreiche körperliche Symptome, mit denen sie sich unausgesetzt beschäftigte, wurden konsequent entweder der linken oder der rechten Seite zugeordnet, wobei letztere – wie üblich – unweigerlich die männliche Seite war. Ihre Einstellung zum Geschlechtsunterschied entsprach eher den üblichen Vorstellungen. Er wurde mit Nachdruck betont und spiegelte sich in zahlreichen Problemen wider. Die Rivalität mit Männern konzentrierte sich auf das Urinieren. In diesem Zusammenhang teilte sie auch die typische Überzeugung von der intellektuellen Minderwertigkeit der Frau. Doch dieser maskuline Protest war zu schwach, um sie daran zu hindern, die weibliche Rolle von Grund auf zu akzeptieren. Ihre individuelle Lösung lautete: Der Penis des Mannes wird ihm ohne mich, die Frau, die ich sein Ziel bin, nichts nutzen.

Diese Patientin hegte keine ausgeprägten Phantasien von einem Geschlechtswechsel, sondern hatte eine interessante Variante entwickelt. Ihre Verfolger wechselten das Geschlecht. Sie träumte, einem Mann nachzueilen, der einer Tür zustrebte. Er hatte flatterndes Haar, wie Einstein. Doch plötzlich zog er seine Maske vom Gesicht und erwies sich – als Frau. Sie bekam schreckliche Angst. Die Patientin litt unter einer Spinnenphobie und anderen Manifestationen, die charakteristisch für eine spezifische Angst vor einer »Frau mit einem Penis« oder ganz allgemein vor bisexuellen Symbolen waren.

Die Verwandlung des männlichen ins weibliche Geschlecht kann nicht umstandslos als Kastrationsangst verstanden werden. Abgesehen von der Rollenumkehr im Traum war der erschreckende Aspekt nicht das Fehlen eines Penis, sondern sein Vorhandensein in einer Frau. Der Penis, den diese Patientin besitzen wollte und um den sie Männer beneidete, was ein ganz anderer.

Abgesehen von der spezifischen Phantasie hatten diese Fälle bestimmte grundlegende Merkmale gemeinsam. Es handelte sich ausnahmslos um feminine Frauen mit starken weiblichen sexuellen Impulsen. Sie waren weder offen homosexuell noch lag eine besonders stark ausgeprägte latente Homosexualität vor. Sie wollten auch Ehefrau und Mutter sein. Sie gehörten nicht dem Typ »männlicher Protest« an. Auch in dem 4., anders gelagerten Fall hatte sich die Phantasie nicht unmittelbar entwickelt. Gleichzeitig waren die Frauen in ihrer sexuellen Beziehung manifest erheblich beeinträchtigt. Sie wiesen ohne Ausnahme die typische »masochistische Deformation des Genitaltriebs« (Rado), die »masochistische Trias« (Helene Deutsch) – den Wunsch, kastriert, vergewaltigt und zum Gebären gezwungen zu werden – auf sowie die entsprechende Ich-Abwehr in Form der Angst-Trias Kastrationsangst, Angst vor Vergewaltigung und Gebärangst. Sie alle hatten eine extrem sadomasochistische Vorstellung von der Urszene.

Zu erwähnen ist, dass diese Patientinnen ausnahmslos wiederholt operiert worden waren und Operationen auch in ihren aktuellen Vorstellungen eine große Rolle spielten. Im Einklang damit entwickelten sie sozusagen organische Konversionssymptome. Diese entsprachen psychotischen Manifestationen und konnten unter der Analyse entsprechend rückverwandelt werden. Wir haben das Thema im Zusammenhang mit unserer asthmatischen Patientin kurz angesprochen.

Die Frauen entwickelten typische Phobien in Bezug auf Tiere mit ausgeprägt bisexuellem Charakter, beispielsweise Spinnen. Das eigentliche Objekt ihrer Urangst war die »Mutter mit dem Penis (des Vaters)«. Es ist kaum ein Zufall, dass die Phantasie des Geschlechtswechsels ausgerechnet in Fällen mit dieser Struktur so markant ist. Wahrscheinlich erwächst sie auf einem solchen Boden infolge einer tiefergehenden inneren Affinität, wie diese Fälle es nahelegen. Sofern es sich tatsächlich so verhält, erweist sich die Vorstellung eines Geschlechtswechsels von beträchtlicher psychodiagnostischer Signifikanz.

Schließlich kommen wir zu einem Punkt, der vielleicht der wichtigste überhaupt ist. Wir haben gesagt, dass diese Frauen sich vor der Stärke ihrer eigenen unbewussten masochistischen Impulse fürchteten, die sie dem Mann in ihrem Innern zuschrieben. Gleichzeitig haben wir festgestellt, dass ihrer Konstitution keine sonderlich starken maskulinen Elemente eigneten und ihre biologische Bisexualität nicht sehr ausgeprägt war. Wie können wir diesen Widerspruch erklären? Ganz einfach. Sie hatten ihren eigenen weiblichen Masochismus in den Mann, ursprünglich ihren Vater, projiziert und dann re-introjiziert. Wie gesagt, war der Penis in ihrem Innern, der herauszukommen und sie bewusstlos zu schlagen, verrückt zu machen und ihnen die Kontrolle zu rauben drohte, die Personifizierung ihres eigenen unbewussten Es. Dies war im Laufe ihrer infantilen Entwicklung geschehen, so dass es nicht erforderlich ist, in diesen Fällen eine konstitutionelle Prädisposition auch nur für diese Zeit als Erklärung zu postulieren. Für die Korrektheit dieser Überlegungen spricht auch die Tatsache, dass die Analyse mit sehr günstigen praktischen Ergebnissen in die Genese ihrer psychosexuellen Einstellung vordringen konnte.

10. Kapitel

Psychoanalytische Konzepte und Objektbeziehungstheorie

Anmerkungen zu einem Beitrag von Fairbairn[1]

Um Foulkes' Kommentar zu kontextualisieren, fassen wir Fairbairns Beitrag hier kurz zusammen. Fairbairn hatte ihn nicht für eine psychoanalytische Leserschaft geschrieben, sondern für das British Journal of the Philosophy of Science. *Der Herausgeber der Zeitschrift bat Balint, Foulkes und Sutherland um Kommentare, auf die Fairbairn seinerseits eine Erwiderung verfasste. Foulkes' Kommentar wird hier vollständig wiedergegeben, Fairbairns Erwiderung in Auszügen.*

Fairbairn hielt Freuds Anwendung zweier unterschiedlicher Erklärungsprinzipien auf dieselben Phänomene – eines triebpsychologischen (Libidotheorie) und eines objektbeziehungstheoretischen (Ödipussituation) – für nicht schlüssig und plädierte dafür, den Widerspruch zugunsten einer expliziten Psychologie der Objektbeziehung aufzulösen. Diese setzt eine Revision der Libidotheorie, die sämtlichen Aspekten der psychoanalytischen Theorie zugrunde liegt, voraus. Fairbairn betrachtet den psychologischen Hedonismus als eine nicht zufriedenstellende Basis für eine psychoanalytische Theorie, weil er die Objekttheorie, ausgehend von der impliziten Annahme, dass der Mensch keineswegs ein von Natur aus soziales Wesen sei, auf einen nachgeordneten Platz verweist. Er bezieht sich wiederholt auf tierisches Verhalten und zieht den Schluss, dass der Mensch von Natur aus nicht lust-, sondern objektsuchend sei und sein Verhalten dem Realitäts- und nicht dem Lustprinzip gehorche.

Was die Triebtheorie angeht, so versteht Fairbairn Libido und Aggression als basale »Faktoren« des Verhaltens und nicht als Triebe. Daher spricht er von »libidinösen« und »antilibidinösen« Faktoren. Der Begriff »antilibidinöser Faktor« bezeichnet sowohl nach außen als auch nach innen gerichtete Aggression.

Fairbairn betrachtet den von Freud beschriebenen psychischen Konflikt zwischen psychischer Struktur (dem Ich) und psychischer Energie (Es-Impuls)

---

1 Erstveröffentlicht in: *British Journal of the Philosophy of Science* 7 (1957): 49–60 und *British Journal of the Philosophy of Science* 7 (1957): 324–329.

als widersinnig. Er selbst konzipiert eine »dynamischen Struktur« und hält die Freud'schen Formulierungen des Es und des Ichs ebenso wie die im Konzept des Über-Ichs enthaltenen Widersprüche für nicht zufriedenstellend.

Er vertritt die Ansicht, dass sich ein einheitliches Ich im Laufe der Entwicklung in drei getrennte Ich-Strukturen spaltet: in das zentrale Ich (das Freuds Ich entspricht), das libidinöse Ich (Freuds Es) und das antilibidinöse Ich (Freuds Über-Ich). Er übernimmt Melanie Kleins Konzept einer Vielfalt innerer Objekte – »während Freud nur ein einziges internalisiertes Objekt, das Über-Ich, beschrieb« – und sieht drei Beziehungsgruppierungen vor: Das zentrale Ich besetzt ein ideales Objekt; das libidinöse Ich besetzt ein erregendes Objekt; das antilibidinöse Ich besetzt ein zurückweisendes Objekt. [M. P.]

Anmerkungen zu Fairbairns Beitrag

Es ist gut, dass eigenständige Denker in unserer Mitte von Zeit zu Zeit unsere Grundbegriffe untersuchen, damit wir für den Fortschritt des menschlichen Denkens in der Wissenschaft und der Philosophie offen bleiben und Elemente der Psychoanalyse, die nicht von Dauer, sondern an bestimmte Epochen gebunden sind, revidieren können, ohne dabei aus dem Blick zu verlieren, was wahr bleibt und tatsächlich von Dauer ist. In ebendiesem Sinn sind die folgenden Anmerkungen zu Ronald Fairbairns interessantem Beitrag zu verstehen.

Was Fairbairns Kritik betrifft, so pflichte ich ihm in einigen grundsätzlichen Punkten bei, werde mich aber hier um der Diskussion willen auf die anderen, in denen ich seine Meinung nicht teile, konzentrieren.

Im Gegensatz zu anderen heutigen, verwandten psychoanalytischen Denkschulen lässt Fairbairn zumindest keinen Zweifel daran, dass seine Formulierungen mit einigen Grundkonzepten Freuds unvereinbar sind, etwa mit den analytischen Konzepten des Triebs, der Libidotheorie und der Topik des psychischen Apparates, zu schweigen von »untergeordneten« Dingen wie der Verdrängung.

Trieb [instinct]

Dass die Anwendung dieses Konzepts auf die menschliche Psyche hochproblematisch ist, gilt weithin als unbestritten. Offenbar ist vieles, was ehedem als *Trieb [instinct]* bezeichnet wurde, in Wirklichkeit erlerntes komplexes Verhalten, erworben durch Objektbeziehungen, die internalisiert wurden. Sozialpsychologen und andere Autoren (vgl. Newcomb 1952) haben dies überzeugend dargelegt.

Freud versteht *Trieb [instinct]* als einen Grenzbegriff mit sowohl einem körperlichen als auch einem seelischen Aspekt. Seine Sichtweise ist von Grund auf materialistisch und zieht sich durch die gesamte Libidotheorie. Auch das *Es* wird als ein Reservoir von Triebenergie betrachtet, deren Quelle sich im Körper befindet, sowie als eine Kraft, die den psychischen Apparat mit der Triebregung [drive] konfrontiert. Offenbar wäre eine von Grund auf organismische, vereinheitlichte Theorie korrekter, die z. B. auf den unnötigen Dualismus zwischen Psyche und Körper verzichtete.

Andererseits ist Freuds Begriff der *Triebregung [impulsive drive]* nicht voll und ganz gleichbedeutend mit *instinct*. Freud selbst hat die Trieblehre als »unsere Mythologie« bezeichnet. An keiner Stelle zeigt sich seine beinahe poetische Sicht diesbezüglich klarer als im Konzept des Lebens- und des Todestriebs *[life and death instinct]*. Die mit dem Todestriebkonzept zusammenhängenden Probleme sind bekannt und haben das Denken der Psychoanalytiker von Beginn an intensiv beschäftigt. Besonders interessant sind diese Probleme im Licht der Entropie und des zweiten Hauptsatzes der Thermodynamik. Der Grundeinwand besagt, dass physikalische Konzepte in der Psychoanalyse entweder direkt oder über die Biologie auf ein Medium, für das sie kurz greifen, angewandt werden, nämlich auf die menschliche Interaktion, d. h. die Psychologie.

Libidotheorie

Zunächst eine Anmerkung zu Fairbairns Einwänden gegen Freuds Hedonismus. Mir scheint, dass er diesen Hedonismus allzu ernst nimmt und zu sehr an das Individuum statt an ein Regulationsprinzip denkt. Es trifft zu, dass Freud (1905c) den Menschen auch als einen »unermüdliche[n] Lustsucher« (S. 142) bezeichnete, doch wie immer findet man in seinen reichen, dichten Schriften Zitate zugunsten beider Sichtweisen. Um Freuds Werk gerecht zu werden, muss man es als Ganzes sehen. Indes besteht kein Zweifel daran, dass Freud das *Lustprinzip*, wissenschaftlich betrachtet, eher für eine Regulationstendenz im Triebhaushalt, für eine Tendenz zur Spannungsreduzierung, hielt als für eine lustsuchende Vorrichtung des psychischen Apparates. Die Bedeutung, die er dem Realitätsprinzip beilegte, ist nicht zu unterschätzen. Er hat immer einen Konflikt zwischen Lust- und Realitätsprinzip gesehen.

Wichtiger ist in diesem Zusammenhang der Einwand, dass Freuds Theorie die *Energie* unabhängig von der Struktur versteht. Energie und Struktur sind konzeptuell unterscheidbar, und in der Psychoanalyse finden wir es nützlich, die Energie von der Struktur zu trennen. Überaus wichtige Konzepte wie *Fixierung*, *Verschiebung*, *Sublimierung* oder *Abzug der Libido* beruhen auf ebendieser Abstraktion. Man denke nur an die metapsychologischen Unterschiede zwischen Hysterie und Schizophrenie, was den *Rückzug der Besetzung* innerer Objektrepräsentationen betrifft, um zu zeigen, wie hilfreich und nützlich diese Abstraktionen für uns sind.

In Freuds späterer Theorie wurde das Konzept der *Libido* im Sinne einer *Libido sexualis* bekanntlich durch eine Auffassung ersetzt, die der gesamten, umfassenden Ökonomie von Leben und Tod Rechnung trägt. Auch hier trifft zu, dass *Leben* und *Tod* Symbole sind, mythologische Konzepte, Abstraktionen, und Gleiches gilt für den Lebens- und den Todestrieb. Sie haben aber Konsequenzen für die klinische Beobachtung und sind für unsere theoretische Orientierung nützlich. So konnte der Verfasser feststellen, dass sich seine behandlungstechnischen Möglichkeiten erweitert und die therapeutischen Ergebnisse entsprechend verbessert haben, seit er die selbstdestruktiven Strebungen und ihre Organisation im Über-Ich (das es vom Ich-Ideal zu unterscheiden gilt) angemessen gewichtet.

Auch wenn sowohl das Trieb- als auch das Libidokonzept Schwierigkeiten aufwerfen, ist der Verfasser der Ansicht, dass beide technisch unverzichtbar sind. Diesbezüglich ist er anderer Meinung als Fairbairn.

Objektbeziehungen

Die besondere Gewichtung der Objektbeziehungen ist die bedeutsamste Entwicklung der letzten Jahre; sie wurde von bestimmten Psychoanalytikergruppierungen (aber auch von medizinischen Psychologen) angestoßen. Fairbairn kommt als einem dieser Psychoanalytiker das Verdienst zu, seit langem sehr gründlich über das Thema nachgedacht und viel Arbeit investiert zu haben.

In einem aktuellen Beitrag konstatiert Szasz (1955):

> »Im heutigen psychoanalytischen Denken geht man übereinstimmend davon aus, dass sich die Psychoanalyse zuallererst der Untersuchung von *Objektbeziehungen* widmet. Das Problem der ›Ökonomie‹ von Objektbeziehungen ist zweifellos etwas anderes als das ökonomische Problem der Triebenergie.«

Und weiter schreibt Szasz:

> »Das zweite Problem ist die Notwendigkeit einer neuen theoretischen Konzipierung der Ökonomie von Objektbeziehungen, die nicht auf Annahmen beruht, die der Physik entlehnt sind, sondern auf der operationalen Methode der Psychoanalyse.«

Dies spiegelt sich in der wachsenden Tendenz wider, der Übertragungs-Gegenübertragungsbeziehung zentrale Bedeutung für den psychoanalytischen Prozess zuzuschreiben.

Der Autor ist der Meinung, dass sich die Analyse kleiner Gruppen sogar noch besser zur Erforschung dieser interpersonalen Beziehungen eignet. Er hält zahlreiche der Probleme, die Fairbairn beschäftigen, für lösbar, wenn wir uns darüber klar sind, worauf sich die jeweiligen Konzepte beziehen:

1. auf eine Person, verstanden als isolierte Einheit (hierher gehören die ursprünglichen psychoanalytischen Konzepte des »Triebs«, der Libido, der psychischen Ökonomie usw.),
2. auf eine Zwei-Personen-Beziehung (psychoanalytische Situation, Übertragung, Gegenübertragung, Widerstand usw.),
3. auf eine Beziehung zwischen drei Menschen (das »Dreiermodell« des Verfassers, das kleinste Modell einer Gruppe), oder
4. auf eine multipersonale oder Gruppensituation (hierher gehören die »gruppenspezifischen Faktoren« des Verfassers und zahlreiche Konzepte der Gruppenanalyse).

Die grundlegende Situation – historisch zugleich die älteste – ist die Gruppen- oder Gemeinschaftssituation. Sie sollte als Matrix für die Definition des isolierten Individuums oder der Zwei-Personen-Übertragungsbeziehung dienen, statt dass man, wie es oft geschieht, die Gruppendynamik ganz im Gegenteil durch Übertragung zu »erklären« versucht.

Diese Ansicht brachte auch Freud zum Ausdruck, wenngleich er nicht durchgängig an ihr festhielt. Letztlich würde ein solcher Schritt bedeuten, dass die Psychoanalyse nicht länger eine reine Naturwissenschaft, sondern auch eine Sozialwissenschaft wäre.

Der Verfasser teilt insbesondere die Ansicht Fairbairns und anderer Autoren von der sozialen Natur des Menschen – der Mensch ist ein in erster Linie soziales Wesen. Die teils explizite, häufiger jedoch implizite Annahme der Psychoanalyse, dass soziale Strebungen, soziale Bedürfnisse sekundäre Abkömmlinge seien, führt zu zahlreichen Irrtümern und Fehlschlüssen.

Szasz (1955), mit dem ich übereinstimme und den ich noch einmal zitiere, lässt keinen Zweifel daran, dass diese beiden Konzeptkategorien, die biologische und die soziale, einander nicht – wie Fairbairn annimmt – wechselseitig ausschließen oder unvereinbar sind.

> »In diesem Zusammenhang möchte ich betonen, dass die in diesem Beitrag formulierten Überlegungen nichts mit einer ›Widerlegung‹ des klassischen ›ökonomischen Gesichtspunktes‹ der Psychoanalyse zu tun haben. Was in einem Bezugsrahmen gültig ist, wird mit der Einführung eines neuen oder anderen Bezugsrahmens nicht ungültig oder nutzlos. Stattdessen ist es erforderlich, dass wir der Natur der Phänomene, die wir besser verstehen wollen, Aufmerksamkeit widmen: Dann gilt es, für unterschiedliche Probleme angemessene theoretische Bezugsrahmen zu finden. Dementsprechend können Freuds ökonomische Begriffe hilfreich sein oder auch nicht – je nachdem, welchen Zugang wir zu einem Problem wählen.«

Das drängende Problem ist in diesem Zusammenhang die kritische Sichtung des Konzepts des primären Narzissmus.

Struktur

Es ist hier nicht möglich, detailliert auf Freuds Konzepte *Ich*, *Es* und *Über-Ich* einzugehen. Dennoch sei festgehalten, dass es sich um Konstruktionen handelt, die vom lebenden Organismus abstrahiert wurden, der als ein Ganzes in Aktion wahrgenommen werden muss. Möglicherweise hat Fairbairn etwas Ähnliches im Sinn, wenn er von dynamischen Strukturen spricht.

Die Einführung des Begriffs »Es« ermöglichte es, einen psychischen Bereich zu unterscheiden, der zwar unbewusst ist, jedoch nicht aus dynamischen Gründen, d. h. nicht infolge von Verdrängung. An die Stelle der Antithese bewusst vs. »unbewusst« traten das Ich und das Es. Wo auch immer das Es ist, beherrscht der Primärvorgang das Geschehen. Das Über-Ich ist, wie Fairbairn zu Recht vermutet, Teil des Ichs, zugleich aber ist es unbewusst und unterhält deshalb eine enge Kommunikation mit dem Es. Das »Ich« repräsentiert den strukturierten Aspekt des »Es«.

Ein Konflikt zwischen psychischer Struktur und psychischer Energie, wie ihn Fairbairn vermutet, ist nicht impliziert, und deshalb sind seine Argumente nicht stichhaltig. Das *Ich* ist ursprünglich die psychische Repräsentation der Realität und des Körpers, doch schon in den Anfängen schrieb ihm Freud auch spezifische Triebe zu, die sogenannten Ich-Triebe, so dass sich der Konflikt stets zwischen Es-Impuls und Realität oder Es-Impuls und Ich-Impuls abspielte, nicht aber zwischen Impuls und Struktur. Die soziale Situation, die interpersonale Beziehung, die Objektbeziehung werden speziell durch ihre Niederschläge im Über-Ich repräsentiert, womit die von Fairbairn beschriebenen objektsuchenden Eigenschaften Berücksichtigung finden.

An dieser Stelle können weder die Art und Weise, wie die klassische psychoanalytische Theorie die Beziehung zwischen Es, Ich und Über-Ich konzipiert, noch Fairbairns konstruktiver Beitrag angemessen gewürdigt werden. Seine Ansichten, denen ich zum Teil zustimme, haben fruchtbare Diskussionen unter Analytikern angeregt.

Abschließend sei es dem Verfasser gestattet, einige wenige Worte über die Hilfe zu sagen, die die Wissenschaftstheorie dem Psychoanalytiker anzubieten hat. Meiner Meinung nach wäre es die Aufgabe der Wissenschaftsphilosophie, zu untersuchen, inwieweit eine wissenschaftliche Disziplin wie die dynamische Psychologie oder die Psychoanalyse neuer Kriterien – die sich von denen der Physik unterscheiden – bedarf, um ihre Ergebnisse und Beobachtungen zu evaluieren; sie hätte auch zu klären, wie diese in eine wissenschaftliche Gesamtstruktur integriert werden können.

Möglicherweise muss der Begriff der *Wissenschaft* verändert werden, damit er einer dynamischen Psychologie gerecht werden kann, die auf der sozialen Natur des Menschen, auf dem interpersonalen Charakter des Materials, auf der Tatsache beruht, dass der menschliche Beobachter und das Beobachtete – interagierend – die fundamentalen Daten für unsere Theorie liefern.

Zu beantworten wäre die Frage, ob die Wissenschaft über absolute, für alle Zeiten gültige Standards verfügt oder ob Wissenschaft nicht vielmehr ein *Instrument* ist, das sich, einhergehend mit den sich wandelnden Bedürfnissen der menschlichen Gemeinschaft, ebenfalls verändern muss. Und falls es sich so verhält, wäre zu klären, auf welche Weise dieses Instrument an die neuen, relativen Fakten angepasst werden sollte, mit denen auch wir als Psychoanalytiker uns zu beschäftigen haben.

Fairbairns Erwiderung

Auszüge aus »Fairbairns Erwiderung auf Anmerkungen von Balint, Foulkes und Sutherland«. British Journal for the Philosophy of Science *7 (1957): 333–338 (vorwiegend mit Bezug auf SHFs »Anmerkungen« mitsamt seinen Randanstreichungen und -bemerkungen in Fairbairns »Erwiderung«). [M. P.]*

Fairbairn (WRDF): Ich wäre der erste, der behaupten würde, dass das Ziel der Wissenschaft ein begrenztes ist, das auf begrenzten (nämlich rein explanatorischen) Werten beruht, und dass die Praxis der Psychoanalyse als therapeutisches Verfahren zwangsläufig durch andere menschliche Werte beeinflusst wird, die die Möglichkeit ausschließen, dass die Analysesitzung den strengen Erfordernissen einer Experimentalsituation im allgemein anerkannten Sinn genügen könnte. Und da diese Sichtweise u. a. impliziert, dass Wissenschaft lediglich ein intellektuelles Instrument ist und infolgedessen weniger eine Determinante als vielmehr eine Dienerin anderer Werte, steht dies meiner Ansicht nach im Einklang mit der Art und Weise, wie Foulkes die Rolle der Wissenschaft ein wenig tentativ skizziert hat. Anzuerkennen ist allerdings, dass Wissenschaft als Instrument nur unter der Bedingung von Wert sein kann, dass ihre Ergebnisse eine zumindest annähernd universale Gültigkeit besitzen.

Foulkes (SHF): Vorstehender Zitattext von Foulkes durch Randanstreichung markiert

WRDF: [Durch Wiederholung des Traumas einer ursprünglichen Deprivationserfahrung in der psychoanalytischen Situation] wird ein Artefakt in die Beobachtungsdaten eingeführt. Im Gegensatz zu Balints Behauptung aber besteht die Wirkung des künstlich eingeführten

Traumas darin, die Objektbeziehungsfähigkeit, über die der Patient verfügt, zu beeinträchtigen und aktiv die »regressiven« Phänomene hervorzurufen, auf die (wie Sutherland bemerkt) Winnicott die Aufmerksamkeit gelenkt hat, und ihn zu zwingen, auf das Lustprinzip und den Primärvorgang als *Abwehrtechniken* zurückzufallen (SHFs Hervorhebung).

SHF: Randnotiz zu Beginn des Zitats: *interessant*

WRDF: Die orthodoxe psychoanalytische Methode bewirkt also, dass nicht objektsuchenden, sondern lustsuchenden Phänomenen übertriebene Bedeutung beigemessen wird. Natürlich trifft diese Einschränkung nicht auf die Situation zu, die in der Analyse von Kleingruppen, auf die Foulkes sich bezieht, vorliegt.

SHF: Randanstreichung

WRDF: Somit wurde Freud durch seine anhaltende neurophysiologische Voreingenommenheit veranlasst, die Quellen der psychischen Energie außerhalb der Psyche zu verorten und das »Es« auf eine Weise zu konzipieren, die seinen psychischen Status *fragwürdig* erscheinen lässt.

SHF: Randnotiz, Einwand gegen »fragwürdig«: *nicht ganz*

WRDF: Wenn die Psychologie als Erklärungssystem ernstgenommen wird, müssen wir annehmen, dass psychische Energie der Psyche inhärent ist.

SHF: Randnotiz: *wie auch Freud es tut*

WRDF: Foulkes zitiert Szasz, um seine Auffassung zu stützen, dass es keine wirkliche Unvereinbarkeit biologischer und sozialer Konzepte gebe und man sie sogar nutzbringend kombinieren könne; ich würde jedoch behaupten, dass es für die Klarheit des Denkens fatal wäre, in eine Wissenschaft Erklärungsprinzipien aus einer anderen Wissenschaft einzuführen. Das inhärente Ziel der Psychologie besteht darin, menschliches Verhalten und Erleben rein psychologisch zu erklären; und wenn dieses Ziel erreicht werden soll, müssen die für psychologische Erklärungen herangezogenen Konzepte exklusiv psychologische sein.

SHF: Randnotiz: *Weil diese Wissenschaften in Fairbairns Augen in ihren Bezugsrahmen fixiert sind*

WRDF: Insofern Freud schlüssig ist, entspricht seine Beschreibung unbewusster psychischer Prozesse diesem Erfordernis; aber viele seiner Konzepte sind keineswegs psychologische im eigentlichen Sinn. Wie

Foulkes erwähnt, enthalten einige von ihnen, etwa der Triebbegriff, sogar eine mythologische Komponente; häufiger aber sind Freuds psychologische Konzipierungen mit biologischen oder biochemischen Komponenten verschnitten – dies gilt z. B. für seine Konzipierung der »Aktualneurosen«. Darüber hinaus ist es meiner Ansicht nach ein Postulat der Psychologie als unabhängige Wissenschaft, dass *das eigentliche Subjekt der Untersuchung nicht der Organismus ist, sondern die Person;* [SHFs Hervorhebung und Randnotiz: *Unterschied?*] im Sinne dieser Auffassung habe ich bei früherer Gelegenheit die Ansicht vertreten, dass »ebenso wie im Falle jeglicher Form psychologischer Forschung auch die Untersuchungen der Psychoanalyse auf der Ebene der Persönlichkeit und der *persönlichen Beziehungen* durchzuführen« seien.

SHF: Hervorhebung und Randnotiz: *ja!*

WRDF: [mit Bezug auf Sutherlands Erwähnung Winnicotts]: »Das falsche Selbst« entspricht natürlich Freuds »Ich«; aber *»das wahre Selbst ist eine Struktur, für die in Freuds Theorie des psychischen Apparates kein Platz vorgesehen ist«* [*SHFs* Hervorhebung].

WRDF: Im Übrigen bleibt hier nur Folgendes festzuhalten. Auch wenn Foulkes das abstrakte Konzept der »Energie« für hilfreich erachtet, weil es Erklärungskonzepten wie »Fixierung«, »Verschiebung«, »Sublimierung« und »Abzug der Libido« zugrunde liegt, vertrete ich die Ansicht, dass solche Konzepte mit ungleich höherer Signifikanz im Rahmen der Theorie der dynamischen Struktur und der Objektbeziehungstheorie der Persönlichkeit neu formuliert werden können. [SHFs Randnotiz: *wichtig*] Ich bin außerdem der Ansicht, dass die selbstdestruktiven Phänomene, denen Foulkes zu Recht solch große Bedeutung beimisst, nicht als die von ihm erwähnten abstrakten »Triebe« zu verstehen sind, sondern als *aktive Angriffe, die eine innere Ich-Struktur gegen eine andere durchführt …*

SHF: Hervorhebung und Randnotiz: *eine Interpretation*

WRDF: Gleichwohl gibt die Hartnäckigkeit, mit der es [das libidinöse Ich] *an seinem erregenden Objekt und an dem von ihm gewählten Gratifikationsmodus festhält*, eine starre, inflexible Organisation zu erkennen.

SHF: Hervorhebung und Randnotiz: *dies anstelle von »Fixierung«.*

11. Kapitel

Psychoanalyse und Verbrechen[1]

Dieser Beitrag war Teil einer elementaren Darlegung der psychoanalytischen Theorie. Laut den Worten der Herausgeber der Broschürenreihe sollte er es Kriminologen ermöglichen, »mit dieser neuen Bewegung in Verbindung zu bleiben«. Eine Erörterung psychoanalytischer Überlegungen zum Verbrechen sollte illustrieren, auf welche Weise die Psychoanalyse zur Lösung von Problemen im Zusammenhang mit Kriminalität beitragen kann.

Foulkes hatte wenig Erfahrung mit der Behandlung von Straffälligen, und ihm war bewusst, dass er diesen Text keineswegs auf der Grundlage direkter klinischer Erfahrung verfasste. Ihn beeindruckte, dass Straftaten weniger auf unbewusste Phantasien an sich zurückzuführen waren, sondern dass diese Phantasien ausgelebt wurden. Bei den Straftätern, die er klinisch hatte beobachten können, hatte er einen auffallend hohen Anteil an Menschen gefunden, die schlafwandelten, impulsiv wanderten, Fugue-Zustände hatten oder Bettnässer waren. Man könnte, so schrieb er, sagen, dass der Neurotiker in seinen Träumen agiert, während der Kriminelle in seinen Taten träumt. […] [M.P.]

Anmerkungen zum Beitrag

Dieser Text von Foulkes ist bisher nur auszugsweise in den 1990 bei Karnac in London erschienenen *Selected Papers* zugänglich. Die Ein-

1 Erstveröffentlicht unter dem Titel »Psycho-Analysis and Crime« in: *The Canadian Bar Review* 22(1) (Canadian Bar Association), 1944, Wiederabdruck in: *English Studies in Criminal Science* (Cambridge University), 1945. Anders als in den *Selected Papers*, in die lediglich eine stark gekürzte Fassung aufgenommen wurde, erscheint hier der vollständige Text, übersetzt von Tilmann Kluttig, Klaus Hoffmann und Dieter Nitzgen. Diese Übersetzung erschien zuerst im *Forum der Psychoanalyse* 29 (2013): 85–113. Abdruck mit freundlicher Genehmigung von Springer Nature.

führung in die Psychoanalyse ist dort nicht wiedergegeben; auch fehlt der theoretische Überblick und damit Foulkes' Einordnung seiner Überlegungen in den damaligen Kontext psychoanalytischer Theorien und Beobachtungen zur Delinquenz. Der Abdruck beschränkt sich auf einige Ausschnitte aus dem Abschnitt »Allgemeine Beobachtungen zur Kriminalität aus psychoanalytischer Sicht«, wobei die Überlegungen von Foulkes zur sozialen Genese der Delinquenz weggelassen werden. Auch die Abschnitte über Delinquenz als soziales Phänomen und Foulkes' Schlussfolgerungen und Vorschläge fehlen mit Ausnahme eines Absatzes, in dem er über Gruppentherapie bei Neurotikern in Exeter berichtet.

Die Übersetzung von Tilman Kluttig (T.Kluttig@zfp-reichenau.de) und Klaus Hoffmann (K.Hoffmann@zfp-reichenau.de; beide Zentrum für Psychiatrie Reichenau, Klinik für Forensische Psychiatrie und Psychotherapie; Institut für Psychoanalyse Zürich-Kreuzlingen) sowie Dieter Nitzgen (dieter@nitzgen.info; Rehabilitationsklinik Birkenbuck. Malsburg-Marzell) basiert auf dem Abdruck des 1943 im Journal *Canadian Bar Review* veröffentlichten Aufsatzes im Rahmen der »English Studies In Criminal Science. Pamphlet Series« des Department of Criminal Science, Faculty of Law der Universität Cambridge im Jahre 1944. Der Aufsatz wurde eingeleitet von einer Bemerkung der Herausgeber L. Radzinowicz[2] und J. W. C. Turner[3] und einem Vorwort von Cyril Burt.[4] Besonderer Dank gilt Karnac und der Group Analytic Society (GAS) International für die freundliche Abdruckgenehmigung und den Übersetzern für die Unterstützung beim Zustandekommen der Publikation.

2 Leon Radzinowicz (1906–1999), emigrierte 1938 aus Polen nach England, 1959 Direktor des kriminologischen Institutes an der Universität Cambridge.

3 James William Cecil Turner (1886–1968), Rechtswissenschaftler (Römisches Recht und Strafrecht).

4 Cyril Burt (1883–1971), Psychologe, gilt als weltweit erster Schulpsychologe und Begründer der pädagogischen Psychologie in England, Lehrer von Eysenck, Catteil und Jensen. Bekannt vor allem wegen seiner Zwillingsstudien und daraus abgeleiteten Thesen zur Intelligenz, die er im Wesentlichen als vererbt ansah. Daneben arbeitete er auf dem Gebiet der Persönlichkeitsforschung, hat wesentlich die Faktorenanalyse mitentwickelt und sich mit Jugendkriminalität beschäftigt. Nach seinem Tod wurde festgestellt, dass seine Daten zur Zwillingsforschung zum Teil wohl falsch oder sogar gefälscht waren [Burbridge D (2006) Burt's twins: a question of numbers. J Hist Behav Sci 42:335–352].

Teil 1. Überblick über die Psychoanalyse

Der Begriff Psychoanalyse hat zwei verschiedene Bedeutungen. Er umfasst sowohl eine Wissenschaft der psychischen Vorgänge unter besonderer Berücksichtigung der unbewussten Anteile der Psyche als auch eine entsprechende Untersuchungsmethode, die ursprünglich nur für rein therapeutische Zwecke gebraucht wurde und so heute nach wie vor in der Behandlung zahlreicher psychischer Störungsbilder angewandt wird. Diese beiden Aspekte der Psychoanalyse sind eng miteinander verbunden. Der größte Teil des psychoanalytischen Wissens wurde durch die Anwendung der psychoanalytischen Methode empirisch entdeckt. Psychische Phänomene als solche sind in den Augen des Psychoanalytikers von zweifelhaftem Wert, bis sie durch die Anwendung dieser Methode bei einem bestimmten Individuum weiter untersucht werden können. Jede Form der Psychoanalyse, die diese Anforderung nicht oder nur teilweise erfüllt, ist bis zu einem gewissen Grad spekulativ und anfällig für verschiedene Fehlschlüsse. Andererseits hat sich die Gesamtheit psychoanalytischer Beobachtungen trotz ihrer überraschenden und oft auch zunächst absurd wirkenden Aussagen immer wieder durch zahlreiche qualifizierte Analytiker sowie durch eine große Anzahl von Untersuchern, die nicht der psychoanalytischen Schule angehören, weltweit als zutreffend und zuverlässig erwiesen. Daher ist auch die Anwendung der psychoanalytischen Methode jenseits der klinischen Anwendungsfelder gerechtfertigt, besonders anregend und fruchtbar. Die Entdeckungen der Psychoanalyse haben sowohl im Bereich des Normalen wie des Abnormen ein völlig neues Bild der menschlichen Psyche entstehen lassen. Die Entwicklung der psychoanalytischen Methode liefert uns erstmalig ein Werkzeug zur wissenschaftlichen Erforschung des Unbewussten. Nicht, dass es an Manifestationen des Unbewussten je gemangelt hätte: Es hat seit alters her seinen Ausdruck in verschiedenen Religionen und Riten, Mythen und Legenden gefunden und ist Teil unseres Lebens in Form von Märchen, Kunstwerken, in der abgeschlossenen Welt des psychisch Kranken, in Träumen, Aberglauben und anderen rätselhaften Phänomenen des normalen »ausgeglichenen« Seelenlebens. Das Unbewusste lebt im wahren Sinn des Wortes in unserer Mitte, besonders inmitten unseres eigenen Seelenlebens. Es durchdringt unsere ganze Existenz und unsere Beziehungen zu unseren Mitmenschen und unserer Umwelt in einem bisher nie realisierten Ausmaß; einem Ausmaß, das sogar heute noch kaum erfasst wird, außer durch die wenigen, deren Los es ist, sich täglich beruflich mit den Manifestationen dieser dunklen und mächtigen Kraft zu beschäftigen.

Die moderne Wissenschaft in verschiedenen Ländern, besonders in Deutschland und Österreich, hat dennoch die Existenz dieser Kräfte nur widerstrebend anerkannt, sogar dem Unbewussten die Würde eines psychischen Phänomens abgesprochen und es in die Kategorien physiologischer Funktionen oder Dysfunktionen des Gehirns verbannt. Auch heute noch wird daher dieses neue Untersuchungsinstrument, für das wir dem Genie von Sigmund Freud so großen Dank schulden, nur widerstrebend angewandt.

Dafür gibt es gewisse Gründe: Sich der Kräfte, die in der Tiefe der Seele verborgen liegen, gewahr zu werden, ist alles andere als angenehm, und es ist keineswegs leicht, diese zu offenbaren und ihnen ins Gesicht zu schauen, wenn sie offenbar werden. Sie bedrohen die Zuversicht des Menschen beträchtlich, individuell sowie kollektiv diese Mächte kontrollieren zu können. Trotzdem fordern heutzutage die revolutionären gesellschaftlichen Veränderungen, dass wir uns mit diesen verborgenen Mächten auseinandersetzen, insbesondere im Hinblick auf Veränderungen der Einstellungen zu Recht. Verbrechen und Bestrafung, mit denen wir uns hier befassen. Wenn wir endlich verstehen, dass die analytische Untersuchungs- und Behandlungsmethode (Behandlung im weitesten Sinne) in einer Weise, wie es keine andere Methode kann, das Verborgene erhellen, das Chaotische erklären und die Fähigkeit des Menschen, seine seelischen Kräfte zu steuern und zu meistern, verbessern kann, wird sie als eine der größten Errungenschaften anerkannt werden, die der Menschheit je gewährt wurden.

Die psychoanalytische Lehre ist grundsätzlich materialistisch. Sie geht davon aus. dass eine Seele oder ein Geist nicht unabhängig vom Leib existieren. Psychische Phänomene können ausreichend auf natürlicher Grundlage erklärt werden, ohne dass man auf übernatürliche oder göttliche Einflüsse zurückgreifen muss. Es wird oft nicht verstanden, dass sogar die Psychoneurosen, die von der Psychoanalyse selbst als Resultat unbewusster seelischer Konflikte und als Ausdruck unbewusster Fantasien entdeckt wurden, teilweise auf somatischen Funktionsänderungen beruhen. Innerpsychische Bilder bilden sich in engem Zusammenhang mit unseren frühesten und wichtigsten Beziehungen zu den Objekten dieser Welt – unserem eigenen Körper, unseren Eltern und unseren Geschwistern. Von Anfang an jedoch sind diese Vorstellungen von ererbten Neigungen mitbeeinflusst – sozusagen den kollektiven Erinnerungen unserer Rasse. Die Analyse versteht Gefühle und Triebe,[5] insbesondere die Entwicklungen des Sexualtriebes und der Todestriebe, aus psychologischer Sicht als nicht weiter zu zergliedernde grundlegende Elemente. Es versteht sich beinahe von selbst, dass in der Psychoanalyse das Prinzip des Determinismus angewandt wird. Kein psychisches Phänomen geschieht zufällig ohne Ursache oder kausale Verbindungen. Freud hat dieses Prinzip radikal und kompromisslos angewandt – er selbst äußerte sich dazu so: »ein Vorurteil, dem hartnäckig gefolgt wird«. Die Entdeckung der spezifischen analytischen Untersuchungsmethode ist letztlich selbst ein Ergebnis der konsequenten Anwendung des Prinzips des psychischen Determinismus als Arbeitshypothese.

Die Erforschung des Unbewussten

Wir sind mit folgender Situation konfrontiert: Ein Mensch ist beunruhigt oder verblüfft durch verschiedenste physische oder psychische Phänomene, die er weder verstehen noch steuern kann. Wir können ihm nun mitteilen, dass diese seine Erfahrungen seelisch bedingt sind, obwohl ihm dies in keiner Weise bewusst ist. Andererseits haben auch wir keine Kenntnis von diesen Vorgängen außer durch die Mitteilungen, die er uns geben kann. Wir wollen daher, dass er uns etwas berichtet, was er selbst nicht kennt. Wie wäre es, wenn wir die Wachheit und die Voreingenommenheiten seines bewussten Fühlens und Denkens einschläfern und direkt mit seinem Unbewussten Kontakt aufnehmen könnten? Dies wurde in der Tat durch die Hypnose gemacht, eine Technik, die ein Vorläufer der psychoanalytischen Methode war und heute noch praktiziert wird, gemeinsam mit einer teilweisen Narkose mit Natriumamytal oder ähnlichen Drogen. Es gibt auch eine Reihe anderer Abkürzungen zum Unbewussten. In bestimmten psychischen Zuständen und bei hoher emotionaler Belastung enthüllen manche Individuen zahlreiche verschüttete Eindrücke, Erinnerungen und Fantasien, manchmal auch aus einer längst vergessenen Vergangenheit. Derartige Erkundungen offenbarten, nebenbei bemerkt, erst-

5 Anmerkung der Übersetzer: Foulkes gebraucht die englische Übersetzung »instinct«, die wir konsequent mit »Trieb« übersetzen, entsprechend der Standard-Edition von Freuds gesammelten Schriften [Laplanche, J. & Pontalis, J.-B. (1973) *Das Vokabular der Psychoanalyse*. Bd. II. Suhrkamp, Frankfurt, S. 526].

mals die prägende Bedeutung sexueller Themen und Erlebnisse, seien sie realer oder fantasierter Natur, mit denen die Betroffenen nicht umgehen konnten. Sie hatten die Psyche getroffen wie eine Wunde, die ihr zugefügt worden war, ihren inneren Zusammenhang zerbrochen und führten ein Eigenleben, als ob sie ein Fremdkörper wären. Es handelte sich um »traumatische« Erfahrungen, und wenn sie unter beträchtlichem emotionalem Dreck durchgearbeitet werden konnten, kam es zu einer spürbaren heilenden Wirkung, und teilweise verschwanden die Symptome auf Dauer. Dies war die frühere kathartische Methode. Gleichzeitig wurde aber klar, dass der Patient diese Erfahrungen nicht einfach nur so vergessen hatte, sondern zum Schutz seiner Integrität deren Anerkennung zum Preis einer erheblichen psychischen Anstrengung permanent abwehren musste. Diese Anstrengung war dem Patienten aber genauso wenig bewusst wie die Erfahrungen selbst. Die Funktionsweise dieses ausgefeilten Abwehrsystems war damals noch immer vollständig in Dunkel gehüllt, aber eine herausragende Tatsache war deutlich geworden: dass starke unbewusste Kräfte am Werk waren, deren Bestreben es war, auf Dauer zu verhindern, dass unangenehme Reminiszenzen ins Bewusstsein kamen. Dieser Vorgang wurde »Verdrängung« genannt. Dies ist ein wichtiger Begriff, da das Unbewusste in der Psychoanalyse hauptsächlich als ein Verdrängtes verstanden wird. Die Gründe für Freud, die Psychokatharsis zugunsten der Methode des »freien Assoziierens« aufzugeben, werden an dieser Stelle nicht weiter vertieft. Allein der Gewinn an therapeutischen Möglichkeiten sowie die höhere Zuverlässigkeit und Nachhaltigkeit der therapeutischen Ergebnisse hätten diesen Schritt bereits mehr als gerechtfertigt. Von noch größerer Bedeutung ist aber der wissenschaftliche Gewinn, der dadurch möglich wurde. Man kann festhalten, dass dies der Ursprung der psychoanalytischen Technik war, der den Weg zu einer Wissenschaft des Unbewussten bahnte. Es stand nun fest, dass es aktive, aber unbewusste Bestandteile der Psyche gab; Existenz und Bedeutung der Verdrängung waren somit entdeckt. Darüber hinaus war klar geworden, dass die Symptome der Patienten, die an einer Psychoneurose litten, als Platzhalter verstanden werden konnten, als Symbolisierungen des Verdrängten. Eine Sache ist klar: So lange aber die verdrängten Anteile der Psyche nur eingeschläfert und zeitweise vertrieben waren, konnten weder die psychischen Funktionen noch die Struktur des Verdrängten und deren kompliziertes Zusammenwirken erhellt werden. Dies wurde erst möglich mit der Einführung der Methode der freien Assoziation.

Die freie Assoziation und die Entwicklung der modernen psychoanalytischen Situation

Die psychoanalytische Methode beruht auf einem Übereinkommen zwischen Analytiker und Analysand. Letzterer wird gebeten, die Grundregel nach seinen besten Möglichkeiten zu befolgen. Abgesehen davon, dass er regelmäßig und pünktlich zu den Sitzungen erscheinen muss, hat der Analysand nichts zu tun, außer ausnahmslos alle Gedanken, die ihm in den Sinn kommen, zu offenbaren.

Der Leser mag nach allem, was von dieser bahnbrechenden Regel gesagt wurde, erstaunt sein und fragen: »Was ist daran denn neu? Es liegt doch auf der Hand, dass jeder, der seine Seele erforschen lassen will, offen sein muss und nichts zurückhalten darf!« Einige Erläuterungen scheinen daher erforderlich. Denn dies ist nicht das, was der Analytiker mit seiner Aufforderung meint. Es geht nicht einfach nur um Introspektion, und der Analytiker benötigt mehr als nur die Bereitschaft des Analysanden, über sich laut nachzudenken. Es wird für selbstverständlich gehalten, dass ein Patient seine Gedanken mitteilen will. Aber daraus folgt keineswegs, dass er dazu immer in der Lage ist. Im Gegenteil, er wird bald entdecken, dass er eine ganze Reihe von Einfällen aus seinen Mitteilungen mit verschiedenen Begründungen ausschließt: Sie seien beispielsweise »so unwichtig« oder »haben gerade keine Bedeutung« oder sind »zu persönlich« oder zu peinlich – »unmöglich, davon zu berichten« – und so weiter. Der Patient wird aufgefordert, dass er diese Einwände komplett beiseiteschieben und seine Gedanken enthüllen muss. In den meisten Fällen akzeptieren Patienten dies auch. Eine verbesserte Selbstbeobachtung lehrt den Patienten bald, dass diese Vorbehalte sich durch kaum merkliche Anzeichen in seiner Seele ankündigen, dass er Gedankengänge verdrängen kann, wenn sie im Begriff sind, ihm gerade bewusst zu werden – das heißt, noch bevor er sie selbst schon bewusst wahrnimmt. Ihm wird erklärt, dass dies das Wichtigste ist, worauf er achten und wogegen er reagieren muss. So erkennt er erstmals andeutungsweise, dass sich der psychische Apparat nicht ohne Weiteres dieser Vorschrift fügt, mit anderen Worten, dass sich in ihm Widerstand dagegen regt. Dieser Widerstand ist natürlich eine ganz normale Erscheinung, denn er ist Teil eines psychischen Kontrollsystems, welches versucht, unsere Gedanken bei der Sache zu halten. Es wird den Analysanden während der gesamten Dauer seiner Analyse begleiten. Jeder ist ohne Ausnahme damit konfrontiert, der versucht, der Methode des »freien Assoziierens« zu folgen – der »Grundregel der Psychoanalyse«. Dieser Widerstand tritt notwendigerweise bei jedem Versuch auf, die Ordnung des psychischen Geschehens umzukehren. Normalerweise geschieht dies reibungslos und automatisch, erst in der analytischen Situation wird Widerstand bewusst. Widerstand ist nur der Vorposten eines differenzierten und mächtigen Abwehrsystems, eines Festungsgürtels, der von einer unermesslich starken Armee verteidigt wird, die mit allen nur vorstellbaren Waffen versehen ist und jede nur denkbare List nutzt, um zu verhindern, dass unbewusstes Material sprachlich artikuliert wird. Es wäre allerdings ein schwerer Fehler zu glauben, dass es genügt, wenn ein Patient dies verstanden und sich entschlossen hat, der Grundregel zu folgen, und wir dann nur noch bequem mit ihm zusammensitzen müssten, um alle nötigen Informationen zu bekommen. Weit gefehlt! In Wirklichkeit sind seine Zustimmung und Bereitschaft, der Grundregel zu folgen, für uns nur der erste Schritt, ohne die wir nicht vorankommen und mit denen wir in einen langen und schwierigen Kampf eintreten. Dieser Kampf wäre hoffnungslos, wenn wir nicht durch diesen ersten Schachzug die gegnerische Armee in einen Zweifrontenkrieg gezwungen hätten. Während diese zuvor die besetzten Gebiete in Schach halten und, wenn nötig, Aufstände des Unterdrückten niederschlagen musste, muss sie sich nun sozusagen gegen die machtvolle neue Front schützen, die wir in ihrem Rücken eröffnet haben. Dieser Vergleich lässt sich tatsächlich nutzbringend noch weiterführen. Die Verteidiger müssen auf fremdem und unbekanntem Gebiet kämpfen; ihre Befestigungen sind zum großen Teil nutzlos, da sie in eine falsche Richtung zeigen. Obwohl diese Kraft in ihrer Heimat über große Macht verfügt, die sie aus dem Individuum bezieht, in dem sie wirkt, kann sie uns nicht direkt angreifen, sondern nur durch die Vermittlung der Persönlichkeit des Analysanden. Sie versucht dies so gut wie möglich und bringt den Patienten manchmal dazu, sich gegen uns zu wenden. Sie versucht ihn davon zu überzeugen, dass seine und unsere vereinten Anstrengungen zu nichts führen und wir ihm nur schaden. Sie stört den Behandlungsverlauf, versucht den Patienten scheinbar oder tatsächlich körperlich krank werden zu lassen, verleitet ihn dazu, sich in schwierige Lebenssituationen zu begeben und so weiter. Dennoch gehen wir gewöhnlich zum Besten des Patienten siegreich aus diesem Kampf hervor. Tatsächlich erreichen wir gerade so viel, was Charakter und Konstitution des Patienten erlauben. Zwischenzeitlich verschaffen wir uns andauernd einen anderen beträchtlichen Vorteil. Um in die Schlacht zu ziehen, muss der Feind aus der Deckung kommen. Wir gewinnen Erkenntnisse über seine Stärke, seine Taktik und seine Schwachstellen. Dort, wo er seine Abwehrkräfte bündelt, enthüllt er uns, wo seine bestbewachten und damit wichtigsten Geheimnisse verborgen sind. Trotz all seiner Gerissenheit haben wir es nicht mit einem intelligenten Wesen zu tun, sondern mit einem blindlings agierenden Gegner. An diesem Punkt müssen wir den Vergleich verlassen. Wir dürfen nicht vergessen, dass das, was wir als Feind beschrieben haben, aus der Perspektive des Patienten nicht an sich eine schädliche Kraft ist, sondern dass dies notwendigerweise Anteile seiner Persönlichkeit enthält, deren reibungsloses Zusammenwirken für seine geordnete Anpassung an das Leben zwingend erforderlich ist. Die Dinge sind also nicht so einfach. Manchmal entdecken wir uns auch dabei, dass wir ins Gegenteil verfallen und uns mit dieser kontrollierenden Macht verbünden. Immerhin wurde auch unsere ursprüngliche Vereinbarung mit einem Vertreter dieser Macht geschlossen. Dies alles, und nicht weniger, ist in dem enthalten, was zunächst bescheiden als »freie Assoziation« bezeichnet wurde.

Die Übertragung und ihre Analyse

Bald eröffnet sich ein neuer Aspekt. Der Analysand gibt zunächst unbewusst, dann schrittweise zunehmend bewusst seine ursprüngliche Position auf. Sobald die psychoanalytische Situation hergestellt ist, wird sein ursprüngliches Anliegen zweitrangig. Er ist nicht mehr die Person, die uns als Spezialisten konsultiert hat, um ihm bei der Lösung seiner Probleme zu helfen; er entwickelt gegenüber dem Analytiker eine heftige emotionale Reaktion. Er kehrt in eine Kindheitsszene zurück und überträgt auf uns seine kindlichen Gefühle von Liebe und Hass, fühlt sich enttäuscht, wenn seine Wünsche nicht erfüllt werden, sucht bei uns Schutz gegen seine Ängste und Nöte, schreibt uns magische Kräfte zu oder misstraut und fürchtet uns von ganzem Herzen, weil er uns mit den früheren Bildern von Vater, Mutter, Bruder oder Schwester identifiziert. Dies ist mit dem so häufig gebrauchten und häufig missverstandenen Begriff der »Übertragung« gemeint. Wir erlauben ihm dies und halten uns mit unserer eigenen Person so weit als möglich zurück, um seiner Fantasie so viel Spielraum wie möglich einzuräumen. Es ist überflüssig zu erwähnen, dass wir auf keinen seiner Wünsche eingehen dürfen, auch nicht in geringstem Maße. Was der Analysand unter den Bedingungen der Übertragung wiederholt, sind die in seiner frühen Kindheit entwickelten grundlegenden Reaktionsmuster, die er auf keine andere Weise erinnern und zum Ausdruck bringen konnte. Wir untersuchen diese

Darstellung und leiten den Patienten nach und nach an, dies auch selbst zu tun. Wir zeigen ihm, wie dieselben Wünsche, Ängste und Reaktionen bis dahin sein Leben außerhalb der Analyse geprägt haben: sein Eheleben, seine Beziehungen zu seinen Kindern, Freunden oder Berufskollegen und so weiter. Kurzum, wir nutzen diese Übertragung für die Zwecke seiner Analyse und nur dafür. Darüber hinaus beobachten wir sie nicht nur und machen sie bewusst, sondern versuchen auch, ihre einzelnen Bestandteile zu verstehen. Dies ist ein wesentlicher Unterschied zwischen der Psychoanalyse und allen anderen Arten der Psychotherapie, selbst wenn diese sich an der Analyse orientieren. Bewusst oder unbewusst durchdringt die Übertragung alle menschlichen Beziehungen und wird daher konsequenterweise auch in allen Formen der Psychotherapie genutzt. Aber nur in der Psychoanalyse wird die Übertragung selbst zum Gegenstand der Analyse. Eben dies ist die »psychoanalytische Situation«: Ein Verfahren, welches darauf aus ist, das Unbewusste zu erfassen, und dazu eine stark emotional besetzte Beziehung zwischen zwei Personen herstellt, in der die leidenschaftlichsten, intimsten und tief im Unbewussten verborgenen Einstellungen eines Menschen offenbart werden. Diese archaischen Einstellungen werden dann offengelegt und, soweit sie die Beziehungen eines Patienten in seinem Leben ungünstig beeinflussen, endgültig aufgelöst. Wir haben dieses Thema aus zwei Gründen sehr ausführlich behandelt: Einmal, um eine genaue Beschreibung der Bedingungen der Psychoanalyse und ihrer Unterschiede zu vielen anderen Methoden zu geben, die häufig fälschlich der Psychoanalyse zugerechnet werden, und zum anderen, um den Eindruck zu korrigieren, dass die Befunde der Psychoanalyse auf bloßer Spekulation oder auf unklaren Annahmen über ein hypothetisches Unbewusstes beruhen. Um dies zu erreichen, haben wir einige Ergebnisse der Psychoanalyse vorgestellt, die hier notwendigerweise in einer eher dogmatischen Form dargelegt werden mussten.

Einige Grundbegriffe der Psychoanalyse

Das Unbewusste

Psychische Prozesse sind an sich nicht bewusst. Sie können nur unter bestimmten Bedingungen bewusst werden. Unter der Oberfläche des logischen und rationalen Denkens ist die prälogische, primitive Art zu denken lebendig und stark. Am charakteristischsten ist dies beim Träumen zu finden. Das Studium der Träume ist in der Tat von grundlegender Bedeutung in der Psychoanalyse: Traumdeutung hat den Geist des modernen Europäers mit dem des primitiven »Wilden« verbunden und die Lücke zwischen dem Normalen und dem Wahnsinnigen überbrückt. Es hat sich erwiesen, dass es keine harte und feste Grenzlinie zwischen beiden gibt. Im System Unbewusst existiert die Zeit nicht; Widersprüche existieren nebeneinander; verschiedene Dinge werden schnell durch triviale oder unwesentliche Ähnlichkeiten verbunden – zum Beispiel des Namens; Emotionen können von einem Objekt zum anderen verschoben werden, sind austauschbar und können ins Gegenteil verkehrt werden; eine Person repräsentiert eine andere oder wird in eine solche verwandelt; verschiedene Gedanken werden gleichzeitig durch die »Verdichtung« zum Ausdruck gebracht; Einstellungen gegenüber anderen Personen werden »projiziert«, das heißt, als Einstellungen dieser anderen Personen gegenüber einem selbst betrachtet; geliebte Personen werden getötet, betrauert und gerächt; tote Personen sind lebendig und so weiter: Ein ganzes Lehrbuch wäre nötig, um diese Tätigkeiten des Unbewussten darzustellen und einen Eindruck von dem Kontrast zwischen dieser seltsamen Welt und derjenigen des rationalen Denkens zu vermitteln. Es wird eine Sprache der Symbole verwandt, eine Art akzeptierter Code. Diese »konstanten« Symbole, deren sexuelle Bedeutung die Psychoanalyse besonders dargestellt hat. beziehen sich letztendlich auf die Grundfragen des Lebens: Körper, Person, Geschlecht, Geburt, Tod, Eltern, Schwestern und Brüder. Der gemeinsame Grund, aus dem sie entspringen, besteht aus körperlichen Erfahrungen, Funktionen und Empfindungen, insbesondere an speziellen Lokalisierungen der Libido, den so genannten erogenen Zonen. Das Verständnis und die Vertrautheit des Analytikers mit dem Unbewussten befähigen ihn dazu, in diesem offensichtlichen Chaos eine Bedeutung zu sehen und diese Bedeutung der betreffenden Person mitzuteilen, das heißt zu deuten. Konstante Symbole können direkt übersetzt werden, aber meistens ist es wesentlich für einen Analytiker, sich von den Assoziationen des Einzelnen führen zu lassen. Kurzum ist ohne eine solche Betrachtung des Unbewussten ein wirkliches Verstehen des menschlichen Verhaltens nicht möglich.

Triebe und infantile Sexualität

Die Inhalte und Konflikte des Unbewussten gehen auf die phylogenetische und ontogenetische Kindheit zurück. So wie der Embryo die Entwicklung der menschlichen Gattung im organischen Bereich wiederholt, so geschieht es dem Säugling und dem jungen Kind in der Entwicklung seiner Libido und seiner Psyche. Die herausragenden Entdeckungen der Psychoanalyse sind die Existenz und die Bedeutung der infantilen Sexualität. Liebe und Leidenschaft im späteren Leben haben ihre Vorläufer in der Beziehung des Kindes zu den Eltern. Quelle und Ziel dieser libidinösen Impulse sind nicht von Anfang an an die Geschlechtsorgane gekoppelt, sondern an die so genannten prägenitalen Zonen. Es gibt eine mehr oder weniger typische Rangordnung des »Primats«, von denen die herausragendsten als orale und phallische Stadien bezeichnet werden können. Typische Konflikte wie zwischen Befriedigung und Frustration samt den begleitenden Ängsten werden von den Forderungen der Erziehung ins Spiel gebracht, durch die die Eltern dem Kind die Erfordernisse der sozialen Umgebung vermitteln. Die allmähliche, meist unbewusste Verinnerlichung dieser Forderungen bildet den Kern des »Über-Ich«, das demgemäß im weiteren Leben unbewusst, automatisch und auch auf einer archaischen Ebene funktioniert. Die Ansprüche der Erziehung werden nicht nur abstrakt akzeptiert, auch arbeiten sie nicht einfach als Bildung von Gewohnheiten, wie oft angenommen wird. Sie bleiben für immer innerpsychisch verbunden mit den konkreten Eltern in Form sehr mächtiger, wenngleich unbewusster Bilder. Liebe oder Liebesentzug und Strafe sind die Hauptmethoden der Erziehung. Die Eltern stellen für das kleine Kind extrem wichtige und mächtige Personen dar. Indem er solche extrem bedeutsamen und mächtigsten Personen auftreten lässt, wie sie die Eltern für das kleine Kind repräsentieren, ist leicht einzusehen, dass dieser innere Gerichtshof eine Macht konstituiert, die über alles hinausgeht, was von gewöhnlichen Menschen im späteren Leben errichtet wird. Dies gilt umso mehr, insofern ihre Bilder mit der vollen Stärke der ungezähmten kindlichen Impulse ausgestattet sind. Dies ist sehr wichtig für unsere Zwecke, weil ein Verbrechen ursprünglich eine Handlung oder einen Gedanken darstellt (Gedanken sind unbewusst gleichbedeutend mit Handlungen), für die man Gefahr läuft, die Liebe der Eltern zu verlieren oder durch sie bestraft zu werden. Nur ein blasser Schatten all dessen kommt zu Bewusstsein und ist allgemein bekannt als Gewissen. Entwicklungsstörungen können durch Fixierungen auf diese frühen Stadien verursacht werden. Alle so genannten Perversionen wurzeln beispielsweise dort (die als sexuelle Delikte auch eine spezielle Bedeutung für uns haben), zum Beispiel Sadismus, Masochismus, Exhibitionismus und zu einem gewissen Ausmaß Homosexualität und andere. Enttäuschungen in späteren Stadien in der Pubertät und im Erwachsenenleben führen zu einer Regression der Libido auf diese Fixierungsstellen und zum Zurückgreifen auf primitivere Verhaltensweisen. Die Entwicklung von Sexualität und Fortpflanzung ist eng verbunden mit der Entwicklung der Ich-Triebe: der individuellen und selbsterhaltenden Seite, der in den letzten Jahren besondere Aufmerksamkeit gezollt wurde. Eine mächtige Gruppe der Triebe, auch wenn sie nicht an sich als sexuell betrachtet werden, sind aggressive Impulse – die Destruktionstriebe. Das gesamte Triebleben wurde ursprünglich als um diese beiden Pole gruppiert angesehen: Die Ich- oder Selbsterhaltungstriebe und die Liebes- oder Sexualtriebe. Innerpsychische Konflikte wurden als Konflikte zwischen diesen beiden Zentren interpretiert. Populär gesprochen haben wir hier das alte Konzept von Hunger und Liebe, das die Welt regiert. Entsprechend diesem Schema könnten die aggressiven Triebe in beidem eine Quelle haben. Später hat ein neues Konzept mit diesem konkurriert: Die Gesamtheit des Lebens wurde nun gesehen als Kampf zwischen konstruktiven Lebens- und zerstörerischen Todestrieben. Im lebenden Organismus sind diese beiden grundsätzlichen Kräfte stets eng vermischt. Dies ist an sich nur von theoretischer Bedeutung und wird hier nur deshalb erwähnt, um die wachsende Bedeutung, die man aggressiven Tendenzen zuschreibt, zu betonen.

Ödipuskomplex, Inzestschranke, Kastrationsangst, Talionsprinzip

Wir dürfen nicht vergessen, dass alle diese Triebe auf inzestuöse Objekte gerichtet sind. Sie stoßen deshalb auf eine extrem starke Grenze. So entsteht ein universelles Konfliktmuster, bekannt als Ödipuskomplex. Obgleich die Analyse gezeigt hat, dass die Abneigung gegenüber inzestuösen Beziehungen nicht vererbt ist, sondern dass im Gegenteil solche Befriedigungen stark begehrt werden, ist es nichtsdestoweniger wahr, dass in der Praxis das endgültige Ergebnis stets eine komplette Zurückweisung dieser Befriedigungen ist, sodass das gesamte Muster sich auf der Basis vererbter Triebe zu entfalten scheint. Es wird angenommen, dass diese Verwerfung das Ergebnis der menschlichen Rassengeschichte ist, die nach und nach verinnerlicht wurde. Natürlich erreicht das Ödipusdrama seinen Höhepunkt, wenn die genitale Stufe der kindlichen Sexualität erreicht ist. Die stärksten Schuldgefühle bleiben mit dieser Phase verbunden und werden im späteren Leben immer wieder dann aktiviert, wenn eine Situation entsteht, die gefühlsmäßig unbewusst mit dem einen oder anderen der ursprünglichen

Elemente verknüpft ist. Dies geschieht besonders bei Psychoneurotikern, weil sie, allgemein gesprochen, nicht aus ihrer Kindheit herausgewachsen sind. Es wurde deshalb zunächst angenommen, dass der so genannte Ödipuskomplex eine Besonderheit bei Neurotikern darstellt. Heute geht man dagegen davon aus, dass der Ödipuskonflikt universal und unvermeidlich ist, eine Tatsache, die dessen Bedeutung für die Normalpsychologie erhöht, aber seine besondere Bedeutung für Psychoneurosen verringert hat. Es ist heute des Weiteren anerkannt, dass der Ödipuskomplex nicht so sehr den Beginn und die Grundlegung der späteren Libidoentwicklung darstellt, sondern eher das Ergebnis der früheren libidinösen Entwicklung des kleinen Kindes, der »präödipalen« Phase, die immer mehr an Bedeutung gewinnt. Die ödipale Phase ist dennoch eine Phase von entscheidender Bedeutung im Leben des Einzelnen geblieben, und es wäre nicht übertrieben zu sagen, dass alle tieferen Konflikte des späteren Lebens darauf zurückgeführt werden können. Dies ist besonders wichtig für das Verständnis von Kriminellen, deren verborgene Motive für ihre Handlungen, Ängste und Schuldgefühle unvermeidlich in und vor diesem Stadium der kindlichen Entwicklung liegen. Innere Strafandrohungen beinhalten die spezielle Grausamkeit kindlicher Fantasien, das heißt sehr starke sadistische Triebe, die projiziert sind, wie zum Beispiel Ängste, in Stücke gerissen, von innen und außen aufgefressen oder auf der genitalen Ebene des sexuellen Organs beraubt zu werden (»Kastrationsangst«) und so weiter. Auf der unbewussten Ebene tendieren Strafe und Verbrechen dazu, identisch oder äquivalent zu sein: Das heißt, sie folgen dem Talionsgesetz. Die ersten bekannten Gesetze, die babylonischen und semitischen Kodizes, wurden offensichtlich auf diese Art verfasst.

Es, Ich und Über-Ich

Allmählich entwickelte sich in der Psychoanalyse eine Art seelische Topographie. Zuerst wurde die Beziehung der seelischen Phänomene zum Bewusstsein als leitendes Prinzip formuliert. Jedes psychische Phänomen konnte als entweder bewusst, vorbewusst oder unbewusst beschrieben werden. (In der Populärpsychologie wird im Übrigen diese sehr wichtige Unterscheidung zwischen Vorbewusstem und dem dynamischen Unbewussten, das heißt dem Verdrängten, häufig vernachlässigt, und die beiden zusammen stellen, grob gesprochen, das Unterbewusste dar.) Betrachtet man die Psyche als Ganzes, würde eine andere Unterteilung erforderlich.

Drei Instanzen werden nun unterschieden, deren detailliertere Strukturen uns hier nicht beschäftigen müssen: das Über-Ich, das Ich und das Es. Grob gesprochen, ist das Es die Quelle aller Triebe, ein Grenzbezirk zwischen physischem und psychischem Leben. Über das Über-Ich haben wir weiter oben gesprochen. Es bezieht seine Energie aus dem Es, aber seine Normen und Werte zumindest teilweise von den Eltern, die als Imagines sowohl die Geschichte als auch die Gegenwart der gesellschaftlichen Forderungen repräsentieren. Wir können hinzufügen, dass die innere Beziehung des Ich zum Über-Ich die individuelle Geschichte des ödipalen Konflikts widerspiegelt. Tatsächlich ist die allmähliche Entwicklung des Über-Ich das direkte Ergebnis des Verzichts auf das inzestuöse Begehren gegenüber den Eltern; das Über-Ich wurde deshalb als Erbe des Ödipuskonflikts bezeichnet. Das Über-Ich ist überwiegend eine verbietende und bestrafende Instanz, die mit sadistischen Energien aufgeladen ist. Das Ich steht im analytischen Sinn zwischen Es, Über-Ich und Außenwelt (wobei zu Letzterer in gewissem Sinn der Körper selbst gehört), und versucht deren verschiedene und auch widersprüchliche Ansprüche miteinander in Einklang zu bringen, zu synchronisieren und zu harmonisieren. Es ist wichtig festzuhalten, dass auch das Ich weithin unbewusst ist. Es ist jedoch kein rein passives Instrument, sondern kontrolliert die Abfuhr mächtiger, insbesondere muskulärer Energien. In anderen Worten, es ist handlungsregulierend, wobei wir den Begriff der Handlung umfassend, sowohl individuell als auch sozial gebrauchen.

Teil 2. Psychoanalyse und Delinquenz

Einige Ergebnisse analytischer Fallbeobachtungen zur Delinquenz

Psychoanalytiker nähern sich auf zwei Wegen kriminellen Impulsen: Zunächst sind sie in ihrer alltäglichen Praxis als Psychotherapeuten mit antisozialen Impulsen und »kriminellen« Tendenzen konfrontiert. Psychoneurosen sind wesentlich Reaktionsbildungen gegen Triebimpulse, die man, würden sie manifest, als pervers und kriminell bezeichnen würde. Zweitens, was als das Verbrechen aller Verbrechen erscheint, die Übertretung des Inzesttabus und die Ermordung des elterlichen Rivalen, stellt zumindest in der Fantasie den entscheidenden Kindheitskonflikt dar. Es war daher unvermeidbar, dass sich Psychoanalytiker auch für manifest

Kriminelle interessierten. Solche Untersuchungen wurden tatsächlich in verschiedenen Ländern durchgeführt. Aufgrund äußerer Bedingungen konnte dies nicht in der gleichen Weise durchgeführt werden wie bei Psychoneurotikern. In den meisten Fällen war die zur Verfügung stehende Zeit nicht ausreichend; manchmal waren nur wenige Einzelsitzungen möglich. Analytiker könnten daher mit einer gewissen Berechtigung darauf hinweisen, dass die Psychoanalyse von Straftätern bisher noch nicht ernsthaft durchgeführt wurde. Dennoch haben diese vereinzelten Studien hochinteressantes Material zutage gefördert, das natürlich so vielfältig ist, wie es verschiedene Formen von Verbrechen und unterschiedliche Individualitäten von Straftätern gibt. Wir können hier nicht auf alle Einzelheiten eingehen, die selbst, wenn sie in Gänze wiedergegeben würden, nur für die Leser überzeugend wären, die aus eigener Anschauung mit der Methode vertraut sind. Daher versuchen wir, die Art ihrer Ergebnisse und Schlussfolgerungen zusammenzufassen. In jedem einzelnen Fall konnte gezeigt werden, dass das manifest delinquente Verhalten Ergebnis einer in die Kindheit zurückgehenden andauernden Störung war und nur im Zusammenhang mit Lebensgeschichte und Entwicklung des Täters verstanden werden konnte. Die kriminelle Handlung ist ein Symbol, das gedeutet werden muss. Wie bei neurotischen Geschehen sind diese symbolischen Handlungen Ausdruck primärer Konflikte, die sich um Personen aus dem Umfeld der Kindheit zentrieren, in der Regel Eltern oder Geschwister. Gleichzeitig zeigte sich, dass die Einstellungen zu jeder Form der Bestrafung und deren Wirkung weit von den Erwartungen entfernt sind, die auf bewussten und rationalen Überlegungen beruhen. Oft wurde offenkundig, dass Straftäter keineswegs gewissenlos sind, sondern Opfer eines überstrengen und zugleich unausgewogenen Über-Ich. Einige Täter werden durch ein vorher existierendes Schuldgefühl und ein Bedürfnis nach Bestrafung dazu getrieben, ein Verbrechen zu begehen, um Entlastung durch die mildere Bestrafung durch die Außenwelt zu erfahren. Bis zu einem gewissen Maß ist dies bei vielen Tätern zu beobachten. Ein ähnliches Muster finden wir bei hypochondrischen Patienten, die körperlich krank sein wollen und darauf hartnäckig bestehen. Sie können sich zeitweise durch die Flucht in eine körperliche Erkrankung von unerträglichen inneren Ängsten befreien. Im Zusammenhang mit diesem »Verbrecher aus Schuldgefühl«, wie Freud ihn nannte, verdient Theodor Reik mit seinem bedeutenden Aufsatz *Geständniszwang und Strafbedürfnis* besondere Beachtung. Von solchen und ähnlichen Beobachtungen ausgehend unternahm Reik einen der ersten Versuche, Grundlagen einer psychoanalytischen Theorie des Strafrechts zu formulieren. Es scheint allerdings, dass seine Erkenntnisse zum größten Teil mit neurotischen Patienten gewonnen wurden, sodass seine Schlussfolgerungen zu Kriminellen eher theoretisch konstruiert erscheinen. Die soziale Ausgrenzung, die ein verurteilter Straftäter erfährt, und die Tatsache, dass das Gefängnis eine starke unbewusste Anziehungskraft auf ihn ausübt, tragen erheblich zu einem der schwierigsten Probleme der Kriminologie bei, dem Wiederholungstäter. Auch Rache zeigte sich als zentrales Motiv bei Kriminellen – übrigens genauso in den Voraussetzungen des Rechts (vgl. zum Beispiel die Analyse eines ehemaligen Richters, der eine Depression entwickelte; Wittels »Rache und Richter«). Sie stellt auch ein wesentliches Motiv bei der Entwicklung eines Landstreichers dar (Kalischer). Viele solcher Beobachtungen liegen vor, die mit Sicherheit die Aufmerksamkeit aller Kriminologen verdienen. Die oben erwähnten Beispiele sind lediglich eine mehr oder weniger zufällige Auswahl, um deren Natur zu zeigen. Diese Arbeiten haben nicht nur unser Verständnis für einzelne Straftäter und deren Handlungsmotive bereichert, sondern auch auf eine Reihe zentraler Fragen hingewiesen: Warum beispielsweise führt der identische Konflikt einmal zur Entwicklung einer Neurose und ein andermal zur Entwicklung antisozialen Verhaltens? Wenn die Psychoanalyse in Zukunft systematisch und umfassend angewandt werden könnte, wäre sie sicher die beste Methode, um diese entscheidende Frage zu beantworten. Selbst wenn keine Antwort gefunden würde, wäre dies von großer Bedeutung und würde den zunehmend stärker akzeptierten Eindruck bestätigen, dass es keine spezifische kriminelle Persönlichkeit gibt und Verbrechen Ergebnisse bestimmter konstitutioneller und Umweltfaktoren darstellen. Diese persönlichen Ursachen müssen weder pathologisch noch quantitativ abnorm oder spezifisch sein. Trotzdem kann uns nur weitere Forschung eine Antwort liefern. Abraham, der einen der ersten und vermutlich immer noch besten Beiträge zu diesem Thema mit seiner »Geschichte eines Hochstaplers« (»History of an Impostor«) lieferte, beobachtete, dass ein Mangel an Liebe und Fürsorge in der Kindheit, eine Unterernährung mit Liebe, ein spezifischer ätiologischer Faktor für Delinquenz zu sein scheint. Man vergleiche die Häufigkeit von »Verwöhnung« in Falldarstellungen von Neurotikern. Abraham warnt uns davor, den konstitutionellen Faktor nicht überzubewerten. Sein Patient konnte durch geschickte und glückliche Handhabung der Übertragung geheilt werden. Die meisten Befunde, auf die wir uns bisher bezogen haben, waren übrigens in erster Linie Ergebnisse therapeutischer Interventionen.

Alexander und Healy haben in den letzten Jahren in Amerika systematischere Studien betrieben, mit deren Ergebnissen wir uns nun etwas gründlicher beschäftigen. Soweit uns bekannt, ist dies die bisher am besten geplante, durchgeführte und veröffentlichte Studie. Ihre Methodologie entspricht am ehesten dem, was man unter einer psychoanalytischen Untersuchung im engeren Sinne versteht [Alexander F, Healy W (1935) *Roots of crime*. Knopf. New York London]. Die Arbeit untersucht die wesentlichen Ursachen für Verbrechen und Kriminalität, wobei die therapeutischen Absichten begrenzt waren. Die Analysen waren vergleichsweise kurz und dauerten in Einzelfällen bis zu neun Monaten. Es wurden vor allem hartnäckige Fälle ausgewählt. Straftäter, auf die durch keine anderen Maßnahmen wie Bewährungshilfe oder Erziehungsanstalten[6] positiv eingewirkt werden konnte. Diese Fälle wurden detailliert dokumentiert. Schwachsinnige Personen mit leichten Psychosen und jene, bei denen klar eine Neurose oder Psychose diagnostiziert werden konnte, wurden nicht in die Studie aufgenommen. Bei den ausgewählten Straftätern schienen eher psychische Konflikte als schlechte Umweltbedingungen eine Hauptrolle zu spielen. Die Verfasser betonen die Komplexität der Ursachen, die zur Kriminalität führen, und die Irrationalität der zugrunde liegenden Motive. Die Mitarbeit an der psychoanalytischen Behandlung war überraschend gut. Die Täter (die keine äußerlichen Vorteile von der Behandlung erwarten konnten) zeigten großes Interesse daran, Erleichterung zu finden. Einer von ihnen sagte: »Bei Gott, wenn jemand mir sagen kann, warum ich das tue, was ich mache, würde ich mich freiwillig krank nennen lassen und in eine staatliche Einrichtung oder sonst wohin gehen, um untersucht zu werden.« Dieser junge Mann war bereit, eine Verlängerung der Freiheitsstrafe um zwei Jahre auf sich zu nehmen, um eine Psychoanalyse zu erhalten. Trotz seiner Anstrengungen auf der bewussten Ebene war er typischerweise nur halbherzig bereit, sich den Tatsachen zu stellen, die eigentlich zu seinen Schwierigkeiten geführt hatten. In direktem Widerspruch zu der Haltung des Gesetzes, das alle Menschen gleich beurteilt, finden Alexander und Healy eine besondere Vielfalt an Motiven und Reaktionen auf ähnliche Erlebnisse. Viele Täter ließen sich nicht in die üblichen psychiatri-

6 Übrigens scheint die Unterbringung in guten Pflegestellen die vielversprechendste dieser Methoden zu sein.

schen Schubladen einordnen. Gerade mit diesen Fällen beschäftigt sich die Studie besonders.[7] Keiner der Analytiker war zum Zeitpunkt der Analysen mit der Vorgeschichte der Fälle voll vertraut, sodass sich dadurch eine gute Gelegenheit ergab, die übliche und die analytische Forschungsmethode zu vergleichen. Das durch die Analyse erarbeitete Material stimmte nicht nur mit den Fallgeschichten überein, es enthielt außerdem viele zusätzliche Fakten. Dies ist an sich nicht erstaunlich, wenn man bedenkt, dass in der Analyse dem Einzelnen viel mehr Zeit gewidmet werden kann.

Die wesentlichen neuen Erkenntnisse durch die Analyse waren aber besonders häufig die wichtigsten für ein gründliches Verstehen des Falles. Zusammengefasst haben die herkömmlichen Untersuchungsmethoden zwar eine Reihe von Daten hervorgebracht, die Analyse aber machte es möglich, deren Bedeutung für jeden Einzelnen zu verstehen und die verborgenen Motive der Täter für ihre Handlungen und Reaktionen offenzulegen. Außerdem erleichterte sie es den Einzelnen selbst, diese besser zu verstehen und beträchtliche innere Veränderungen zu ermöglichen. Die therapeutischen Resultate waren ermutigend, obwohl die Autoren das Gefühl hatten, dass diese noch besser sein könnten, wenn die sozialen Verhältnisse nach der Behandlung günstiger gewesen wären. Das Ende der Behandlungen traf ausgerechnet mit der schlimmsten Phase der Weltwirtschaftskrise zusammen, wodurch trotz guten Willens und großer Anstrengungen der Beteiligten und verschiedener Institutionen die meisten keine Arbeit fanden. Die Autoren betonen die herausragende Bedeutung der sozialen Verhältnisse und behaupten nirgendwo, dass Delinquenz nur ein psychologisches Problem sei, geschweige denn, dass ein einzelner Täter ausschließlich durch eine Psychoanalyse gebessert werden kann. Sie betonen andererseits, dass in den meisten von ihnen untersuchten Fällen soziale Maßnahmen, welcher Art auch immer, ohne die veränderten Verhaltensmuster und Einstellungen, die durch die Analyse hervorgebracht worden waren, wertlos gewesen wären. Nur diese ermöglichen es den einstigen Straftätern, einen Nutzen aus angebotenen sozialen Möglichkeiten zu ziehen.

Die Wiedergabe kurzer Auszüge aus dem analytischen Fallmaterial ist, wie bereits erwähnt, kein sehr sinnvolles Vorgehen. Wir beschränken uns daher auf die wichtigsten Ergebnisse und Schlussfolgerungen. Die beson-

7 Alle Fälle waren im Judge Baker Guidance Center gut bekannt und wurden dort regelmäßig untersucht. Dieses Zentrum hat finanziell zu den Fördermitteln beigetragen, die es den beiden Psychoanalytikern ermöglichte, ihre Forschungsarbeit durchzuführen.

ders ausführlichen Falldarstellungen von Alexander und Healy bestätigen die allgemeinen Eindrücke aus vielen Einzelbeobachtungen anderer Autoren. In allen Fällen war die Kriminalität des Erwachsenen eine unmittelbare Fortsetzung der Delinquenz des Kindes. Dies stellt delinquente Kinder in das Zentrum des Kriminalitätsproblems. Unter bestimmten sozialen Umständen kann aus einem breiten Spektrum verschiedener Persönlichkeitstypen heraus eine kriminelle Karriere entstehen. Die genaue Kenntnis krimineller Persönlichkeitstypen könnte den Einfluss bestimmter Umweltfaktoren am besten erkennen lassen. Obwohl wir von einem selektiven Prinzip ausgehen können, kann man nicht von einer kriminellen Persönlichkeit sprechen. Jeder benötigt bei der Entwicklung erwünschter sozialer Eigenschaften in seinen frühen Lebensjahren ein gewisses Maß an Ersatzbefriedigung, um die ihm auferlegten Beschränkungen von erotischen und destruktiven Impulsen annehmen zu können. Diebstähle sind beispielsweise oft Ausdruck einer Vergeltung für Frustrationen oder ermöglichen einen symbolischen Ausgleich für emotionale Versagungen. Gewalttätigkeit oder Raub kann die Folge des Infragestellens des emotionalen Ansehens sein. Solche Faktoren verbinden sich sekundär mit dem Motiv eines materiellen Gewinns. Oft entpuppt sich das manifeste Verhalten als Antwort auf eine genau gegensätzlich unbewusste Einstellung und dient deren Verleugnung. Der Drang zu rücksichtslosem Stehlen und Rauben kann die Überkompensation einer innerlich erlebten Schwäche sein. Er begegnet uns häufig bei Individuen mit einem starken, aber abgewehrten Abhängigkeitsbedürfnis, dem infantilen Wunsch, von anderen unterstützt zu werden. In einem Fall trat an die Stelle kriminellen Verhaltens eine Depression. In zwei anderen Fällen zeigte sich, dass das kriminelle Verhalten Entlastung von Ängsten und libidinöser Spannung ermöglichte. Oft fehlte den Einzelnen das Selbstvertrauen, allein zurechtzukommen. Die Autoren fanden drei Eigenschaften, die stärker als üblicherweise ausgeprägt waren:

1. frühe Einschüchterungen hinsichtlich des Trieblebens, die zu Furcht und einem starken Schuldgefühl führten.
2. Verwöhnung.
3. Vernachlässigung in der frühen Kindheit.

Bereits früh zeigten sich deutliche ödipale Konflikte und eine Regression zur präödipalen Phase. Kriminelle Handlungen und Neigungen schienen manchmal in direkter Linie aus Konfliktsituationen in dieser frühen Phase hervorzugehen. Die Autoren waren sich der Tatsache bewusst, dass alle psychologischen Faktoren, die bei ihren kriminellen Fällen eine aktive Rolle spielen, immer auch bei Psychoneurotikern vorkommen. Der Hauptunterschied lag in der Überbetonung bewusster und rationaler Motive bei Kriminellen und einem besonderen Bedürfnis zur Rechtfertigung in der jeweiligen sozialen Situation.

Alexander und Healy kommen zu einer Reihe praktischer Schlussfolgerungen. Trotz des erheblichen Aufwands scheint sich eine psychoanalytische Behandlung bei einer ganzen Reihe ausgewählter Fälle zu lohnen. Die Indikationsstellung würde mit zunehmender Erfahrung deutlicher. Nicht nur würde jeder Einzelne profitieren, auch die wissenschaftliche Erforschung der Ursachen von Kriminalität würde es ermöglichen, vernünftige Präventionsstrategien zu entwickeln. Dies gilt auch für das Problem einer angemessenen Bestrafung, deren Abschreckungswirkung und so weiter. Sie sehen bestimmte Voraussetzungen neben einer psychoanalytischen Behandlung oder als Unterstützung als notwendig an:

1. Die Haftstrafe sollte unbegrenzt sein.
2. Straftätern sollte gestattet sein, auf Bewährung in normalen sozialen Verhältnissen zu leben.
3. Während der Rekonvaleszenz nach der Behandlung ist eine Phase der Wiedereingliederung notwendig.

Kasuistik

Es mag in einzelnen Fällen möglich sein, die Behandlung zu verkürzen und den Schwerpunkt auf soziale Maßnahmen zu legen, aber für viele Straftäter können soziale Hilfen erst dann wirksam sein, wenn ihre inneren Konflikte behandelt wurden. Was man mit Sicherheit sagen kann, ist, dass es in allen beschriebenen Fällen einer Veränderung sowohl psychologischer wie auch sozialer Voraussetzungen bedurfte. In wenigstens sieben Fällen hat die lang andauernde Arbeit mit den Tätern und ihren Familien auf der Basis eines psychoanalytischen Vorgehens möglicherweise dazu geführt, dass problematisches und kostenaufwendiges Fehlverhalten über Jahre vermieden werden konnte.

Wenn auch die Studie von Alexander und Healy ein ebenso gutes Beispiel für Ergebnisse psychoanalytischer Forschungen wie andere ist, so kann man sicherlich nicht sagen, dass sie die der psychoanalytischen Methode inhärenten Möglichkeiten der Erforschung der Behandlung von

Kriminalität ausschöpft. Nach dem Zufallsprinzip greifen wir einige der Faktoren heraus, die Alexander und Healy in ihrem Fallmaterial erwähnen, die sicherlich einen großen Einfluss auf die psychische Entwicklung hatten, aber zu denen die Autoren mit ihrem Verständnis nicht gelangten: Richard war einer von zwei kriminellen Brüdern. Sein Bruder Wilber hatte einen außerordentlich starken Einfluss auf Richard. Ihr Vater, der immer betrunken und völlig verantwortungslos war, kam bei einem Unfall ums Leben, als Richard sechs Jahre alt war. Der Vater pflegte seine Frau in Anwesenheit der Kinder wiederholt der Zügellosigkeit zu bezichtigen. Die Mutter war sehr unglücklich, als sie mit Richard schwanger war. Er wurde nie gestillt. Wilber, der von ihm angebetete Bruder, war das einzige Kind, das gestillt wurde. Richard hatte als Kind große Schwierigkeiten mit der Ernährung und eine ausgeprägte Phimose. Schon früh fielen seine Extrovertiertheit und seine Tendenz zum »Ausagieren« auf. Er war schwer führbar, hatte Stimmungsschwankungen, schwänzte die Schule und blieb einmal über Nacht von zu Hause weg. Es wurde erzählt, dass er einen Pensionsgast und Freund seiner Mutter nur wegen dessen Zuneigung zu dieser töten wollte. In der neurotischen Version dieser Situation würde man interpretieren, dass die Mutter ihren Sohn vor der Kastration durch den Vater retten würde, was ihr Sohn in seiner Fantasie befürchtet. Hier rettet die Mutter den Vater vor dem Sohn. Der ödipale Konflikt zeigt sich überdeutlich, und erstaunlicherweise sehen wir hier keine wesentlichen Unterschiede zu Neurotikern. Einige differenzielle und motivationale Unterschiede sind aber offensichtlich. Die Verfasser widmen dem aber keine Aufmerksamkeit.

Ein anderes Beispiel: Sigrids Vater war zügellos, alkoholabhängig und zu einem notorischen Dieb geworden. Er versagte dabei, seine Familie zu versorgen, und misshandelte diese, wenn er betrunken war. Insgesamt waren die häuslichen Verhältnisse sehr schlecht. Als er noch sehr jung war, hatte er eine lange Haftstrafe wegen Diebstahls zu verbüßen. Sigrids Mutter, die er mit Gonorrhö infiziert hatte, reichte während seiner Inhaftierung die Scheidung ein. Es herrschte große Armut, und die Kinder mussten in Pflegestellen gegeben werden. Sigrid wurde von ihrem Vater schwer für ihr Stehlen bestraft, und sie glaubte, dass sie genau wie ihr Vater zur Diebin geboren sei. In diesem Beispiel war die sexuelle Bedeutung des Stehlens sehr deutlich. Im Alter von etwa acht Jahren hatte sie traumatische Erlebnisse mit Männern. Auf die Enttäuschung in einer Liebesaffäre folgte eine wahre Orgie von Diebstählen. Alle Fälle, die von Alexander und Healy beschrieben wurden, enthalten eine Vielzahl solcher Tatsachen, die vermutlich die Schlüssel zu den spezifischen Faktoren sind. Überraschend häufig finden wir Hinweise auf besonders schwierige Lebensumstände während der Schwangerschaft der Mütter, meist im Zusammenhang mit den Vätern. Die Kinder wurden nicht gestillt, oder es kam zu anderen Problemen in der Ernährung. In einem Fall verstarb die Mutter, als der Patient noch ein Säugling war. Landstreicherei und »Ausagieren« auf jede nur denkbare Art und Weise waren typisch und weit verbreitet. Ich unterstelle nicht, dass Alexander und Healy diese Merkmale übersehen haben. Außerdem könnten sie mit Recht behaupten, dass es ihnen die vergleichsweise kurze Zeit ihrer Analysen nicht ermöglichte, diese frühen Entwicklungsstufen zu durchdringen. Es ist dennoch bemerkenswert, dass sie die Bedeutung dieser Tatsachen, die ihre eigenen Befunde so häufig und deutlich enthüllen, übersehen haben sollten – sie haben sich mehr darauf konzentriert aufzuzeigen, was den Kriminellen mit dem Normalen oder Neurotiker verbindet, als das, was ihn von ihm unterscheidet.

Meine eigenen Untersuchungen, obwohl sie sich in den meisten Fällen auf wenige kurze Interviews – meist nur wenige Stunden – beschränkten, haben mich mit diesen Unterscheidungen vertraut gemacht. Nur durch eine vollständige psychoanalytische Untersuchung besteht die Aussicht, dass wir die wirkliche dynamische Bedeutung solcher Faktoren herausfinden und verstehen können, wie weit im Falle eines jeden einzelnen Straftäters eine wirkliche Heilung bewirkt werden kann oder nicht. Meiner Meinung nach sind die Ergebnisse in Bezug auf den Einzelfall von weit geringerer Bedeutung als im Hinblick auf die Prävention von Kriminalität. Wir werden später auf diesen Punkt zurückkommen.

Ich kann nichts über die psychoanalytischen Untersuchungen sagen, wie sie in den vergangenen Jahren in diesem Land durch das Institute for the Scientific Treatment of Delinquency (Institut für die wissenschaftliche Behandlung von Delinquenz), London, durchgeführt wurden, da darüber meines Wissens noch keine Veröffentlichungen erschienen sind. Die einzige derzeit zugängliche Publikation ist von David Forsyth: »Der Fall eines erwachsenen Betrügers«. In diesem Fall wurde einige Monate lang die psychoanalytische Technik benutzt, die dann durch Hypnose ersetzt wurde. Das Ergebnis der Behandlung war ausgezeichnet, sowohl in Bezug auf die fehlenden Erinnerungen, die ans Tageslicht gebracht wurden, als auch bezüglich des Behandlungserfolgs. Hier zeigte sich Rache als maßgebliches Motiv; die Straftaten waren eine direkte Folge ungerechter Behandlung nach Kriegsteilnahme. Auch hier findet sich wieder eine unglückliche

Kindheit, die hauptsächlich durch die Trunksucht des Vaters verursacht wurde. Der Autor kann mit Recht behaupten, dass er aufzeigen konnte, dass antisoziales Verhalten lediglich ein Teil der psychischen Erkrankung des Patienten war und sich direkt aus dieser entwickelt hatte. Dieser Fall zeigt laut Forsyth die wechselseitige Bedeutung von einerseits Rechtsprechung und Inhaftierung sowie andererseits psychologischer Untersuchung und Behandlung für die Erfassung der Ursachen des Verbrechens und die Offenlegung krimineller Tendenzen. Glover fasste in seinem neuen Buch über Psychoanalyse die vorläufigen Ergebnisse dieser Untersuchungen so zusammen: »Während der zwanghafte Neurotiker seinen unbewussten Sadismus gegen sich selbst richtet, sucht oder erhält der zwanghafte Delinquente Strafe durch äußere Objekte. Er unterscheidet sich unbewusst vom paranoiden Typus, der sich zum Richter der Gesellschaft aufwirft und diese für ihre Verbrechen angreift (bestraft). Die unbewusste Sexualorganisation ist prägenital, und es liegt üblicherweise eine ausgeprägte oral-sadistische Konstitution mit einer hohen Empfindsamkeit für Kränkungen vor. Schuldgefühle werden durch die damit verbundene Externalisierung von Aggressivität vermieden. Daher ist die Analyse von Delinquenz schwieriger als die eines entsprechenden Typus des Psychoneurotikers. Obwohl die Analyse delinquenter Zustände noch in den Kinderschuhen steckt, konnten bereits viele klinische Syndrome differenziert werden. Ein typisches Beispiel ist das zwanghafte Stehlen, welches sich häufig bei Jugendlichen vom narzisstischen Typus findet. Sie zeigen eine latente oder unbewusste klare homosexuelle Disposition und suchen den Umgang mit Personen aus höherstehender gesellschaftlicher Stellung beziehungsweise werden von diesen angesprochen. Das kriminelle Verhalten tritt in der Regel auf, nachdem diese intime Beziehung aufgebaut wurde, und wird damit gerechtfertigt, dass die eigene scheinbare Stellung gewahrt werden muss. Wenn im Laufe der Behandlung vorher verdrängte neurotische Züge an die Oberfläche gelangen, ist dies ein günstiges Zeichen«. Glover nimmt an, dass wie bei den Charakterstörungen die Ätiologie verschiedener Gruppen von Delinquenten die gleiche ist wie bei korrespondierenden Neurosen oder Psychosen. Dies muss als Beispiel aus erster Hand über den aktuellen Forschungsstand in diesem Land angesehen werden.

Wir sehen also, dass diese Untersuchungen bereits zu einem differenzierten Vorgehen bei der Beschreibung unterschiedlicher Typen von Delinquenten geführt haben. Soweit es die Zusammenfassung über das Gebiet von Glover zulässt, kann man daraus schließen, dass das zentrale Problem noch nicht ausreichend erfasst scheint. Der Zugang zum Delinquenten erfolgt offensichtlich in derselben Weise, als ob er beispielsweise ein Psychoneurotiker wäre. Dies rückt natürlich das psychoneurotische Element in den Vordergrund, weshalb es unvermeidlich war, dass Kategorien der Psychoneurosen herangezogen wurden, um delinquente Typen zu unterscheiden (vergleichbar mit psychotischen Symptomen). Die Frage bleibt dann aber immer noch offen, weshalb im Gegensatz zum neurotischen Typus ein spezifisches Individuum seine Energie in kriminelle Handlungen verwandelt. Mit anderen Worten: Die Forschung richtet sich auf die Gemeinsamkeiten zwischen Delinquenten und Nicht-Delinquenten und findet diese dann auch eher, anstatt die Unterschiede zwischen den beiden Gruppen aufzuzeigen. Ich wage daher, drei grundlegende Thesen vorzuschlagen, die in Zukunft besonders beachtet werden sollten:

1. Technik. Wahrscheinlich muss diese nicht nur aus praktischen, sondern auch aus grundsätzlichen (psychologischen) Gründen modifiziert werden. Die Lebensumstände und die soziale Situation eines Delinquenten unterscheiden sich von denen des Neurotikers. Konsequenterweise ist sein psychologisches Verhältnis zur Behandlung und zum Analytiker ebenfalls verschieden. Die analytische Situation wird also eine andere sein, so wie auch die psychologische Organisation einzelner Persönlichkeitsaspekte.
2. Die wechselseitige Bedeutung des soziologischen und des psychologischen Ansatzes. Auf diesen wichtigen Punkt gehen wir später noch ausführlich ein.
3. Auf dem psychologischen Gebiet scheint mir nicht so sehr bemerkenswert zu sein, dass die Handlungen von Straftätern durch ihre unbewussten Fantasien bedingt sind, sondern dass diese Fantasien »ausagiert« werden. Klinisch habe ich in den Fällen von Delinquenz, die ich selbst untersuchen konnte, bei einer erstaunlichen Zahl Schlafwandeln, Landstreicherei, Fugue und Bettnässen vorgefunden. Diese Beobachtung zielt in die Richtung, in die meine Überlegungen gehen. Man könnte sagen: DER NEUROTIKER AGIERT IN SEINEN TRÄUMEN, DER KRIMINELLE TRÄUMT IN SEINEN TATEN. Analytisch gesprochen, hat sich die Beziehung zwischen Ich und Es in einer besonderen Weise verändert, soweit es die eigentliche Tat oder den Charakter betrifft. Das Ich wird von Strebungen des Es durchdrungen. In seinem Dienste werden Impulse direkt ins Handeln übertragen, oder, was nicht ganz das Gleiche ist,

das Ich hat zugunsten des Es gänzlich oder zeitweise seine Herrschaft über die motorischen Funktionen aufgegeben. Diese Bemerkungen weisen auf die Beschaffenheit des Problems hin, das durch die Anwendung der analytischen Methode bei Delinquenten gelöst werden könnte und sollte.

Allgemeine Beobachtungen zur Kriminalität aus psychoanalytischer Sicht

Es gibt keinen »kriminellen« oder »delinquenten« Typus. Wenn man in diesen Begriffen denkt, macht man den ersten und fundamentalen Fehler. Kriminelle Impulse oder Impulse, Gesetze zu verletzen, sind in jedem vorhanden.

Verbrechen ist kein Problem, das besondere Individuen betrifft; es betrifft die Gesellschaft als Ganzes. Man kann etwas verallgemeinernd sagen, dass das offensichtliche Trio Krimineller, Gesellschaft, Richter Personifikationen von drei Elementen darstellt, die in jedem von uns und damit in jedem Teil unseres inneren Trios präsent sind, dem Es, dem Ich und dem Über-Ich. Kriminelle handeln auf der äußeren Bühne das aus, was innerlich in jedem von uns stattfindet. Wenn man, wie oben gezeigt, in Betracht zieht, dass individuelle Verbrechen unbewusst auf das Urverbrechen zurückgehen und dass diese unbewusste triebhafte psychische Ebene in jedem Menschen vorliegt, dann wird deutlich, dass für den Psychoanalytiker die psychologische Bedeutung von Verbrechen und Strafe jeden Menschen im selben Ausmaße betrifft, sei er Geschworener, Krimineller oder Richter. Es wird ebenso offensichtlich, dass die starke Tendenz hin zur Strafe triebhaften archaischen Gesetzen folgt und dass vernünftige Vorgehensweisen starkem Widerstand begegnen. Der Haupteindruck des Psychoanalytikers ist, dass diese inneren Faktoren die Konzepte von Verbrechen und Strafe bis hin zu den Grundlagen der Gesetze stärker beeinflussen, als vernünftige Betrachtungen der wahren Interessen der Gesellschaft und auch des Täters, denen sie in der Tat oft zuwiderhandeln. In der Psyche des Kriminellen existiert ein viel strengerer Richter als Mr. Justice X, der Bestrafungen nach dem Talionsprinzip anweist für Taten, die gar nicht begangen worden sind, sodass die aktuelle Strafe oft als Befreiung kommt. Der Richter muss oder musste seine eigene offensichtliche und mögliche Kriminalität überwinden und umso strenger sein, je weniger ihm dies gelang oder je mehr er sie bekämpfen musste. Dies ist natürlich weniger eine Aussage über den individuellen Richter, sondern eher über das unpersönliche archaische Prinzip, das er repräsentiert, ein Hinweis auf die Idee, die hinter den Symbolen der Perücke und der Robe steckt. Der gewöhnliche Bürger und der Geschworene stehen zwischen den beiden und neigen dazu, gegenüber »dem Kriminellen« und »dem Richter« genau so zu handeln, wie gegenüber »dem Kriminellen« und »dem Richter« in ihm selbst.

Strafe ist an sich von zweifelhaftem Wert, und die Form der Bestrafung mit Sicherheit irrational, ein Kompromiss auf symbolischer Ebene. Es gibt eine generelle Übereinkunft darüber, dass die Strafe ihren Zweck nicht erfüllt, oder zumindest nicht auf die beste Art und Weise. Strafe hat ein doppeltes Gesicht, sie richtet sich gegen individuelle Täter, aber zur selben Zeit gegen die nichtkriminellen Mitglieder der Gesellschaft, um sie zu bedrohen, abzuschrecken und um deren Bedürfnis nach Rache zu befriedigen. Diese Funktion, die Behandlung des Delinquenten innerhalb des gewöhnlichen Mitglieds der Gesellschaft, ist aus praktischer und aus psychologischer Sicht bei Weitem die wichtigste. Zum Glück kann die Psychoanalyse mehr darüber sagen, weil der Analytiker täglich mit den antisozialen Kräften innerhalb seiner Patienten konfrontiert ist, obgleich analytische Behandlungen von Delinquenten nur in Ausnahmefällen stattfinden. Der Analytiker neigt dazu, das Kriminelle eher als Symptom einer Krankheit oder Fehlfunktion der Gesellschaft zu sehen. Daraus folgt, dass die Gesellschaft und nicht der Kriminelle in erster Linie zu behandeln ist.

Die Person, die zum Delinquenten wird, kann eine sein, deren innere Struktur sie in Konflikt mit der Gesellschaft um sie herum bringt, unabhängig davon, wie immer die Gesellschaft beschaffen sein mag. Das heißt, sie kann antisozial sein, eine Person, die an einer sozialen Krankheit leidet. Selbst in diesem Fall muss sie nicht ein »geborener Krimineller« sein. Das Problem kann eher in tief verwurzelten nichthandhabbaren Tendenzen abnormer Charakterstärke oder ungünstiger Umgebungseinflüsse liegen, die als psychische Traumata wirkten. Mitglieder dieser Gruppe kann man mit gewisser Berechtigung Delinquente nennen, und man mag gewisse gemeinsame Eigenschaften finden. Alle anderen, somit die meisten, sollten eher als Ermahnung für die Gesellschaft dienen, nachzusehen, was dort falsch läuft. In diesem Lichte sollte man eine wirkliche Vorbeugung und Heilung von Delinquenz in Angriff nehmen, um die Frage, was man mit dem einzelnen Delinquenten unternimmt, in die richtige Perspektive zu rücken. Das individuelle Opfer eines Verbrechens reagiert natürlich mit

Rache und verlangt, entschädigt zu werden. Wenn jemand in mein Haus einbricht, etwas Wertvolles stiehlt, oder schlimmer, wenn jemand einen mir nahestehenden Menschen tötet, wäre ich nicht im Geringsten daran interessiert, seine Motive zu verstehen, sondern würde ihn wahrscheinlich verletzen oder auf der Stelle töten wollen. Das Gesetz jedoch verbietet dem Geschädigten, so zu handeln. Im Sinne des staatlichen Gewaltmonopols mildert es diese Rachehandlungen. Die Psychoanalyse sollte sich darum nicht so sehr kümmern. Was der Analytiker jedoch kritisiert, ist die Vorspiegelung, dass das Gesetz ausschließlich von rationalen Motiven geleitet ist. Das Volk und auch der Richter sind unbewussten Motiven unterworfen, insbesondere der Rache. Hier ist der Analytiker im Recht: Wir wollen nicht blind arbeiten; wir wollen kontrollieren, was wir tun. Es ist bemerkenswert, dass unser inneres Gesetz unbewusst dem »lex talionis« folgt, so wie die frühesten Gesetze der Menschheitsgeschichte dies auch offen formulierten (vgl. »Die ersten Gesetze der Welt« von Chilperic Edwards. The Thinker's Library. Nr. 43). Dort finden symbolische Ausdrücke, unbewusste Gleichungen und Verschiebungen breite Verwendung. Während das Problem des Verbrechens ein soziales darstellt und nicht allein durch Psychologie gelöst werden kann, ist es auf der anderen Seite offensichtlich, dass es nicht ohne Psychologie gelöst werden kann. Der spezielle Beitrag des Psychoanalytikers besteht darin, das Unbewusste zu erklären. Psychoanalyse macht uns nicht nur die verborgenen und verdrängten Motive klar, sondern auch die Bedeutung kriminellen Verhaltens sowie die Reaktionen des Straftäters zu jeder Form der Bestrafung, worüber er sich so wenig im Klaren ist wie seine Mitbürger oder der Richter.

Im Hinblick auf Verantwortlichkeit und ähnliche Probleme kann der analytische Blickwinkel momentan nur von theoretischer Bedeutung sein, weil sogar die sehr groben Differenzierungen der aktuellen Psychiatrie weit davon entfernt sind, den gesetzlichen Kategorien zu genügen. Das wird die ständig wachsende Durchdringung der Psychiatrie durch die Psychoanalyse mit der Zeit zeigen. In konsequenter und logischer Anwendung des Prinzips des absoluten Determinismus scheint es aus psychoanalytischer Sicht, dass niemand überhaupt verantwortlich sein kann, weil niemand in einer anderen Weise handeln könnte, als er es eben tut. In dieser Behauptung steckt jedoch ein Trugschluss. Zunächst muss festgestellt werden, dass das Prinzip des Determinismus ein Axiom und nicht einen philosophischen Lehrsatz darstellt. Zweitens folgt aus dem Grundgedanken des naturwissenschaftlichen Determinismus nicht, dass die Gesellschaft nicht das

Recht hat, den Einzelnen als verantwortlich für die Standards und Bewertung seiner Handlungen zu behandeln. Und drittens führt die Einführung dieser Bewertungen von Bestrafung und Stigmatisierung für antisoziale Handlungen an sich neue Determinanten ein, die das letztgültige Ergebnis auch stark beeinflussen.

Um zu illustrieren, wie sich diese Probleme in der Alltagspraxis des Psychiaters oder Psychoanalytikers zeigen, erwähne ich folgendes aktuelle Beispiel: Ein Gentleman mittleren Alters, Mitglied einer gelehrten Profession, kommt zur Konsultation. Sein Auftreten und seine Art zu denken, sich auszudrücken und Fragen zu beantworten, zeigen eindeutig einen Mann von Intelligenz und Kultur. Er ist völlig offen und einsichtig in seine Situation und ihre Konsequenzen. Es zeigt sich, dass er wegen Sexualdelikten inhaftiert war. (Es ging um wechselseitige Masturbation.) »Diese Strafe hat mir überhaupt nicht geholfen«, bemerkt er dazu. Er wurde dann eine Weile von einem Psychotherapeuten behandelt und gab die Therapie enttäuscht auf, da die erwartete und sehnsüchtig gewünschte Veränderung nicht eingetreten war. Er hatte einige Rückfälle, weswegen er jetzt gegen Kaution auf freiem Fuß ist. Die letzte dieser Taten geschah etwa vor einem Jahr, und sie wurde der Polizei nur zufällig im Zusammenhang mit dem Ausbruch des Krieges bekannt. Umstände, über die er keine Kontrolle hatte. »Wenn meine Taten von anderer Art gewesen wären, wenn sie beispielsweise Frauen oder sogar Kinder betroffen hätten, hätte man nach dieser Zeit keine Strafverfolgung unternommen. Nur für diese besondere Straftat ist dies nicht anwendbar, aus irgendeinem Grund«, bemerkt der Patient dazu. Zwischenzeitlich jedoch hatte sich der Patient total verändert. Er ist sehr glücklich verheiratet, einschließlich der sexuellen Ebene seiner Ehe. Er verspürt überhaupt keine Neigung zu seinem eigenen Geschlecht mehr. »Es scheint mir kindisch, obwohl ich es natürlich immer noch verstehe«, sagt er. Ohne in Einzelheiten gehen zu können, stelle ich fest, dass ich in diesem Fall überhaupt keine Veranlassung habe, daran zu zweifeln, dass die Beschreibung des Patienten stimmt, dass seine Veränderung echt und zuverlässig ist und dass man ihm konstant vertrauen kann. Eine Unterredung mit seiner Ehefrau bestätigt diesen Eindruck vollständig. Die Haltung der beiden gegeneinander allgemein sowie auch angesichts der offenen Anklage ist außergewöhnlich und bewundernswert, trotz der Tragödie, die nun über beider Leben gekommen ist. Er macht sich keine Illusionen: »Das Gesetz arbeitet nicht vernünftig in diesem Land«, meint er und zuckt dabei mit den Achseln. Ein wichtiger Faktor, der wesentlich war für diese Veränderung: Der Patient war das einzige Kind eines strengen Vaters und einer Mutter, die ebenfalls bis ins Alter und sozusagen bis zu ihrem Tode außergewöhnlich streng war. Die Mutter war behindert und der Sohn auch ihr Pfleger, er gab ihr sogar Einläufe. Während des vorangegangenen Jahres war seine Mutter gestorben, vor seiner Veränderung. Er begegnete seiner Frau kurz nach dem Tod der Mutter und im selben Hotel, in dem seine Mutter starb. Die Bedeutung dieser Verbindung wurde bereitwillig erkannt und durch Assoziationen weiter bestätigt. Diese kurze Geschichte bedarf keines weiteren Kommentars. Man kann sich den Rest der Situation gut vorstellen. Es stellt sich die Frage, welchen Sinn jetzt ein Gefängnisaufenthalt hat. Niemand ist dadurch geschützt; niemand wird gebessert. Die einzige Bedeutung der Strafe, die ich vermuten kann, ist, ob die philosophische Haltung des Patienten gegenüber der Situation nicht Ausdruck einer unbewussten masochistischen Gratifikation durch die Inhaftierung sein könnte. Ich fürchte, man kann dem Patienten zustimmen, besonders weil sein Fall nur einer von zu vielen ist: »Das Gesetz arbeitet nicht immer vernünftig«. Mittlerweile wurde der Patient zu fünf Jahren Haft verurteilt.

Teil 3. Gesetz, Delinquenz und ihre Psychologie als soziale Phänomene

Wenn wir alte und moderne Gemeinschaften gründlich untersuchen, wird uns die Tatsache bewusst, dass sie nur als zusammenhängendes Ganzes verstanden werden können. Keine ihrer individuellen Äußerungen, ihrer Wirtschaftssysteme, Rituale, Religionen, Künste, Krankheiten, seien sie psychisch oder physisch, Heilungen und so weiter können aus dem Gesamtkontext herausgenommen werden. Dasselbe trifft natürlich auf Gesetz- und Justizsystem und dessen Gegenspieler, den Gesetzesbrecher, zu. Sie haben keine absolute und unveränderliche Gültigkeit, sondern bilden einen Teil des gesamten Sozialsystems ab, zu dem sie gehören. Wenn dies durch sich verändernde Umstände nicht mehr angemessen funktioniert, entstehen Probleme in all diesen Feldern. In unserer eigenen Gesellschaft hat die stets wachsende Differenzierung von Funktionen zwei hauptsächliche Konsequenzen: Sie bringt den Einzelnen in schärfere Konflikte und zwingt ihn zu einer ständig wachsenden innerpsychischen Differenzierung. Zur selben Zeit beschränkt (und intensiviert) sich der manifeste und bewusste Kontakt mit seinen Mitmenschen auf einen engeren Spielraum, in dem er handelt, zum Beispiel in seinem professionellen Leben als »Experte«. Für den Rechtsanwalt scheinen daher Lücken im Gesetz oder seiner Anwendung das zentrale Problem zu werden. Er kann die Probleme verlagern und fragen, wie man den Delinquenten besser behandeln kann, ob und wie man ihn bestrafen soll, und ähnliche Fragen. Oder er kann den Psychologen fragen, welche Sorte von Mensch dieser Delinquent ist, der sich weigert, den vom Gesetz festgelegten Regeln zu gehorchen, oder auf eine Strafe so reagiert, wie er es tut. Die Unangemessenheit des Funktionierens des Justizsystems und die Unwirksamkeit unserer Arten der Bestrafung sind allgemein bekannt. Es ist zum Beispiel völlig anerkannt, dass die Härte der Strafe einen viel geringeren abschreckenden Effekt hat als die Gewissheit, dass die Straftat zur Anklage gebracht wird. Warum dauert es dann so lange, bevor man angesichts dieser Ansicht handelt? Die Antwort liegt in der oben erwähnten Tatsache, dass diese Probleme nicht isoliert verstanden oder beseitigt werden können. Trotz seiner offensichtlichen Lücken erfüllen Gesetz und Straftäter eine notwendige soziale Funktion. Sie können sich nur im Zusammenhang mit den Veränderungen der gesamten sozialen Struktur ändern, deren Teil sie darstellen. Für den Psychoanalytiker scheinen diese Probleme überwiegend psychologischer Natur. Er sieht ihre gemeinsame Quelle im gemeinsamen »Unbewussten« von Richter, Straftäter und Öffentlichkeit. Dies macht er für die Weigerung verantwortlich, Bedingungen zu ändern, deren Irrationalität er enthüllt hat. Er ist sich umgekehrt überwiegend nicht der sozialen Faktoren, die den Institutionen, die er kritisiert, zugrunde liegen, bewusst (und dahinter seiner eigenen Psychologie). Man fragt sich, wie weit Analytiker bei der Unterstützung radikaler, revolutionärer Veränderungen der Gesellschaft gehen würden, die sie implizit mit ihrer Kritik befürworten. All dies bedeutet jedoch nicht, dass wir mit Pseudoproblemen beschäftigt sind und nur Pseudolösungen anzubieten haben. Letztlich geschehen soziale Veränderungen nicht aus sich selbst heraus, und es ist ein Schritt in die richtige Richtung, wenn Anwälte sich der Probleme auf ihrem eigenen Gebiet bewusst werden und Psychoanalytiker nach ihren Ansichten und Erfahrungen fragen. Aber man muss realisieren, dass die unmittelbaren Wirkungen notwendigerweise beschränkt sind und dass das Hauptergebnis solcher Untersuchungen eher vorläufiger Natur ist.

Der erste Schritt ist, sich die anstehenden Veränderungen bewusst zu machen, der zweite, sie vorzubereiten, zu planen und die Grundlage für ein geeigneteres Funktionieren in der Zukunft zu legen.

Der soziologische und der individualpsychologische Zugang widersprechen sich nicht, ergänzen sich auch nicht einfach, wie es fast alle Neoanalytiker andeuten, oder zumindest diejenigen, die dazu sich äußerten (Ausnahmen sind Erich Fromm, Karl Landauer und, entsprechend ihrer allgemeinen Haltung, Karen Horney). Es kann nicht die Frage sein: – so viel Soziologie, befasst mit ungünstigen Umgebungseinflüssen, sozialen Härten; so viel Biologie, die sich in Erblichkeit und Konstitution, organischer Behinderung oder Krankheit und Ähnlichem ausdrückt, und so viel Psychologie, insbesondere der Einfluss des Unbewussten, der als absolut gesetzt wird. Es mag sein, dass sich der einzelne Beobachter nur oder überwiegend mit einem oder anderen dieser Aspekte beschäftigen kann, weil er nicht dafür ausgerüstet ist, sich mit allen Aspekten zu befassen. Aber er sollte sich ständig bewusst sein, dass er sich im aktuellen Leben mit Menschen befasst, die nie von ihrer physischen Existenz trennbar sind, die nie von ihrer Gemeinschaft, in der sie leben, isoliert sind. Die Inhalte ihrer Psyche(n), sei sie bewusst oder unbewusst, sind davon konditioniert. In der Tat liegt das reale Feld des unvergleichbaren Dienstes, den die Psychoanalyse in Zukunft leisten kann, in allen Fragen dieser und ähnlicher Art, die die Menschen betreffen. Die Psychoanalyse hat die Voraussetzungen und Werkzeuge, diese zugleich enge und komplexe Mischung von prähistorischen, historischen, sozialen und individuellen Umweltfaktoren mit den angeborenen physischen und psychischen Fähigkeiten und Unfähigkeiten, die die Reaktionen des Individuums lebenslang konditionieren, verständlich zu machen. Es wurde gezeigt, dass das, was früh innerhalb des Familienlebens geschieht, die Grundlagen für alle späteren Reaktionen legt und alle wesentlichen Triebkräfte, einschließlich des wichtigen Faktors der sexuellen Liebe, enthält und dass der Einzelne all dies in sich trägt, ohne sich dessen sehr bewusst zu sein.

Die Frage, ob bestimmte unerwünschte Angelegenheiten sozial, durch Gesetzesänderungen, behandelt werden sollten oder müssen oder durch Änderungen des Zugangs zum einzelnen Straftäter, ist eine gänzlich praktische. Die Angelegenheit ist nicht so schwierig, wie es zunächst aussehen mag. Lassen Sie mich dies mit einem relativ einfachen Beispiel zeigen: Zu gewissen Zeiten veränderte sich durch die Erfindung zuerst des Fahrrads, später der Dampfmaschine, der Verkehr auf den Straßen; er nahm rasch zu. Straßen müssen geplant und gebaut werden, um solch einen Verkehr aufnehmen zu können, ohne solche Straßen wäre dies unmöglich. Deren Quantität und Qualität ist nicht nur eine unverzichtbare Voraussetzung für ein solches Verkehrsaufkommen, sondern zur selben Zeit dessen Ergebnis. Wo sich früher jeder frei bewegen konnte, wie er es wollte, sind nun Verkehrsregeln offensichtlich unabdingbar. Zuerst reine Gewohnheit, mussten sie dann gesetzlich verankert werden, und eine völlig neue Gruppe von Straftatbeständen entstand. Einige dieser Regeln sind schnell aufgenommen und verinnerlicht worden; jeder einzelne Fahrer ist sich dessen bewusst, dass es in seinem eigenen Interesse und auch im Interesse des Anderen ist, diese einzuhalten. In der Tat folgt er diesen automatisch, ohne darüber nachzudenken, als ob sie »Naturgesetze« wären. Andere Regeln müssen von der staatlichen Autorität verstärkt und aufrechterhalten werden; der Polizist erscheint in einer doppelten Rolle, als Überwacher des Gesetzes ebenso wie als Helfer im Verkehr. Wenn er nicht zur Stelle ist, kann der einzelne Fahrer verführt sein, die Regeln selbst durchzusetzen; er stellt seine eigenen Interessen in diesem Augenblick über die Sicherheit der Gemeinschaft und befindet sich damit in einem Konflikt. Er mag zum Beispiel »das Gesetz in seine eigenen Hände nehmen« und schnell über Kreuzungen rasen, »weil er in Eile war und niemanden sah, der von der anderen Seite herankam«. Er darf dies tun, wenn es keine Verkehrssignale gibt, aber er begeht eine Straftat, sobald welche aufgestellt sind. Bald beherrscht ein ganzes System komplizierter Gesetzgebung den Straßenverkehr. Signale aller Arten werden errichtet, Geschwindigkeitsbegrenzungen und so weiter. Führerschein und Überprüfungen sind gefordert, bevor jemand die Erlaubnis bekommt, am Straßenverkehr teilzunehmen. Zusätzlich dazu entsteht eine völlig neue Sprache; geheime Zeichen und Signale und neue Verhaltensregeln werden entwickelt, die offiziell sanktioniert und akzeptiert werden. Dementsprechend entstehen völlig neue Gesetzbücher mit wachsender Komplexität. Festlegungen von Straftaten und auch der ganze rechtliche Apparat, der sich mit diesem befasst, wachsen enorm. Wir müssen nicht weiter in Einzelheiten gehen. Das Beispiel zeigt zur Genüge, wie sich das Gesetz entwickelt, in welchem Geist man ihm begegnen kann und wie eng es mit den Tatsachen des Lebens verbunden ist. Hatte es einen Anfang? Kann diese Entwicklung jemals aufhören?

Aber lassen Sie uns zu unserer speziellen Anwendung dieses Beispiels gehen. Nehmen wir an, wir befassen uns mit Verkehrssündern: Würden wir erwarten, dass sie eine spezielle Kategorie von Menschen darstellen? Unwahrscheinlich; wir würden bei einer Nachforschung finden, dass einige von ihnen zu dumm sind, die Bedeutung solcher Gesetze zu verstehen, andere sind häufig oder gelegentlich betrunken, manche leiden an Krampfanfällen, andere suizidieren sich unbewusst oder laufen Amok, andere versuchen nur ungenügend, ihre Autos zu beherrschen, oder sie sind zu arm, um die Fahrzeuge ordentlich zu warten und so weiter. Ebenso erwarten wir von einer genauen Untersuchung aller einzelnen Verkehrsstraftäter wertvolle Informationen darüber, wie man mit ihnen umgehen soll und wie man auch potenzielle Straftäter davor bewahren kann. Wir sollten jedoch nicht für einen Augenblick die Frage vernachlässigen, ob einige der Gesetze nicht obsolet geworden sind oder ob der Grund für gewisse Unfälle nicht darin liegt, dass die Straßen falsch geplant sind. Eine solche Nachforschung kann beispielsweise ergeben, dass an der einen Kreuzung fünfzig Unfälle während eines Jahres geschehen, an einer anderen nur ein einziger, obgleich zumindest in den letzten zehn Jahren der Verkehr ähnlich war. Wäre es nicht offensichtlich, dass ein Faktor außerhalb des Individuellen damit zu tun hat? Zweifellos könnte und würde solch ein Faktor gefunden werden, und wenn er beseitigt wäre, würde die Zahl der Unfälle zurückgehen. Exakt in dieser Phase der Argumentation führen Psychoanalytiker wie beispielsweise Alexander und Healy den sozialen Faktor ein, aber nicht radikal genug, da sie immer noch die psychologischen Ursachen als die wesentlichen ansehen. Sie würden etwa folgendermaßen argumentieren: »... es ist offensichtlich, dass diese Straßenkreuzung nicht gut geplant ist und um die Übertretungen dort zu beenden, sollte sie geändert werden. Dies kann jedoch nicht die individuellen Überschreitungen erklären, weil 65.000 Fahrzeuge diese Kreuzung während des vergangenen Jahres benutzten und nur fünfzig von ihnen Unfälle hatten. Es ist deshalb klar, dass die individuellen Faktoren für die Übertretungen verantwortlich sind. Tatsächlich war einer von den drei Fällen, die wir genauer untersucht haben, unter dem Einfluss von Alkohol, ein anderer hatte die unbewusste Absicht, seine Schwiegermutter zu töten, für die er sich selbst bestrafte, und der dritte war im Zustand einer hysterischen Dämmerattacke«. Auf der anderen Seite läge der Straßenbauingenieur, der entdeckte, dass die falsche Konstruktion der Straße die Unfälle verursachte und die Bedingungen des individuellen Täters nicht beachtete, offensichtlich ebenso falsch. Mit diesem sehr einfachen Beispiel hoffe ich, klargemacht zu haben, wie der wirkliche Zugang aussehen sollte. Weder kann der einzelne Täter unabhängig vom Verkehr, von den Straßenzuständen oder der Art der Verkehrsgesetze zu seiner Zeit betrachtet werden, noch existiert der Verkehr unabhängig vom Einzelnen. Verkehrsgesetze können nicht entwickelt und durchgeführt werden ohne eine gründliche Betrachtung der betroffenen Individuen. Durchgehend sind dies Fragen, die Psyche des Einzelnen an das Gesetz und das Gesetz an die Psyche des Einzelnen und beide an die soziale Realität anzupassen. Die Ergebnisse der Tiefenpsychologie sind relevant dafür, diese Probleme auf der kollektiven und auf der individuellen Ebene anzugehen. Die Psychoanalyse kann mit der Erfindung des Mikroskops verglichen werden. Sie spielt eine Rolle in Beziehung zu einer mikroskopischen soziologischen Forschung analog zu derjenigen, die Mikroanatomie und -pathologie bei der Untersuchung des gesamten Körpers spielen. Die Psychoanalyse zeigt im Mikrokosmos des Individuums die Ergebnisse der Probleme, die die Gesellschaft als Ganzes darum herum betreffen. Die analytische Erforschung einzelner Straftäter sollte im selben Geist betrachtet werden wie der Umgang mit dem Tuberkulosebazillus. Die Gesellschaft ist gegenwärtig so wenig interessiert am einzelnen Individuum, dass es absurd wäre zu erwarten, dass sie große Anstrengungen und Opfer aufbringt, einem Delinquenten zu helfen. Abgesehen von humanitären Erwägungen muss das einzig mögliche Motiv für solche Unternehmungen sein, dass mindestens einige der Kriminellen fähig werden, besonders wertvolle Mitglieder der Gesellschaft zu werden, was überhaupt nicht unmöglich ist. Aber selbst in einer Gesellschaft, die am Wohl des Einzelnen interessiert ist, wären praktische Maßnahmen überwiegend auf das Problem der Seelenhygiene bei der Erziehung zu richten; es geht mehr um Vorbeugung als um Heilung. Wiederum wäre der wichtigste Schritt nach vorne in der Behandlung der Straftäter, dass alle Personen, die mit ihnen zu tun haben, seien es Richter, Rechtsanwälte, Sozialarbeiter, Verantwortliche für Rehabilitation und Erziehung, von Schulen und so weiter mit den psychischen Komplexitäten der Straftäter vertraut gemacht werden, genauso wie mit denjenigen bei sich selbst. Dies bedeutet idealerweise, dass die gründlichste Selbstanalyse Teil ihres Curriculums werden sollte. Zwischenzeitlich ist die Gesellschaft sehr daran interessiert, wie man am besten den Kriminellen innerhalb des gewöhnlichen Staatsbürgers behandelt, wie man am besten vom Gesichtspunkt des gewöhnlichen Staatsbürgers aus Gesetze verfasst und durchsetzt. Dazu ist die Untersuchung der einzelnen Straftäter hoch wünschenswert, und wenn einige als Nebenergebnis persönlich davon profitieren, dann umso besser.

Soweit man heute weiß, stellen Straftäter keine besondere menschliche Spezies dar und haben überhaupt nichts Spezifisches miteinander gemeinsam außer der Tatsache, dass ihre Handlungen gegen das Gesetz gerichtet waren. Es gibt keine kriminellen Triebimpulse, oder alle Triebimpulse sind aus sich heraus kriminell.

Die Psychoanalyse kann bei der Beantwortung folgender Fragen helfen: Warum werden bestimmte Handlungen in einer bestimmten Gesellschaft verdammt? Welche Motive sind in der Gemeinschaft, im Richter oder im Kriminellen selbst wirksam? Warum werden Menschen bestraft? Warum handeln Menschen gesetzeskonform oder nicht? Welche Faktoren in Konstitution und Erziehung begünstigen den einen Weg oder den anderen? Auf diese Fragen, die nach dem Zufallsprinzip ausgewählt wurden, kann die Psychoanalyse spezifische Antworten formulieren.

Teil 4. Zusammenfassung und Vorschläge

Auf der Grundlage des bisher Ausgeführten können wir jetzt im Überblick sagen, dass für alle praktischen Zwecke folgende Voraussetzungen für eine psychoanalytische Untersuchung und Behandlung eines Delinquenten gelten:

1. Der Therapeut muss einigermaßen frei von persönlichen bewussten oder unbewussten Vorurteilen bezüglich der Persönlichkeit und der Handlungen des Patienten sein.
2. Er muss gründlich mit der Psychoanalyse und der Technik ihrer Anwendung vertraut sein. Entscheidend bezüglich des Letzteren ist, dass er nicht nur fähig sein sollte, die Übertragung zu verstehen und diese zu handhaben, sondern sie auch zu analysieren.
3. Wenn diese zwei Bedingungen erfüllt sind, scheint es in allen Fällen, außer in besonderen Ausnahmen, wesentlich, dass der Therapeut selbst gründlich analysiert wurde, und selbst in Ausnahmefällen ist dies vorzuziehen. Daraus folgt, dass eine analytische Untersuchung, wenn möglich, von einem voll ausgebildeten Psychoanalytiker durchgeführt werden sollte. Dies heißt nicht notwendigerweise, dass der Psychoanalytiker ein Mitglied der Psychoanalytischen Vereinigung sein muss, da es zweifellos Menschen außerhalb dieser Gruppe gibt, bei denen diese Voraussetzungen zu einem für praktische Zwecke ausreichenden Ausmaß erfüllt sind. Auf der anderen Seite ist die Internationale Psychoanalytische Vereinigung, deren Sektion in diesem Land die Britische Psychoanalytische Gesellschaft in London ist, die einzige Organisation, die diese Bedingungen bei ihren Mitgliedern garantiert. Andere so genannte psychoanalytische Schulen, wie beispielsweise die von Adler oder von Jung, können für unseren Zweck

nicht als gleichwertig betrachtet werden, weil ihr Zugang grundlegend und radikal verschieden ist. Diese Feststellung leugnet nicht den Wert der Beiträge, die sie auf ihren Gebieten geleistet haben mögen.

4. Es muss genügend Zeit vorhanden sein, um eine eigentliche »psychoanalytische Situation« aufzubauen und aufrechtzuerhalten, wobei insbesondere die positive und die negative Übertragung ausreichend analysiert werden müssen. Dies ist besonders wichtig, wenn dauerhafte Veränderungen erreicht werden sollen. Es ist offensichtlich, dass der Zeitfaktor individuell stark variieren muss. Aus praktischer Sicht sollte eine probatorische Phase von einigen Wochen oder Monaten den Analytiker dazu befähigen, diejenigen Fälle auszuwählen, für die eine vollständige Analyse sinnvoll ist. Einige Fälle können zweifellos nach ein oder zwei Sitzungen ausgeschlossen werden, die sich dennoch aus diagnostischer und prognostischer Sicht als wertvoll erweisen können. Je mehr man das wissenschaftliche Ergebnis betont, umso wichtiger scheint es zu werden, dass die Behandlung so eng wie möglich den Bedingungen einer klassischen Psychoanalyse folgt.
5. Bezüglich der Voraussetzungen auf der Seite des Patienten beziehen wir uns auf die bereits oben angeführten Vorschläge von Alexander und Healy.

An dieser Stelle darf ich erwähnen, dass wir gegenwärtig in Exeter Gruppenbehandlungen von Psychoneurotikern auf analytischer Grundlage durchführen, soweit ich weiß, das erste solche Experiment, das dazu in diesem Land durchgeführt wurde. Die Ergebnisse sind bisher sehr ermutigend und sollten die Übernahme ähnlicher Behandlungen für Straftäter in Gefängnissen, Förderschulen und ähnlichen Einrichtungen nahelegen. Die Fülle wertvoller Informationen über die individuellen sowie über die sozialen Hintergründe von Verbrechen, die man so erhält, wird wahrscheinlich viel größer sein, als viele Leute zu erwarten geneigt sind. Nach der persönlichen Auffassung des Autors enthalten solche Gruppenuntersuchungen in gewisser Hinsicht therapeutische und wissenschaftliche Möglichkeiten, die über die von Einzelanalysen hinausgehen. Viele wertvolle Arbeit könnte durch Gefängnisseelsorger, Gefängnisärzte und Bewährungshelfer durchgeführt werden. Für diese wären umgekehrt Kleingruppendiskussionen auf analytischer Grundlage außerordentlich nützlich.

Aus dieser kurzen Zusammenfassung wird die Natur solcher Maßnahmen, die zugleich wünschenswert und praktikabel sind, deutlich. Einige der wertvollsten Möglichkeiten, wie finanzielle Mittel eingesetzt werden könnten, sind die Folgenden:

a. Übersichtsarbeiten über analytische Forschungen, die sich auf besonders interessante Themen konzentrieren, ergänzt beispielsweise durch die Anwendung von Fragebogen.
b. Einzelfallstudien zur Erforschung spezieller Fragestellungen.
c. Einzel- und Gruppenbehandlung und weitere Untersuchung der in diesem Text entwickelten Prinzipien.
d. Die Unterstützung und Ermutigung aller Personen, die sich mit dem Problem der Kriminalität beschäftigen, insbesondere derer, die mit dem einzelnen Straftäter arbeiten, damit sie gründlich mit der Psychoanalyse vertraut gemacht werden. In besonderen wichtigen Fällen sollte die Teilnahme an einem Kurs in Psychoanalyse als Teil ihrer Ausbildung gefördert und finanziell unterstützt werden. Gruppenbehandlung könnte sich als ein sehr wertvoller Kompromiss erweisen, wenn eine volle individuelle Analyse aus Zeitgründen nicht durchgeführt werden kann. Sie verdient auf jeden Fall, so früh wie möglich versucht zu werden, denn, wenn sie gelingt – was wahrscheinlich ist, wenn sie auf fachkundige Art durchgeführt wird – könnte sie sich als praktikabelste therapeutische Maßnahme im großen Stil erweisen.
e. Psychoanalytiker können mit Gewinn in Einzelfällen konsultiert werden, wenn eine kurze Untersuchung eine wertvolle Aufklärung über die Art der Maßnahmen geben könnte, die am besten in der Behandlung einzelner Delinquenter angewandt werden sollten, sowie auch bei der Klärung, welcher Effekt durch eine spezifische Strafe oder Maßnahme beim Einzelnen erwartet werden kann.

Die finanziellen und anderen Aufwendungen für solche Untersuchungen werden sich bezogen auf den unermesslichen Wert, den sie für die Kriminologie und die gesamte Gesellschaft haben werden, als geringfügig erweisen. Früher oder später müssen sie ausgeführt werden, und sicherlich je früher, desto besser.

Teil 3
Gruppenanalytische Beiträge

12. Kapitel

Über Gruppenanalyse

Der folgende Beitrag beruht auf einem Vortrag – dem ersten zum Thema Gruppenanalyse –, den Foulkes im April 1946 in der British Psycho-Analytical Society gehalten hat. Unmittelbar zuvor war er aus der Armee ausgeschieden. Ein großer Teil des Beitrags ist den entscheidenden Erfahrungen gewidmet, die er im Northfield Military Neurosis Centre gemacht hat. […][1] *[M. P.]*

Psychoanalytiker werden sich für kollektive Behandlungsformen vermutlich nur indirekt interessieren. Von sämtlichen Formen der Psychotherapie ist die Psychoanalyse die am wenigsten ergänzungsbedürftige. Bei gleichzeitiger Durchführung könnte man sie sogar als Kontraindikation für eine Gruppenbehandlung betrachten. Andernfalls müsste die Analyse ihren eigenen Zugang zum Problem der Psychoneurosen kritisch prüfen. Wertvolle Hinweise auf eine Klärung dieses spezifischen Problems könnten sich ergeben, wenn man eine Reihe von Patienten experimentell gleichzeitig einer vollen psychoanalytischen Behandlung bzw. einer Gruppenanalyse zuteilte. Andererseits sind Psychoanalytiker nicht automatisch für die Leitung von Gruppen qualifiziert. Es ist sogar zu erwarten, dass sie genauso viele Widerstände gegen das Gruppenverfahren aufbieten wie andere Psychotherapeuten oder Psychiater. Daher werde ich zum Verfahren oder zur Technik an dieser Stelle nicht viel sagen. Ebenso wenig werde ich über Resultate und ihre Ursachen sprechen, denn dies ist Teil der Theorie der Gruppentherapie. In dieser Hinsicht muss ich auf frühere Publikationen verweisen (Foulkes & Lewis 1944; Foulkes 1946). Für den Versuch einer

1 Anm. der Übersetzerin: Pines weist an dieser Stelle darauf hin, dass es sich bei dem abgedruckten Text um eine gekürzte Fassung handelt, weil das Thema in Foulkes' Buch von 1948 und anderenorts ausführlich erörtert wurde, und fasst den ersten Absatz kurz zusammen. Der deutschen Übersetzung liegt die vollständige Fassung zugrunde, die 1946 im *International Journal of Psycho-Analysis* 27: 46–51 erschienen ist.

solchen Darstellung wäre es in der gegenwärtigen Phase auch zu früh. Festzuhalten ist aber, dass alle, die Erfahrung mit Gruppenmethoden haben – ganz gleich, wie stark sich diese voneinander unterscheiden –, bezüglich ihres therapeutischen Nutzens, aber auch der Tatsache, dass die Theorie noch in den Kinderschuhen steckt, übereinstimmen.

Man sagt zu Recht, die Gruppentherapie habe eine sehr lange Vergangenheit und eine sehr kurze Geschichte. Gleichwohl ist diese Geschichte abendfüllend, und es kann durchaus verwirrend sein, die unterschiedlichen Methoden zu vergleichen und gegenüberzustellen. Ich halte es daher für sinnvoll, die Geschichte der Gruppenbehandlung hier und jetzt nicht zu vertiefen. Bis vor relativ kurzer Zeit habe ich die Arbeit anderer Kollegen lediglich von Hörensagen gekannt, und mein diesbezügliches Wissen ist nach wie vor sehr lückenhaft. Deshalb muss ich davon ausgehen, dass Sie sich für Informationen über die Entwicklung der Gruppenbehandlung, so wie ich sie aufgrund meiner Erfahrung kenne, interessieren. Ich möchte jedoch klarstellen, dass ich mich allein aufgrund meiner unzulänglichen Kenntnisse der Arbeit anderer und nicht aus Geringschätzung oder mangelndem Respekt auf meine eigene Arbeit beschränke.

Im Rahmen dieses Beitrags kann ich nicht mehr tun, als Ihnen das bisher Erreichte aus der Vogelperspektive zu beschreiben und einen Ausblick auf künftige Entwicklungen zu geben.

Bevor wir über »Gruppe« sprechen, sollte ich sie definieren. Wir verwenden das Wort für eine ganze Bandbreite menschlicher Ansammlungen und können hier nicht im Einzelnen klären, wie sie sich voneinander unterscheiden und welche grundlegenden Gemeinsamkeiten sie aufweisen. Da es nicht machbar erscheint, den Begriff generell zu meiden, werde ich zumindest sagen, was für unsere Zwecke unter einer Gruppe zu verstehen ist.

Stellen wir uns eine Reihe von Personen vor, sagen wir: nicht weniger als fünf und nicht mehr als zehn, vorzugsweise sieben oder acht, die auf informelle Weise zusammengerufen werden. Sie können im Kreis sitzen, um einen Tisch herum oder vor einem Kamin, und es sich bequem machen. Wir bezeichnen den Mann, der sie zusammengerufen hat, als Gruppenleiter oder Gruppenführer. In unserem Beispiel handelt es sich bei den Versammelten um Patienten mit neurotischen Schwierigkeiten. Der Gruppenleiter ist ihr Therapeut. Ihr Zusammenkommen ist Teil ihrer Behandlung. Um sich miteinander zu verständigen und zu versuchen, ihre Schwierigkeiten zu bewältigen, sollen sie das Medium der Sprache benutzen. Im Falle eines Militärkrankenhauses würde es sich natürlich um Soldaten handeln, die untereinander bereits alle erdenklichen Beziehungen entwickelt haben. Ihr Therapeut wäre ein Offizier und Arzt. Zivilisten kommen als ambulante Patienten lediglich ein oder zwei Mal wöchentlich für eine oder zwei Stunden zusammen. Dennoch beginnen sich schon bald spezifische und dynamische Beziehungen zwischen den einzelnen Teilnehmern und dem Leiter sowie zwischen den Teilnehmern zu entwickeln, aber auch zwischen der Versammlung insgesamt und jedem ihrer Mitglieder. Denkbar ist auch, dass sich zwei oder mehrere Untergruppen bilden usw. All dies kann eher fluktuieren oder sich verfestigen und verstetigen. Das Interesse der Teilnehmer füreinander wächst, und sie entwickeln die Einstellung, dass sie als ein Ganzes für das, was jedem einzelnen Mitglied widerfährt, zuständig sind. Sie untersuchen Meinungen, Einstellungen oder Verhaltensweisen, fällen Urteile, zeigen Toleranz oder Intoleranz, charakteristische Eigenschaften, Stimmungen und Reaktionen. Sie beginnen, mehr und mehr als »wir« statt als »ich«, »du« und »er« zu leben, zu fühlen, zu denken, zu agieren und zu sprechen. Gleichzeitig aber, und dies möchte ich betonen, gehen die Individuen nicht unter, sondern zeigen ihre persönlichen Eigenschaften mit zunehmender Klarheit im dynamischen Wechselspiel einer in ständiger Veränderung begriffenen, oft hochdramatischen Szene. Sobald diese kleine ausgewählte Gemeinschaft in der beschriebenen Weise Anzeichen von Organisation und Struktur zu erkennen gibt, bezeichnen wir sie als eine Gruppe.

Die Art der Gruppenbehandlung, die uns hier interessiert, wird in Ermangelung eines besseren Begriffs als Gruppenanalyse bezeichnet. Man könnte dies fälschlicherweise dahingehend verstehen, dass das Verfahren ein Äquivalent oder ein Ersatz für eine Psychoanalyse zu sein beansprucht. Unter einem sehr weiten Blickwinkel betrachtet, könnte man sagen, dass es sich psychoanalytische Prinzipien zunutze macht. Tatsächlich ist es weit weniger, aber auch weit mehr als eine Psychoanalyse in Gruppen. Um des besseren Verständnisses wegen muss ich etwas über meine eigene Orientierung sagen. Meiner Ansicht nach bezieht sich die Bezeichnung »Analyse« nicht allein auf die Psychoanalyse, sondern gibt zumindest drei unterschiedliche Einflüsse zu erkennen, die alle gleichzeitig aktiv wirken.

1. Die Prinzipien, die K. Goldstein und Adhémer Gelb in ihrer epochalen Arbeit mit hirnverletzten Patienten entwickelt haben, an der mitzuwirken ich als junger Mann die Ehre hatte. Sie bezeichneten diese Arbeit als »psychologische Analyse«. Der Begriff war das neurobiologische Äquivalent der »Gestalttheorie« und weiterer, verwandter Schulen, z. B. der Feldtheorie K. Lewins und ande-

rer Richtungen, die allesamt vor rund zwanzig Jahren auftauchten.[2] Dieser Ansatz ist radikal »holistisch«. Er beruht auf der Annahme, dass das Ganze elementarer ist als seine Teile und dass es nicht durch die Summe der – gleich wie subtilen – Interaktionen dieser isoliert in Erscheinung tretender Teile erklärt werden kann. Die Teile können nur im Kontext des Ganzen verstanden werden. Grundsätzlich sind für diese Methode alle beobachtbaren Daten gleichermaßen bedeutsam. Eine adäquate Theorie muss sämtliche Daten einbeziehen, darnach erst kommt die Theorie. Allzu häufig sind wir voreingenommen, weil wir eine vorgefasste Theorie in die Beobachtung der Fakten einführen, ohne uns dessen bewusst zu sein. Wir müssen in jeder Phase mit der momentanen Situation in spontanen Kontakt kommen. Der Beobachter ist sich bewusst, dass er einen integralen Bestandteil der Situation bildet. Er bringt dynamische Kräfte ins Feld ein und wird selbst von Kräften durchdrungen, die vom Feld ausgehen. Ohne diese grundlegende Einsicht kann eine Gruppe weder geleitet noch auch nur zutreffend beobachtet werden.

2. Der zweite Einfluss ist die Psychoanalyse selbst. Dass man Psychoanalytiker ist, spiegelt sich natürlich in der eigenen Orientierung wider. Was dies bedeutet, bedarf hier keiner näheren Ausführung. Alles, was wir dank unserer analytischen Arbeit wissen, ist von höchstem Wert, der in nichts geschmälert wird, nur weil sich Menschen im Kreis zusammensetzen. Dies gilt insbesondere für die Anerkennung unbewusster Bedeutungen und der Dynamik unserer unbewussten Psyche. Die Methode der freien Assoziation wird in modifizierter, der Gruppensituation angepasster Weise angewandt. In seiner Einstellung zu Übertragungsphänomenen, Widerständen und anderen Abwehrmechanismen lässt sich der Gruppenanalytiker von denselben Überlegungen leiten wie der Analytiker des individuellen Patienten. Dies betrifft im Wesentlichen sämtliche Aspekte der Situation. Im Detail ist alles anders. Die Gruppenanalyse ist in derselben Weise und aus

2 Diese Schulen lehnten die Psychoanalyse mehr oder weniger entschieden ab. Da ich von der Wahrheit der Psychoanalyse und gleichzeitig von den in diesen neuen Verfahren enthaltenen Wahrheiten überzeugt war, hat es mich harte Arbeit und intensives Nachdenken gekostet, zu einer Synthese zu gelangen. Aber die Wahrheit ist, ebenso wie der Frieden, unteilbar. Im Nachhinein habe ich einen Artikel verfasst, der die Probleme zu klären und einer Lösung näherzubringen versucht (S.H. Fuchs 1936).

denselben Gründen von anderen Formen der Gruppentherapie zu unterscheiden, wie die Psychoanalyse von anderen Formen der Psychotherapie zu unterscheiden ist. Sie lehnt es ab, die Gruppe als Medium zur direkten Behandlung von Symptomen, zur Suggestion, Überzeugung, Hypnose oder dergleichen zu benutzen. Ihr Ziel ist es, Zugang zu den grundlegenden emotionalen Konflikten zu finden, sie will Einsicht erreichen und Verhalten, Symptome, Übertragung, Widerstand und dergleichen der weiteren Analyse unterziehen, statt sie unbesehen zu akzeptieren. Auf diese Weise hofft sie, eine authentischere und dauerhaftere Veränderung der psychischen Ökonomie der Patienten herbeiführen zu können als andere Formen der Gruppentherapie, so wirkmächtig sie sein mögen. Allein in Anbetracht des Zeitfaktors ist es erstaunlich, wenn ihr dies, und sei es in bescheidenem Maße, gelingt. Zwischen der Zeit, die Patienten in Sitzungen verbringen, und der in einer durchschnittlichen Analyse verbrachten Zeit besteht ein Verhältnis von ungefähr 1:50, wenn wir lediglich die Gruppensitzungen zählen, ein Verhältnis von 1:250.[3] Dennoch haben wir allen Grund anzunehmen, dass die Gruppenbehandlung dieses Ziel erreicht. Meiner Ansicht nach sind diese Ergebnisse in erster Linie auf die Kräfte zurückzuführen, die für das soziale Setting charakteristisch sind und außerhalb dieses Settings nicht greifen. In dieser Hinsicht ist die Gruppenbehandlung jeder individuellen Behandlung weit überlegen. Was unser Beispiel betrifft, das auf einer groben, aber realistischen Schätzung beruht, sind zwei Korrekturen erforderlich. Erstens beträgt das zeitliche Verhältnis, auf Kalendermonate bezogen, 1:8, und zweitens ist die Gruppenbehandlung in keiner Weise mit einer Psychoanalyse vergleichbar, sondern, wenn überhaupt, nur mit kürzeren psychotherapeutischen Verfahren.

An diesem Punkt möchte ich noch einmal betonen, dass die zeitliche Ökonomie allein, so wichtig sie auch ist, dem intrinsischen Wert der Gruppenbehandlung nicht gerecht wird. Diese dient weder als Ersatz noch als Abkürzung: Vielmehr ist sie als eine von Grund auf neue Orientierung in der Psychotherapie und der Soziotherapie zu betrachten.

3 Gezählt werden 3 Monate = 12 Wochen mit 1,5 Stunden für 8 Patienten und zweijährige Analyse mit durchschnittlich 250 Stunden pro Jahr. Wenn wir 6 Stunden Einzelbehandlung in Ergänzung zu den Gruppensitzungen hinzurechnen, erhalten wir die Gesamtbehandlungszeit für jeden einzelnen Patienten.

3. Die dritte Komponente des Begriffs »Gruppenanalyse« ist die, wie man sagen könnte, soziologische Analyse oder Sozioanalyse. Die Gruppensituation ist eine erstklassige Gelegenheit, all die Strömungen, die die Gemeinschaft sowie die spezifische Gruppe, mit der man zu tun hat, durchdringen – z. B. eine Gruppe zurückgeführter Kriegsgefangener –, zu untersuchen und zu behandeln. Diesbezüglich werden die Normen dessen, was als normal und akzeptabel gilt, hinterfragt und durch Konsens und Urteil der Gruppe festgelegt. Die individuellen Ich-Grenzen und Über-Ich-Normen verflüssigen sich und können neugefasst werden. Unabhängig davon hat Professor Karl Mannheim in seinem Buch *Diagnose unserer Zeit* denselben Begriff, Gruppenanalyse, unter einem soziologischen Blickwinkel benutzt (Mannheim 1951 [1943]). Er hat darüber ein ganzes Kapitel verfasst, auf das ich erst kürzlich aufmerksam wurde. Mannheim betont zu Recht, wie wichtig diese Methode für das Teilen sowie für das Sammeln von Informationen, aber auch für Beobachtung und Ausbildung, ist. Freilich eignen dem Gruppenansatz viele Aspekte, die den Pädagogen ungleich länger vertraut sind als uns Psychiatern. In diesem Zusammenhang sollten wir die Gruppenanalyse lediglich als ein Instrument betrachten, zumal sich hier ganz besonders deutlich zeigt, dass sie kein Endzweck ist. Meinem eigenen Interesse an dieser Behandlungsform liegt die Anerkennung der elementaren Bedeutung der sozialen Natur menschlichen Verhaltens und menschlicher Konflikte zugrunde. Gleichzeitig vermag nichts von deren Wichtigkeit mehr zu überzeugen als die Beobachtung von Menschen im sozialen Setting einer Gruppensituation.

Die Bezeichnung »Gruppenanalyse« soll also dreierlei Bedeutungen vermitteln. Gruppenanalyse ist

1. verwandt mit der psychologischen Analyse,
2. verwandt mit der Psychoanalyse und
3. verwandt mit der Sozioanalyse.

Wir werden nun, quasi in Siebenmeilenstiefeln, eine Entwicklung nachvollziehen, in die fünf Jahre der Arbeit und des Nachdenkens eingeflossen sind. Der Einfachheit halber unterteilen wir sie in fünf Phasen, die sich jeweils über ungefähr ein Jahr erstreckten und für die wir uns jeweils fünf Minuten Zeit nehmen werden. In der Realität überschneiden sich diese fünf Phasen natürlich und gehen ineinander über, wobei die späteren in der ersten bereits implizit enthalten sind. Es ist eine organische Entwicklung, vergleichbar einem Baum, der aus einem Samenkorn erwächst – eher eine Verlagerung der Betonung als eine Aneinanderreihung neuer Schritte, und natürlich ist der Baum noch immer sehr jung.

Phase 1. In dieser ersten Phase galten Behandlungen in der Gruppe lediglich als Ergänzung der individuellen Behandlung. Beide Verfahren waren analytisch orientiert. Die Gruppe war relativ individuenfokussiert und auf den Therapeuten konzentriert. Die verbale Kommunikation beruhte auf freier Assoziation. Die spontane Bildung von Gruppen wurde ermutigt; spontanen Tendenzen der Gruppe wurde ein größtmöglicher Spielraum gewährt. Die Aufmerksamkeit richtete sich vorrangig auf den Inhalt. Die Aufgabe des Therapeuten bestand in erster Linie darin, Deutungen zu geben und als Katalysator zu dienen. Man stellte fest, dass die Gruppensitzung das Interesse des Patienten auf Kosten seiner Einzelsitzungen beanspruchte. Dies wurde eher als Widerstand behandelt, doch gleichzeitig wurde Material aus dem Einzelgespräch an die Gruppe verwiesen, während Schwierigkeiten oder Einwände, es in der Gruppensitzung zur Sprache zu bringen, analysiert wurden. Gruppenmethode und Einzelmethode ergänzten einander perfekt zu wechselseitigem Vorteil.

Das Prinzip, der Gruppe die Führung zu überlassen, wurde im selben Sinn verstanden, in dem der Psychoanalytiker dem Patienten die Führung überlässt. Diese Tendenz, die Gruppe ins Zentrum zu rücken, wurde in den ambulanten Patientengruppen, die bald hernach begannen, noch entschiedener verwirklicht. Damit kommen wir zur nächsten Phase.

Phase 2. In dieser Phase war die Gruppensitzung praktisch die einzige verfügbare Behandlungsform. Dabei ging es nicht um Gruppen- versus Einzelbehandlung; vielmehr stand nicht genügend Zeit für beide Verfahren zur Verfügung, so dass man beschloss zu prüfen, ob die Gruppenbehandlung für sich allein genommen machbar war und was sie erreichen konnte. Der Rückzug in eine persönliche Sitzung war nur bei besonderen Anlässen gerechtfertigt. Unter dem Blickwinkel der Gruppensitzung war er ein Widerstand und wurde als solcher behandelt. Wann immer möglich, wurde das Material erneut in die Gruppe eingebracht. Trotz wachsender wechselseitiger Beteiligung und des Auftauchens der Gruppe als neue Entität galt die Aufmerksamkeit bei diesem Verfahren in erster Linie weiterhin der

Interaktion zwischen den Individuen und ihrer Reaktion auf das Material, das zur Sprache kam. In beiden Phasen behandelte der Therapeut also Individuen in einem Gruppensetting.

Phase 3. Die dritte Phase entspricht einem Neubeginn unter militärischen Bedingungen. Die Patienten waren Soldaten, die in der Regel maximal drei Monate lang stationär in einem Neurosezentrum des Militärs behandelt wurden. Sie hatten alle denselben Psychiater und teilten all die übrigen Besonderheiten des Krankenhaus- und Armeelebens. Unter diesen Bedingungen wurde die geschlossene Gruppe häufiger genutzt. Erneut wurden Einzelgespräche mit der Gruppenmethode kombiniert, doch nun zu einem anderen Zweck, weil viele praktische Aspekte, z. B. die Frage der Entlassung, individuell besprochen werden mussten. Deshalb bestand eine gewisse Arbeitsteilung zwischen dem, was in der Gruppensitzung, und dem, was privat abgehandelt wurde. Unter diesen Umständen wurde das freie Assoziieren zu einer Art gleichschwebender Diskussion modifiziert. Krankenhausangelegenheiten, Probleme der Armee und andere Belange, welche die gesamte Gruppe betrafen, rückten stärker in den Vordergrund. Wenn die Frage des Charakters eines Mannes, seiner Moral, seiner Kooperation, seiner Einstellung zum weiteren Armeedienst usw. höchste Bedeutung erlangte, verschob sich die Beobachtung vom Inhalt auf das Verhalten und die Einstellung in der Gruppe und gegenüber der Gruppe. So wurde die Gruppensitzung deutlich stärker gruppenzentriert, mehr zur Behandlung *einer* Gruppe statt *in* einer Gruppe. In dieser Phase herrschte im Krankenhaus eine Atmosphäre, die der Psychotherapie nicht immer zuträglich war. Dem Leiter wurde gelegentlich bewusst, dass er, wenn die Patienten etwas zu kritisieren hatten, einer Meinung mit ihnen war. Dies schadete nicht im Geringsten, vorausgesetzt er war ehrlich und seine Haltung von Grund auf positiv. Je konfliktfreier sich seine eigene Anpassung ans Armeeleben gestaltete, desto seltener wurde solche Kritik laut. Sie ließ sich zudem einfacher handhaben.

In dieser Phase war der Reha-Flügel, obwohl er zum Krankenhaus gehörte, streng davon getrennt, und zwar sogar farblich. Statt blau wie der Krankenhausflügel war er khakifarben gestrichen. Auch in seinem Geist und seiner Orientierung unterschied er sich sowie in seinen Lebensbedingungen, da diese »die Armee« repräsentierten. Die Verlegung vom Krankenhaus- in den Reha-Flügel symbolisierte die Rückkehr in den aktiven Dienst und war deshalb ein eher unvermittelter Sprung, der für die meisten

Patienten überdies schon innerhalb der ersten zwei oder drei Wochen nach Einlieferung erfolgte. Therapeutisch ließ sich dies dahingehend verwerten, dass die Situation als Realität und speziell als Realität des Armeelebens akzeptiert werden musste. Der Soldat, der ins Krankenhaus eingeliefert worden war, weil er sich dem Leben in der Armee nicht anzupassen vermochte, sah sich nun mit einer Variante desselben konfrontiert, die manche der unangenehmen und einige wenige der angenehmen Eigenschaften des Lebens in einer militärischen Einheit aufwies. Gleichwohl übte die Gruppenbehandlung unterm Strich einen besonders starken Einfluss gerade auf die Verbesserung der Moral gegenüber der Gruppe selbst, der Station, dem Krankenhaus und der Armee aus. Ich erwähne all dies, weil es in einem auffälligen Gegensatz steht zu der gegenwärtigen Phase, in der das Krankenhaus zu einem ungemein hilfreichen therapeutischen Milieu geworden ist. In der Phase, auf die sich hier das Augenmerk richtet, konnte der Therapeut nicht mehr tun, als innerhalb seines Einflussbereiches auf der Station für eine gute Atmosphäre zu sorgen. Wie wichtig eine solche ist, war nur wenigen klar. Dies hing damit zusammen, dass die einzelnen Psychiater miteinander rivalisierten, was ihre therapeutischen Resultate und die Moral ihrer Patienten betraf. Aus diesem Konkurrenzverhalten gingen die Gruppenbehandlung und ein entsprechender Ansatz der Einzelbehandlung mit dem Schwerpunkt auf positiver Kooperation und Gemeinschaftssinn in jeder Hinsicht, sogar statistisch, klar als Sieger hervor. Hier zusammengefasst die für diese Phase charakteristischen, wesentlichen neuen Merkmale:

- Behandlung gruppenzentriert, Leiter folgt der Führung der Gruppe statt diese zu führen, behandelt wird vor allem die Gruppe als Ganzheit. Betonung verschob sich auf aktuelle, die Gruppe als Ganzheit betreffende Probleme. Während der gemeinsame Hintergrund der persönlichen Schwierigkeiten stärker in den Vordergrund trat, erwiesen sich individuelle Schwierigkeiten als Varianten derselben Themen. Die gesamte Persönlichkeit und ihr Verhalten in und gegenüber der Gruppe beanspruchte größere Aufmerksamkeit als individuelle Symptome und ihre Bedeutung. Die therapeutische Funktion der Gruppe bezüglich ihrer Mitglieder wurde manifester.
- Eine signifikante Erfahrung bestand darin, dass diese Betonungsverschiebung auf Kosten der »Tiefe« im herkömmlichen Sinn die therapeutischen Ergebnisse nicht beeinträchtigte und die Gruppe unter den bestehenden Umständen das therapeutische Optimum gefunden zu haben schien.

Phase 4. In dieser Phase begannen einige Psychiater, sich für Gruppenbehandlung zu interessieren. Die zuvor lediglich tolerierte Methode wurde nun gefördert, und es erfolgten erste Schritte, sie mit den therapeutischen Zielen des Krankenhauses zu synchronisieren und die Arbeit der Psychiater mit der Krankenhauspolitik zu koordinieren. Dies musste ein fließender, auf die sich ständig wandelnden Umstände und Ansprüche abgestimmter Prozess sein. Deshalb war es aus praktischen und didaktischen Gründen notwendig, einfache und klare allgemeine Leitlinien für die Gruppenbehandlung zu formulieren, die der Tatsache Rechnung trugen, dass nicht alle Therapeuten psychiatrisch oder psychotherapeutisch, geschweige denn psychoanalytisch besonders erfahren waren. Darüber hinaus mussten die Grundprinzipien genügend allgemein gehalten sein, um die größte Bandbreite an individuellen Schwierigkeiten, von denen dann der Zugang des Psychiaters zur Gruppe abhing, zu berücksichtigen. Der erste Schritt bestand darin, dem Psychiater zu helfen, seine eigenen Schwierigkeiten zu überwinden, und ihn zu ermutigen, sich der Gruppe auszusetzen. Sobald sie sich mit den dynamischen Kräften in der Gruppe konfrontiert sahen, wurde den Psychiatern zunehmend klar, dass sie selbst tatsächlich vor denselben Problemen standen wie die Gruppe und dass sie Mitglieder der Gruppe waren. Die Betonung lag weiterhin auf der Gruppe als Ganzheit, und das Hauptziel bestand darin, zu verhindern, dass der Leiter deren spontane Äußerung und Aktivität beeinträchtigte. Folglich musste er lernen, eigene Ängste und Spannungen zu tolerieren, der Versuchung zu widerstehen, die Rolle des autoritären Leiters zu spielen, und stattdessen alle Probleme der Gruppe zu unterbreiten und sie offen und ehrlich mit ihr zu besprechen. Je besser ihm dies gelang, desto höher der Lohn in Form wachsender emotionaler Reife seiner Patienten, einer verbesserten Fähigkeit, Probleme und Konflikte eigenständig anzugehen, und eines stärkeren Selbstvertrauens, größerer Zuversicht, Verantwortlichkeit und Selbständigkeit. Der Psychiater wiederum lernte, dass der beste Leiter derjenige ist, der sich wenig einmischt, sich im Hintergrund hält und leicht verzichtbar ist. Wie sich all dies auf die Psychiater auswirkte, wäre Thema für ein faszinierendes Kapitel. Erhellt wurde auch der emotionale Beitrag, den der Psychiater u. U. selbst zur Aufrechterhaltung einer ungesunden, infantilen, neurotischen Arzt-Patient-Beziehung leistete. Diese Form der Gruppenbehandlung rückt das basale Problem ins Zentrum der Therapie, und davon profitieren Patient und Psychiater gleichermaßen.

Die herausstechende Eigenschaft dieser Phase lässt sich folglich dahingehend beschreiben, dass die Behandlung nicht lediglich Behandlung *in* einer Gruppe oder Behandlung *einer* Gruppe war, sondern Behandlung *durch* und natürlich *für* die Gruppe.

Phase 5. Mittlerweile fanden Veränderungen des Krankenhauses in großem Maßstab statt. Höheren Orts hatte man beschlossen, Erfahrungen zu nutzen, die anderswo gesammelt worden waren, insbesondere von den War Office Selection Boards [W. O. S.B.], für die die Überlegungen und die Arbeit von Dr. Bion und Dr. Rickman eine wichtige Rolle gespielt und Früchte getragen hatten. Umgesetzt wurden diese Überlegungen von Major [Harold] Bridger (mittlerweile Lieut.-Colonel), dem Verantwortlichen der Mission, und seinen Mitarbeitern. Er schickte sich unverzüglich an, das Krankenhaus als Ganzes zu koordinieren – mit der Idee, dass es sich zu einer selbstverantwortlichen, selbstverwalteten Gemeinschaft entwickeln sollte. Es wurden keine Mühen gescheut, um die Bedürfnisse der Patienten zu erkennen, ihre spontanen Wünsche und Impulse wahrzunehmen und innerhalb wie auch außerhalb des Krankenhauses Gelegenheit zu allen erdenklichen Aktivitäten wie Arbeit, künstlerische Betätigungen, Sport oder Unterhaltung zu schaffen. Man tat alles, um die Patienten zu ermutigen, all ihre Wünsche zu äußern, und half ihnen, sie auszudrücken. Dabei wurde keinerlei Druck ausgeübt, was allerdings auch nie erforderlich war. Die Gruppenbehandlung war die natürliche Folge all dessen. Die Initiative aber musste stets von den Patienten ausgehen, denen auch die Verantwortung für die Durchführung großer und kleiner Projekte oblag. Unter einem therapeutischen Blickwinkel war all dies deshalb wichtig, weil der Patient auf Schritt und Tritt mit einer sozialen Situation konfrontiert wurde, auf die er auf seine je charakteristische Weise reagieren musste. So ließ sich der Grad seiner Anpassung beobachten und beeinflussen. Die Kooperation zwischen uns war perfekt, und es gab keine einzige Grundsatz- oder Detailfrage, in der wir nicht völlig übereinstimmten. So veränderte sich die Beziehung der therapeutischen Gruppe im engeren Sinn gegenüber dem Krankenhaus insgesamt, und der kleinere Verband orientierte sich konsequenter an der größeren Krankenhausgemeinschaft. Weder die therapeutische Gruppe noch die Krankenhausgemeinschaft war ohne die andere funktionsfähig oder auch nur denkbar. Uns ist nie in den Sinn gekommen, zu fragen, wie viel die eine oder die andere zum therapeutischen Ergebnis beitrug, so sehr betrachteten wir uns als integriertes Ganzes. Abgesehen davon wirkte der Psychiater (nach Möglichkeit) in all den verschiedenen

Gruppen mit, an denen seine Patienten teilnahmen. Dieses Experiment anders zu betrachten heißt, seine Grundidee sowie die der psychotherapeutischen Gruppe selbst falsch zu verstehen. Die Art und Weise, wie sich die Gruppe veränderte und sich an den neuen Bedingungen im Krankenhaus ausrichtete, war einer der interessantesten Aspekte der Beobachtung. Er lieferte den experimentellen Beweis, dass die Psyche der individuellen Gruppe wie auch die Psyche des einzelnen Menschen durch die Gemeinschaft bedingt sind, in der sie existieren. Unter diesen Umständen konnte die Gruppenbehandlung in mannigfaltigen neuen Formen weiterentwickelt und um neue Dimensionen bereichert werden. Dies ist von weitreichender Bedeutung und soll an anderer Stelle beschrieben werden. Hier können lediglich einige wenige Varianten der Gruppenbildung, die wir beobachtet haben, Erwähnung finden.

Es gab spontane Gruppenbildungen. Die Patienten bewegten sich im sozialen Setting der von ihnen ausgewählten Aktivitäten, wobei es sich um lockere Zufallsgemeinschaften mit wechselnder Zusammensetzung handeln konnte, die sich ergeben hatten, weil ihre Mitglieder derselben Arbeit nachgingen oder sich in derselben Hütte aufhielten, oder um einen straffer organisierten Zusammenschluss, dessen Mitglieder als Team am selben Projekt arbeiteten. Solchen Teams konnten Patienten verschiedener Psychiater angehören oder nur die eigenen Patienten; sie konnten in derselben Zusammensetzung an den Therapiesitzungen teilnehmen oder auch nicht. Hochinteressante und vielversprechende Eigenschaften entwickelten sich in Gruppen, die gezielt zusammengestellt worden waren, um die gesamte Zeit im Krankenhaus gemeinsam zu verbringen. Ihre Betten standen auf derselben Station, sie nahmen gemeinsam an den Gruppensitzungen teil und arbeiteten am selben Projekt, das nach Möglichkeit direkt mit dem Krankenhaus zu tun hatte. Eine Gruppe war z. B. für die Bühne verantwortlich, angefangen von den Reinigungsarbeiten über das Bühnenbild bis hin zur Herstellung der Requisiten für die Vorstellungen. Auch für die gesamte Technik einschließlich der Beleuchtung usw. waren sie zuständig. Andere Patienten musizierten in einer Krankenhaus-Band, und wieder andere gaben eine Krankenhaus-Zeitung heraus, für die sie recherchierten, hausinterne Ereignisse dokumentierten und Artikel verfassten. Sie besorgten auch den Druck und Vertrieb. Eine weitere Gruppe erhielt die Aufgabe, neue Patienten zu empfangen und ihnen das Krankenhaus zu zeigen, sie herumzuführen und ihnen jede erbetene Hilfe und Information zukommen zu lassen. Andere führten den Club und erfüllten spezielle Funktionen auf ihrer eigenen Station. Es gab eine breite Vielfalt therapeutischer Gruppen aller Art, deren Mitglieder nach unterschiedlichsten Gesichtspunkten ausgewählt wurden, sowie Gruppen ohne jede Auswahl. Durchgeführt wurden zudem Experimente mit spontanem Agieren, einzeln oder in der Gruppe. Gruppen wurden auch miteinander konfrontiert. Zum Beispiel spielte die Zeitungsgruppe einmal zu einem besonderen Anlass ihre tägliche Redaktionssitzung, griff aber auch spontan alle erdenklichen anderen Themen auf. Während sie ihre eigenen Probleme im Zusammenhang mit der Zeitung lösten, diskutierten sie oft auch über Schwierigkeiten, die sie mit »den Patienten«, ihren Lesern, hatten. Man schlug ihnen vor, eine meiner Gruppen zu ihrer Vorstellung einzuladen, um sich direkt mit ihnen zu verständigen. Das Ergebnis war eine ungemein lebhafte Diskussion beider Gruppen mit weitreichenden Folgen für alle Beteiligten, aber auch für die Beziehung zwischen der Zeitung und dem Krankenhaus. Häufig sah man Patienten von Anfang an in Gruppen von etwa acht Mitgliedern zusammen, aus denen sich individuelle Kontakte entwickelten; die Einzelbehandlung wurde dann lediglich genutzt, um spezielle Probleme zu klären – eine Methode, die ich persönlich bevorzugte und sehr nützlich fand. Ob es einem gefällt oder nicht – deutlich wurde, dass der Zustand vieler Patienten sich unter diesem Management in einem solchen Maß verbesserte, dass nicht nur ihre Einzelbehandlung, sondern auch die psychotherapeutischen Gruppensitzungen quasi austrockneten oder gegenüber dem Arbeitsprojekt, den Stations- oder sozialen Aktivitäten des Krankenhauses nebensächlich wurden. Hochinteressant waren auch die Auswirkungen all dessen auf die Gruppe der Psychiater.

Viele interessante Beobachtungen betrafen die Bedeutsamkeit von Zuweisung und Auswahl der Patienten für die Gruppen. Allerdings haben wir hier nie eine Phase erreicht, die es uns erlaubt hätte, solche Daten systematisch zu nutzen. Schließlich waren wir durchaus keine experimentelle Station oder Forschungsabteilung, sondern ein Militärkrankenhaus, in dem wir unter hohem Druck arbeiteten und den jeweils aktuellen praktischen Notwendigkeiten gerecht werden mussten. Der Kriegsverlauf an sich führte aber automatisch zu einer für uns interessanten Auswahl. So bildeten sich zum Zeitpunkt der Invasion Gruppen aus akut verletzten Frontsoldaten, die mühelos in zwei Hauptkategorien eingeteilt werden konnten: diejenigen, die den aktiven Dienst innerhalb von ein oder zwei Wochen wiederaufnehmen sollten, und diejenigen, deren Zustand dies unmöglich machte. Letztere benötigten ungleich längere Behandlungen und kamen für modifizierte Beschäftigungen in der Armee oder aber für die Entlassung aus dem Militärdienst infrage. Sodann gab es die Gruppen der zurückgekehrten Kriegsgefangenen, die sowohl in Reinkultur als auch gemischt mit anderen, die nicht in Gefangenschaft gewesen waren, beobachtet wurden. Meiner Meinung nach waren die gemischten Gruppen insgesamt vorzuziehen. Bei dieser Art Aufgabe bewies die Gruppenmethode, ganz abgesehen von der therapeutischen Wirkung, ihre verblüffende Überlegenheit, was differenzierte Diagnostik, prognostische Beurteilung und Herausarbeiten der wichtigen Probleme der gesamten Gruppe betraf. In einer noch späteren Phase ließen sich gleichermaßen interessante Desintegrationsphänomene beobachten. Der Krieg war mittlerweile beendet, Bridger hatte das Krankenhaus verlassen, und das Personal war infolge der Demobilisierung verkleinert worden. Die Politik des Krankenhauses hatte sich halboffiziell verändert, so dass die Betonung nun auf der Rehabilitation fürs Zivilleben lag. Davon blieb nichts unbeeinflusst. Die alte Aufteilung zwischen Khaki und Blau hatte ihre Bedeutung restlos eingebüßt. Auf Mitarbeitern wie auch Patienten lastete eine gewisse Apathie. Das Krankenhausleben war fad geworden, es fehlte an Koordination und Spontaneität, Aktivitäten blieben auf die einzelnen Abteilungen begrenzt. Was war zu tun? Ich hatte das Glück, auf eigene Bitte hin in die Beschäftigungstherapie wechseln zu können. Um den Krankenhausgeist insgesamt beeinflussen zu können, mussten alle Hebel in Bewegung gesetzt werden. Wie die Abhilfe auszusehen hatte, ergab sich aus der Situation selbst. Erforderlich waren Gruppen, deren Aufgabe unmittelbar mit dem Krankenhaus an sich zusammenhing und deren Funktion sie zwang, mit anderen Kontakt aufzunehmen und zu kooperieren. Ich fühlte mich an die Worte erinnert, die Freud seiner *Traumdeutung* als Motto voranstellte: »Flectere si nequeo superos, Acheronta movebo« – »Wenn ich die himmlischen Götter nicht erweichen kann, werde ich die Hölle in Bewegung setzen«. Dieser neue Ansatz eröffnete faszinierende Aussichten, sowohl in grundsätzlicher Hinsicht als auch im Detail. Es galt, einen Weg ins Herz der Gruppen oder Restgruppen zu finden und sie wieder zum Leben zu erwecken. Dabei kam es darauf an, zunächst sehr aktiv vorzugehen, bis man schließlich überflüssig wurde und die individuelle Gruppe erneut aus eigener Kraft leben, wachsen und gedeihen konnte. Ich brauchte Hilfe. Ich gründete eine Gruppe, die Koordinationsgruppe, die mit neu entfachter Begeisterung schon bald zu einem höchst aktiven Faktor im Leben des Krankenhauses wurde. Innerhalb von ein oder zwei Wochen machte sich ihr Einfluss im gesamten Krankenhaus bemerkbar, von der Leitung bis hinunter zu den Patienten, Pflegern oder Sekretariatsangestellten. In den Ruinen erblühte neues Leben mit Beratergruppen und Quizveranstaltungen für Psychiater und Patienten; diese und ähnliche Entwicklungen bahnten gesunderen Kontakten und konstruktiver Kooperation den Weg. Ich kann nicht detailliert darauf eingehen, nur so viel: Diese Erfahrungen gehörten zu den interessantesten, die ich je gemacht habe.

Zurück zu unserem Thema, der psychotherapeutischen Gruppe im engeren Sinn. Auch sie hatte eine neue Bedeutung erhalten. Es gab keine bessere Gelegenheit, um all diese Erfahrungen herauszuarbeiten und über sie nachzudenken. Ich bezeichnete sie ganz informell als »Reflexionsgruppe«, um sie von der »Funktions-« oder Aktivitätengruppe zu unterscheiden. Einmal mehr, nun aber auf höherer Ebene, hatte sie ihren eigenen, besonderen Platz gefunden: den der Vermittlung von intellektueller und emotionaler Einsicht in die tiefere individuelle, persönliche und zugleich allgemeinere und universale Bedeutung all dieser Turbulenzen des Lebens in der Gruppenumwelt und der Gruppe selbst.

Die hier beschriebene Entwicklung gibt folgende Betonungsverschiebungen zu erkennen:

- Von der individuenzentrierten Arbeit zur Leitung durch die Gruppe.
- Von der leiterzentrierten zur gruppenzentrierten Arbeit.
- Vom Reden zum Agieren und Machen.
- Vom unbewegten künstlichen Setting einer Gruppensitzung zu ausgewählten Aktivitäten und Gruppen in lebendiger Funktion.
- Von inhaltszentrierter Arbeit zu aktivem Handeln.
- Vom Kontrollierten und Gelenkten zum Spontanen.
- Von der Vergangenheit zur gegenwärtigen Situation.

Um falschen Vorstellungen bezüglich der Rolle des Leiters vorzubeugen, betone ich, dass er sich sehr aktiv verhält und sein Einfluss in der therapeutischen Gruppe der entscheidende Faktor bleibt – auch wenn ich hervorhebe, dass er im Hintergrund bleibt. Es ist zwar einfach, Leiter – im häufig falsch verstandenen Wortsinn – zu werden, aber ungleich schwieriger, der Gruppe den Weg zur Eigenständigkeit zu bahnen, indem man es ihr ermöglicht, auf Leitung zu verzichten. Erfolg kann man mit beiden Methoden haben, und letztlich ist es eine politische Entscheidung oder eine Frage der *Weltanschauung* [deutsch im Orig.], welche man bevorzugt. Der eine

Weg führt zum Faschismus, der andere zu wahrer Demokratie. Tatsächlich zollt die Gruppenmethode dem Individuum in der genuin demokratischen Gruppe höchsten Tribut.

So lassen sich mit Blick auf die Gruppenbehandlung mehrere Kategorien unterscheiden.

Unter dem engsten Blickwinkel könnte man sie lediglich als eine zeitsparende Methode oder als eine Art Ersatz für andere, individuellere psychotherapeutische Verfahren betrachten. Vielleicht gesteht man ihr bestimmte Vorteile zu, eigene Indikationen, beispielsweise für die Behandlung sozialer Schwierigkeiten. Unter einem weiteren Blickwinkel erweist sie sich als eine neue Methode der Therapie, der Untersuchung, der Information und der Ausbildung. Und unter dem denkbar weitesten Blickwinkel gibt sich die Gruppentherapie als Ausdruck einer neuen Einstellung zur Erforschung und Verbesserung menschlicher Beziehungen in unserer Zeit zu erkennen, als – vielleicht erstes angemessenes – Instrument, um Zugang zum Kernproblem unserer Zeit zu finden: der spannungsreichen Beziehung zwischen dem Individuum und der Gemeinschaft. Hier deckt sie sämtliche Aspekte des Lebens in großen und kleinen Gemeinschaften ab, sei es die Behandlung von Psychoneurosen, Psychosen, Kriminalität etc., seien es Rehabilitationsprobleme, Industriemanagement, Ausbildung. Wer diesen weiten Blickwinkel bezieht, findet in ihr vielleicht die durch den Geist einer demokratischen Gemeinschaft geprägte Antwort auf die Handhabung von Massen und Gruppen durch totalitäre Regime.

13. Kapitel

Diskussion von L. S. Kubies Artikel »Some theoretical concepts underlying the relationship between individual and group psychotherapies«[1]

Der Herausgeber des International Journal of Group Psychotherapy *hatte u. a. Foulkes um einen Kommentar zu Kubies Artikel gebeten. Dieser wird hier nur kurz vorgestellt, Foulkes geht auf die entscheidenden Punkte in seiner Diskussion ausführlich ein.*

Kubie sieht sowohl überraschende Ähnlichkeiten zwischen der Situation in der Einzel- und in der Gruppentherapie als auch Unterschiede. Er erwähnt die in jeder Einzel- wie auch Gruppensitzung anwesenden »Begleitschatten« und beschreibt wichtige Bereiche, die sich überschneiden oder identisch sind. Sein Hauptinteresse aber gilt den wesentlichen, konkreten Unterschieden und der Frage, wie sich Gruppen- und Einzelpsychotherapien miteinander verbinden lassen und vielleicht im Wechsel praktiziert werden können.

Kubie hält den Versuch, Erfolgs- und Misserfolgsquoten miteinander zu vergleichen, für naiv, und interessiert sich auch nicht für die Frage nach der besten Verwendung der Zeit des Therapeuten oder ähnliche Dinge. Seine wissenschaftliche Neugier wurde dadurch geweckt, dass Gruppen unterschiedlicher Konstellationen Licht auf ungelöste Probleme des therapeutischen Prozesses werfen können.

Unter »Gruppenpsychotherapie« [Kubie selbst setzt ›group psychotherapy‹ in Anführungszeichen] versteht Kubie nicht nur das übliche, aus einem oder zwei Therapeuten und einer Gruppe von Patienten bestehende Arrangement, sondern z. B. auch die – parallele oder alternierende – Arbeit von zwei oder mehr Therapeuten mit einem Patienten, die »psychotherapeutische und psychonoxische«, die Vater-Mutter-Kind-Trias repräsentierende Kräfte freisetzt. Auch die Behandlung mehrerer Mitglieder einer Familie oder etwa eines Unternehmens oder eines Behandlungszentrums durch zwei oder mehr

1 Diskussion von L. S. Kubies Beitrag »Some theoretical concepts underlying the relationship between individual and group psychotherapies«, erschienen 1958 im *International Journal of Group Psychotherapy* 8: 3–19.

Analytiker wird durch Kubies Verständnis des Begriffs »Gruppenpsychotherapie« abgedeckt. Er betrachtet solche Konstellationen als herausfordernden Kontrast zur herkömmlichen therapeutischen Gruppe und vermutet, dass ihre Erforschung auch Licht auf Letztere werfen könne. [M. P.]

Ich freue mich über die Gelegenheit, Dr. Kubies Artikel kommentieren und auf diese Weise meine Wertschätzung der Tatsache zum Ausdruck bringen zu können, dass ein Psychoanalytiker seines wissenschaftlichen Renommees dem Feld der Gruppenpsychotherapie Interesse widmet.

Ebenso wie Dr. Kubie habe auch ich dieses Feld als bereits erfahrener Psychoanalytiker kennengelernt, doch anders als er habe ich »den Weinberg« seither kontinuierlich »bestellt«. Dies hatte zweierlei Gründe. Erstens der theoretische Gewinn, den dieses neue Forschungsfeld verheißt. Die Gruppensituation ist eine neue Situation mit einer ganzen Bandbreite an Forschungs- und Untersuchungsmöglichkeiten. Hinzu kommt, zweitens, der klinische Eindruck von der erheblichen therapeutischen Wirkung der Gruppe. Die Gruppe ist ein potentes psychotherapeutisches Instrument, und ebenso wie Dr. Kubie bin ich daran interessiert, ihre therapeutischen Wirkungen im Bezugsrahmen ihrer eigenen Theorie zu verstehen: das heißt, Punkt zwei im Bezugsrahmen von Punkt eins zu verstehen. Ich stimme ihm zu, dass es verfrüht wäre, die Ergebnisse unterschiedlicher Psychotherapien wissenschaftlich beurteilen und miteinander vergleichen zu wollen. Um all diese Untersuchungen durchführen zu können, wäre es wünschenswert, über die von ihm befürworteten Einrichtungen für eine Grundlagenforschung zur Behandlung der Neurosen zu verfügen. In Ermangelung solcher Einrichtungen muss ich meine Schlussfolgerungen vorerst auf reale Erfahrungen in psychotherapeutischen Sitzungen stützen, und hier gibt es nun im Wesentlichen zwei Felder, die mir als Labor oder »Weinberg« dienen.

Da wären erstens und speziell die Gruppenanalyse, die ich in privater Praxis praktizieren kann, sowie meine Kenntnis der Arbeit einiger weniger weiterer Kollegen und zweitens die Anwendung gruppenanalytischer Prinzipien auf die Behandlung von Patientengruppen zu psychotherapeutischen Zwecken und auf Gruppen von Ärzten (die diese Patientengruppen leiten) zu Ausbildungszwecken in der ambulanten Abteilung des Maudsley Hospital. Ich darf aber sagen, dass viele der Fragen, die Dr. Kubie stellt, in diesem lebensechten Labor sowohl in einem klinischen als auch in einem wissenschaftlichen Geist untersucht werden. Sie treten uns dort in ihrer ganzen realen Konkretheit gegenüber, und wir berücksichtigen sie so detailliert, wie unsere eher provisorischen Bedingungen dies zulassen. Wir setzen uns auch mit all ihren theoretischen Implikationen auseinander, und ich darf sagen, dass wir auf diese Weise bereits einige Antworten auf diese Fragen erhalten haben. Ich bin zuversichtlich, dass wir weitere finden werden.

Zum Beispiel werden die unterschiedlichen Eigenschaften sowie die gemeinsame Dynamik der verschiedenen Typen von Gruppen untersucht. Seit einigen Jahren beobachten wir sehr aufmerksam die unterschiedliche Dynamik der verschiedenen Therapiegruppen, etwa der geschlossenen gegenüber der offenen Gruppe oder der Gruppen, die auf der Grundlage signifikanter Merkmale wie Geschlecht, Persönlichkeit, Alter, Intelligenz, sozialer Hintergrund, Bildung, Krankheitsbild oder Problematik entweder gemischt oder homogen zusammengestellt wurden. Zu erwähnen sind die Unterschiede zwischen wichtigen Kategorien von Gruppen: solchen, die sich aus einander fremden Mitgliedern zusammensetzen, Proxy- oder Übertragungsgruppen, Gruppen aus Individuen, die auf natürliche Weise Teil einer gemeinsamen neurotischen Konstellation sind, zum Beispiel Ehemann, Ehefrau und Tochter. Und schließlich wäre da die Differenzialindikation für die einzeltherapeutische oder aber die gruppenpsychotherapeutische Behandlung, ein Punkt, auf den Dr. Kubies Beitrag vor allem abhebt. So weit zur Ausgangslage meiner folgenden Anmerkungen.

Ich möchte zunächst einige der Punkte erwähnen, mit denen ich voll und ganz übereinstimme, und daran anschließend auf einige der eher strittigen Aspekte eingehen. Letztere hätten eine ausführlichere Untersuchung verdient.

Zu den positiven Punkten zählt Dr. Kubies luzide Darlegung der spezifischen Merkmale der Gruppensituation. Ich habe diese Besonderheit seit Beginn meiner Arbeit mit Gruppen betont und stimme mit allem, was er sagt, vollkommen überein. Es ist ungemein wertvoll. Was Dr. Kubie als »multiple larvale Persönlichkeiten« bezeichnet, ist nach meiner Erfahrung in Gruppen regelmäßig zu beobachten. Die durch Interaktion aktivierte »Verpuppung« und Reifung ist eines der faszinierendsten Merkmale therapeutischer Gruppen.

Die »zentrale emotionale Position«, Dr. Kubies eigenes Konzept, lässt sich in einer analytischen Gruppe beobachten, auch wenn ich den Eindruck habe, dass sie sich im Laufe des analytischen Prozesses verändern kann und tatsächlich verändert – eine intensive Erfahrung, die unter Umständen mehrere Jahre andauert.

Der Beitrag enthält zahlreiche weitere Punkte, mit denen ich vorbehaltlos übereinstimme. Nun zu den meiner Ansicht nach strittigen Dingen: Ich halte Dr. Kubies allgemeine Definition der Psychotherapie für allzu inklusiv, wenn er sagt, man könnte alles, was irgendwann praktiziert wird und eine Veränderung des Menschen bewirkt, als Psychotherapie bezeichnen. Sodann nimmt er daran eine Überkorrektur vor, wenn er sagt, dass Psychotherapie als behandlungstechnische Wissenschaft da beginne, wo man mit den Möglichkeiten des gesunden Menschenverstandes nicht weiterkomme. Ich frage mich, ob man die Psychotherapie nicht viel eher mit Fug und Recht als eine systematische, durchdachte Anwendung dieser Möglichkeiten bezeichnen kann, statt davon auszugehen, dass sie erst da beginne, wo der gesunde Menschenverstand an Grenzen stößt. Sodann definiert Dr. Kubie die Psychotherapie als Behandlungsverfahren in einer recht eng gefassten analytischen Bedeutung, wenn er zum Beispiel sagt, dass sie die Schranke zwischen der vorbewussten und der unbewussten Ebene überwinde. Zwar teile ich mit ihm die positive analytische Voreingenommenheit, denke aber, dass sie uns nicht davon abhalten sollte, zuzugeben, dass es viele Formen der Psychotherapie gibt, die diesen Namen verdienen, auch wenn sie der Psychoanalyse nicht sonderlich nahestehen. Wir können Dr. Kubie dennoch zustimmen, wenn er es als eine wesentliche Funktion des therapeutischen Prozesses bezeichnet, »die untergründigen Elemente dieser gegnerischen Bestandteile ans Licht zu bringen«; und wenn er von den neuen Modellen spricht, die notwendig seien, um alten Identifizierungen entgegenzuwirken. Aber warum äußert er dann Zweifel an der Validität und Genauigkeit der Beobachtungen, die man im Gruppenkontext, und vielleicht nur im Gruppenkontext, machen kann? Hier, in der Gruppe, können wir über die allgemeinen Konstellationen, die Prozesse wie zum Beispiel Internalisierung, Introjektion, Identifizierung hervorbringen, etwas lernen, das unsere Kenntnis ihrer Mechanismen im Individuum ergänzt. Warum identifizieren sich Menschen? Mit wem? Wann? So können wir mehr darüber erfahren, was Identifizierung ist, was sie bedeutet. Wir können keinen solcher Prozesse wirklich verstehen, wenn wir sie ausschließlich im isolierten Individuum untersuchen. Erforderlich sind umfangreiche Studien sowohl in der einzeltherapeutischen (psychoanalytischen) als auch in der Gruppen- (gruppenanalytischen) Situation, diesen zweifellos komplementären, integrierten Konzepten zuträglichen Feldern. Wenn wir sie aber – in der Praxis wie auch in der Theorie – als konkurrierende Projekte betrachten, machen wir einen fundamentalen Fehler. Gut möglich, dass Dr. Kubie diese Überzeugungen teilt, aber dennoch gewinnt man den Eindruck, dass er sich von seiner Voreingenommenheit für die Psychoanalyse nicht ganz frei machen kann – gerade so, wie ein Mann, der es gewohnt ist, eine Brille zu tragen, glaubt, auf sie verzichten zu können, wenn er sie nur absetzt, sich aber nicht darüber im Klaren ist, dass er mit bloßem Auge nicht mehr so gut sieht, wie es einst möglich war. Dies als Antwort auf meine eigene, oben gestellte Frage. Ich werde später auf diesen Punkt zurückkommen.

Die hier vermutete analytische Voreingenommenheit führt meines Erachtens unter dem Stichwort »vorläufige Schlussfolgerungen« zu Pseudobehauptungen bezüglich der Frage, »ob die Gruppe direkt benutzt werden kann, um den individuellen Patienten Einsicht in ihre individuellen unbewussten Probleme zu vermitteln«. Meiner Ansicht nach sollte die Gruppe gar nicht auf diese Weise benutzt werden, auch wenn es möglich wäre. Die Gruppe hat einen *anderen* Zugang zum Unbewussten; gezielte Deutungen durch den Leiter oder jemand anderen, die sich nur an ein bestimmtes Individuum richten, gehören nicht zu ihrem Repertoire. Meiner eigenen Technik gemäß lernt der Leiter, die Beiträge der Gruppe (die verbalen und nonverbalen Kommunikationen der Individuen, ihr Verhalten usw.) als Gruppenäquivalent der »freien Assoziation« des Individuums zu behandeln und diese Interaktionen und Austauschprozesse, die auf einer unbewussten Ebene stattfinden, zu tolerieren. Auf diese Weise unterstützt er die Gruppe dabei, ihre Kommunikation zu vertiefen und einen Zugang zur Ebene der unbewussten Kommunikation zu finden. Dieser Prozess erzeugt meiner Erfahrung nach sowohl Veränderung als auch Einsicht. In der Weiterentwicklung von unbewusster Interaktion zu bewusster (oder bewusstseinsbereiter) Kommunikation ersetzen die Mitglieder die Symptomäußerung durch bewusste Konfliktwahrnehmung. Veränderung und Einsicht gehen Hand in Hand, wobei zu beachten ist, dass mal die Veränderung, mal die Einsicht zuerst auftaucht, und sie gehen aus dem laufenden Therapieprozess in der Gruppe hervor.

Dr. Kubie hat eine meisterliche Kurzfassung der psychoanalytischen Situation vorgelegt, eine Zusammenfassung des traditionellen klassischen Verständnisses, demgemäß der Analytiker mit Pokerface als leere Leinwand für die Projektionen des Patienten dient. Ist dies weiterhin gültig? Ich stelle diese Frage mit Bedauern, weil ich überzeugt bin, dass es eher wünschenswert wäre, die Bezeichnung »Psychoanalyse« ausschließlich einer Technik vorzubehalten, die sich gemäß diesem traditionellen Modell weiterentwickelt, und alle anderen Verfahren, bei denen der Analytiker als reale Person reagiert, spezifische Rollen annimmt usw., im besten Fall als legitime Anwendungen der Psychoanalyse oder als nicht-analytische Aktivitäten und schlimmstenfalls als antianalytische Methoden zu betrachten. Diese läuft auf eine strikte Antithese zwischen der Psychoanalyse im eigentlichen Sinn und allen übrigen Formen der Psychotherapie hinaus, ganz gleich, wie stark diese von der Psychoanalyse beeinflusst sein mögen.

Wir können unsere Augen indes nicht davor verschließen, dass die allgemeine Tendenz außerhalb und sogar innerhalb psychoanalytischer Kreise mehr und mehr in die gegenteilige Richtung weist. Wie verhält es sich mit der unbewussten Beteiligung des Psychoanalytikers? Wie mit der Gegenübertragung? Da liegt die Schwierigkeit. Unter dem Einfluss der Gegenübertragung und der Erkenntnis ihres gewaltigen, häufig entscheidenden Stellenwertes im psychoanalytischen Prozess – und ganz abgesehen von der Übertragung des Patienten – gibt es eine wachsende Tendenz, dass Psychoanalytiker weltweit in den ansonsten divergierenden psychoanalytischen Richtungen die psychoanalytische Situation übereinstimmend als eine interpersonale Situation behandeln, in der Patient und Analytiker bewusst und unbewusst miteinander interagieren. Dieses trojanische Pferd der Gegenübertragung bedroht die Mauern, hinter denen die »splendid isolation« der Situation des Psychoanalytikers bislang geschützt war. Psychoanalyse und Psychotherapie unterscheiden sich, so gesehen, nicht grundlegend, sondern lediglich graduell voneinander.

All diese Überlegungen hängen so eng mit dem Konzept der Übertragung an sich zusammen, dass auch dies nicht unerwähnt bleiben darf. Im Einklang mit dem oben Gesagten habe ich bis vor einem oder zwei Jahren gefordert, den Begriff »Übertragung« für das klassische Konzept dieses Phänomens, so wie es von Freud entdeckt und beschrieben worden ist, zu reservieren. Ich muss es hier nicht definieren. Ich habe darauf hingewiesen, dass genuine Übertragungsphänomene in der Gruppe zutage treten und dass sie sich sehr deutlich von andersartigen Beziehungen unterscheiden. Ich habe mich entschieden gegen die Gewohnheit von Psychiatern, Psychotherapeuten und Gruppenpsychotherapeuten (nicht zuletzt übrigens solchen, die einen psychoanalytischen Hintergrund für sich in Anspruch nehmen) ausgesprochen, sämtliche psychotherapeutischen Beziehungen als Übertragung zu bezeichnen. Seit dem letzten Internationalen Psychoanalytischen Kongress in Genf halte ich es allerdings für fraglich, ob es sich überhaupt lohnt, gegen diesen Strom anzuschwimmen. Hauptthema des Kongresses war die Übertragung, und alle Redner und Diskussionsteilnehmer machten explizit oder implizit dasselbe. Die entsprechende Verwirrung in Sachen Gegenübertragung liegt auf der Hand. Was ist zu tun? Wir könnten natürlich behaupten, dass die Redner (es sind immer die Redner!) mit der großen Mehrheit übereinstimmen, dass sie Freud oder die Psychoanalyse entweder nie verstanden oder aber wieder vergessen haben, und wahrscheinlich hätten wir Recht, so wie sich wahrscheinlich nur noch einige wenige Kantianer und Neukantianer an das erinnern, was Kant gesagt hat – aber auch das würde uns nicht wesentlich weiterbringen. Weil die Sache immens wichtig ist, behelfe ich mich in meiner eigenen Arbeit und in meiner Lehre vorläufig mit den folgenden Annahmen:

Sehen wir der Tatsache ins Auge, dass das Übertragungskonzept ebenso wie das Konzept der Gegenübertragung in zwei unterschiedlichen Bedeutungen benutzt wird: erstens in der klassischen Bedeutung und zweitens zur Bezeichnung sämtlicher Beziehungen in der psychoanalytischen Situation zwischen Arzt und Patient oder in einer Gruppe zwischen sämtlichen Teilnehmern untereinander. In bestimmten Verbindungen sind diese miteinander unvereinbar und sollten sich gegenseitig ausschließen. Dessen eingedenk könnten wir (zumindest in unserer Vorstellung) die Übertragung – transference – in der klassischen Bedeutung mit einem großen »T« – für »Transference« – schreiben und in der unter zweitens aufgeführten Bedeutung mit einem kleinen »t« – für »transference«. Genauso verfahren wir mit der Gegenübertragung, als »Countertransference« bzw. »countertransference«. Mit diesem einfachen Kniff lassen sich viele Schwierigkeiten, auf die ich hier nicht näher eingehen muss, lösen.

Bislang habe ich viele Punkte, die Dr. Kubie anspricht, nur indirekt berührt. Wenn meine Ausführungen stichhaltig sind, beantworten sich einige der Fragen von selbst. Der aufmerksame Leser kann seine eigenen Schlussfolgerungen ziehen.

Andere Fragen stellen sich für mich erst gar nicht, zum Beispiel die Frage, ob die Patienten ein gewisses Maß an Anonymität behalten sollten, um gute Projektionsleinwände zu bleiben. Eine solche Idee könnte unter den Bedingungen unserer Gruppenanalyse gar nicht erst aufkommen.

Auf einige weitere Fragen kann ich hier nur andeutungsweise eingehen. Man sehe mir den scheinbar dogmatischen Charakter meiner Antworten nach: Er ist lediglich der notwendigen Kürze geschuldet. Ich kann mit

Sicherheit sagen, dass die Antworten auf gründlicher klinischer Beobachtung beruhen, die darüber hinaus von mir selbst und anderen theoretisch zufriedenstellend erklärt worden ist.

> Sind dauerhafte Veränderungen der Persönlichkeit möglich? Ja.
>
> Sind Veränderungen des Über-Ichs möglich? Ja.
>
> Sollten die einzelnen Teilnehmer einander kennen? Nein.
>
> Sollten sie außerhalb der Gruppensitzungen Kontakt zueinander haben? Nein. Solche Kontakte sind auf ein Minimum zu reduzieren und auch später zu vermeiden. (Ich lasse die zahlreichen klinischen, technischen und theoretischen Details, die hier ins Spiel kommen, aus.)

Abschließend möchte ich sagen, dass ich Dr. Kubies Beitrag wichtige Anregungen verdanke. Viele der Fragen und Probleme, die er formuliert hat, müssen in künftigen Untersuchungen und Publikationen Berücksichtigung finden. Ich wäre gern auf zahlreiche weitere Punkte näher eingegangen, doch dann hätte ich eine eigene Abhandlung schreiben müssen. Gleichwohl habe ich den Eindruck, dass in Dr. Kubies Beitrag trotz der Aufgeschlossenheit des Verfassers Vorurteile über die Gruppenpsychotherapie eingeflossen sind, die zu beträchtlichen Widerständen führen. Gleich beim ersten Lesen des Beitrags habe ich Dr. Kubies Schlussfolgerungen antizipiert, noch bevor ich sie schwarz auf weiß vor mir sah, nämlich dass er sich nicht vorstellen kann, wie die Gruppenpsychotherapie »die tieferen Einsichten oder gar die tieferen Veränderungen erzielen sollte, die eine psychoanalytische Psychotherapie dem einzelnen Patienten bisweilen ermöglicht«. Auch seine Überzeugung, dass die Technik der Gruppenpsychotherapie für sich allein nie ausreichen« werde, war mir von vornherein klar. Ich kann Dr. Kubies Sichtweise nachvollziehen, denn ich musste all diese Erkundungen und Suchen ganz für mich allein und ohne Austauschmöglichkeiten leisten, noch bevor ich überhaupt meine ersten manifesten Experimente mit psychotherapeutischen Gruppen machen konnte. Diese neuen, verblüffenden Erfahrungen ernst zu nehmen und mit der eigenen psychoanalytischen Sozialisation und Überzeugung zu vereinbaren ist nicht einfach. Weil wir nun einmal überzeugt sind, dass unsere auf der

Psychoanalyse beruhenden Schlussfolgerungen stichhaltig und korrekt sind, liegt die Annahme für uns nahe, dass der therapeutische Prozess in der Gruppe mit ihnen übereinstimmen und dass er mit psychoanalytischen Konzepten erklärbar sein muss. Wir müssen darauf gefasst sein, auch über die psychoanalytische Situation und insbesondere über den therapeutischen Prozess mehr zu lernen. Die Erfahrung in der therapeutischen Gruppe gewährt viele neue Einsichten und bahnt neuen Konzepten den Weg.

14. Kapitel

Die heutige Position der Gruppenanalyse mit besonderem Bezug zur Rolle der Group-Analytic Society (London)[1]

Während der ersten beiden Jahre der Existenz der Group-Analytic Society bestand die Mitgliederschaft ausschließlich aus den Gründungsmitgliedern. Sie organisierten Fortbildungsseminare für interessierte Kollegen und Ausbildungskandidaten sowie allmonatlich wissenschaftliche »Open Meetings«. In den letzten Monaten des Jahres 1954 wurden die Teilnehmer dieser Veranstaltungen und einige der erfahrenen älteren Kollegen eingeladen, sich der Gesellschaft anzuschließen.

Bei dem folgenden Text handelt es sich um Auszüge aus Dr. Foulkes' Ansprache (als Präsident) auf der ersten Generalversammlung der erweiterten Gesellschaft. [M. P.]

Die Mitglieder werden die Gelegenheit begrüßen, ein wenig mehr über die Society zu erfahren. Zunächst ein paar Worte zu ihrer Geschichte. Nach einem informellen Start kurz nach Ende des Zweiten Weltkriegs wurde die Gesellschaft 1952 offiziell gegründet. Aufgrund der Arbeit und der Zeit, die sie der Gesellschaft gewidmet, sowie der finanziellen Opfer, die sie erbracht haben, sind Dr. James Anthony, Dr. P. B. de Maré, Hon. W. H. R. Iliffe und ich selbst Gründungsmitglieder. Zu ihnen gesellten sich gleich zu Anfang Mrs. M. L. J. Abercrombie, Dr. Norbert Elias und Miss E. T. Marx.

Unser aktueller Schritt, die Basis der Society um alte und neue Freunde zu erweitern, erfolgt Hand in Hand mit der Ausrichtung der Society auf ihre besonderen, sowohl derzeitigen als auch künftigen Funktionen. Wie Sie wissen, erlebt die Gruppenpsychotherapie weltweit eine rasante Entwicklung. Zurzeit haben die englischsprachigen Länder, vor allem die Vereinigten Staaten und Großbritannien, einen großen Vorsprung. Diese

1 Auszüge aus einer Ansprache auf der ersten Generalversammlung der Group-Analytic Society (London) am 31. Januar 1955. Veröffentlicht in *News and Views* No. 1 (Sommer 1961), Group-Analytic Society (London).

rasche Ausweitung wirft beträchtliche Probleme auf, hat aber, wenn man an die fast grenzenlose Vielfalt der Varianten der Gruppenpsychotherapie denkt, auch erhebliches Potenzial. Damit erhält die Frage der Standards herausragende Bedeutung. […]

Ich habe 1954 den ersten Internationalen Kongress für Gruppenpsychotherapie in Toronto besucht und wurde in ein Internationales Komitee gewählt, das, so die Erwartung, zum Gerüst einer internationalen Organisation der Gruppenpsychotherapie werden sollte. […] Als private Organisation kann diese Society es sich leisten, Gelegenheit zu gleichberechtigter Kooperation zwischen sämtlichen Disziplinen zu bieten. Von außerhalb unseres Fachgebietes werden wir möglicherweise gewisse Vorbehalte zu gewärtigen haben, doch je mehr Respekt diese Gesellschaft sich mit ihrer Arbeit verdient und je fruchtbarer sich diese interdisziplinäre Kooperation gestaltet, desto durchschlagender wird sie zur Aufhebung solcher Hindernisse beitragen können.

Was nun die unterschiedlichen analytischen Ansätze im engeren Sinn betrifft, so dürfen wir mit Fug und Recht behaupten, dass unsere Arbeit hier nicht hinter der Arbeit in anderen Regionen einschließlich der Vereinigten Staaten zurücksteht. Wenn wir fragen: »Was ist Gruppenanalyse?«, so ist die Bedeutung im weiteren Sinn (wie zum Beispiel der verstorbene Karl Mannheim den Begriff verwendete) klar: Gruppenanalyse ist die analytische, wissenschaftliche Erforschung unterschiedlicher Gruppen innerhalb des Gemeinwesens. Im engeren Sinn, d.h. als eine Methode der Psychotherapie und der psychodynamischen Forschung, darf ich das Recht, »Gruppenanalyse« zu definieren, für mich in Anspruch nehmen, da ich der Erste war, der sie in diesem Land (und, wie sich später zeigte, überhaupt in dieser Form) praktiziert und als Erster seit Trigant Burrow diesen Namen benutzt hat. Burrows einschlägige Arbeit lag seinerzeit bereits 30 Jahre zurück, und mittlerweile bevorzugt er die Bezeichnung »Phyloanalyse« (Burrow 1958). Seit jener Zeit, 1940, werden viele Merkmale der grundsätzlichen Methode und viele unserer Konzepte vom gesamten Feld anerkannt – oft stillschweigend und ohne Verweis auf ihre Herkunft, manchmal auch explizit. Ich werde Sie hier nicht mit Details behelligen, die ich in vielen Artikeln und in meinem Einführungsbuch abgehandelt habe und die in dieser Gesellschaft lebendig sind; eine Kurzfassung wird Ende dieses Jahres in den *Acta Psychotherapeutica* erscheinen [III/1955, S. 313–319) und eine ausführlichere, zusammen mit Dr. Anthony verfasste Darstellung in der Pelican Series, die dann auch neue Aspekte enthalten wird (Foulkes & Anthony 1957).

Vielleicht fragen Sie sich, warum ich als erfahrener Psychoanalytiker, dessen Hauptbetätigungsfeld seit jeher die Psychoanalyse war, diesem neuen Gebiet so viel Arbeit und Energie gewidmet habe. Ist das Arbeitsfeld der Psychoanalyse nicht groß genug, sowohl in klinischer als auch in theoretischer Hinsicht? Das ist es durchaus. Doch abgesehen von persönlichen Gründen, auf die ich hier nicht eingehen kann, hat mich dieses Gebiet interessiert, weil mich von Anfang an die Bedeutsamkeit der gruppenanalytischen Arbeit als Therapie- wie auch Forschungsinstrument, als Ausbildungsinstrument und als Ort der Begegnung für den Gedankenaustausch tief beeindruckt hat. Ebendies sind die Funktionen dieser Gesellschaft, die ich Ihnen am heutigen Abend vorstellen möchte.

Als eine Form der Psychotherapie wurde dieses Verfahren als »gruppenanalytisch« bezeichnet. Das Wort setzt sich aus zwei Bestandteilen zusammen, »Gruppe« und »analytisch«. »Analytisch« kann man im Grunde mit »psychoanalytisch« gleichsetzen, aber wir haben immer betont, dass der andere Bestandteil, nämlich der Gruppen- oder der soziale Aspekt, gleichermaßen wichtig ist. In dieser Hinsicht sind wir mit den Sozialpsychologen im Einklang. Wir unterscheiden uns von anderen, verwandten analytischen Ansätzen der Gruppenpsychotherapie, etwa von der »analytischen Gruppenpsychotherapie«, von der »psychoanalytischen Gruppenpsychotherapie« und auch von der »Gruppenpsychoanalyse«. In den Vereinigten Staaten gibt es eine Sektion aus Mitgliedern der American Psychoanalytic Association, die an der Gruppenpsychotherapie interessiert sind, doch wenn ich mich nicht irre, haben lediglich zwei von ihnen mindestens fünf Jahre Erfahrung mit Gruppen, der Rest bedeutend weniger. Ist unser eigener Ansatz eine hybride Formation, weil er bestimmte Elemente mit nicht-analytischen Richtungen, oft sogar mit Gegnern der Psychoanalyse wie J. L. Moreno oder Kurt Lewin, teilt, auch wenn er seine psychoanalytische Basis bewahrt? Ich denke nicht, und deshalb habe ich betont, dass unser Verfahren *gruppen*-analytisch und nicht *psycho*-analytisch ist. Beide Aspekte, der individuelle wie der soziale, sind in unserem Ansatz nicht nur integriert; vielmehr taucht ihre artifizielle Isolation – die in der tatsächlichen Realität ja überhaupt nicht vorkommt – gar nicht erst auf. Vertreter sämtlicher Disziplinen können einander auf dem gemeinsamen Boden der Gruppenanalyse begegnen. Diese interdependente Kooperation zwischen Psychiatern, Psychoanalytikern, Soziologen, Anthropologen, Philosophen, Naturwissenschaftlern, Künstlern, Historikern, Schriftstellern usw. ist eines der charakteristischen Merkmale der Society. Eine solche gruppenanalytische Perspektive zu erwerben ist, wie wir sehr wohl wissen, eine emotionale therapeutische Aufgabe, aber auch eine intellektuelle, die man am besten durch die Teilnahme an einer gruppenanalytischen Gruppe angeht.

Diese Society kann, so denke ich, die nationale und die internationale Situation der Gruppenpsychotherapie positiv beeinflussen. Wir stehen zu unserer Befürwortung der freudianischen Psychoanalyse, schließen aber andere Denkschulen nicht aus, solange sie mit dem gruppenanalytischen Ansatz vereinbar sind. Diese Begegnung auf gemeinsamem Boden findet unter realistischen Bedingungen statt. Sie ist keine Kompromisslösung, sondern ein dynamischer Vorgang.

Welches Licht werfen meine Ausführungen auf die Struktur der Society? All unsere derzeitigen ordentlichen Mitglieder verfügen über eine gründliche psychoanalytische Erfahrung, und die meisten von ihnen haben auch die gruppenanalytische Situation durch eigene Teilnahme in einem uneingeschränkt therapeutischen Sinn persönlich kennengelernt oder befinden sich gerade in diesem Prozess. Insgesamt gesehen, wird der Kern unserer Mitglieder, denen die Gruppenanalyse am Herzen liegt, sich künftig um die jetzigen Auszubildenden erweitern. Wir halten es für wichtig, dass diese die Psychoanalyse selbst gründlich kennengelernt haben, und setzen zudem voraus, dass sie gruppenanalysiert sind.

Die Details unseres Ausbildungsgangs werde ich hier nicht erörtern. Zurzeit sind die ersten drei Montage eines jeden Monats für ein Einführungsseminar reserviert. Der vierte Montag ist in der Regel für unsere Generalversammlungen vorgesehen. Wir versuchen, den unterschiedlichen Bedürfnissen unserer Auszubildenden je nach den individuellen Umständen entgegenzukommen, indem wir Gelegenheiten schaffen, um therapeutische Gruppen, die von erfahrenen Mitgliedern geleitet oder supervidiert werden, zu beobachten (»Sitting-in«); in der nächsten Phase können sie unter Supervision selbst Gruppen leiten, wobei der Supervisor anfangs persönlich anwesend ist. Später beruht die Supervision dann auf Berichten, und so qualifizieren sich die Auszubildenden für die eigenständige Arbeit. Berücksichtigt werden auch ihr Hintergrund und die Erfahrung, die sie bereits vorweisen können. Bislang mussten wir fast ausschließlich mit Krankenhausgruppen arbeiten, die von unseren Mitgliedern geleitet wurden, doch mit mehr und mehr privaten Überweisungen werden wir hoffentlich auch solche privaten Gruppen für Ausbildung und Forschung nutzen können. Dass diese Gruppen sorgfältiger ausgewählt und zusammengestellt werden und eine höhere Intensität erreichen können, als es in

Einrichtungen des National Health Service normalerweise möglich ist, ist nicht der geringste unter zahlreichen Vorteilen. Ein weiterer Vorteil besteht darin, dass der Gruppenleiter voll ausgebildet ist und über Erfahrung verfügt. Es erübrigt sich der Hinweis, dass jeder Schritt unterbleibt, der die Behandlung der Patienten auf irgendeine Weise nachteilig beeinflussen könnte. Derzeit erfolgen diese Überweisungen aus praktischen Gründen persönlich durch private Praxen, d. h., die Society hat nichts damit zu tun. Falls und wenn diese klinische therapeutische Aktivität aus dem derzeitigen Pilotstadium herauswächst, könnte sie durchaus im Rahmen einer eigenen Institution oder Klinik erfolgen. Wir versuchen, auf spezielle Anfrage auch Seminare und Supervision für einzelne Mitglieder oder Mitgliedergruppen zu organisieren. Dabei geht es um klinische und theoretische Probleme und um Forschungsfragen, und wir hoffen, mit der Zeit Dozenten für spezifische Themen zu finden – vorzugsweise unter unseren eigenen Mitgliedern. Zurzeit wird ein solches Seminar für Fortgeschrittene von mir selbst geleitet.

Sodann erläuterte Dr. Foulkes, dass die gruppenanalytische Psychotherapie von Mitgliedern der Society in vier Londoner Lehrkrankenhäusern praktiziert oder supervidiert werde, u. a. am Maudsley Hospital, des Weiteren in sechs psychiatrischen Kliniken, in zwei Erziehungsberatungsstellen, in der Strafvollzugsbehörde, in einer Eheberatungsstelle und in mehreren Fachkliniken. [M. P.]

In Kürze wird ein Bericht über ein Experiment erfolgen, das 18 Monate lang in meiner eigenen Abteilung am Maudsley Hospital durchgeführt wurde (S. H. Foulkes & A. Parkin 1957). Es bestand im Wesentlichen in einer flexiblen Handhabung ausgewählter Gruppen mit unterschiedlicher Struktur gemäß den unterschiedlichen Bedürfnissen der verschiedenen Patienten oder derselben Patienten in verschiedenen Entwicklungsphasen ihrer Behandlung. Zu erwähnen ist auch die Arbeit von Dr. Anthony mit Müttern und Kindern im Children's Department. An unseren regelmäßigen Seminaren nehmen zahlreiche Besucher aus dem Ausland teil.

Rekapitulieren wir die charakteristischen Merkmale der Group-Analytic Society: Sie ist eine private, unabhängige Gesellschaft mit hohen Standards. Ihre Ziele sind die Weiterentwicklung der gruppenanalytischen Psychotherapie (1) als Erfahrung, (2) als Behandlungstechnik, (3) als Forschungsinstrument in der Psychiatrie und anderen Disziplinen und (4) als ein Korpus theoretischer Konstruktionen, die auf realistischen klinischen Beobachtungen beruhen, insbesondere solcher Konzepte, die im psychotherapeutischen oder soziotherapeutischen Feld Verwendung finden, und solcher, die an die Sozialwissenschaften anknüpfen.

15. Kapitel

Grundbegriffe der Gruppenpsychotherapie[1]

Dieser Text war einer der Hauptvorträge auf dem Dritten Internationalen Kongress für Gruppenpsychotherapie in Mailand, Juli 1963. Wie bei zahlreichen anderen Gelegenheiten wurde das Thema des Beitrags vom Programmkomitee des Kongresses vorgegeben. [M. P.]

Menschen leben seit jeher in Gruppen, die sich je nach geographischen, ökonomischen, historischen, technischen und kulturellen Bedingungen laufend verändern. Damit einhergehend verändern sich auch die Vorstellungen, die das menschliche Individuum von sich selbst und seiner Gruppe sowie von der Beziehung zwischen sich selbst und der Gruppe hat.

In jüngerer Zeit, eigentlich seit Ende der Renaissance, hat sich in einer Gesellschaft, die Privateigentum und Wettbewerb betont, eine Konfiguration entwickelt, aus der die Vorstellung eines isoliert existierenden Individuums hervorgegangen ist. Seither stehen dem Individuum die Gemeinschaft und die Welt als etwas gegenüber, das ihm äußerlich ist. Auf dieser Prämisse beruht die Philosophie Descartes, deren strikte Gegenüberstellung von Subjekt und Objekt noch heute für viele Pseudoprobleme verantwortlich ist. Und gleichwohl können wir zweifelsfrei beobachten, dass das Individuum schon vorgeburtlich durch seine Gemeinschaft maßgeblich beeinflusst wird und dass die Gruppe, in der es heranwächst, seine Persönlichkeit und seinen Charakter prägt. Dies gilt für seine Psychologie in noch höherem Maß als für sein genetisches Erbe, denn sie entwickelt sich in der Interaktion mit Objekten und Personen.

Die Natur selbst spricht eine klare Sprache. Es steht außer Frage, dass das einzelne Individuum in allen Spezies völlig unwichtig ist – was zählt,

1 Erstveröffentlicht in: J. L. Moreno (Hg.). *The International Handbook of Group Psychotherapy.* New York (Philosophical Library) 1966, S. 167–172.

ist einzig das Überleben der Gruppe und der Gemeinschaft. Auch unter modernen Bedingungen gilt das Individuum als verzichtbar und wird entsprechend behandelt, wenn z. B. ohne Zögern Pläne zur buchstäblichen Vernichtung von Millionen Menschenleben ausgearbeitet werden. Kein Wunder, dass das Individuum vor Gruppen Angst hat, seine Existenz und seine Identität in ihnen zu verlieren. Reduziert auf ein wehrloses Elementarteilchen sozialer Gruppen und Massen, entbehrt es gleichzeitig auch jeder genuinen Gemeinschaft für sein inneres, psychisches Leben, so dass relative Isolation und Entfremdung zu einem sehr konkreten Problem unserer Zeit geworden sind.

Wahrscheinlich hängt jede Krankheit u. a. auch damit zusammen, wobei den psychischen Erkrankungen eine unzulängliche Integration in die Gemeinschaft infolge einer Störung der Kommunikation unmittelbar zugrunde liegt. Diese moderne Krankheit, die sich so häufig in Form tiefer Zweifel an der eigenen Integrität und Identität und in entsprechenden Ängsten äußert, spiegelt sich auch in unserer Theorie wider. Einige unserer Theoretiker sehen sich durch jede Erwähnung der »Gruppendynamik« zu leidenschaftlichen Protesten veranlasst. Sie verhalten sich, als schwebe das Individuum in Lebensgefahr und sei darauf angewiesen, dass sie ihm ritterlich zu Hilfe eilen. Es ist aber nicht haltbar, jede natürliche Gruppe als das Ergebnis eines Zusammenkommens isolierter Individuen zu betrachten. Allerdings bestehen unsere eigenen speziellen Gruppen paradoxerweise tatsächlich aus isolierten, einander fremden Individuen, die sich zum Zweck der Behandlung zusammenfinden. Doch diese Fremden bringen allesamt bestimmte, oft stillschweigend akzeptierte Vorstellungen mit. Die allgemeinsten dieser Ideen besagen Folgendes:

1. Die Teilnehmer gehören derselben biologischen Spezies an.
2. Ihr kultureller Hintergrund ist ein ähnlicher, was u. a. bedeutet, dass Übereinstimmung darin besteht, welches Verhalten als wünschenswert und normal oder als krank, gut, böse usw. betrachtet wird.
3. Patient und Therapeut sprechen dieselbe Sprache – im buchstäblichen wie auch im metaphorischen Sinn. Andernfalls wäre eine sinnhaltige Kommunikation zwischen ihnen ausgeschlossen.
4. Der Patient hat Gründe, sich dem therapeutischen Prozess auszusetzen (sein Leiden motiviert ihn), und
5. wir besitzen eine Methode, um Zugang zu unbewussten Prozessen zu finden.

Die beiden letzten Punkte machen deutlich, weshalb die Psychopathologie im Mittelpunkt steht: weil diese Bedingungen ohne Störung, ohne Pathologie, nicht erfüllt sind.

6. Der Arzt erkennt die Beziehung, die sich auf der Grundlage starker Emotionen entwickelt, an und geht mit einer besonderen Haltung und in einer besonderen Situation (der therapeutischen Situation) darauf ein.
7. Der Arzt berücksichtigt die Gesamtsituation des Patienten, wenn auch nur als Hintergrund.

Ich werde mich in diesem Beitrag lediglich mit den psychologischen Aspekten von Gruppen beschäftigen. Auch auf die Gruppendynamik, d. h. auf die psychische Beziehung zwischen Gruppen oder zwischen einer bestimmten Gruppe und der Gemeinschaft, der sie zugehört, gehe ich hier nicht ein.

Mein Thema sind die inneren psychischen Prozesse, insbesondere solche, die sich in Gruppen unter den soeben skizzierten Bedingungen beobachten lassen. Ich wiederhole noch einmal, dass es mir um innere psychische Prozesse zu tun ist, um die endopsychische Realität und um intrapsychische Mechanismen oder die intrapsychische Dynamik. An ebendiesem Punkt stößt man erneut auf ein tief verwurzeltes Vorurteil.

Wir haben uns daran gewöhnt, intrapsychische Prozesse ipso facto als Vorgänge zu verstehen, die sich im Individuum abspielen, sozusagen in einem einzelnen Gehirn. Diese Grundannahme umgeht aber eine der wichtigsten Fragen, die sich in diesem Zusammenhang stellen. Dass diese geistigen Vorgänge physisch in jedem individuellen Gehirn ablaufen, steht fraglos fest. In einem Orchester, das ein bestimmtes Musikstück spielt, werden all die individuellen Klänge jeweils von einem bestimmten individuellen Instrument erzeugt; was wir hören, ist aber das musizierende Orchester, ist die Interpretation des Dirigenten usw. Wir hören, selbst unter dem rein akustischen Aspekt, nicht lediglich eine Summe von Klängen, eine Summierung all der einzelnen Schallwellen, die unser Ohr erreichen; diese werden vielmehr als untrennbare Bestandteile eines Gesamtklangs signifikant modifiziert. In der gleichen Weise erreichen uns psychische Prozesse, die in einer von uns beobachteten Gruppe ablaufen, zuerst als ein konzertiertes Ganzes. Diese Erkenntnis bringt uns zu einem der Grundbegriffe der Gruppenpsychotherapie, ohne den alle übrigen Beobachtungen fehlinterpretiert oder unzulänglich beschrieben sind: Was wir zuerst erleben, ist die *Gruppe als ein Ganzes*.

Wir können das Netzwerk aller individuellen psychischen Prozesse – das psychische Medium, in dem wir einander begegnen, miteinander kommunizieren und interagieren – als *Matrix* bezeichnen. Natürlich ist dies ein Konstrukt – ebenso wie beispielsweise der Begriff »Verkehr« oder, was dies betrifft, die Begriffe »Psyche« oder »Geist«. In einer weiteren Beschreibung meiner Beobachtungen habe ich diese Prozesse nicht lediglich als interpersonale konzipiert, sondern als transpersonale. Kurzum, wir haben es mit einem Konzert aus Interaktionen zu tun, an dem wir uns orientieren und das uns als wichtigste Grundlage für Deutung und Konfrontation dient. So erkennen wir, auf welcher Ebene unsere Interventionen am nützlichsten sind, doch der gesamte Prozess findet einzig und allein zum Wohl des individuellen Mitglieds statt. Ein Problem Gruppe versus Individuen oder Individuum versus Gruppe taucht gar nicht erst auf. Gruppe und Individuum sind zwei Aspekte, zwei Seiten derselben Medaille.

Die Psychoanalyse hat gezeigt, dass Neurosen auf einem Konflikt beruhen, der sich schon früh im Leben in der Beziehung zu den Eltern oder Elternfiguren entwickelt, wenn die Triebstrebungen des Individuums und die kulturellen Tabus seiner Gruppe aufeinanderprallen. Dieser im dynamischen und systemischen Sinn unbewusste Konflikt wird verinnerlicht, d. h., er unterliegt dem primitiven, prä-logischen Funktionieren des Primärvorgangs. Sobald der Therapeut in die Situation eintritt, kann dieses endopsychische Material zwischen zwei Personen abgehandelt werden. Dies lediglich als »interpersonal« zu bezeichnen reicht nicht aus. Es handelt sich um eine endopsychische Einheit zweier Personen. Der Analytiker kann sich in die primäre Welt des Patienten hineinbegeben, ohne aus seiner eigenen primären Welt auf sie reagieren zu müssen. Dies ist sein spezifischer Beitrag. Auf diesem gemeinsamen Boden erwächst dann eine Beziehung, die zum Schlachtfeld für die Auflösung der Neurose des Patienten, der sogenannten Übertragungsneurose, wird. Es ist weder notwendig noch wünschenswert, diese Grundlagen zu verlassen. Konzepte wie Ödipuskomplex, patriarchal und matriarchal gehen von einem Konflikt aus, der sich in der primären Familiengruppe entwickelt. Infantile Sexualität und Inzestschranken beruhen auf der Spezies und ihrer kulturellen Entwicklung. Selbst Väter und Mütter sind Archetypen, die durch den eigenen Vater und die eigene Mutter lediglich repräsentiert werden. Die durch Nation, Klasse, Religion und Region vorgegebene Kultur und die Werte einer Gemeinschaft werden vom individuellen Vater und der individuellen Mutter an das heranwachsende Kind weitergegeben, verbal und nonverbal, unwillkürlich und emotional,

24 Stunden täglich. Selbst Bewegungen, Gesten und Dialekte werden auf diese Weise durch die Repräsentanten der kulturellen Gruppe vermittelt. Und hinzukommt, alles durchdringend, die ganz persönliche Prägung durch den individuellen Vater, die individuelle Mutter. Mithin ist Einzelpsychotherapie eine Form der Gruppenpsychotherapie, ohne dass dies den Betroffenen bewusst wäre.

Die Gruppenpsychotherapie bringt die Probleme lediglich dorthin zurück, wo sie hingehören. Das Gemeinwesen ist im Behandlungszimmer vertreten. Bewertungen und Normen werden durch Vergleich, Gegenüberstellung und Analyse neu formuliert und modifiziert. Die zu gemeinsamer Erfahrung und gemeinsamem Verständnis führende Kommunikation erfolgt in und mit der Gruppe und auf die Gruppe bezogen.

Was die Gruppenpsychotherapie betrifft, so kann diese analytisch orientiert sein, muss es jedoch nicht. In beiden Fällen aber findet sie in einer Gruppensituation statt und muss dies berücksichtigen. Ich werde zunächst ein paar Worte über die Gruppenpsychotherapie im Allgemeinen sagen, bevor ich mich dann auf einen analytischen Ansatz konzentriere, für den mir die gruppenanalytische Situation als Modell dient. Die von mir hier und durchgängig benutzten Konzepte sind aus dieser spezifischen Methode der Gruppenpsychotherapie hervorgegangen. Die Beziehung ist eine dialektische. Neue Erkenntnisse führen zur Entwicklung einer neuen Methode der Gruppenanalyse, die dann wiederum zu neuen Konzepten führt. Die Aufgabe bestand darin, eine Methode und eine Theorie zu finden, die mit Pseudoproblemen wie biologisch versus kulturell, somatogen versus psychogen, individuell versus Gruppe und Realität versus Phantasie aufräumt. Stattdessen müssen wir mit Konzepten arbeiten, die von Anfang an einer integrierten Sichtweise gerecht werden.

Der erste und wichtigste Aspekt, mit dem sich Gruppenpsychotherapeuten gewöhnlich auseinandersetzen und dem gemäß sie ihre Konzepte formulieren, ist der Aspekt der Zugehörigkeit, der Beteiligung oder des Partizipierens. Ein geachtetes und wirkmächtiges Gruppenmitglied zu sein, akzeptiert zu werden, sich einbringen und mitmachen zu können – all dies sind grundlegende konstruktive Erfahrungen des menschlichen Lebens, ohne die Gesundheit nicht denkbar wäre. Psychotherapie wird notwendig, wenn die Möglichkeit, sich in der Gruppe einzubringen und teilzuhaben, beeinträchtigt ist. Dies ist wichtig, denn wir müssen uns nun mit der Wiederherstellung der Kommunikation beschäftigen. Widerstände, die in den Interaktionen der Gruppe auftauchen, spiegeln für gewöhnlich die unbewusste Abwehr des Individuums wider. An diesem Punkt ist daran zu erinnern, dass das, was dynamisch unbewusst ist, gleichzeitig auch dem Primärvorgang unterliegt. Das heißt, dass es in einer archaischen, symbolischen Sprache Ausdruck findet. Diese Sprache wird unbewusst verstanden, und ihre Übermittlung – die Kommunikation – findet außerhalb des Bewusstseins statt. Durch voranschreitende Kommunikationsprozesse arbeiten sich die Gruppen von dieser primären, symbolischen Ausdrucksebene zur bewussten, artikulierten Sprache vor. Diese *Arbeit in und mit der Kommunikation* ist die Grundlage jeder Gruppentherapie. Damit kommen wir zum deutenden, psychoanalytischen Teil unserer Arbeit, dem analytischen Teil. Dieser geht Hand in Hand mit dem konstruktiven Element der Beteiligung an der Gruppe, das ihm zugrunde liegt.

Gruppenanalyse, so wie ich sie verstehe, arbeitet mit dem Gruppenmodell. Wir kennen viele Prozesse, die in ihr ablaufen, aus der Zwei-Personen-Situation, doch in der Gruppe weisen sie zusätzliche Merkmale auf, die sich in der Interaktion zwischen zwei, drei oder mehr Personen unverstellt beobachten lassen. Sie zeigen sich als das, was sie sind – d. h. nicht als Prozesse, die im isolierten Individuum stattfinden, sondern als Interaktionsprozesse. Überdies machen wir Beobachtungen, die in der Eine-Person- oder in der Zwei-Personen-Situation nicht möglich sind, und entdecken, wie sich gruppenspezifische Faktoren entfalten.

Was den Therapeuten betrifft, so lässt sich sein wichtigster Beitrag wie folgt zusammenfassen:

1. Er repräsentiert in der Gruppe die analytische Haltung;
2. er versteht die gruppenanalytische Situation und erhält sie aufrecht.

Als Psychoanalytiker ist er mit Übertragungsprozessen vertraut. Er orientiert sich wie stets auf der Grundlage der Gesamtsituation, in der er arbeitet. In der Situation mit nur einem Patienten wird er partielle Prozesse dem Individuum als einem Ganzen zuschreiben. Von der Zwei-Personen-Situation zur Übertragungssituation, von der Gruppensituation zur Gruppe als Ganzem nutzt er diese Orientierung an der Gesamtsituation als Hintergrund der Perspektive, die er beziehen muss; erst recht in seiner analytischen Aktivität, die man in gewisser Hinsicht als destruktiv bezeichnen könnte. Er bricht dieses Ganze auf seine Bestandteile hinunter, um ihnen gerecht werden zu können.

Was können wir über den Zugang zum Unbewussten sagen? In der psychoanalytischen Zwei-Personen-Situation beruht er auf den sogenannten freien Assoziationen. Es war nicht immer klar, dass uns ein nicht nur methodisch, sondern auch theoretisch entscheidender Schritt gelungen ist, als wir diese freie Assoziation durch die »Gruppenassoziation« in der Gruppe ersetzt haben – was ich selbst, so glaube ich, als Erster getan habe. Das Konzept der individuellen Assoziationen beruhte ursprünglich auf der Annahme, dass der Mensch diese Assoziationen durch Erfahrung erwirbt und sie in seinem Gehirn gespeichert sind. In der Zwei-Personen-Situation wird dieser Vorgang schon durch die Anwesenheit dieser zweiten Person und deren Reaktion modifiziert. In der Gruppe reagieren Fremde psychisch mit je unterschiedlichen individuellen Voraussetzungen aufeinander. Wir haben beobachtet, dass ihre verbalen und nonverbalen, bewussten oder unbewussten Reaktionen auf ihre je individuellen Äußerungen als Quasi-Assoziationen zu einem gemeinsamen Kontext genutzt werden können. Auf diese Weise können wir eine völlig neue Annahme machen und Assoziationen als Produkte der gemeinsamen Grundlage eines unbewussten, instinktiven gegenseitigen Verstehens behandeln.

Wir arbeiten also nicht länger auf der Basis der Konditionierung durch alte Erfahrungen und deren Erinnerungsspuren im Gehirn. Stattdessen erkennen wir an, dass Ideen und Kommentare, die von den einzelnen Gruppenmitgliedern geäußert werden, den Wert unbewusster Deutungen haben. Als Beobachtung war dies schon Freud und anderen Analytikern, die mit einzelnen Patienten gearbeitet haben, bekannt. Im Übrigen wäre es dem Gruppentherapeuten aus Gründen, die auf der Hand liegen, unmöglich, sein Vorgehen in der Gruppensituation auf freie Assoziationen, so wie sie im individuellen Sinn verstanden werden, zu stützen. Die Beziehung, die sich entwickelt, ist eine komplexe und wechselseitige Interaktion zwischen den Mitgliedern, während der Therapeut seine analytische Haltung und Distanziertheit bewahrt und den inneren Mechanismus dieser Interaktion – ihre unbewusste Dynamik – beobachten kann. Es wäre ihm überhaupt nicht möglich, seine Konzentration jedem Individuum, herausgelöst aus der Gruppe, zu widmen. Er konzentriert sich auf das Gesamtfeld der Interaktion, auf die Matrix, in der diese unbewussten Reaktionen aufeinandertreffen. Sein Hintergrund ist immer – und sollte ganz bewusst immer – die Gruppe als Ganzes sein. Konflikte werden dynamisch in der Gruppe agiert und sind deshalb, wie schon erwähnt, nicht weniger intrapsychisch.

Ich kann hier nicht detailliert erläutern, welche Konsequenzen es für die Psychotherapie und die Theorie generell hat, die Gesamtsituation in der psychotherapeutischen Kleingruppe als ein vernetztes Ganzes zu betrachten. Ich habe sie hier zumindest angedeutet. Unser spezifischer Beitrag als Gruppenpsychotherapeuten beruht also darauf, dass wir Menschen und ihre Probleme in ihrem gesamten sozialen Kontext erforschen und dass diese Untersuchung durch die Aufdeckung von Aspekten, die andernfalls verborgen blieben, bereichert wird.

Psychopathologie, Psychologie und Psychotherapie sind somit sozial und basieren auf intrapsychischen, miteinander interagierenden Prozessen. Das Individuum gewinnt an Eigenständigkeit und Stärke, indem es sich in wirkmächtiger Interaktion mit der Gruppe erlebt – ein auf vielen Ebenen ablaufender wechselseitiger Prozess. Die von uns mit Recht so sehr geschätzte Individualität kann also im Patienten wie auch im Therapeuten in der Gruppe spontaner auftauchen.

16. Kapitel

Ein sowjetisches Verständnis der Gruppentherapie

Diskussion eines Artikels von N.V. Iwanow[1]

Iwanow leitete damals die Abteilung für Psychiatrie am S.M.- Kirow-Institut für Medizin in Gorki. Thema seines Artikels waren die Orientierung der Gruppentherapie in der Sowjetunion und ihre Unterschiede zu westlichen Methoden. Es folgen Auszüge aus dem Beitrag:

> »Unter dem sozialistischen System kümmert sich die Regierung um die wichtigsten Aspekte der sozialen Entwicklung der Persönlichkeit, und der Kliniker hat keinen Grund, klinische Probleme durch allgemeine soziale zu ersetzen. Die Hauptziele der Gruppenpsychotherapie im Ausland – die Herstellung harmonischerer zwischenmenschlicher Beziehungen – werden in unserm Land durch die Organisationen unserer Gesellschaft erreicht und durch die Tatsache, dass ein Mann in allen Phasen seines Lebens einem Kollektiv angehört. [...]
>
> Die Methoden der sowjetischen Psychotherapie wurden dahingehend entwickelt, den unmittelbar klinischen Zielen der Linderung oder vollständigen Beseitigung morbider Phänomene und der schnellstmöglichen Rückkehr des Patienten zu seiner wichtigsten sozialen Aktivität als Mitglied eines Produktionsteams Tiefe zu verleihen.
>
> Von vorrangiger Bedeutung für den Psychotherapeuten im Ausland ist die ›ungehinderte‹ gegenseitige Offenlegung ihrer ›Komplexe‹ durch die Patienten. Der sowjetische Psychotherapeut legt der kollektiven Psychotherapie die führende und leitende Rolle des Arztes

1 N.V. Ivanov (1961). A Soviet View of Group Therapy. *The Soviet Review. A Journal Review of Translations* 11/3. New York (International Arts and Sciences Press). Auch in: *International Journal of Psychiatry* 2 (1966): 201–211. Foulkes' Kommentar in: *International Journal of Psychiatry* 2 (1966): 214–217.

zugrunde, dessen Aufgabe es ist, dafür zu sorgen, dass die Gruppenmitglieder seine Erklärungen und Anweisungen hinsichtlich der Behandlung und anderer Maßnahmen, die die Erkrankung modifizieren und überwinden können, bewusst untereinander diskutieren, sie assimilieren und anwenden. Dafür ist es nicht notwendig, dass die Patienten einander die ›Geheimnisse ihrer Psyche‹ verraten. Die Gruppe bildet ein vereintes Kollektiv, dessen Mitglieder einander aktiv bei der Umsetzung der Anweisungen des Arztes unterstützen. Erleichtert wird dies durch die Akzeptanz eines gemeinsamen Ziels und durch die wechselseitige positive emotionale Beeinflussung der Patienten.

Die sowjetischen Psychologen und Psychotherapeuten sind überzeugt, dass das Bewusstsein, die bewusste Beziehung des Menschen zur Umwelt, das Fundament der Persönlichkeitsstruktur bildet. Diese Beziehung entfaltet sich in den spezifischen sozialen Verhältnissen seiner individuellen Entwicklung. Infolge von Krankheit, insbesondere durch Erkrankungen wie die Neurosen, können die Beziehungen des Menschen einen unharmonischen Charakter annehmen, aber sie bleiben bewusst. [...]

Gruppentherapie ist eine der zahlreichen Methoden der Psychotherapie und weist bestimmte Vorteile auf, die sich aus dem günstigen Einfluss der Gruppe auf den Patienten herleiten. Sie ersetzt jedoch in keinerlei Hinsicht die Methoden der psychotherapeutischen Einzelbehandlung.«

Die Herausgeber des International Journal of Psychiatry *erbaten Diskussionen dieses Artikels von Jerome Frank, S. H. Foulkes, Herbert Levine und J. L. Moreno. Foulkes' Kommentar wird hier abgedruckt. [M. P.]*

Iwanow zufolge hat sich die Gruppentherapie in der Sowjetunion und im Westen zwischen 1905 und 1917, dem Zeitpunkt der Russischen Revolution, auf ähnliche Weise entwickelt. Seit damals nahmen die Entwicklungen im Westen dann eine Richtung, die derjenigen in der Sowjetunion fast entgegengesetzt ist.

Viele Formen der Gruppenpsychotherapie im Westen entsprechen tatsächlich weiterhin der von Iwanow empfohlenen Ausrichtung. Die von ihm befürworteten Prinzipien decken sich mehr oder weniger mit dem didaktischen, erzieherischen Ansatz, den Maxwell Jones während des letzten Krieges in Mill Hill mit Patienten mit Da-Costa-Syndrom praktizierte. Im

Gegensatz dazu behandelt einzig die Gruppenanalyse die Probleme auf eine Weise, die dem sowjetischen Verständnis diametral entgegengesetzt ist.

Gruppenanalyse ist eine Form der Gruppenpsychotherapie, deren praktische Prinzipien und theoretische Konzepte der Verfasser auf der Grundlage seiner langen Erfahrung als Psychoanalytiker entwickelt hat. Da sie die multipersonalen sozialen Kräfte, die bewusst und unbewusst in der therapeutischen Gruppe aktiv sind, uneingeschränkt berücksichtigt, sind ihre Praxis und ihre Theorie tatsächlich umfassender als die Praxis und Theorie der Psychoanalyse.

Eine Reihe spezifischerer Punkte wird im Folgenden erörtert. Einleitend wird jeweils kurz das sowjetische Verständnis (s. V.) zusammengefasst.

Zugehörigkeit zu einer Gruppe

s. V.: In Ermangelung eines wirklich guten Gemeinschaftslebens müssen wir (im Westen) unsere kleinen Patientengruppen nutzen, um in den Genuss der Wohltaten der Zugehörigkeit zu einer Gruppe zu gelangen. In der sowjetischen Gesellschaft werden diese Erfahrungen im Leben des gesamten Gemeinwesens gemacht.

Kommentar: Dieser Punkt hat eine gewisse Berechtigung, aber nur in Bezug auf nicht-analytische Gruppenverfahren. In der Gruppenanalyse wird Zugehörigkeit als unterstützender oder konstruktiver Aspekt der Gruppe betrachtet, auf dessen Grundlage die reale therapeutische und analytische Arbeit stattfinden kann. Wenn der Patient die Gruppe zu einer Art Zufluchtsstätte machen möchte, in der er Schutz sucht, betrachtet die Gruppenanalyse dies eher als einen tiefsitzenden Widerstand gegen Veränderung.

Therapeuten, die diese »Gruppenerfahrung« als eigentliches therapeutisches Agens verstehen, hoffen, dass ihre Patienten auch zu besseren Bürgern werden können, wenn sie zu besseren Mitgliedern einer therapeutischen Gemeinschaft werden.

Autoritär-didaktischer Ansatz

s. V.: Die Gruppe ergänzt die Einzeltherapie und verstärkt den Einfluss des Arztes. Die Gruppensitzung ist wertvoll, weil sie es dem Arzt erleichtert, den Patienten dazu zu bringen, sich der von ihm verordneten Therapie anzupassen.

Kommentar: Zweifellos teilen einige einen autoritären Ansatz, wenn auch kaum in dem Maße, wie von Dr. Iwanow beschrieben. Andere haben nach und nach gelernt, dass sie in unserer Kultur mit einem weniger autoritären, weniger didaktischen Ansatz bessere Ergebnisse erzielen. Dies steht mit der Gruppenanalyse in Einklang. Ein solches Verfahren weist dem Individuum mehr Verantwortung zu, indem es ihm Konflikte, die sich letztlich aus den von der Gesellschaft befürworteten oder abgelehnten Werten ergeben, nicht verhehlt. Dies entspricht natürlich einem Konzept von Bürgertum, das für westliche Gesellschaften ebenso charakteristisch ist wie Dr. Iwanows Konzept für seine Gesellschaft. Anders kann es nicht sein.

Im Westen werden therapeutische Gruppen von vielen Therapeuten ergänzend zur Einzeltherapie genutzt. Nicht so in der Gruppenanalyse. Wir haben uns vielmehr dem Prinzip verschrieben, jedes Problem nach Möglichkeit in ein und derselben therapeutischen Situation zu meistern, und daher vermeiden wir es, wann immer wir können, den Gruppenprozess durch Einzelgespräche zu unterstützen.

Klinisch versus sozial

s. V.: Die Therapie hat rein klinisch und praktisch zu bleiben, während wir im Westen die Gruppe nutzen, um primär soziale Probleme zu meistern und die unterschiedlichsten Disharmonien menschlicher Beziehungen aufzulösen.

Kommentar: Slavson ist derselben Meinung wie Iwanow. Nach Meinung des Verfassers macht er denselben Fehler, indem er nämlich annimmt, dass das Soziale kein innerer Bestandteil des Individuums, sondern etwas Äußerliches wäre. Slavson (1964) kommt übrigens auch zu derselben Schlussfolgerung, d. h., er tritt dafür ein, Patienten auf der Grundlage desselben Krankheitsbildes in Gruppen einzuteilen. In der Gruppenanalyse hingegen und in wachsendem Maß auch in der Psychoanalyse erkennen wir an, dass das soziokulturelle Element tief im Individuum wurzelt und zu einem großen Teil unbewusst ist. Es lässt sich in keinerlei Weise von dem fortlaufenden Psychotherapieprozess trennen.

Freudianische Konzepte

s. V.: Während wir im Westen von freudianischen Konzepten überzeugt sind, geht das sowjetische Verständnis davon aus, dass das Bewusstsein Grundlage der Persönlichkeitsstruktur sei. Wir haben die Konzepte des Ödipuskomplexes als Dogma übernommen und behaupten, dass die infantilen Strebungen für die Entwicklung von Neurosen im Erwachsenenalter eine maßgebliche Rolle spielen. Weil das sowjetische Verständnis der Persönlichkeit und der Neurose diese Auffassung ablehnt, sind natürlich auch die Vorstellungen von Pathogenese und Heilung gänzlich andere als im Westen. Eine sogenannte Tiefenpsychologie ist verzichtbar, und vor allem besteht keine Notwendigkeit, irgendetwas aufzudecken.

Kommentar: Man erkennt unschwer die Ähnlichkeit zwischen diesem Verständnis von Therapie und Neurose und der Sichtweise der Neobehavioristen, der Lerntheoretiker und der Befürworter der Dekonditionierung im Westen.

Es würde hier zu weit führen, die Frage der freudianischen Konzepte in ihrer ganzen Komplexität zu erörtern. Mich hat es immer gewundert, dass eine Kultur, deren philosophische Grundlage der historische Materialismus ist, Freud nicht anzuerkennen vermag, der doch Materialist durch und durch war. Die Triebe, die grundlegenden Antriebskräfte, gründen nach seiner Überzeugung auf körperlichen Bedürfnissen; eine »Seele« oder einen »Geist« abgesehen von dem, was sich als Resultat physischer Faktoren entwickelt, die sich dem zentralen Nervensystem von innerhalb oder außerhalb des Körpers einprägen, werden von ihm implizit und partiell explizit nicht anerkannt. Im gegenwärtigen Zusammenhang reicht der Hinweis, dass die Konditionierung unserer Ansicht nach in früher Kindheit beginnt, dass ein genuin rationales Verständnis das Irrationale berücksichtigen muss und dass wir die Phänomene ohne Anwendung der fundamentalen Entdeckungen, die wir Freud verdanken, überhaupt nicht verstehen könnten. Wenn wir das Bewusstsein nicht als wichtigste Eigenschaft der menschlichen Spezies betrachteten, würden wir dem verdrängten Unbewussten nicht solch große Bedeutung beimessen.

Das Verständnis der Neurose

s. V.: Die Neurose ist eine Krankheit und als solche weitgehend oder vollständig identisch mit ihrer symptomatischen Manifestation.

Kommentar: Es scheint, dass Iwanow typischerweise vorwiegend an somatische Symptome funktioneller Art denkt. Der einzige Faktor, der an der Ätiologie beteiligt sein könnte, sind offenbar bestimmte traumatische Ereignisse im Leben des Menschen.

Beeindruckend ist einmal mehr die Übereinstimmung mit den von britischen Verhaltenstherapeuten vertretenen Ansichten. Unserer Meinung nach werden selbst organische Erkrankungen nur dann wirklich verständlich, wenn man die Persönlichkeit insgesamt in den Blick nimmt. Dies gilt umso mehr für die Neurosen, die man nicht als eine »Krankheit« im selben Sinn betrachten kann.

Gegen erhebliche Widerstände reaktivieren wir die inneren Konflikte, die das Symptom – ganz gleich, ob es somatischer oder anderer Natur ist – haben entstehen lassen. Selbstverständlich beruht unsere Sichtweise auf der gesamten Psychoanalyse, aber ich sollte nebenbei erwähnen, dass das Ich und das Über-Ich der psychoanalytischen Beobachtung und Theorie zufolge ebenfalls weitgehend unbewusst aktiv sind.

Die Gruppenanalyse geht in dieser Hinsicht weiter als die Psychoanalyse und betrachtet Psychoneurosen heute in erster Linie als multipersonale Bildungen. Infolgedessen können wir die Psychoneurose des Individuums nicht allein auf der Grundlage seiner Persönlichkeit, d.h. isoliert, verstehen, sondern sehen in ihr das Resultat einer Interaktion mit seinem gesamten »Netzwerk«. Dementsprechend beobachten wir in unserer Art von Gruppen, dass die inneren Mechanismen des Individuums auch mit denen anderer Gruppenmitglieder kommunizieren und auf diese Weise sogar in einer Gruppe, deren Mitglieder einander anfangs völlig fremd waren, eine neue »Matrix von Bedeutungen« entstehen lassen.

Ziel

s. V.: »Erzeugung einer neuen, starken dynamischen Struktur«, die in der Lage ist, »die pathologisch dynamischen Strukturen, die zu der Krankheit geführt haben, auszulöschen und zu zerstören«.

Kommentar: Wir glauben nicht an die Zerstörung des Alten durch das Neue, d.h. an Rekonditionierung, sondern streben eine genuine Veränderung der Einstellung an, zu der ein freieres Individuum in der Lage ist, das für sich selbst denken kann und auf eigenen Füßen steht. Das Ziel einer jeden analytisch orientierten Psychotherapie ist die bessere Integration der Gesamtpersönlichkeit.

Methode

Über die Methode haben wir in all diesen Kommentaren gesprochen. Das sowjetische Verständnis legt besondere Betonung auf die kritische Diskussion mit dem Ziel, der Anweisung des Arztes besonderen Nachdruck zu verleihen und dem neurotischen Verhalten des Individuums gezielt und bewusst entgegenzuwirken. (Wir dürfen hier auf J. A. C. Browns Studie über »Persuasion« verweisen; Brown 1963). Wenn Iwanow erwähnt, dass traumatische Ereignisse oder Reaktionen gelegentlich besprochen werden, fügt er hinzu, dass dies »natürlich ohne speziellen Hinweis auf die in der Patientengruppe anwesenden Personen« geschieht.

Wir können die Methode der Gruppenanalyse hier nicht explizit darlegen. Es dürfte aber klar sein, dass Iwanows Erklärung allem widerspricht, was wir in der Gruppenanalyse tun. In Anbetracht zahlreicher Missverständnisse ist vielleicht der Hinweis angebracht, dass in unseren Gruppen letztlich das Individuum im Mittelpunkt all unserer Bemühungen steht. Ich persönlich kenne keine Behandlungsmethode, die dem Individuum hilft, sich selbst gründlicher und authentischer kennenzulernen als in der gruppenanalytischen Behandlung.

Grundsätzliches

Wir machen uns keine Illusionen, was die Schwierigkeiten, Irrationalitäten und Ungerechtigkeiten betrifft, an denen es unserer Welt nicht mangelt und die von Denkern der Vergangenheit wie auch der Gegenwart immerzu beleuchtet worden sind. Anscheinend können wir vielen Menschen nach und nach die Augen dafür öffnen, ohne dass deshalb ihr Untergang droht. Wir sind überzeugt, dass die Chancen auf Besserung steigen, je mehr Menschen sich ihres eigenen Beitrags und ihrer Verantwortung bewusst sind.

Natürlich teilen wir die Auffassung, dass der Mensch ein von Grund auf soziales Wesen ist. Diese Sichtweise ist *nicht* erst Anfang der 1920er Jahre in Sowjetrussland aufgetaucht, sondern stand schon für die alten Griechen, die sie klar und deutlich vertreten haben, außer Frage. Wir stimmen auch zu, dass sich Psychotherapie und Persönlichkeitsstruktur in unterschiedlichen Gesellschaften und Gemeinwesen voneinander unterscheiden. Iwanow sagt jedoch, dass einer Gesellschaft wie der sowjetischen unsere Ansichten sehr fremd seien. Im Gegensatz dazu habe ich den Eindruck, dass die sowjetische Sichtweise sehr klar und für uns sehr einfach zu verstehen ist und exakt dem entspricht, was man unter den dortigen Bedingungen erwarten würde.

In den westlichen Gesellschaften sind die Probleme ganz andere. Die Individuen sind vielleicht nicht weniger konditioniert als in der Sowjetunion, aber die Konditionierung erfolgt ungleich komplexer und subtiler. Das Individuum ist sich seiner Konditionierung, wenn überhaupt, weit weniger bewusst. Es ist zudem überzeugt von seiner Wahl- und Entscheidungsfreiheit. Es muss erst entdecken, wie stark es durch seine Gruppe beeinflusst wird. In der Gruppe – d. h. in einer analytischen Gruppe, die das Gemeinwesen repräsentiert – werden alle kulturellen Werte immerzu auf den Prüfstand gestellt. Normale nicht weniger als anomale Manifestationen werden mitsamt ihren verborgenen philosophischen Grundannahmen ständig hinterfragt. So ist die Analyse sprachlicher Bedeutungen fester Bestandteil des Prozesses. Hand in Hand damit geht eine Revision des Bildes von Autorität. Für uns ist die Gemeinschaft die höchste Autorität. Die Gruppenanalyse ist in *jeder* Gesellschaft revolutionär – im besten Sinne des Wortes.

Im Westen werden die sozialen und kulturellen Werte verinnerlicht, so dass sie in den Kern der Persönlichkeit und die Neurose eingehen. Unsere Kultur lastet dem Individuum damit eine ungleich schwerere Bürde auf. Konflikte werden verschärft, internalisiert und durch Verdrängung dynamisch unbewusst. Dies umso mehr, als die Konditionierung schon in frühester Kindheit beginnt. Dementsprechend entwickeln wir aber größeres Vertrauen ins Individuum und haben nicht den Eindruck, dass sein Gewahrsein von Konflikten in seiner Kultur auf irgendeine Weise bedrohlich wäre.

Ich erinnere mich, in den frühen 1930er Jahren ein Buch mit dem Titel *Sovjet Russia Fights Neurosis* (Williams 1934) gelesen zu haben. Damals hat man den wichtigen Beitrag, den die Gemeinschaft zur Heilung neurotischer Erkrankungen leistet, im Osten besser verstanden als im Westen. Als Lenin starb, schloss ich gerade mein Medizinstudium ab, und ich kann mich an jene Zeit noch gut erinnern. Seither ist viel passiert, und sowohl die kommunistische als auch die kapitalistische Gesellschaft haben sich verändert. Gleiches gilt für unser Verständnis von Psychotherapie und Psychoanalyse. Wer vermag zu sagen, wohin diese Entwicklungen führen werden?

17. Kapitel

Über gruppenanalytische Psychotherapie[1]

Dies ist eine redigierte und gekürzte Fassung eines Vortrags, den Foulkes 1968 auf dem 4. Internationalen Kongress für Gruppenpsychotherapie in Wien gehalten hat. Er enthält eine kurze, allgemeine Einführung in seine damalige Praxis. Wenig später hat Foulkes die klinische Arbeit beendet. [M. P.]

Ich halte es für das Beste, Ihnen zu berichten, wie ich heute arbeite. Freilich kann ich auf nur einige spezifische Aspekte eingehen, die insofern charakteristisch sein mögen, als sie sich von anderen Vorgehensweisen unterscheiden.

In der privaten Praxis arbeiten mehrere Kollegen in einer »gruppenanalytischen Praxis« zusammen, in der wir unsere Patienten verteilen. Ich habe diese Methode stets befürwortet und kann sie nur empfehlen. Wir stellen unsere Gruppen aus den Patienten zusammen, die man uns überweist. Sie kommen mit all den Störungen des menschlichen Verhaltens und mit all den Unbilden zu uns, die Ihnen vertraut sind und die ich hier nicht aufzählen muss. Da sie einzeln überwiesen werden, führen wir ein oder zwei Vorgespräche. Wir müssen entscheiden, ob sie für die gruppenanalytische Gruppe geeignet sind, und die beiden wichtigsten Punkte, die wir dabei klären möchten, betreffen ihre Motivation im eigentlichen Sinn, ihre eigenen Vorstellungen bezüglich der Ursachen ihres Leidens, ihre Haltung zu den Möglichkeiten, ihnen zu helfen, ihre Fähigkeit, Kontakt aufzunehmen, sich auszudrücken usw.

Was die Zusammensetzung der Gruppen betrifft, so sollten Alter, soziale Herkunft und Bildungshintergrund, Einsichtsfähigkeit und Intelligenz der Teilnehmer kompatibel sein. Wir möchten nicht, dass sich Einzelne wegen dieser Faktoren isoliert fühlen. Hingegen sind diagnostische Kategorien

---

1 *Proceedings, IV International Congress on Group Psychotherapy*, Vol. 2. Wien: Verlag der Wiener Medizinischen Akademie 1968, S. 123–130.

nicht von herausragender Bedeutung, zumal diese im Laufe der Zeit und mit mehr und mehr gruppenanalytischen Beobachtungen beträchtlich modifiziert werden müssen.

Da wir in Slow-open-Gruppen – halb-offenen Gruppen – arbeiten, die manchmal auch als Open-end-Gruppen bezeichnet werden, stellt sich die Frage, wie man neue Patienten am besten in eine laufende Gruppe einführt. (Bislang ist es uns in der privaten Praxis noch nicht gelungen, mit geschlossenen Gruppen von, sagen wir, zweijähriger Dauer zu arbeiten. Nach meinem Dafürhalten wäre dies die Idealform einer analytischen Gruppe.) In meinen eigenen halb-offenen Gruppen aber bleibt die Zusammensetzung oft etwa ein Jahr lang aus praktischen Gründen unverändert, so dass sie einer geschlossenen Gruppe ähneln. Im Allgemeinen dürfen wir davon ausgehen, dass unser Patient sich einer bereits bestehenden Gruppe anschließt. Dies ist eine Angelegenheit von beiderseitigem Interesse, zumal der Patient auf die Gruppe vorbereitet werden und die Gruppe bereit sein muss, ihn aufzunehmen. Es gilt, die richtige Phase zu wählen. Korrektes Timing ist von größter Bedeutung. Der Eintritt in die und das Ausscheiden aus der Gruppe sind Probleme, die für die Art von Gruppen, mit denen wir gewöhnlich arbeiten, wahrscheinlich spezifisch sind (vgl. Foulkes 1964, S. 243–244).

Eine solche Gruppe besteht, sobald sie komplett ist, im Idealfall aus vier Männern und vier Frauen. Sie trifft sich zweimal pro Woche für eineinhalb Stunden. Regelmäßige Teilnahme wird vorausgesetzt. Eine »Anwesenheitsliste« vermittelt eine – lang- und kurzfristige – Übersicht der Dynamik der Gruppe und jedes einzelnen Teilnehmers.

Die Patienten sollten außerhalb der Gruppe keine Beziehungen haben und über die Dauer der Behandlung auch keine Beziehung aufnehmen. Dies hat nicht lediglich therapeutische, sondern analytische Gründe, die mit dem Übertragungscharakter der Situation zusammenhängen, mit der Abstinenzregel und dem Vermeiden des Agierens außerhalb des Behandlungszimmers.

Auch ich selbst meide den Kontakt mit Patienten außerhalb der Gruppe und bin zu Einzelgesprächen nur unter besonderen Bedingungen bereit. Ich ziehe es mittlerweile vor, nicht mit »kombinierten Gruppen« zu arbeiten, d. h. mit Gruppen, in denen die Gruppensitzungen durch regelmäßige Einzelgespräche ergänzt werden. Solche Gruppen sind therapeutisch wertvoll und können für bestimmte Fälle durchaus indiziert sein, vom analytischen Standpunkt aus aber sind sie unerwünscht. Da ich meine Gruppen seit einigen Jahren ohnehin zweimal wöchentlich sehe, haben weder die Gruppenmitglieder noch ich selbst je das Bedürfnis nach einer solchen Kombination verspürt. Eine andere Sache ist es, wenn ein Patient sich nach Beendigung einer psychotherapeutischen Einzeltherapie einer Gruppe anschließt. Gelegentlich runde ich eine intensive, erfolgreiche gruppenanalytische Behandlung auch mit einer Einzelanalyse von etwa einem Jahr ab.

Die Gruppe, der sich unser Patient nun anschließt, sitzt im Kreis um einen kleinen Tisch herum. Die Stühle sind bequem, aber einfach; weder für die Patienten noch für den Therapeuten sind feste Plätze reserviert, sie können sich aber durch Gewohnheit ergeben. Unter diesen Umständen werden sogar der Platz, den Patienten sich aussuchen, und eventuelle Änderungen zu einer wichtigen Kommunikation sowohl für jedes Gruppenmitglied als auch für die augenblickliche dynamische Gruppenkonfiguration.

Es gibt keine Getränke, kein Essen, es wird nicht geraucht und auch nicht mitgeschrieben. Dass keine körperlichen Kontakte stattfinden, versteht sich von selbst, ebenso wie die Regel, dass außerhalb des Behandlungszimmers nicht über die Gruppe gesprochen wird. Die Patienten werden nicht nach ihrer Meinung zu diesen Regeln gefragt, und sie haben auch die Persönlichkeit und das Verhalten des Gruppentherapeuten zu akzeptieren. Diese Bedingungen werden mit einem Minimum an Erläuterung gestellt. Die beste Möglichkeit, sie zu erklären, besteht darin, ihre Bedeutsamkeit zu demonstrieren, wenn und falls es zu Regelverstößen kommt, etwa in Form von verspätetem Erscheinen oder Abwesenheit oder wenn sich Gruppenmitglieder auf einen Drink treffen. Wann immer möglich versuche ich, die Gründe für diese Regeln sozusagen bei In-flagranti-Verstößen aufzuzeigen. In der halb-offenen Gruppe nehmen Neuankömmlinge die Gewohnheiten und das Verhalten der Gruppe in sich auf; die Tradition ist hier ein Selbstläufer und der eindrücklichste Faktor.

Damit komme ich zum wichtigsten Aspekt unserer Methode oder unseres Verfahrens, nämlich der Kultur der Gruppe als Ganzes, die wir fördern wollen. Diese Kultur ist Teil der gruppenanalytischen Situation; sie ist sozusagen der innere Teil dessen, was vor sich geht. Die Hauptmerkmale wurden schon häufig beschrieben. Sie haben um 1940 herum meine Aufmerksamkeit geweckt und mich seither vom therapeutischen Potenzial der Kleingruppe überzeugt.

Carl Rogers (1974 [1970]) hat diese grundlegende Atmosphäre und die Vorgänge, die sich in sogenannten »Basic Encountergroup« beobachten lassen, trefflich geschildert. Die Hauptmerkmale sind minimale Strukturierung sowie ein Minimum an Steuerung und Anleitung, was Verhalten und Inhalt betrifft. Ich habe dies als den stützenden oder konstruktiven Aspekt der Gruppentherapie zusammengefasst. Er ist zu unterscheiden vom analytischen Aspekt, auf den ich mich hier konzentriere.

Der analytische Zugang wird in erster Linie vom Leiter der Gruppe vertreten, nämlich durch dessen eigene analytische Haltung, die in allen wesentlichen Punkten derjenigen des Psychoanalytikers in der psychoanalytischen Situation analog ist. In der Gruppe kann der Analytiker lockerer auftreten und sich persönlicher zeigen als in der psychoanalytischen Situation. Spezifische Qualifikationen und entsprechende Erfahrung sind erforderlich, um gleichzeitig hinreichend distanziert zu bleiben, damit sich die Übertragungsbedürfnisse entfalten können. Der Gruppenleiter räumt den Gruppenmitgliedern die freie, ungehinderte Äußerung ihres persönlichen Engagements und ihrer Deutungen seiner Aktionen ein und akzeptiert diese als Ausdruck der Übertragung. Alles, was beobachtet wird, ganz gleich, ob verbale Einlassungen oder nonverbales Verhalten, wird als Kommunikation verstanden und bedarf daher der Deutung. Diese beruht auf der Annahme, dass alles als eine assoziative Reaktion verstanden werden kann, als Reaktion auf das, was geschieht, oder als dessen unbewusste Interpretation. Im Lichte der Gesamtsituation der Gruppe ist alles bedeutsam. Diesbezüglich hat sich das Konzept einer Gruppenmatrix, die vorgängig ist, sich aber zugleich auch dynamisch während der Gruppentherapie entfaltet, als sehr nützlich erwiesen. Die von uns geförderte Kultur ist daher eine Kultur der Deutung.

Es ist wichtig, dass sämtliche Interventionen und Deutungen des Therapeuten der Gruppe folgen und dass er durch die Kommunikationen oder Beiträge der Gruppe selbst operiert. Aktiver verhält er sich, was Abwehrmechanismen und Widerstände angeht, weil er einen Zugang zum – analytisch formuliert – Verdrängten und Abgewehrten, d. h. zu irrationaler Bedeutung, zu primitivem und infantilem Verhalten und zur Aktivität des Primärvorgangs ermöglichen möchte. All diese Prozesse sind in sämtlichen menschlichen Situationen aktiv; wie man sie am besten aufgreift und inwieweit sie sich tatsächlich manifestieren, hängt zweifellos in jeder Situation mit dem Zweck der Gruppe und mit dem Mandat ihres Leiters zusammen.

All diesen Prozessen öffnen wir in der gruppenanalytischen Gruppe die Tür, soweit es uns möglich ist. Das Phänomen der Übertragung und die

Wiederholung, die zwanghafte Wiederholung von Kernkonflikten und charakteristische Abwehrmechanismen tragen dazu bei, dass das Verfahren für alle Teilnehmer gleichermaßen bedeutungshaltig ist. Wir haben beobachtet, dass die individuellen Reaktionen sich spontan und bedingt durch die unbewusste Auswahl vor allem auf drei Bereiche konzentrieren:

1. auf den je aktuellen Kontext der Gruppe selbst,
2. auf das gegenwärtige Leben des Individuums,
3. auf die Vergangenheit des Individuums, und zwar insbesondere auf alle Phasen der frühen Entwicklung, in denen erwartungsgemäß ein gewisser Grad an Regression stattfindet.

Im Zusammenhang mit dem Leben in der Gegenwart sind die von mir so genannten »Grenzereignisse« von Bedeutung, d.h. Situationen, in denen Patienten eindeutig, wiewohl unbewusst, zu erkennen geben, wann und wie ihr Leben außerhalb der Behandlung sich mit der Behandlungssituation verbindet. Rechtzeitige Aufmerksamkeit für diesen Bereich verhindert einen Großteil unnötigen Agierens oder Auslebens und erleichtert es, relevante Bedeutungen in der Behandlungssituation zu konzentrieren.

Ich habe angedeutet, dass die Ökonomie des analytischen Ansatzes in der Gruppe dadurch unterstützt wird, dass der Patient das Material, das er zur Sprache bringt, unbewusst auswählt. Dies ist vor allem deshalb wichtig, weil wir nicht erwarten können, dass die infantile und die Übertragungsneurose gleichermaßen detailliert durchzuarbeiten sind, wie es in der psychoanalytischen Situation möglich ist. Es scheint aber, dass der therapeutische Gewinn im Verhältnis zur zeitlichen Ökonomie für die Betonung spricht, die die Gruppe auf das Verhalten in dem Moment, in dem es »heiß« ist, legt. Diese selektive Ökonomie wird in der gruppenanalytischen Theorie als die spezifische Resonanz verstanden, die sämtliche Kommunikationen in jedem einzelnen Teilnehmer gemäß dem Zustand seiner individuellen Selbstverwirklichung und seinen inneren Bedürfnissen – seinen Konflikten, wenn Sie so wollen – wecken.

Noch ein Wort zu behandlungstechnischen Aspekten. Nach meiner Erfahrung empfiehlt sich eine Behandlungsdauer von zwei bis drei – vorzugsweise drei – Jahren, wobei zwei wöchentliche Sitzungen statt einer einzigen keinen wesentlichen Unterschied machen. Die Ergebnisse sind tiefreichende und dauerhafte Veränderungen, die sich nach meiner Erfahrung mit anderen mir bekannten Psychotherapiemethoden messen können. Die Beendigung der Behandlung in der halb-offenen Gruppe bedarf der sorgfältigen und rechtzeitigen Vorbereitung, sowohl was die Gruppe insgesamt als auch was den einzelnen Teilnehmer betrifft. Es gilt also, die Interaktion mit einem ausscheidenden Teilnehmer hinreichend durchzuarbeiten. Man kann sich diese Entwicklung wie eine Spirale vorstellen – das heißt, dass sich günstige Momente, um eine Behandlung abzuschließen, zu verschiedenen Zeitpunkten ergeben; werden solche Momente verpasst, müssen wir uns darauf einstellen, dass bis zum nächsten geeigneten Moment längere Zeit vergehen wird. Der erfahrene Gruppenanalytiker kann recht genau abschätzen, wann sich eine solche Verlängerung lohnt.

Ich möchte noch einmal betonen, dass die Situation, in der wir arbeiten, insbesondere die Kultur der Gruppe, von maßgeblicher Bedeutung ist. Von ihr hängt ab, was zutage treten wird, was geschehen wird und worauf sich der gesamte Prozess konzentriert. Es ist die praktische und theoretische Aufgabe der Gruppenanalyse ebenso wie jedes anderen Verfahrens, möglichst eingehend zu untersuchen, welche Faktoren mit Blick auf die Therapie letztlich unterstützt und gefördert werden sollten. Wir werden unsere Einschätzung der Veränderungen, die wünschenswert bzw. nicht wünschenswert sind und für welche Patienten dies der Fall ist, stets aufs Neue überprüfen müssen.

18. Kapitel

Gruppendynamische Prozesse und Gruppenanalyse

Eine transatlantische Sicht[1]

Die amerikanischen Herausgeber hatten Foulkes gebeten, für ihre neue Zeitschrift The Journal of Group Psychoanalysis and Process *eine Darstellung der »transatlantischen Sicht der Gruppenprozesse und der Gruppenanalyse« zu verfassen. Der daraufhin entstandene Artikel enthält zwei Teile [...].*[2]

Teil I. Erläuterungen zu Entwicklungen in den USA

Vorbemerkung

Ich danke den Herausgebern dieser neuen Zeitschrift für die Einladung, einen Beitrag zu der allerersten Ausgabe zu verfassen. Ich freue mich über unsere Zusammenarbeit und wünsche ihrer Unternehmung den Erfolg, den sie verdient. Sie haben mir vorgeschlagen, meinen Beitrag unter die Überschrift »Eine transatlantische Auffassung« zu stellen. Insofern dies Ausdruck ihres Interesses an meinen eigenen Ansichten zu gruppenanalytischen Dynamiken und Prozessen ist, hoffe ich, diese im zweiten Teil dieses Beitrags zusammenfassend darzustellen; alles Übrige findet sich in meinen früheren Publikationen, insbesondere in meinem Buch *Therapeutic Group Analysis* (Foulkes 1948, 1957, 1964). Insofern man von mir erwartet, die Entwicklungen in den USA zu kommentieren, werde ich im ersten Teil des Beitrags vor allem auf den Titel dieser Zeitschrift und die Assoziation, für die er steht, eingehen, nämlich die Konzepte »Gruppenpsychoanalyse« und »Gruppenprozess«.

1 *The Journal of Group Psychoanalysis and Process* (jetzt: *Group Process*) 1 (1968): 47–75.

2 Anm. der Übers.: Bei dem Abdruck in den *Selected Papers* handelt es sich lediglich um Auszüge aus Teil II. Dieser Übersetzung liegt der vollständige Text beider Teile zugrunde. Infolge der Einwände, die Foulkes im ersten Teil gegen den Begriff »Gruppenpsychoanalyse« geltend machte, hat die Zeitschrift den Terminus aus ihrem Titel getilgt.

»Gruppenpsychoanalyse« und Gruppenanalyse

Obwohl ich die Entwicklungen auf diesem Gebiet in sämtlichen Ländern, die USA inbegriffen, seit jeher verfolge, werde ich mich nicht an einer systematischen Übersicht versuchen. Helen E. Durkins Buch *The Group in Depth* (Durkin 1964) hat dies bereits weitgehend geleistet. Sehr hilfreich hat sich mir auch eine Rezension jüngeren Datums von E. V. Semrad und M. Day erwiesen (Semrad & Day 1966). Sie ist meines Wissens die erste ernsthafte und kompetente, die von Psychoanalytikern über dieses Gebiet verfasst wurde. Es hat mich gefreut zu sehen, dass die Autoren meine eigenen Ansichten respektieren und sich darüber hinaus, so mein Eindruck, in ihrer Besprechung der Szene vorwiegend an meine Orientierung gehalten haben. Ich teile ihr Bedauern über die Einstellung der Psychoanalytiker, die ich allerdings vorhergesagt hatte. Diese Einstellung ist derzeit ein universales Phänomen, dessen Gründe allzu komplex sind, als dass ich sie an dieser Stelle erörtern könnte. Hier in England gibt es bestimmte lokale Besonderheiten, die sich von der Situation zum Beispiel in den USA, wo der strikte Ausschluss von Nicht-Medizinern von der Psychoanalyse eine spezielle Rolle spielt, beträchtlich unterscheiden. Interessanterweise haben wir hierzulande, wo eine größere Anzahl seriöser Psychoanalytiker, wenn auch nach wie vor eine Minderheit, Gruppenpsychotherapie praktiziert, davon abgesehen, von »Gruppenpsychoanalyse« zu sprechen: Der Begriff ist derzeit lediglich in den USA und, so glaube ich zu wissen, in Mexiko gebräuchlich.

Ich habe meine eigenen Einwände gegen den Begriff »Gruppenpsychoanalyse« schon häufig dargelegt. Sie ergeben sich erstens aus der Tatsache, dass ich an der strengen freudianischen Psychoanalyse in ihrem eigenen Feld festhalte. Ich mache meinen ersten Einwand folglich als Psychoanalytiker geltend und nicht als Gruppenpsychotherapeut. Therapeutische Grenzen und Nachteile der psychoanalytischen Methode sind beträchtlich. Dennoch glaube ich, dass Freuds Werk in den klassischen Anwendungsbereichen weiterentwickelt werden sollte, auch wenn eine kreative, unorthodoxe Anwendung der Psychotherapie häufig erfolgreicher ist. Ich denke in der Tat, dass sich diese und damit zusammenhängende Verfahren für die psychoanalytische Theorie und Praxis langfristig als wichtigste Entwicklung nach Freud erweisen werden. Der hohe Wert, den die psychoanalytische Ausbildung für den Psychotherapeuten, den Gruppenpsychotherapeuten und insbesondere den Gruppenanalytiker besitzt, steht außer Frage.

Heutzutage gibt es, was Methode und Theorie betrifft, zwischen Psychoanalytikern erhebliche Unterschiede, und zwar nicht nur auf internationaler Ebene, sondern auch zwischen zwei oder drei Lehranalytikern ein und derselben Gesellschaft. Folgerichtig sind sogar grundlegende Konzepte wie die Übertragung von der Verwirrung, die in der Psychoanalyse herrscht, nicht ausgenommen (Wolstein 1954). Es ist nicht notwendig, diese Verwirrung nun auch auf ein neues Gebiet wie die Gruppenanalyse zu übertragen. Darüber hinaus glaube ich, dass wir eine Theorie der Psychotherapie und Psychopathologie benötigen, die umfassender ist als diejenige, die ausschließlich auf psychoanalytischen Prämissen beruht. Ich habe in meinem Unterricht oft gezeigt, dass der Wechsel in der Freud'schen Theorie von einer Eine-Person- zu einer Zwei-Personen-Situation seine gesamte Theoriebildung maßgeblich verändert hat. Man kann sich durchaus vorstellen, dass Psychoanalytiker den Schritt von der Zwei-Personen-Situation zur multipersonalen oder Gruppensituation in künftigen Entwicklungen als eine wesentliche Eigenschaft ihres Gesamtfeldes verstehen werden. Aber noch ist die Zeit dafür nicht gekommen. Die der Psychoanalyse inhärenten Vorurteile über die Beziehung des Individuums zur Welt der Objekte und Personen sind dermaßen stark, und sie sind den Psychoanalytikern so wenig bewusst, dass diese zu einem solchen Schritt noch nicht bereit sind.

Mein zweiter Einwand gegen den Begriff »Gruppenpsychoanalyse« ist, insbesondere unter dem Blickwinkel der Gruppensituation betrachtet, positiver Art. Ich habe von Beginn an betont, dass die Gruppensituation selbst zum Bezugsrahmen all unserer Maßnahmen wird, sobald wir psychotherapeutisch in einer Gruppensituation arbeiten. Es würde mich freuen, wenn in meine Formulierungen gruppendynamische Konzepte eingegangen sind, wie sie von Kurt Lewin und anderen entwickelt wurden, aber dies wäre dann nicht darauf zurückzuführen, dass ich sie bewusst verwendet oder integriert hätte, wie Helen Durkin es in ihrer Schilderung meines Verfahrens anzunehmen scheint. Wenn es hier Gemeinsamkeiten gibt, umso besser. Wahrscheinlich sind sie auf das gemeinsame Erbe bestimmter grundlegender Erkenntnisse zurückzuführen, die wir der Gestaltpsychologie und – was mich persönlich betrifft – dem Einfluss meines Lehrers Kurt Goldstein verdanken, den man als eine Art Gestalttheoretiker der Neurologie bezeichnen könnte. Er vertrat eine konsequent ganzheitliche und existenzialistische Einstellung. Ich erkenne dies unumwunden an, möchte jedoch betonen, dass sich all diese Leute wie Lewin, Goldstein, Wertheimer und auch Jaspers und viele andere damals bewusst und unbewusst gedrängt fühlten, Alternativen zu dem überwältigenden Angriff der Freud'schen Psychoanalyse zu finden. Ganz im Gegensatz dazu war ich seit 1919 entschlossen, Psychoanalytiker zu werden und zu sein, und diesem Entschluss bin ich treu geblieben. Aus diesem Grund bezeichne ich mein Verfahren logischerweise als *gruppenanalytische Psychotherapie* (auch wenn es das erste war, das den Anspruch auf die Bezeichnung »Gruppenpsychoanalyse« hätte geltend machen können), um zum Ausdruck zu bringen, dass es sich nicht um Psychoanalyse in Gruppen, sondern um eine Form der Gruppenpsychotherapie handelt, deren Grundlage psychoanalytische Erkenntnisse, Methoden und Konzepte sind, an denen sie sich orientiert. Ich bin überzeugt, dass in der Gruppensituation neue Elemente von hohem therapeutischen und pädagogischen Wert auftauchen und dass die Konzepte, die den Prozessen in der therapeutischen Gruppe angemessen sind, auch neues Licht auf ihre Entsprechungen in der Zwei-Personen-Situation werfen können. Die Gruppenpsychotherapie ist daher keine »verhinderte Psychoanalyse«, im Gegenteil. Ich verwende heute den Begriff »Gruppenanalyse«, den ich als Erster aufgegriffen habe, nachdem Trigant Burrow ihn vor vielen Jahren erwähnt hat, um das Gesamtsystem der einschlägigen Konzepte, der Theorie und der Methoden zu bezeichnen; und ich spreche von »gruppenanalytischer Psychotherapie« wegen ihrer spezifischen Untersuchungs- und Behandlungsmethode. Doch genug davon. Interessierte Leser seien auf meine Schriften verwiesen.[3]

Psychoanalytische Trends in der Gruppenpsychotherapie in den USA

In den USA gibt es etliche Personen, die je unterschiedliche Verfahren praktizieren. Zwei von ihnen haben Bücher über »Gruppenpsychoanalyse« geschrieben und verhalten sich, als sei ihnen die Idee gestern in den Sinn gekommen. Sie nehmen von der Arbeit anderer keinerlei Notiz. Slavson, selbst weder ausgebildeter Psychoanalytiker noch Psychiater, stützt sich auf ein solides Verständnis der Psychoanalyse, hat allerdings Freuds späteres Werk kaum rezipiert, von den jüngeren Entwicklungen in der Psychoanalyse ganz zu schweigen. Die Psychoanalyse wird von ihm als unanfechtbares Modell betrachtet, so dass man alles, was wir in der Gruppen-

3 Erwähnen möchte ich auch *Group analysis: International Panel & Correspondence*, eine neue Publikation, deren Herausgeber ich bin (Foulkes 1967).

analyse und Gruppenpsychotherapie beobachten können, unter einem psychoanalytischen Blickwinkel zu verstehen und zu erklären hat, auch wenn sich Slavson widerstrebend und nach reiflicher Überlegung zu gewissen »Modifizierungen« bekennt. Andere Autoren erklären sich selbst zu den Verkündern einer freudianischen psychoanalytischen Gruppenmethode, doch viele ihrer Methoden, Praktiken und theoretischen Konzepte zeigen eindeutig, dass sie den eigentlichen Kern der Psychoanalyse – zumindest in meinen Augen – nicht wirklich verstanden haben.

Andere Entwicklungen

Im Folgenden betrachte ich verschiedene Entwicklungen in den USA, die ich für bedeutsam halte. Ich beschränke mich dabei weitgehend auf Gruppenpsychotherapeuten mit mehr oder weniger konsequenter psychoanalytischer Orientierung.

1. Offenbar gibt es eine mal mehr, mal weniger kanalisierte Tendenz zu höherer Aktivität und ungleich mehr Freizügigkeit, was körperlichen Kontakt und Interaktion betrifft – zu schweigen von Treffen außerhalb der Sitzungen.
2. Auffällig ist eine wesentlich höhere Aktivität und Involviertheit seitens des Therapeuten. Erfahrungsbezogene und existenzielle Aspekte werden so stark betont, dass die analytische Grundlage verloren geht. Ähnliche Entwicklungen vollziehen sich derzeit in England.

   Jeder gute Psychotherapeut oder Psychoanalytiker würde erfahrungsbezogen und existenziell in dem Sinne arbeiten, dass er der Erfahrung des Patienten – vor allem in der Übertragungssituation – folgt. Aber er muss sein persönliches Involviertsein aufmerksam kontrollieren und klug einsetzen, wenn er psychoanalytisch geerdet bleiben möchte. Einiges, was diesbezüglich in den USA veröffentlich wird, weist viele faszinierende, ja durchaus einnehmende Aspekte auf, aber gleichzeitig knüpfen sich daran furchtbar viele Fragen, auf die wir an dieser Stelle nicht eingehen können. Es sollte sich von selbst verstehen, dass wir hier in Europa von Kierkegaard oder Jaspers oder Husserl zu Freud gekommen sind und nicht umgekehrt. Das gilt natürlich auch für mich. Ich gebe aber zu, dass Erfahrung und Durcharbeiten – zu unterscheiden von Erklärung – von manchen Analytikergenerationen mit einem ganz bestimmten Persönlichkeitstyp (Freud inbegriffen) mitunter vielleicht vernachlässigt worden sind.[4] Daher ist eine gewisse Voreingenommenheit zugunsten einer engen Orientierung an der existenziellen Erfahrung innerhalb und außerhalb der Psychoanalyse zwar zu begrüßen, doch nach meinem Eindruck gehen manche Trends in den USA weit über das, was wünschenswert wäre, hinaus.

3. In der Familientherapie gibt es neue Entwicklungen wie zum Beispiel die Arbeit von Ackermann (1958), Ehrenwald (1963), Grotjahn (1960) und anderen, die im Großen und Ganzen dem hiesigen gruppenanalytischen Verfahren entsprechen und die ich für sehr verdienstvoll halte.
4. Erwähnenswert ist hier die Arbeit von Whitaker (1958), Whitaker & Malone (1953) und anderen Autoren, und zwar vor allem im Zusammenhang mit der Schizophrenie. Es handelt sich um erfrischende, positive Entwicklungen, auch wenn sie an etlichen Missverständnissen der Psychoanalyse kranken.
5. Sodann gibt es die Schulen der »Transaktionsanalyse«, die unsere Aufmerksamkeit verdienen. Ich denke dabei insbesondere an diejenige, die auf der Spieltheorie (Berne 1961) beruht. Diese Methoden stehen, korrekt verstanden, für einen guten Beitrag zu einem gruppendynamischen Ansatz, ohne einem wirklich analytischen Zugang zu Gruppen grundsätzlich zuwiderzulaufen. Die ihnen inhärente kritische Einstellung zu bestimmten psychoanalytischen Praktiken scheint mir nicht völlig unangebracht zu sein. Auf eine sonderbare Weise, die ich hier nicht näher erklären kann, erinnern sie mich an das frühe Adler'sche Verständnis der Neurose *at its best*, einschließlich der Arbeit einiger seiner Schüler.
6. Erwähnen möchte ich hier Entwicklungen, wie sie O. H. Mowrer (1964) in *The New Group Therapy* beschrieben hat. Es handelt sich um eine interessante Mixtur, die von einer »Ernüchterung« über die Psychoanalyse zeugt und bestimmte positive Aspekte der Gruppentherapie hervorhebt, die wir in der Gruppenanalyse eindeutig als stützende oder konstruktive Eigenschaften der Gruppe bezeichnen würden. Es gibt Missverständnisse von Konzepten wie infantile Sexualität und Übertragung. Ein interessantes Konzept ist das der *realen*

4 Siehe den charmanten Beitrag, den eine von Freuds Patientinnen, eine Schriftstellerin, verfasst hat (H. D. 2008 [1956]).

Schuld, die Wiedergutmachung verlangt. In diesem Zusammenhang fühlte ich mich an eine Beobachtung erinnert, die ich als junger Psychiater in der Arbeit mit Melancholikern gemacht habe. Ein Mann zum Beispiel machte sich selbst bitterliche Vorwürfe, weil er als achtjähriges Kind Äpfel aus dem Garten des Nachbarn gestohlen hatte. Ich fand heraus, dass die Geschichte wirklich passiert war und er nie Wiedergutmachung geleistet hatte. Bei gründlicherem Nachforschen zeigte sich, dass solche absurden Selbstbeschuldigungen in gewisser Weise immer auf wirklichen Missetaten beruhten.

Das Buch enthält einige nützliche Überlegungen, die von Psychoanalytikern gewöhnlich übersehen werden – zum Beispiel, dass die psychoanalytische Situation ein Bestrafungsbedürfnis befriedigen kann. Andererseits finden sich Feststellungen, die psychoanalytischen Erkenntnissen keineswegs widersprechen, auch wenn Mowrer selbst dies anzunehmen scheint. Zum Beispiel sagt er, er sei »mehr und mehr zu der Überzeugung gelangt, dass an ›Neurose‹ keine Verdrängung biologischer Triebe wie Sexualität und Aggression beteiligt [sei], sondern die Verdrängung und Nichtanerkennung eines schlechten Gewissens«. Diese Aussage würden heute viele Analytiker teilen, und ich kenne zahlreiche Fälle, die ich selbst analysiert habe und analysiere, bei denen Selbstbestrafung, Selbstdestruktivität und tiefes, durch das Über-Ich verursachtes Leiden eine herausragende Rolle spielen.

7. Zu verstärken scheint sich eine Tendenz, sich auf die Problemlösungsfunktion der Gruppe zu konzentrieren. Auch dies ist nach meiner Meinung keine Alternative zur freudianischen Sichtweise, sondern eine Ergänzung. In psychoanalytischen Kreisen wird diese Sichtweise insbesondere von Thomas French (1953) und auf dem Gebiet der Gruppe u. a. von Dorothy Stock Whitaker und Lieberman vertreten (Whitaker & Lieberman 1964). Letztlich läuft dies vermutlich darauf hinaus, dass man zum Beispiel den Traum unter dem Blickwinkel des Ichs als eine Problemlösungsfunktion betrachtet, während Freud ihn unter dem Blickwinkel des Es als Erfüllung eines entstellten infantilen sexuellen Wunsches verstanden hat.
8. Ich habe von Marathongruppen gehört. Darüber weiß ich wenig, doch das, was ich hörte, lässt mich vermuten, dass sie dem entsprechen, was ich selbst in Northfield mit Soldaten erlebt habe, die mir in regelmäßigen Abständen oder sporadisch Einblick in ihr Seelenleben

gewährten, während sie Tag und Nacht als Gruppe ein intensives Gemeinschaftsleben führten. Ich habe schon in meinem Einführungsbuch beschrieben, wie wichtig die Erkenntnis war, dass sämtliche intrapsychischen Prozesse der Mitglieder einer solchen Gruppe dadurch entscheidend verändert wurden (Foulkes 1948).

9. Weiter entfernt von dem Gebiet, das uns hier unmittelbar interessiert, finden Entwicklungen statt, die ich eher als Managementtechniken bezeichnen würde, zum Beispiel das Brainstorming. In diesen Bereich fallen Entwicklungen wie die »Synektik« von William J.J. Gordon (1961). Es handelt sich um eine sehr interessante Technik, die durch die Erfahrungen, die wir in der Gruppenanalyse machen, bereichert werden könnte.
10. Erwähnen möchte ich ein Buch, das in den Vereinigten Staaten scheinbar in Vergessenheit geraten ist, nämlich *Group Life* von Marshall C. Greco (1950). Dieser Ansatz ist vor allem deshalb interessant, weil er wirklich absolut unanalytisch ist und daraus auch kein Hehl macht. Dieses Verständnis der Gruppe im Leben und in der Realität sollte all jenen als Korrektiv dienen, die Gefahr laufen, sich allzu sehr in die sogenannte Psychodynamik oder innere Tiefenpsychologie des Individuums oder der Gruppe zu vertiefen; ich denke nach wie vor, dass wir jede Situation innerhalb der Realität des gelebten Lebens sehen sollten, statt, umgekehrt, das Leben unter unserem spezifischen analytischen Blickwinkel zu betrachten. Ich nehme mit großem Interesse jede seriöse und originäre Publikation zur Kenntnis, ganz gleich, wie stark sie von meinen eigenen Ansichten abweichen mag. Oft lehrt uns gerade das, was ganz anders ist, eine Menge über unsere eigenen Vorurteile und Irrtümer und vielleicht sogar über unsere Verdienste.
11. Als ausgesprochen positive amerikanische Beiträge betrachte ich die Kommunikationstheorie, einen Ableger von N. Wieners Kybernetik. Innerhalb der Psychiatrie wird diese durch Ruesch und Bateson (1951) repräsentiert. Auf ungemein ergiebige Weise hat Ruesch (1957) sie in *Disturbed Communication* und anderen Schriften weiterentwickelt.
12. Erwähnen möchte ich auch *The Mental Hospital* von Stanton und Schwartz (1954). Diese gänzlich eigenständige Arbeit untermauert und vertieft meine eigenen Erkenntnisse über die tiefe multipersonale Interaktion zwischen den Menschen im Umfeld des Patienten und

ihren Einfluss auf seine Konflikte und Symptome, dem in der Vergangenheit nicht Rechnung getragen wurde. Meine eigene Beobachtung, die in großem Maßstab bereits während des Zweiten Weltkriegs im Northfield Neurosis Centre bestätigt wurde, hat zur »Netzwerktheorie der Neurosen« in der Gruppenanalyse geführt.

13. Es gibt viele entscheidende, ausgesprochen wertvolle Einflüsse, etwa die Schriften Jerome D. Franks (1961).
14. Gruppenprozess und Gruppendynamik

Wir kommen nun zum letzten und in gewisser Weise wichtigsten Punkt. Festzuhalten ist erstens, dass dieses Thema, nämlich die wechselseitige Beziehung zwischen Gruppenpsychotherapie und der Arbeit der sogenannten Dynamiker oder der Bedeutsamkeit des sogenannten Gruppenprozesses, offenbar wachsendes Interesse findet.

Vor etwa zehn Jahren wurde ich vom Postgraduate Center for Mental Health in die Vereinigten Staaten eingeladen, um über exakt dieses Thema zu sprechen, und zwar unter der Überschrift »The Application of Group Concepts to the Treatment of the Individual in the Group« (vgl. Foulkes 1964, Teil III, Kap. XII). Mein Beitrag weckte großes Interesse und zog an einem Sonntag eine weitere Diskussion in einem New Yorker Hotel nach sich, zu der praktisch alle führenden Gruppenpsychotherapeuten New Yorks erschienen (vgl. W. C. Hulse 1960, Bd. II). Der Austausch war lebhaft und hilfreich, und mir wurde erst eine Weile später klar, dass wir zu einem gewissen Grad aneinander vorbeigeredet hatten. Ich verstand auch, warum es so gewesen war. Mir dämmerte, dass meine amerikanischen Kollegen einer fixen Idee nachhingen, nämlich der Vorstellung, die Gruppendynamik sei eine (weitgehend von der Schule K. Lewins repräsentierte) Spezialdisziplin, während ich selbst von der Annahme ausgegangen war, über gruppenanalytische Dynamik zu sprechen, also über die unmittelbar in der Gruppe zu beobachtende Dynamik, die ich in meinen Schriften in einem gewissen Umfang beschrieben habe. Ich habe diese Erfahrung aus zwei Gründen in Erinnerung behalten, nämlich zum einen, weil ich den Eindruck habe, dass diese irrige Annahme in den USA bis heute Bestand hat, und zum anderen, weil ich persönlich es seit damals vorziehe, vom Gruppenprozess oder vielmehr von Gruppenprozessen zu sprechen, um weitere Konfusion zu vermeiden.

Bis zum heutigen Tag vermag ich keinen wirklich nennenswerten Unterschied zwischen diesen beiden Begriffen – gruppendynamische Prozesse und Gruppenprozesse – zu erkennen, so dass ich durchaus von dynamischen Prozessen sprechen kann. Meiner Ansicht nach sind diese Prozesse in der Tat dynamisch, und die Gruppendynamik findet Ausdruck in den in der Gruppe auftauchenden Prozessen. In der therapeutischen Gruppe und insbesondere in der gruppenanalytischen Gruppe weisen sie einen spezifischeren Zusammenhang mit Psychopathologie und Therapie auf. Sie sind die Essenz dessen, um was es geht und was in unserer therapeutischen Gruppe vor sich geht. Mittlerweile aber ist die Bezeichnung »Gruppenprozess« – bedauerlicherweise, wie ich finde – in den USA in Mode gekommen. Es lässt sich nicht ohne Weiteres klären, was derartige Begriffe genau bedeuten sollen. Eines aber scheint mir sicher: dass Autoren nach wie vor, auch wenn sie nun vom Gruppenprozess schreiben, dieselbe Einstellung vertreten, d. h. annehmen, dass diese Prozesse losgelöst von den psychischen Prozessen der individuellen Gruppenmitglieder existierten. Dies ist ein entscheidender Punkt, den zu klären nicht ganz einfach sein dürfte. Ähnliche Konfusion umgibt die Vorstellungen von »sozial« versus »individuell«. Ich werde nun noch einmal erläutern, wie ich diese Dinge sehe.

Zwischenzeitlich habe ich versucht, mich zumindest grob und für den Zweck dieses kurzen Beitrags daran zu orientieren, was man heute unter »Gruppenprozess« versteht. Sehr hilfreich waren mir hier der frühe Bericht von Rosenbaum und Berger (1963) im letzten Kapitel ihres Buches *Group Psychotherapy and Group Function* sowie Helen Durkins Buch *The Group in Depths* (Durkin 1964). Ich weiß auch, wie Dorothy Stock Whitaker und Morton A. Lieberman den Begriff in ihrem ausgezeichneten Buch *Psychotherapy through the Group Process* verwendet haben (Whitaker & Lieberman 1964). Es ist an dieser Stelle nicht möglich, dem Wert dieser Beiträge gerecht zu werden oder auch nur eine angemessene Kritik zu formulieren. Sie scheinen diesen zentralen kritischen Punkt aber insofern zu bestätigen, als sie »Gruppenprozess« so verwenden, als handelte es sich um ein distinktes Feld energetischer Interaktion, das den inneren psychischen Mechanismen des Individuums zuwiderläuft oder bestenfalls mit ihnen interagiert. Man stellt sich vor, dass »sozial« sich auf die äußeren Umstände und zwischenmenschlichen Beziehungen bezieht und »psychisch« auf die innere, persönliche, private, intime Welt. Diese Denkweise wurzelt in der heutigen Tradition und heutigen Gesellschaft, vollzieht aber deren rapiden Wandel gleichfalls mit. Dies ist eine beträchtliche Abweichung von der Gruppenanalyse, die mein Ausgangspunkt ist.

Hugh Mullan und Iris Sangiuliano (Mullan & Sangiuliano 1964) sowie Hugh Mullan und Max Rosenbaum (Mullan & Rosenbaum 1962) in *Group Psychotherapie* kommen meinem eigenen Ansatz entschieden näher, indem sie den gesamten Prozess als einen einzigen, vom Therapeuten entscheidend beeinflussten Prozess sehen.

Die beste Definition der Gruppendynamik, die ich derzeit finde, stammt von Morton Deutsch. Zitiert wird sie in *The Small Group* von Michael S. Olmsted (1959):

> »Alle psychischen Vorgänge (Denken, Handeln, Träumen, Hoffen usw.) werden als eine Funktion im Lebensraum verstanden, der aus der Person und der Umwelt besteht, die als *eine* Konstellation unabhängiger Faktoren betrachtet wird. Demgemäß sind alle psychischen Vorgänge diesem Verständnis zufolge nicht durch isolierte Eigenschaften der Person oder ihrer Umwelten determiniert, sondern durch die wechselseitige Beziehung in der Gesamtheit koexistierender Fakten, die den Lebensraum ausmachen.«

Ohne diese Formulierungen zu kennen, habe ich genau dieselben Überlegungen seit einem Vierteljahrhundert in die Praxis und Theorie, in die Gruppenanalyse, eingebracht. Olmsted legt seinem Umgang mit Gruppenprozess und Gruppenkultur die Idee der Gruppendiskussion zugrunde. Er beschäftigt sich mit der Problemlösungsfunktion und erwähnt Merkmale wie den Poolingprozess. Er ignoriert die Gruppenanalyse und nimmt an, dass wir noch nicht einmal wirklich begonnen haben zu beschreiben – geschweige denn zu erklären –, was in solchen Gruppendiskussionen passiert. Die positiven Aussagen dieses Verfassers aber sind mit der gruppenanalytischen Sichtweise keineswegs unvereinbar.

Was Gruppendynamiker übersehen

Ich nehme im Folgenden einen Beitrag mit dem Titel »A Study in Group Process« von Martin Lakin und William H. Dobbs (Lakin & Dobbs 1964) zum Anlass, um einige praktische und theoretische Überlegungen zu formulieren. Zu meinem großen Bedauern kann ich vieles, was zu sagen wäre, hier nicht zur Sprache bringen, doch so viel sei festgehalten: Ich knüpfe meine kritischen Überlegungen an diesen Beitrag, weil er von wirklich hoher Qualität ist. Seine Verfasser sprechen von der »primären Rolle, die der Prozessanalyse für das Verständnis des Interaktionsmusters der Gruppenmitglieder zukommt«. Genau dies ist es, was uns beschäftigt. Helen Durkin hat bereits angetippt, was diese Beobachter übersehen, indem sie keinen deutenden, analytischen Ansatz benutzen und die Übertragungsprozesse nicht anerkennen. Ich werde dies hier nicht weiter ausführen, auch wenn ich es könnte. Mir geht es um die *Situation*, in der die Verfasser ihre Beobachtungen anstellen, eine Situation, die in meinen Augen chaotisch ist und es schlechterdings unmöglich macht, die subtileren Implikationen der psychodynamischen Prozesse in der Gruppe zu beobachten. Wenn man versucht, die Gruppensituation, in der sich die Personen befunden haben, durch Rekonstruktion zu skizzieren und zu analysieren, stellt man fest, dass sie dermaßen komplex ist, dass kohärente Aussagen zu den maßgeblichen Punkten, die die Verfasser selbst thematisieren, überhaupt nicht möglich sind. Eines der Merkmale, die mir ganz besonders aufgefallen sind, ist der Widerstand gegen das erwünschte therapeutische Klima. Er spielt eine herausragende Rolle und hängt zweifellos mit der außergewöhnlichen Komplexität der Situation, in der sich diese Patienten befanden, zusammen.

Die Autoren stellen wichtige Fragen, auf die ich hier gerne antworten möchte. Diese Antworten sind das Ergebnis langjähriger kritischer Beobachtung und Erfahrung. Eine dieser Fragen lautet: Sind charakteristische Muster wahrnehmbar? Antwort: Ja. Zweitens, welche Funktionen erfüllen sie für individuelle Mitglieder? Dazu würde ich sagen, dass die Beiträge der Mitglieder diese Muster selbst produzieren und dass die Mitglieder ihrerseits sowie die gesamte Kultur von ebendiesen Mustern beeinflusst werden. Nächste Frage: Wie ist die Beziehung zur Aktivität und Orientierung des Therapeuten beschaffen? Kommentar: Erstens ist er derjenige, der das Klima und die Kultur der Gruppe insgesamt vorgibt. Innerhalb dieser klar definierten Situation kann man dann sehr detailliert und sehr präzise die hochspezifische Beziehung der Interventionen und übrigen Aktivitäten des Therapeuten sowie seine Orientierung an all den Teilprozessen der Gruppe untersuchen. Nächste Frage: Kann man beurteilen, inwieweit sie therapeutisch hilfreich oder aber schädlich sind? Kommentar: Zweifellos, aber die Voraussetzung dafür ist eine sehr klare und flexible Definition dessen, was wir in einer spezifischen Gruppe oder Kultur als hilfreich oder schädlich betrachten.

Lassen Sie mich anhand ganz einfacher Beispiele illustrieren, was ich meine, wenn ich von unmöglichen Bedingungen und chaotischen Umständen in der Gruppe, die die Autoren beschreiben, spreche. Wir hören von fünf sehr gestörten Mitgliedern, die zudem schlecht zusammenpassen und überdies eine sehr kleine Gruppe bilden. Soweit ich sehe, erfahren wir nicht, wie lange »Mr. Mann« schon an der Gruppe teilnimmt; er hat aber in den vergangenen sieben Jahren fünf verschiedene Therapeuten aufgesucht und bei keinem von ihnen mehr als einige wenige Stunden verbracht, so dass wir annehmen dürfen, dass er noch nicht lange in der Gruppe ist. Was die übrigen vier Mitglieder betrifft: Für einen war es die 13., für einen anderen die zwölfte und für zwei weitere die neunte Sitzung. Das heißt, dass diese fünf Patienten bestenfalls neun Sitzungen zusammen absolviert hatten. Das ist natürlich eine sehr kurze Zeit. Wie regelmäßig nahmen sie teil?

Diese Umstände machen es nach meiner Meinung völlig unmöglich, Aussagen und Feststellungen über die intimen Interaktionen, die intimen Gruppenprozesse und die transpersonalen und interpersonalen Prozesse, die sie vermeintlich illustrieren, zu treffen. All dies ist das Gegenteil der Beobachtungen, die uns in der gruppenanalytischen Situation möglich sind, die wir mit größter Umsicht aufbauen und aufrechterhalten, so dass beispielsweise die Abwesenheit eines Mitglieds in einer Sitzung oder die Aufnahme eines neuen Mitglieds sehr bedeutsame Ereignisse sind.

Natürlich kann man bereits in einer allerersten Sitzung, zum Beispiel einer diagnostischen Gruppe (siehe Foulkes 1964), höchst interessante Beobachtungen anstellen. Mein Hauptpunkt ist aber, dass die Art von Prozessen, um die es mir zu tun ist, durch derartige Erfahrungen unmöglich verifiziert oder beobachtet oder widerlegt werden können. In dieser offenen Gruppe vollzog sich innerhalb dermaßen kurzer Zeit eine beträchtliche Veränderung, während die Gruppen, über die ich spreche, häufig mehrere Jahre lang zweimal wöchentlich zusammenkommen und eine Interaktionsstruktur mit tiefen Bezügen aufbauen – all dies in einer geschützten gemeinsamen Matrix, die ein sich stets wandelndes und in Entwicklung befindliches Kommunikationsnetzwerk darstellt, in dem sich jene dynamischen Prozesse vollziehen, die ich im Sinn habe. Die Diskussion solcher überaus wichtigen Aspekte sollte in *Group Analysis: International Panel and Correspondence* (Foulkes 1967) fortgeführt werden. Zu ebendiesem Zweck wurde die Publikation gegründet.

Gruppenanalytische Dynamik

Ich muss mich hier noch kürzer fassen und verweise daher erneut auf meine Schriften und insbesondere auf den zweiten Teil dieses Beitrags, der diese

Themen, so hoffe ich, etwas genauer beleuchten wird. Ich beschränke mich hier auf die Formulierung einiger weniger *Grundannahmen* in knappster Form:

1. Alle psychischen Prozesse haben einen multipersonalen Charakter; zu einem gewissen Grad davon ausgenommen sind jene, die im eigenen Körpererleben gründen.
2. Diese Prozesse müssen im Verhältnis zur vorherrschenden therapeutischen Situation insgesamt, dynamisch definiert als die »T«-Situation, betrachtet werden.
3. Alle beobachtbaren Daten werden als Kommunikationen im Licht dieses Gesamtkontextes (der Gruppe) verstanden.
4. Das Konstrukt einer »freien Gruppenassoziation« hat sich als hilfreich erwiesen.
5. Gleiches gilt für das Konzept »Figur-Grund«, allerdings nicht ausschließlich, wie in der Gestaltpsychologie, mit Bezug auf die Wahrnehmung seitens des Beobachters, sonders als real existierendes Operationsprinzip. Einfaches Beispiel: Ein abwesendes Mitglied oder ein Sündenbock (die »Figur«) bringt auch wichtige Prozesse in der übrigen Gruppe (dem »Grund«) zum Ausdruck.
6. Die Unterstützung einer »Deutungskultur«.

Diese Prozesse können zu unserem Zweck unter dem Blickwinkel der Gruppe als eines Ganzen, unter dem Blickwinkel des interpersonalen Bereichs oder aber unter dem intrapsychischen Blickwinkel des einzelnen Mitglieds untersucht worden. Es gibt keine Gruppendynamik, die sich von dem Gesamtgeschehen in der Gruppe unterscheidet, ebenso wenig wie es solche Prozesse gibt. Es hängt von unseren Zielsetzungen ab, welche Situation wir, zum Beispiel in der Psychotherapie, beleuchten und untersuchen: Selbstanalyse oder Psychoanalyse zwischen zwei Personen oder Analyse in Kleingruppen; die Prozesse aber, die stattfinden, sind immer allgegenwärtig und können von einem guten Beobachter auf flexible Weise in ihren verschiedenen Aspekten verfolgt werden. Daher geht es nicht um intrapsychisch oder interpersonal oder Gruppe. Diese Prozesse sind all dies zur gleichen Zeit und im selben Atemzug.

Wie man sich in einer solchen Situation orientieren kann, ist in der Tat eine schwierige Frage. Ich habe festgestellt, dass man sich immer an der zu untersuchenden Gesamtsituation, in der Kleingruppe also an der Gruppensituation, orientieren muss. Ich habe aber betont, dass eine bestimmte

Figur-Grund-Beziehung vorherrscht und dass die Gruppe bei der standardmäßigen gruppenanalytischen Gruppe den Hintergrund bildet und das Individuum die Figur ist, die wir beobachten. Der hochspezifische Beitrag, den wir zu leisten haben, betrifft die, psychoanalytisch formuliert, sogenannten unbewussten Prozesse. Diese werden der Beobachtung insbesondere in ihrem Gesamtcharakter, ihrem multipersonalen, interpersonalen und ihrem, wie ich es genannt habe, transpersonalen Charakter ausschließlich in der analytisch geleiteten und klar definierten Situation zugänglich. Trotzdem sind sie für jede Gruppe und für das Alltagsleben von entscheidender Bedeutung.

Dass die Gesamtsituation sämtliche Teilprozesse determiniert, ist ein Axiom. Dieser Gesamtsituation (total situation, T-Situation) oder Gesamtkultur gibt der Therapeut Vorrang vor allem anderen. Sobald sie hergestellt wurde, wird sie aber das Verhalten aller Mitglieder – einschließlich ihrer sogenannten inneren Prozesse – und natürlich auch den Therapeuten maßgeblich beeinflussen. Daher ist es erforderlich, sich fortwährend dynamisch und kreativ für den Erhalt dieses ganz besonderen Charakters der therapeutischen Situation einzusetzen. Man fühlt sich in gewisser Weise an *Alice im Wunderland* erinnert, weil man sehr schnell rennen muss, um auf der Stelle bleiben zu können. Doch dabei können wir es nicht belassen, wenn wir Fortschritte erzielen und vorankommen wollen, und hier kommen unsere eigenen Deutungen und übrigen Interventionen ins Spiel. Ich könnte auch sagen, dass wir bisweilen, um theoretisch voranzukommen, ganz im Gegenteil sogar stillstehen und über den gesamten Prozess, an dem wir teilhaben, nachdenken müssen.

Ungeachtet dessen beschäftigen wir uns pausenlos mit dem tatsächlichen Erleben der Gruppe und ihrer Mitglieder. Einen berühmten Ausspruch Freuds paraphrasierend, könnte man sagen: »Beginne stets bei der Phänomenologie.«[5] Wir werden dann feststellen, dass manche Vorgänge in einem Individuum oder zwischen zwei oder drei Personen oder sogar in der Gruppe als Ganzem *verortet* sind. *Individuen erleben, aber Prozesse interagieren*, ob der Einzelne sie bewusst wahrnimmt oder nicht. Um dem spezifischen Charakter dieser Interaktion Rechnung zu tragen, drängt sich mir das Phänomen der *Resonanz* auf. Kommunikationen erfolgen auf man-

5 Paul Senft hat den phänomenologischen Blickwinkel im Oktober 1967 im Institute of Group Analysis in einem Vortrag mit dem Titel »Phenomenology in Group Analysis« hervorgehoben.

nigfaltige Art und Weise. Wenn sie innerhalb der Matrix zusammenstoßen, werden sie durch die spezifischen Reaktionen, die sie über ihre Resonanzen in anderen auslösen, durchgesiebt und entwirrt.

Ich verwende dieses Konzept interagierender Prozesse mit Bedacht, um von dem Pseudoproblem Individuum versus Gruppe oder Individuum und Gruppe oder Individuum in der Gruppe Abstand zu nehmen. Es versteht sich von selbst – oder sollte sich von selbst verstehen –, dass diese Prozesse per se keine eigenständigen Wesenheiten sind, sondern Äußerungen lebender Individuen.

Die Überlegungen, die ich in diesem letzten Absatz angerissen habe, sollten zur Einführung in den zweiten Teil dieses Beitrags dienen. Eine Wissenschaft des menschlichen Verhaltens, die sich meines Erachtens auf die Tatsache konzentrieren muss, dass Menschen von Natur aus Gruppenwesen sind, muss die Beobachtungen, die auf dem Gebiet der Gruppenanalyse gemacht werden können und gemacht werden, uneingeschränkt berücksichtigen.

Teil II. Dynamische Prozesse in der gruppenanalytischen Situation

In tragic life, God wot,
No villain need be!
Passions spin the plot:
We are betrayed by what is false within.

George Meredith

Die Entdeckungen und die Methode der Psychoanalyse werfen Licht auf unsere unbewussten Beweggründe, Leidenschaften und Ängste. Die Psychoanalyse hat uns den Realitäten des gelebten Lebens, den mächtigen Imagines unserer selbst und unseres Körpers und unserem archaischen Erbe nähergebracht. Die Strukturkonzepte und die übrigen Konstrukte helfen uns, die Dynamik psychischer Prozesse und Konflikte zu verstehen, insbesondere jener, die einer direkten Introspektion ohne fremde Hilfe nicht zugänglich sind. Wenn ich von Dynamik spreche, meine ich die Psychodynamik in diesem Freud'schen Sinn. Sie kann und muss im Kontext einer Eine-Person-, Zwei-Personen- und Mehr-Personen-Situation (Gruppensituation) erforscht werden. Ich bin überzeugt, dass wir in jedem dieser

Fälle die Gesamtsituation als Bezugsrahmen nutzen müssen, wenn wir die Phänomene, die wir beobachten, korrekt beschreiben wollen.

Das besondere Privileg der psychoanalytischen Praxis und Theorie ist ihre biologische Orientierung – daher zum Beispiel die Betonung der »Triebe«. Ödipale Konflikte etwa werden als Ursprung des Über-Ichs verstanden, das ihr internalisierter »Erbe« ist. Der Ödipuskomplex wird auf der Grundlage einer sich über Millionen von Jahren erstreckenden »Prähistorie« vererbt. Dieses biologische Bias hat Freud jedoch glücklicherweise nicht daran gehindert, die Übertragung und den maßgeblichen Einfluss zu entdecken, den die Familie auf die frühe Kindheit ausübt.

Um etwas voll und ganz in den Blick nehmen zu können, muss man einen Schritt zurücktreten: So konnte ich die Psychoanalyse besser verstehen, als ich erkannte, welche Werte sie Begriffen wie »normal« oder nicht »normal«, »real« oder »irreal« unmerklich beilegte. Sie versteht solche Begriffe nicht als *relative* Wahrheiten, deren Validität im Verhältnis zu unserer eigenen Kultur, Klasse usw. zu sehen ist. Vielmehr gelten sie ihr als einfache biologische, universal gültige Daten. Gleiches trifft natürlich auf das, was verdrängt werden muss, zu, auf das, was bewusst oder nicht bewusst ist, Konflikte erzeugt usw. Das Bewusstsein ist sozial determiniert. Was mich betrifft, so habe ich diese Einsichten, die sich mir direkt, im Hier und Jetzt ergaben, als Analytiker auf mich selbst und meine Patienten angewendet.

Uns interessiert, wann, wie und warum Menschen sich verändern – psychisch verändern, in ihren Einstellungen verändern. Die radikalsten Veränderungen ergeben sich offenbar infolge von Veränderungen der materiellen, zum Beispiel der ökonomischen oder technischen, Realität sowie der sozialen und kulturellen Realitäten. Dies lässt sich beobachten, wenn ein Individuum in eine andere Klimazone und eine andere Kultur hineinversetzt wird. Noch eindrücklicher zeigen sich solche Veränderungen, wenn es zu Umbrüchen in einer ganzen Kultur, etwa einer Nation oder eines Landes kommt und damit einhergehend auch die Psyche der Menschen Veränderungen durchlaufen. Moderne Diktatoren haben dies quasi im Massenexperiment demonstriert.

Heute ist es einfacher, all dies zu erkennen. Sozialpsychologen und Kulturanthropologen haben uns anhand einer ganzen Fülle von Beobachtungen anschaulich gezeigt, dass alle Individuen von Grund auf durch die Gemeinschaft, in der sie leben, geprägt werden. Vor 30 oder 40 Jahren war es weniger einfach, sich dies klarzumachen, vor allem für Psychoanalytiker, die dazu neigten, solche Umstände für »äußerlich«, peripher und oberflächlich zu halten – was sich bis heute nicht grundlegend geändert hat.

Wir wissen nun, dass ein Großteil dessen, was man für triebhaftes Verhalten hielt, in Wirklichkeit erlernt ist. Zu betonen ist hier, dass diese Prozesse Teil der Interaktion ganzer Menschen sind (so genannte Objektbeziehungstheorie). Dinge sind nicht entweder biologisch oder kulturell, nein: Was ererbt wird und ererbt zu sein scheint, wird sozial und kulturell weitergegeben. Exakt am Punkt der Transmission und ihrer verinnerlichten Konsequenzen setzt der Hebel unserer therapeutischen (und erzieherischen) Bemühungen an – am Brennpunkt *sich verflechtender Erfahrung*.

Eine solche Sichtweise weckt beträchtlichen Widerstand, *sobald sie in unserem Alltags- und Berufsleben real und konkret wird!* Der modernde Mensch klammert sich ängstlich an seine Individualität und Identität und sieht diese irrigerweise durch solche Beobachtungen bedroht, statt zu erkennen, dass die Gefahr in unserer Kultur – ganz im Gegenteil – von der Kluft zwischen der Gruppe und ihren Individuen ausgeht. Diese Weitergabe von Generation zu Generation ist ein unbewusster Prozess. Das Individuum will sie in sich selbst nicht wahrhaben und sträubt sich dagegen, sie anzuerkennen. Ich habe dies als das »soziale Unbewusste« bezeichnet. In der therapeutischen Gruppe ist es das Unbewusste des »Hier und Jetzt«. Das Ich kann sich selbst nicht sehen, gerade so, wie man sich nicht selbst, außer im Spiegel, in die Augen sehen kann.

Ich hoffe, durch meine bisherigen, sehr kurzen Ausführungen gezeigt zu haben, wie dies – durch gruppenanalytische Psychotherapie als praktisches Instrument – zur Gruppenanalyse führte und warum deren Prinzipien und Theorien für alle menschlichen Aktivitäten relevant sind.

Es verhielt sich allerdings nicht so, dass ich lediglich eine bereits existierende Methode hätte zur Anwendung bringen müssen. Es gab in der Psychologie, Sozialpsychologie oder Soziologie keine Arbeit in Kleingruppen. Es gab keine Schule der »Gruppendynamik«. Welche gruppentherapeutischen Anläufe auch immer existiert haben mögen – sie wären (so kann ich es rückblickend beurteilen) für meine Zwecke ohnehin nutzlos gewesen, selbst wenn ich sie gekannt hätte. Vielmehr sah es so aus, dass die Erkenntnisse nach einer Methode und nach einem Instrument verlangten, um formuliert und erforscht zu werden, und dass die Arbeit mit dieser neuen Methode erwartungsgemäß zu neuen Erkenntnissen führte.

Ich muss mich auf einige wenige Themen beschränken, in die ich den Großteil meiner Arbeit investiert und mit denen ich die meisten Erfahrungen gesammelt habe. Sie betreffen Therapie, Lehre, Ausbildung, Diagnostik und Feldarbeit. Ich werde ein paar Worte sagen zu

1. Netzwerk – (Familien-)therapie,
2. Gemeinschaft – therapeutische Gemeinschaft und
3. Kleingruppen – gruppenanalytische Gruppen.

Auf den letzten Punkt werde ich ausführlicher eingehen.

Familientherapie

Die Familie ist ein Beispiel für eine »primäre« Gruppe. Ihre Mitglieder sind miteinander verwandt und in höchstem Maß voneinander abhängig. Die Kernfamilie besteht aus Eltern, Elternfiguren und Kindern. An deren Stelle treten bei erwachsenen Patienten ihre gegenwärtige Familie, die erweiterte Familie sowie andere, eng verwandte Personen. Wir bezeichnen diesen Ort des Privatlebens als »Netzwerk«. Da es durch die interagierenden Auswirkungen der Störung um die Wurzeln der Schwierigkeiten herum dynamisch aufgebaut wird, hat man es als die »root group« bezeichnet. Im gruppenanalytischen Ansatz findet dieses gesamte Netzwerk nicht nur Berücksichtigung, sondern es wird aktiv in die Behandlung einbezogen. Ich praktiziere dies seit langem und gelegentlich mit verblüffenden Ergebnissen, die ich anhand von Beispielen illustriert habe. Diese waren entweder positiver Art oder zeigten sehr rasch auf, dass jede »individuelle« Behandlung unmöglich war oder dass die Veränderungsmöglichkeiten für jedes Individuum zumindest gravierend begrenzt waren. Der Patient erweist sich lediglich als Symptom des multipersonalen Problems. Diese diagnostische und prognostische Funktion des gruppenanalytischen Zugangs zum Netzwerk ist nach meiner Erfahrung praktisch wie auch theoretisch ungemein wertvoll. Eine umfassende Behandlung des gesamten Netzwerks ist selten möglich. Die Gruppenanalyse veranschaulicht aber die multidimensionale Theorie oder Netzwerktheorie der Neurosen und anderer Störungen, d. h. ein Grundkonzept der Gruppenanalyse.

Therapeutische Gemeinschaft

Das Gruppenverhalten größerer Gruppen oder zwischen Gruppen oder von Gruppen gegenüber der Gemeinschaft ist zwar kein zentrales Interesse der Gruppenanalyse, aber seine Beobachtungen und Konzepte leisten einen hilfreichen und wichtigen Beitrag. Als sich die Gelegenheit ergab, haben sie sich im Umgang mit größeren Gruppen bewährt, zum Beispiel in der therapeutischen Arbeit mit einem ganzen Krankenhaus und seinen Abteilungen (Stationen) während des Zweiten Weltkriegs. Daraus ist das Konzept der »therapeutischen Gemeinschaft« und der Behandlung durch die Gemeinschaft hervorgegangen. Dies ist ein Beispiel für angewandte »gruppenanalytische Dynamik«. Ein weiteres hat Miss Isabel Menzies unter der Überschrift »Some Methodological Notes on a Hospital Study« beschrieben (Menzies 1969).

Die Kleingruppe

Unser Feld bleibt die Kleingruppe, sozusagen die Synopse zwischen der (die Gemeinschaft repräsentierenden) Gruppe und dem Individuum. Hierbei kann es sich um rein therapeutische Gruppen und um analytische Gruppen handeln, um Weiterbildungs- und um Lerngruppen, und sie können sämtliche menschliche Aktivitäten betreffen. All diese Gruppen unterscheiden sich in bestimmten, klar definierbaren Variablen wie Grundcharakter und Beschaffenheit der Gruppe, Aufgabe, Größe, Regelmäßigkeit, Strukturierung, Konzentration auf bestimmte Beschäftigungen, Themen, Programme, Probleme und Art der erwarteten oder erlaubten Kommunikation oder, gegebenenfalls, Deutung. Die gruppenanalytische Theorie kann die dynamischen Konsequenzen verschiedener Situationen erhellen, unterschiedliche Parameter skizzieren und die Auswirkungen ihrer Veränderungen auf laufende Prozesse vorhersagen; sie stellt fest, was kompatibel ist und was nicht und was als optimale Bandbreite all dieser Parameter für bestimmte konkrete Zwecke erwartbar ist.

Eine der wesentlichen Variablen ist die Art der angebotenen Deutungen, die beispielsweise auf das anliegende Problem begrenzt sein können oder sich lediglich in allgemeinen Formulierungen an die Gruppe als Ganzes richten. Eine Gruppe mit einer Funktion oder Aufgabe (ein Team) wird um der Gruppe willen behandelt. In therapeutischen Gruppen im engeren Sinn ist unser eigentliches Objekt das Individuum. Unser Fokus richtet sich auf das »Individuum-in-der-Gruppe«. Je weniger strukturiert die Gruppe ist, desto stärker treten die persönlichen Aspekte in den Vordergrund.

Die gruppenanalytische Gruppe

Im Folgenden beschränke ich mich auf die gruppenanalytische Gruppe im engen Sinn, die sich in ihrer gegenwärtigen Form nach und nach entwickelt hat. Ich werde die Hauptmerkmale dieser »gruppenanalytischen Situation« beschreiben und beiläufig zumindest einige der Konstrukte und theoretischen Konzepte skizzieren, die sich für das Verständnis der Dynamik und der Vorgänge, die sich beobachten lassen, als hilfreich erwiesen haben. Auch die Theorie hat in unserem Fall einen spezifischen Charakter: Man könnte sie als eine »Handlungstheorie« bezeichnen, denn wir untersuchen Veränderung, während wir Veränderung herbeiführen.

Die gruppenanalytische Gruppe ist eine therapeutische Gruppe in Kliniken oder in privater Praxis, an der gewöhnlich ambulante Patienten mit sämtlichen Formen neurotischer, psychosomatischer und bestimmter psychotischer Störungen teilnehmen. Sie hat sich als die beste Methode für jeden bewährt, der diesen Zugang zu menschlichen Problemen einschließlich der eigenen persönlich kennenlernen möchte.

Alle Gruppen haben eine therapeutische Wirkung, die u.a. auf Entlastung, Erörterung, Mitteilen, Zugehörigkeit, Akzeptanz und aktiver Beteiligung beruht; all dies wird von dem analytischen Teil, der seinen eigenen Beitrag leistet, überlagert. Um diesen Beitrag soll es hier in erster Linie gehen. Der Beitrag des Therapeuten oder Leiters ist natürlich von entscheidender Bedeutung. Zur Funktion des Gruppenleiters später mehr.

Die Gruppenmitglieder, maximal acht, bestehen zu gleichen Teilen aus Männern und Frauen. Die Treffen finden einmal oder zweimal pro Woche statt, wobei regelmäßige Teilnahme erwartet wird. Die Dauer der Sitzungen beträgt jeweils 1,5 Stunden. Wir versuchen, an *einer therapeutischen Situation* festzuhalten, auf die sämtliche Probleme bezogen werden können. Übertragungsreaktionen im klassischen Sinn heben sich natürlich heraus, aber jedes Verhalten und alle Beziehungen werden im Sinne des psychoanalytischen Zugangs betrachtet und der Analyse unterzogen (»analytische Haltung«). Für gewöhnlich repräsentiert der Gruppenleiter Elternfiguren und Autorität. Das Familienmuster ist der einzige – der am deutlichsten erkennbare – Typ der Übertragungsbeziehung der Mitglieder.

Dass kein Teilnehmer in der Vergangenheit oder Gegenwart eine Beziehung zu einem anderen Gruppenmitglied gehabt haben oder haben darf und dass sie Fremde bleiben, ist eine wichtige Voraussetzung der Teilnahme. Kein Kontakt – kein körperlicher Kontakt – zwischen den Mitgliedern einschließlich des Therapeuten außerhalb der Sitzung. Dies ist ein wichtiges Merkmal mit Blick auf Übertragungssituation, Agieren usw. (Abstinenzregel). Somit können die Mitglieder frank und frei, ohne Konsequenzen für ihr Alltagsleben fürchten zu müssen, miteinander umgehen und ihre wechselseitigen Beziehungen analytisch untersuchen.

Die Patienten sitzen im Kreis auf bequemen Stühlen. In ihrer Mitte steht ein kleiner Tisch. Keine »Beschäftigung«, kein Programm, kein Rauchen. Keine Regeln mit Ausnahme der Ermutigung, alles auszusprechen, was in den Sinn kommt, es aber nicht in die Tat umzusetzen. Im Allgemeinen wird die Schweigepflicht nach außen ohne besondere Ermahnung respektiert. Ich habe diesbezüglich nie Schwierigkeiten erlebt und nur selten von Komplikationen gehört.

Den Patienten ist bewusst, dass sie sich nicht außerhalb treffen und über die Gruppe sprechen sollen, aber diese und ähnliche Desiderata *sollten* bei erster sich bietender Gelegenheit erwähnt und *nicht vom Therapeuten als Regeln oder Anordnungen ausgegeben* werden. Stattdessen sollte der Therapeut an die Einsicht in die Gründe appellieren, wobei diese Einsicht vorzugsweise *durch die Analyse des realen Verhaltens* erzielt wird, wenn zum Beispiel jemand eine Sitzung ausfallen lässt oder ständig zu spät kommt.

Bei Gruppen dieser Art handelt es sich zumeist um »halb-offene« Gruppen. Sie finden auf unbegrenzte Zeit statt, wobei die Mitglieder langsam, ganz allmählich, wechseln. Die Beendigung der Teilnahme sollte in beiderseitiger Übereinstimmung erfolgen und allen rechtzeitig bekannt sein, etwa mehrere Monate oder zumindest Wochen zuvor. Wenn jemand ausscheiden möchte, steht ihm dies frei, aber er sollte seine Absicht kundtun, damit sie analysiert werden kann – was gewöhnlich zu einer Meinungsänderung führt und wertvolle Erkenntnisse ermöglicht. Nach meiner Erfahrung steigen Patienten nur sehr selten und wenn, dann schon frühzeitig, etwa nach der ersten oder zweiten, vielleicht auch nach der sechsten Sitzung aus, wenn die Gefahr bereits abzusehen war. Nur selten kommt ein Abbruch völlig überraschend. Im Allgemeinen jedoch scheinen Gruppen etwa 30% ihrer Mitglieder zu verlieren (so zum Beispiel die Tavistock-Statistik).

Die Gründe für diesen Unterschied sind komplex. Möglicherweise hängen sie mit der Auswahl der Patienten zusammen, mit der Art und Weise, wie umsichtig und zu welchem Zeitpunkt neue Mitglieder aufgenommen werden, vor allem aber mit der Aufmerksamkeit fürs Detail und für die Vorgänge, die sich an der »Grenze« der Übertragungssituation abspielen. Sie sind von besonderer Bedeutung und werden häufig nicht genügend berücksichtigt – weshalb ich sie hier erwähne. Es gibt viele behandlungstechnische Aspekte, auf die ich an dieser Stelle nicht eingehen kann.

Im Durchschnitt nehmen Patienten zwei bis drei Jahre lang an der Gruppe teil, wobei in ungefähr 9 Monaten des Jahres Sitzungen stattfinden. Das Minimum der Teilnahmedauer ist knapp ein Jahr, für das Optimum halte ich, von Ausnahmen abgesehen, drei Jahre. In den vergangenen Jahren habe ich mit Gruppen gearbeitet, die sich zweimal pro Woche trafen, und festgestellt, dass sowohl die Intensität als auch die Resultate der Arbeit ungleich befriedigender waren. Auf die Gesamtdauer aber scheint dies keinen wesentlichen Einfluss auszuüben.

Wir kommen nun zu dem wichtigen Punkt der Kommunikationsweise in einer solchen Gruppe. Ich habe ihren manifesten Charakter als »frei fließende Diskussion« bezeichnet. Nicht allein der Inhalt dessen, was zur Sprache kommt, ist wichtig, sondern auch die Form der Rede, die Ausdrucksweise, die Richtungen der Transaktionen, die Schweigepausen usw. Sodann wären da weitere nonverbale Kommunikationsformen, Gesichtsausdrücke und andere Äußerungen, Auftreten, Haltungen, Gesten, Handlungen. Darüber hinaus erkenne ich alles, was mir und der Gruppe auffällt, als Kommunikation an: jeden körperlichen oder psychischen Vorgang, der beobachtet oder geschildert wird, jedwedes Verhalten und nicht zuletzt natürlich wechselseitige Beziehungen. All diese Kategorien beziehen sich sowohl auf jedes einzelne Individuum als auch auf die Gruppe als Ganzes.

Drei Bereiche fallen spontan ins Auge: das »Hier und Jetzt«, die gegenwärtige Realität (Netzwerk) und die Verbindungen zur Vergangenheit. Ihre wechselseitige Verflechtung ist freilich von größter Bedeutung, und deshalb konzentrieren wir uns – anders als beispielsweise die Tavistock Clinic – *nicht ausschließlich* auf das »Hier und Jetzt« der Übertragungssituation. Nach unserem Verständnis *erfolgt die Übertragung ohnehin auf die gesamte Gruppensituation* und nicht allein auf den Therapeuten. Anders als Dorothy Stock Whitaker, eine exzellente Repräsentantin ihres Verfahrens, beschränken wir uns auch nicht auf die Problemlösung als Gruppenaufgabe, auf das Gruppenthema der Sitzung.

Wenn ich sage, dass alle Vorgänge als Kommunikationen verstanden werden, möchte ich damit ausdrücken, dass wir sie als Zeichen, Symbole oder andersartige Botschaften anerkennen, die durch Dekodierung und adäquate Kontextualisierung ihre Bedeutung erhalten. Für diesen Dekodierungs- und Verständnisprozess nutzen wir *die Reaktionen der Gruppe*. Wir arbeiten an der, mit der und durch die Gruppe.

Unser Verfahren ist somit ein *deutendes*. Unsere Deutungen – und die bewussten oder unbewussten Deutungen anderer Mitglieder – werden grundsätzlich im Licht der Prozesse angeboten und aufgenommen, die in der Gruppe als Ganzem, in der Gruppenmatrix, ablaufen.

Wir führen ein neues Element mit spezifischer Signifikanz in die Praxis und in die Theorie ein: Wir betrachten sämtliche Kommunikationen, ganz gleich, von welchem Individuum, als bedeutsame Assoziationen im Kontext der Gruppe. Dies bezieht sich zuallererst auf die verbale Ebene und ist aus zwei Gründen wichtig:

1. Auf diese Weise wird der Gruppenkontext als Bezugsrahmen etabliert;
2. dies ist unser Zugang zu unbewussten Bedeutungen, das gruppenanalytische Äquivalent der freien Assoziation in der Einzelsituation (»freie Gruppenassoziation«).

So ergibt sich die Möglichkeit einer »Übersetzung«, das heißt, Symptome, Träume oder andere Manifestationen werden durch einen Prozess fortschreitender Kommunikation in bedeutungshaltige Sprache transformiert. *Übersetzung, Translation*, der Schritt »vom Symptom zum Problem«, bleibt eines der festen Ziele in der analytischen Gruppe. Dieser Schritt wird aus therapeutischen, analytischen Gründen als progressiv erachtet, entspricht aber zugleich einem Fortschritt der inneren Artikulation der individuellen Mitglieder. Er ist gewissermaßen eine eigenständige therapeutische Übung. Er fördert die bewusste Wahrnehmung des Selbst und der Anderen, doch auch die bewusste Wahrnehmung der Welt der Objekte und somit die Fähigkeit des Individuums zu (analytischer) Einsicht und Integration (»Ich-Training in Aktion«).

Während der Gruppenanalytiker den Kommunikationsprozess in diese progressive Richtung fördert, sieht er seine Arbeit durch ein klares Bedürfnis nach Kontakt, Kommunikation und Beziehung unterstützt. Er orientiert sich, was seine Deutung angeht, in einer potenziell verwirrenden Situation an seiner Wahrnehmung des Gruppenkontextes. Um die relevante Bedeutung des Beitrags einzelner Mitglieder präziser deuten zu können, arbeitet er mit dem Konzept der Gruppenassoziation und -matrix. Verbale wie auch nonverbale Beiträge werden als Reaktionen auf das, was zuvor geschehen ist, verstanden. Sie sind

(a) Bestätigungen,
(b) Gegenreaktionen oder
(c) unbewusste Deutungen.

Diese Kommunikationen erfolgen sozusagen in ganz unterschiedlichen »Tonarten«, zum Beispiel somatische oder andere nonverbale Äußerungen, Verhaltensweisen, Inhalt oder Form verbaler Kommunikationen und eine Vielfalt an Inter-Übertragungsbeziehungen. Ich habe gezeigt, dass sich der Gruppenanalytiker an der Gesamtsituation und ihrem Kontext orientiert. Das grundlegende theoretische Konzept ist hier das einer *gemeinsamen Kommunikationsbasis*, die sich dynamisch entwickelt und in der all diese Prozesse aufeinandertreffen und interagieren, ohne dass dies dem betroffenen Individuum bewusst wäre. Besonders hilfreich ist diesbezüglich das Konzept der selektiven Reaktionen seitens des Individuums, die ich als *Resonanz* beschrieben habe.

Nach und nach kann sich der Therapeut diesbezüglich *mehr und mehr auf die eigene Arbeit der Gruppe stützen*; seine Interventionen zielen aktiver darauf, *Widerstände und Abwehrmechanismen ans Licht zu bringen und analytisch aufzulösen.* Dynamisch zeigen sich diese als Hemmungen, Verzerrungen oder andersartige Kommunikationsstörungen.

Kommunikationen sind unvermeidlich offen für Deutungen auf unterschiedlichen hierarchischen Ebenen. Bei diesen Ebenen handelt es sich um:

	Ausdruck	**Gruppe repräsentiert**
Gegenwärtige Ebene Übertragungsebene im weitesten Sinn (tr level)	Erfahrungen innerhalb und außerhalb der Gruppe Wechselseitige Beziehungen	Gemeinschaft Gesellschaft Öffentliche Meinung Forum/Gericht
Übertragungsebene im engeren Sinn (TR level)	Übertragungsreaktionen Wiederholungszwang	Primärfamilie Gegenwärtige Familie & engvertraute Netzwerke
Projektionsebene (Spiegelphänomene)	Primitive Phantasien Objektbeziehungen Das in der Matrix (mit-)geteilte »Intrapsychische«	Innere Objekte Partialobjekte
Körperebene	Körperliche Manifestationen Krankheit etc.	Körperbild
Urebene (Jungs kollektives Unbewusstes)	Universale Symbole	Archaische Imagines (z. B. Mutter)

Wir setzen an der Oberfläche und der Phänomenologie, dem Erleben, an. Was Oberfläche ist, verändert sich mit der Entwicklung der Gruppe. Auch hier liefert stets die Gruppe selbst den Schlüssel für die jeweils relevanteste Bedeutung. Das Konzept einer Matrix hat sich als hilfreich und fruchtbar erwiesen. Während die Matrix sich zu einem immer umfassenderen Kommunikations- und Beziehungsnetzwerk entfaltet, werden auch die einzelnen Mitglieder klarer definiert und zu Teilnehmern an einem in ständiger Veränderung begriffenen dynamischen Wechselspiel.

Dank des Konzepts einer gemeinsamen Matrix können wir uns auch theoretisch eine überraschende Entdeckung vorstellen: Das, was wir als typisch intrapsychisch zu betrachten gelernt haben, als innere psychische Realität, ist quasi intradermisch Teil der Gruppe als Ganzes. Vielleicht ist hier Jungs Konzept eines kollektiven Unbewussten von Belang. Neu ist, dass unbewusste Prozesse, wie wir sie aus der Psychoanalyse individueller Patienten kennen, in der Übertragungssituation im engeren Sinn (TR situation) direkt miteinander kommunizieren und interagieren und in der gruppenanalytischen Gruppe ans Licht gebracht und erforscht werden können.

Die Hauptthemen treten im Laufe der Zeit zuverlässig zutage, weil ungelöste Konflikte sich in der Übertragungssituation in Wiederholungen manifestieren (Wiederholungszwang).

Unsere Gruppe hat die Freiheit, aktiv zu sein, und wir folgen ihr nach. Die unmittelbare Übertragungssituation ist zwar von entscheidender Bedeutung, da sie die wesentlichen Probleme der Vergangenheit in lebendiger Form in sich birgt, aber wir folgen dem Patienten bereitwillig auch in frühere Erfahrungen und in seine Erinnerungen an die Vergangenheit, die ja in einer dynamischen reziproken Beziehung zur Gegenwart stehen, und auch in die Erfahrungen, die er aktuell im Leben außerhalb der Gruppe macht.

Diese Kommunikationsprozesse in der gruppenanalytischen Gruppe, von denen ich hier nicht mehr als eine grobe Vorstellung vermitteln kann, verflechten sich natürlich mit Verhalten und Beziehung. Darauf kann ich nur ganz kurz eingehen. Wir betrachten die Gruppe auch in dieser Hinsicht als ein Netzwerk mit den einzelnen Mitgliedern als Knotenpunkten, die das Netzwerk erzeugen und zugleich von ihm durchdrungen sind. In der gruppenanalytischen Theorie orientieren wir uns nicht nur, indem wir »intrapsychische«, »interpersonale« und »gruppendynamische« Prozesse identifizieren. Wir glauben und können nachweisen, dass es sich um dieselben Prozesse handelt, die wir unter unterschiedlichen Blickwinkeln, je nach der Aufgabe, die wir erfüllen wollen, beschreiben können und beschreiben müssen. »Gesellschaft« ist genauso *im* Individuum wie außerhalb des Individuums, und was »intrapsychisch« ist, wird gleichzeitig vom Individuum und von der Gruppe geteilt – von beiden, mit Ausnahme der gruppenanalytischen Gruppe, zumeist unbewusst. Die Grenze zwischen dem, was »innen«, und dem, was »außen« ist, ist fließend, und das Erleben dieser Veränderungen ist von besonderer Bedeutung. Selbst objektiv gibt es keine klare Trennung zwischen Innen und Außen, ebenso wenig wie zwischen Realität und Phantasie.

Jede Reaktion, jeder Vorgang wird prinzipiell als etwas betrachtet, das die ganze Gruppe angeht – wenn auch nicht jeden auf gleiche Weise. Wir können die spezifischen Reaktionen, die wir beobachten, als den Vordergrund, als Figur, wahrnehmen; alles Übrige bildet den Grund der Gesamtkonfiguration.

Der Prozess, auf der Basis der Beobachtung in der Gruppe Bedeutung zu finden, hat therapeutisch und theoretisch höchsten Stellenwert. Ich habe diesen Prozess der Konfigurationsanalyse als die *Verortung* oder *»location«* jeder Störung beschrieben. Ich wollte dieses Konzept, das in Gruppen jeder Art, aber auch in der Behandlung der natürlichen Gruppe, der Primärgruppe, gleichermaßen wichtig ist, zumindest erwähnt haben.

Unsere Aufgabe ist eine kreative. Der Gruppenanalytiker sollte flexibel, natürlich, spontan sein, er sollte der Gruppe nachfolgen und von ihr lernen. Seine Funktion als Initiator und Hüter der gruppenanalytischen Situation konnte hier nur kurz angeschnitten werden. Sie ist jedoch eine nie endende, stets dynamische Aufgabe und zumindest, sozusagen, die halbe Miete!

Diese Form der Psychotherapie beruht meiner Ansicht nach unvermeidlich ebenso wie jede andere Methode auf der Gesamtsituation, in der sie erfolgt, in diesem Fall der therapeutischen Gruppe. In der standardmäßigen »gruppenanalytischen Situation«, die ich hier als Modell beschreibe, dient diese Gruppe als Hintergrund der Orientierung und Aktivität, als Mutterboden (Matrix), in dem alle dynamischen Prozesse ablaufen. Zweck dieser spezifischen Situation ist *nicht* die Behandlung der Gruppe selbst, sondern die des Individuums. Ihr Ziel und ihr Resultat sollten die größere innere Freiheit des Individuums und die Entwicklung seiner Persönlichkeit sein.

London, November 1967

19. Kapitel

Über Deutung und Deuten in der Gruppenanalyse[1]

Foulkes verfasste diesen Beitrag für den Zweiten Internationalen Workshop on Group Psychotherapy in Lausanne, zu dem er 1966 eingeladen wurde. Der Text wurde den Teilnehmern vorab zur Verfügung gestellt. Der zweite Teil enthält klinische Beispiele. […] [M. P.]

Unter der Deutung im weiten Sinn des Begriffs verstehen wir des Therapeuten Wahrnehmung von Bedeutung in den Produktionen seines Patienten oder seiner Patientengruppe. Sie ist ein kreativer Akt der Wahrnehmung, vergleichbar mit der Interpretation einer musikalischen Komposition durch einen Dirigenten. Dabei muss der Therapeut eine rezeptive, passive Haltung einnehmen, so dass ihm die Deutung aus dem Beitrag des Patienten quasi entgegenkommen kann. Er darf die Situation nicht allzu aktiv oder ungeduldig durch die Art und Weise, wie er selbst sie versteht, beeinflussen.

Im Gegensatz dazu bezeichnen wir als Deutung im engeren Wortsinn eine verbale Intervention, eine Feststellung, die sich auf einen bestimmten Vorgang zu einem bestimmten Zeitpunkt bezieht. Die verbale Mitteilung dient speziell dazu, von einem Bedeutungskontext zu einem anderen zu wechseln. Ich bin überzeugt, dass die Deutung im engen Sinn grundsätzlich auf dem Deuten im weiten Wortsinn beruhen sollte.

Wir müssen unterscheiden zwischen der eigentlichen Deutung und anderen Interventionen wie Konfrontation, Hervorhebung bestimmter Verhaltensweisen, bestimmter Beiträge, näherer Klärung dessen, was gesagt wurde, sowie Anerkennung und Aufnahme der Beiträge der Patienten. All diese Interventionen können im Dienst der Deutung stehen, sind aber selbst, streng genommen, keine Deutungen.

---

1 Anm. der Übers.: Die Übersetzung folgt nicht der von Malcolm Pines bearbeiteten und gekürzten Fassung, sondern der 1968 im *International Journal of Group Psychotherapy* 18: 432–444 erschienenen Version.

In der Analyse einzelner Patienten richten sich Deutungen prinzipiell auf drei verschiedene Bereiche. Erstens geht es um die Entzifferung von unbewusstem Inhalt oder um seine Übersetzung in bewussten Inhalt. Der zweite Bereich betrifft Widerstände und Abwehrmechanismen, und der dritte die Übertragungsreaktionen. Bei der zweiten und dritten Kategorie muss sich der Analytiker aktiver verhalten, und er wird mit höherer Wahrscheinlichkeit intervenieren und spontan deuten. Die Übertragung an sich ist eine mächtige Widerstandswaffe. Sie kann den therapeutischen Einfluss der Deutungen des Analytikers erfolgreich neutralisieren oder negieren, indem sie diese komplett verzerrt.

Ein Beispiel für einen Übertragungswiderstand war Mr. M.s Aussage, ich hätte seine Gefühle und seine Probleme in der vorangegangenen Sitzung brillant dargelegt, doch zu seinem großen Ärger habe er später alles, was ich gesagt hätte, wieder vergessen. Nach sorgfältiger Untersuchung stellte sich heraus, dass dies in erster Linie eine Übertragungsreaktion war, die mit seinem Vater zusammenhing. Sein Vater war Linkshänder, und wenn er dem Patienten in dessen Kindheit etwas hatte vormachen wollen, konnte dieser seinem Beispiel nie folgen. So war sein Vater ein sehr guter Kricketspieler gewesen, der Sohn hingegen konnte weder Interesse für das Spiel aufbringen noch eine gute Technik entwickeln. Mr. M. erinnerte sich daran, wie er sich zusammen mit seinem Vater und einem seiner Freunde zum Spiel umgezogen hatte, als er »nur/noch ein Junge« [»only a boy«] war, und wie peinlich ihm die Situation gewesen war. Dieser gesamte Austausch fand in einer Gruppenanalysesitzung und im Kontext von Exhibitionismus und der Angst, bloßgestellt zu werden, statt. Die Gruppe arbeitete heraus, dass Mr. M.s Eheprobleme die in der Situation mit seinem Vater geschaffenen Grundlagen getreulich widerspiegelten. Von der Gruppe konnte der Patient dies annehmen, während er es von mir, seinem Vater, nicht hätte akzeptieren können. Tatsächlich verlieh er seinem Ärger über mich Ausdruck, weil ich ihm die Dinge nicht so, dass er sie verstehen konnte, erklärte. Dass er seinen Unmut mir gegenüber so offen äußern konnte, war ein wichtiger Schritt für ihn. Er hat seine Hemmungen, mich zu verstehen, seit kurzem überwunden und macht nun auch die Erfahrung, dass die Hemmungen gegenüber Vorgesetzten und Kollegen in seinem Büro, die ihm sehr zu schaffen gemacht hatten, verschwinden.

Gruppenpatienten können ihr Übertragungsverhalten gegenüber dem Therapeuten oder untereinander oft selbst als solches erkennen, und es ist für sie besonders aufschlussreich, wenn ihnen die Beziehung zu früheren

Erfahrungen, die sie mit Eltern oder Geschwistern gemacht haben, durch ihre unmittelbare Bedeutung in der Gruppe klar wird, indem sie diese überaus wichtigen Verbindungen selbst entdecken. Ich habe beobachtet, dass die klare Einsicht in die Bedeutsamkeit einer biographischen Übertragung eher auf eine Veränderung folgt, als dass sie ihr vorausgeht. Manchmal finden Übertragungen auch auf die Gruppe als Ganzes statt. Meiner Meinung nach muss dies genauso wie alles andere auf mehreren Ebenen betrachtet werden. Auf einer tiefen, archaischen Ebene repräsentiert die Gruppe, wie schon erwähnt, die Mutter. Auf einer weiteren Ebene steht sie oft für eine Art Über-Ich, eine kritische, gefürchtete Autorität.

Übertragungsdeutungen sind zwar Legion und beschäftigen uns in gewisser Weise ständig, trotzdem aber nehmen sie bei meinem Ansatz weder mein eigenes Interesse noch das der Gruppe vollständig in Anspruch. Wir betrachten sie in dem größeren Bezugsrahmen der Behandlungssituation, zu der nicht nur die gerade stattfindende Sitzung im Behandlungszimmer gehört, sondern auch Vorkommnisse im gegenwärtigen Leben der Patienten. Nach meiner Meinung ist die psychotherapeutische Situation nicht auf das Behandlungszimmer begrenzt; und was die Situation in der Therapiegruppe betrifft, so ist sie erst recht nicht auf die Beziehung des einzelnen Patienten zum Therapeuten begrenzt. Vielmehr ist alles, was wir erfahren, Teil der therapeutischen Situation, ganz gleich, ob sich der Vorgang im Behandlungszimmer abspielt oder außerhalb. Manchmal werden Ereignisse gegensätzlichen Kategorien zugeordnet, das heißt, man unterscheidet zwischen Vorgängen »innerhalb« und »außerhalb« der Gruppe. Für mich sind es grundsätzlich innere Vorgänge. Allerdings werden sie von der Gruppe recht häufig aufgespalten und als »innere« bzw. »äußere« kategorisiert. An einem bestimmten Punkt erwähnten zum Beispiel mehrere Mitglieder der schon erwähnten Gruppe, dass es ihnen im Leben »draußen« viel besser gehe, während es »innerhalb« der Gruppensitzung schwierig sei.

In jeder klar definierten therapeutischen Situation lässt der Therapeut jedoch keinen Zweifel an ihren Grenzen. Auch wenn er sie der Gruppe nicht theoretisch erklärt, findet diese durch Versuch und Experiment heraus, wo die Grenzen liegen. Wenn die Gruppe sie genau kennt und sich darüber einig ist, kommt es zu Vorgängen, die sich exakt auf den Grenzen abspielen. Sie dringen sozusagen von außen in den abgegrenzten inneren psychischen Raum ein und beeinflussen ihn dann von innen her. Illustriert wird dies durch eine Sitzung, die stattfand, nachdem eine Patientin eine

Sitzung versäumt hatte. In der nächsten Gruppensitzung begann Miss A. zu erzählen, weshalb sie beim letzten Mal nicht erschienen war. Sie erklärte, sie habe einen Bandscheibenvorfall erlitten, was ihr häufig passiere, wenn sie sich auf eine bestimmte Weise bücke. Sie hatte den Therapeuten angerufen, weil sie zur Gruppe kommen wollte und hoffte, er würde jemanden kennen, der ihren Rücken rechtzeitig vor der Sitzung am Montag in Ordnung bringen würde (ihr eigener Arzt hatte erst am Dienstag für sie Zeit). Nachdem sie mich nicht hatte erreichen und mir auch keine Nachricht hatte zukommen lassen können, rief sie ein weiteres Mal an, um mitzuteilen, dass sie nicht teilnehmen würde. Auf diese Weise gab die Patientin zu verstehen, dass ihre Rückenbeschwerden in die Gruppe gehörten und dass sie von mir erwartete, dass ich ihren Rücken kurierte oder zumindest dafür sorgte, dass er kuriert würde. Sie brachte Ärger über ihre Beschwerden zum Ausdruck: Warum musste sie so leiden und gleichzeitig auch zur Gruppe kommen? Sie sagte: »Es ist schrecklich, hierher kommen zu müssen.« Sie verglich die Situation mit einer ähnlichen in ihrer Kindheit, als ihre Eltern sie in einem Krankenhaus allein zurückgelassen hatten und sie sich fühlte, als sei sie in einem fremden Land ausgesetzt worden. Dann kam sie auf ein anderes Thema zu sprechen. Eine Weile zuvor hatte sie eine andere Patientin massiv angegriffen. Nun sagte sie: »Es ist nicht fair gegenüber Mrs. M. Sie ist nicht meine Mutter.« Im Gegensatz dazu hatte sie drei Sitzungen zuvor zu Mrs. M. gesagt: »Ich weiß, was Sie wollen, aber von mir werden Sie es nicht kriegen!«

Bis zu diesem Punkt hatte sich Miss A. nur minimal beteiligt und in der vorangegangenen Sitzung kein einziges Wort gesagt. Nach dieser Sitzung begann sie, sich deutlich stärker einzubringen, und zwar nicht nur häufiger, sondern auch ungleich engagierter, mit wesentlich intensiverem Affekt und direkter auf das augenblickliche Geschehen bezogen. Dies illustriert die tiefe Bedeutung, die solche Vorgänge auf der Grenze haben können. Man muss diese wichtige Behandlungszone auf der Grenzlinie dessen, was die Patienten als zur Behandlung gehörend und als außerhalb betrachten, sehr aufmerksam im Blick behalten. Manchmal ist es nicht mehr, als dass sich jemand verspätet und dann erzählt, was geschehen ist. Natürlich gibt es spezielle Gründe, weshalb manche Patienten ihre vordringlichen Konflikte häufiger als andere auf diese Weise ausdrücken. Meiner Meinung nach hatte es auch spezielle – und typische – Gründe, weshalb Miss A. ihren Konflikt somatisieren musste. Dies näher zu erläutern würde hier aber zu weit führen.

Im folgenden Beispiel betraf die Übertragungsreaktion die Gruppe als Ganzes. In einer bestimmten Sitzung war ich von der Gruppe vollständig ausgeschlossen worden. Hätte ich während der Sitzung kein Wort gesagt, hätten sie von mir vermutlich keinerlei Notiz genommen. Jedenfalls machte ich die Gruppe nach etwa einer Stunde auf ihr Verhalten aufmerksam. In der nächsten Sitzung verbrachten die Teilnehmer viel Zeit damit, über den Tod – insbesondere den Tod von Eltern – zu sprechen, über ihre Angst vor dem Tod, über Tote, Sterbende und so weiter. Es war klar, dass sie mich beim letzten Mal »mundtot« gemacht und in gewisser Weise getötet hatten. Dies war ein Ausdruck nicht nur ihrer gegen mich gerichteten Aggression, sondern auch ihrer phobischen Angst um mich. Sie hatten sehr darunter gelitten, dass ich mich nicht eingebracht, kein Lebenszeichen von mir gegeben hatte.

Deutungen seitens der Patienten

Bewusst und unbewusst sind die Patienten ständig damit beschäftigt zu deuten. Der *bewusste* Teil lässt sich rasch bearbeiten. Die analytische Gruppe entwickelt sozusagen eine Deutungskultur, an der die Patienten bewusst mitwirken. Wenn sie besser verstehen, wie hilfreich und wichtig Deutungen sind, werden sie sich aktiv daran versuchen. Zu einem gewissen Grad ist dies ein positiver, willkommener Beitrag, auch wenn sich dieses Deuten sehr oft eindeutig als Ausdruck eines Widerstandes erweist. Das vorrangige Motiv kann eine Identifizierung mit dem Therapeuten sein, insbesondere ein Rivalisieren mit ihm oder um ihn. Das bekannteste Beispiel ist der sogenannte Assistent des Leiters. Natürlich ist es die Aufgabe des Analytikers, den Widerstand zu analysieren.

Wichtiger ist der *unbewusste* Deutungsprozess in einer Therapiegruppe, der meiner Meinung nach pausenlos vonstattengeht, weil sämtliche Beiträge teils als Assoziationen zu dem Vorausgegangenen, teils als Reaktionen und Antworten darauf verstanden werden. In ihrer Gesamtsumme bilden diese Beiträge die dynamische Matrix, in der alle Kommunikationen zusammenkommen. Sie gehen aus einem zentralen Kern einer fundamentalen, universalen Sprache hervor und können auf mehreren verschiedenen Ebenen verstanden werden. Es ist offensichtlich, dass diese unbewussten Deutungen für den, der sie gibt, gleichermaßen wichtig sind wie für ihren Empfänger. Im Pool der gemeinsamen Bedeutungen, dem Kommunikationsnetzwerk – der Matrix – der Gruppe, ergeben sie alle Sinn.

Das folgende Beispiel zeigt, wie tief eine solche Deutung reicht und wie bedeutsam sie ist. Mr. E. hatte die Schnürsenkel seiner Schuhe nicht gebunden, und die Ko-Therapeutin wies nach einigen Minuten des allgemeinen Schweigens darauf hin. Mr. E. wusste nicht zu sagen, weshalb er die Schuhe nicht zugeschnürt hatte. Mr. K., ein relativer Neuling in der Gruppe, der über Mr. E. kaum etwas wusste, sagte: »Schuhe sind in gewisser Weise wie eine zweite Haut.« Mr. E. war ständig mit Gedanken an Kastration und insbesondere an die Beschneidung beschäftigt. In seiner Kindheit war ihm der Blinddarm entfernt worden, und mit Einverständnis seines Vaters, selbst Chirurg, war gleichzeitig eine Beschneidung vorgenommen worden. Als ihm dies nach der Operation bewusst wurde, bekam er große Angst und musste von den Krankenschwestern getröstet werden. Er war viele Jahre lang vollständig impotent, konnte nicht einmal masturbieren, bis er diese Impotenz mit Hilfe »sehr freundlicher« Krankenschwestern körperlich überwand. Im Leben agierte er seine Impotenz als einen gegen den Vater gerichteten Protest aus, indem er zu einem Versager wurde. Der andere Patient, der von all dem nicht das Geringste wusste, als er sagte: »Schuhe sind in gewisser Weise wie eine zweite Haut«, hatte unbewusst analysiert, dass sich ungebundene Schnürsenkel auf die Vorhaut beziehen.

Ein anderes Beispiel für eine unbewusste Deutung durch ein Gruppenmitglied stammt von einem Patienten, der über seine Mutter sprach, von der er sich erdrückt fühlte. Eine andere Patientin unterbrach ihn schließlich und berichtete, dass sie ihrem achtjährigen Sohn nach dem Stuhlgang den Po wischen müsse, weil er sich weigere, es selbst zu erledigen. Dann sprach sie über die schmerzhafte Reinigung seiner Vorhaut. An dieses Thema der übertriebenen Sorge einer Mutter um die Intimfunktionen, insbesondere die analen Intimfunktionen, des Kindes und ihre Konsequenzen knüpften weitere Gruppenmitglieder an. Bemerkenswerterweise berichtete die Patientin, dass ihr Sohn nach dieser Sitzung nicht länger von ihr verlangt hatte, ihn zu säubern.

Deutungen seitens des Gruppenleiters

Wenden wir uns nun den selektiven Aspekten der Deutungen des Leiters in einer Gruppensituation zu. Ich behaupte, dass er im Prinzip auf die gleiche Art und Weise zu seinen Deutungen gelangt wie die anderen Gruppenmitglieder. Wir können lediglich für uns in Anspruch nehmen, dass sich das Spektrum unserer Aktivität auf die vorbewusste Ebene verschiebt. Als Experte ist der Gruppenleiter für die Gruppe verantwortlich, so dass sich seine Rolle in wichtiger Hinsicht von der Rolle der übrigen Mitglieder unterscheidet. Es gibt Situationen, in denen er sich wie ein Teilnehmer gegenüber der übrigen Gruppe verhält, aber er wird nie oder so gut wie nie persönliche oder private Informationen offenlegen. Er ist im Allgemeinen nicht persönlich involviert und deshalb besser in der Lage, zu deuten, die wichtigsten Aspekte zu erkennen, Fragen des richtigen Timings zu bedenken usw.

Alle Verhaltensweisen sind als eine für die therapeutische Situation relevante Kommunikation zu betrachten, und der Gruppenleiter sollte in der Lage sein, diese Mitteilungen auf mehreren unterschiedlichen Ebenen gleichzeitig als bedeutsam zu verstehen. Bei der Wahl seiner eigenen Kommunikationsebene muss er sich an der von der Gruppe im Moment präferierten, wenngleich unbewussten, Harmonik (Resonanz) orientieren. Bedeutung wird sowohl mit Bezug auf die Gruppe als Ganzes verstanden als auch mit Bezug auf die einzelnen Gruppenmitglieder. Ich halte die scharfe Unterscheidung zwischen so genannten Gruppen- und sogenannten individuellen Deutungen für nicht gerechtfertigt. Deutungen sind immer für die Gruppe in ihrer Gesamtheit von Bedeutung, das heißt, für alle im Behandlungszimmer versammelten Mitglieder. Sie können an ein bestimmtes Mitglied adressiert sein oder sich auf Konfigurationen oder Beziehungen innerhalb der Gruppe oder zwischen Gruppe und Gruppenleiter beziehen, und sie können nicht nur die aktuelle Sitzung, sondern die ganze Geschichte der Gruppe in den Blick nehmen.

Um »mutativ« wirken zu können, müssen Deutungen auf dem Erleben des augenblicklichen Moments beruhen und der emotionalen Ebene, die am aktivsten zu sein scheint, möglichst nahe kommen.[2] Die dynamische Wirkung wird oft durch eine Verschiebung des Fokus von einem Kontext auf einen ganz anderen erzielt, die eine neue Bedeutung zutage treten lässt.

Im folgenden Beispiel war die ganze Gruppe mit einer besonderen Situ-

2 Anm. der Übers.: Den Begriff der »mutativen Deutung« hat Foulkes von J. Strachey (1935 [1934]) übernommen, der die Auffassung vertrat, dass eine Deutung nur dann mutativ, d.h. verändernd, wirken könne, wenn sie auf den »Dringlichkeitspunkt« (S. 507, 512) tiefer Regungen abhebe.

ation beschäftigt. Eine Deutung seitens eines Patienten, die dann von mir in einer, wie ich sie nenne, »umschaltenden« [»switching«] Deutung explizit gemacht wurde, steckte der Gruppe ein Licht auf.

Thema der Sitzung war der Therapeut, der nicht genug gab, weil er der Gruppe nicht die richtigen Deutungen anbot. Impliziert war unter anderem, dass der Therapeut sämtliche Antworten wüsste, aber sein Wissen oder seine Weisheit aus unbekannten Gründen nicht mit der Gruppe teilen wollte. Mr. E., der oben schon erwähnte Patient, meldete sich plötzlich zu Wort und erzählte, er habe als Elfjähriger, als er in Sachen Sex bereits Bescheid wusste, darauf beharrt, von seinem Vater die »Tatsachen des Lebens« zu erfahren, das heißt, sexuell »aufgeklärt« zu werden. Der Vater, peinlich berührt, hatte sich zwar bemüht, der Erwartung seines Sohnes gerecht zu werden, letztlich aber versagt. Der neue Aspekt, der von Mr. E. eingebracht und von mir aufgegriffen wurde, war das Wissen um die »Tatsachen des Lebens«. Ich erläuterte, dass die Gruppe mit den Vorrechten des Therapeuten und seinem überlegenen Wissen bezüglich des Sexuallebens Erwachsener beschäftigt sei; sie betrachteten es mit kindlicher Neugier und Hilflosigkeit und voller Ambivalenz, weil sie einerseits Bescheid wissen und andererseits nichts erfahren wollten. Als Patienten wären sie in dem Konflikt gefangen, einerseits nichts wissen zu dürfen, ohne sich zu verraten, andererseits aber auch nicht erwachsen werden zu können, ohne Bescheid zu wissen: Ich muss noch immer meinen Vater bitten, sein Wissen, seine sexuelle Potenz, sein sexuelles Geheimnis an mich weiterzugeben. Solange ich aber meinen Vater fragen muss, bleibe ich in meinem eigenen infantilen Ambivalenzkonflikt gefangen.

Eine andere Patientin hatte das Thema Sexualität zuvor durch einen Traum in die Gruppe eingebracht, die es dann aber auf das Wissen über Psychologie und auf Beschwerden, nicht die richtigen Deutungen zu bekommen, verschoben hatte. Als das Problem durch Personifizierung erhellt wurde, gewann die Gruppe Einsicht in ihr eigentliches Anliegen.

Die übliche Deutung ist kurz und in meinem Fall oft unaufdringlich und beinahe umgangssprachlich formuliert. Manchmal sind aber auch ausführlichere Erläuterungen notwendig, wenn zum Beispiel (a) zusammenfassende Aussagen bezüglich einzelner Gruppenmitglieder angebracht erscheinen oder wenn es (b) wichtig ist, der Gruppe eine Deutung ihres Gesamtverhaltens zu geben, vor allem in Krisenmomenten. Um dies zu illustrieren, muss ich drei Sitzungen zusammenfassen, damit die Situation klar wird.

In den ersten beiden der drei Sitzungen war Wut das auffälligste Merkmal. Es gab ein allgemeines, teils auch bewusst geäußertes Widerstreben, zu sprechen, weil die Angst zu groß war, sich zu exponieren oder vor der Gruppe bloßzustellen. Gleichzeitig wurden im Zusammenhang mit ehelichen wie auch unehelichen sexuellen Beziehungen wichtige äußere Entwicklungen geschildert. Es gab Schweigepausen, die nicht sehr lang dauerten, aber ausgeprägt waren – ein in meinen Gruppen heutzutage seltenes Geschehen.

Im Folgenden beschreibe ich stark verdichtet die Beiträge aller Mitglieder zur dritten Sitzung. Mrs. C. erklärte, nicht bereit zu sein, über ihren inneren Kampf zu sprechen, der, wie sich herausstellte, mit ihrer Beziehung zu ihrem Ehemann zusammenhing. Miss A. war mitteilsamer. Sie stellte Spekulationen über ihre aktuelle Beziehung zu einem Mann an und meinte, dass ihre Mutter diese nicht billigen würde. Sie berichtete auch, dass es ihr mittlerweile wesentlich leichter falle, sich in Gesellschaft zu begeben. Mr. E., der die zweite der beiden vorangegangenen Sitzungen wegen einer seit langem geplanten Verpflichtung versäumt hatte, berichtete Folgendes: »Am Samstag haben meine Frau und ich den ein oder anderen Sherry getrunken und dann über den Nachbarn gesprochen. Sie erzählte mir, er habe furchtbare Kopfschmerzen gehabt, und wir machten uns über ihn lustig. Ich sagte: ›Du wirst mit ihm ins Bett gehen müssen.‹ Sie meinte: ›Das habe ich schon getan, und er ist nicht sehr gut. Ich weiß dich durchaus zu schätzen.‹« Mr. E. hörte dies gern und fühlte sich seiner Frau näher als je zuvor. In seinem einzigen weiteren Beitrag von Belang ging es darum, dass er sich bei dem Versuch, die Ohren zu reinigen, massive Probleme eingehandelt hatte und deshalb ein Krankenhaus hatte aufsuchen müssen.

Mr. M. berichtete von Missverständnissen in seiner Ehe, die zu Auseinandersetzungen geführt hatten, so dass nun Eiseskälte zwischen ihm und seiner Frau herrschte. Von der Gruppe wünsche er sich derzeit, so sagte er, nichts anderes als Ruhe und Frieden. Mr. O. brachte die Wut der Gruppe zum Ausdruck und sagte, dass er in der festen Absicht gekommen sei, kein Wort zu sagen. Er sei so wütend, dass er am liebsten den Tisch zertrümmern würde. Seine Beziehung zu seiner Freundin sei gescheitert, sie müssten sich trennen. Eine Weile später bekannte er, dass er Angst habe, sich lächerlich zu machen und ausgelacht zu werden, wenn er sich der Gruppe gegenüber öffne.

Auch Miss R. brachte ihre Entschlossenheit zum Ausdruck, in der Gruppe zu schweigen, und meinte, dass diese nicht nur feindselig sei, sondern sich auch auflöse. Wenn es so weitergehe, würde sie aufhören wollen. Ein anderes Mitglied fragte sie: »Warum tun Sie es nicht?«, und sie gab zur Antwort: »Vielleicht an Ostern.« Sie empfinde die Gruppe als feindselig (was schon sehr lange ihr Thema war), und ich sei grundsätzlich gegen sie. Ihr wurde erläutert, dass sie vorwiegend davon sprach, von der Gruppe etwas zu bekommen, nicht aber davon, etwas zu geben. Sie empfand dies als einen persönlichen Angriff, auf den sie stark reagierte, indem sie mich massiv angriff. Sie hatte Tränen in den Augen und Schwierigkeiten, zu kontrollieren, was sie sagte. Die Sitzung war zu Ende; zu Beginn der nächsten Sitzung erklärte ich ihr, dass ich mich über ihren ständigen Negativismus tatsächlich ein wenig geärgert hätte. Die Situation wurde ihr wesentlich klarer, und ihre Haltung änderte sich. Ihr grundlegender Charakterwiderstand, sich der Gruppe aus Angst vor unwiderruflicher Abhängigkeit nicht wirklich verpflichten zu können, machte ihr aber weiterhin zu schaffen.

Miss A., die Zugang zu tiefen Ebenen hatte und sich intensiv beteiligte, pflegte das Geschehen in der Gruppe innerlich zu dramatisieren. Obwohl dies sehr stark ihrem eigenen Bedürfnis entsprach und eng mit ihrem Leben zusammenhing, »personalisierte« sie den Konflikt, und ich hielt sie für das »Herz« dieser Gruppe. Sie erklärte, dass es ihr in der Gruppe aktuell sehr schlecht gehe, während sie sich draußen gut fühle. In der folgenden Sitzung war sie verzweifelt und weinte viel. In einer späteren Sitzung bekannte sie, sich sehr schuldig gefühlt zu haben, weil sie in der Gruppe nicht kooperativ gewesen sei, sondern sie mit ihrer schlimmsten Seite konfrontiert habe – was für sie eine weitreichende Bedeutung hatte. Diese Patientin hatte die hier geschilderte Sitzung als eine Bestätigung der magischen Kraft ihres schlechten Selbst erlebt, Menschen, die ihr besonders nahestanden, zum Schweigen zu bringen oder zu töten. Dies hing mit einer verinnerlichten wahnsinnigen Großmutter zusammen, deren Schatten auf ihr lag und eine große Rolle in ihrer Psychopathologie spielte.

Ich habe in meiner Beschreibung der individuellen Reaktionen zu einem gewissen Grad auf diese dritte Sitzung vorgegriffen, die wir uns aber nun ansehen wollen. Ich war mir darüber im Klaren, dass alle Mitglieder dieser Gruppe ihr eigenes strafendes Über-Ich, ihre eigenen Vergeltungswünsche, in den zentralen Raum der Gruppe projiziert hatten. Ich möchte hier erwähnen, dass ich nicht versuchte, dies auf mich persönlich zu lenken, im Gegenteil. Ich war froh, dass es sich an die Gruppe als Ganzes richtete. Alle Mitglieder hatten Angst vor der Feindseligkeit und Aggressivität, die aus ihren Sünden resultierte, aus den Vergehen, die sie sich in ihren Gedanken und in ihrem Leben hatten zuschulden kommen lassen. Für einen Psychoanalytiker ist es nicht schwer, den ödipalen oder präödipalen, inzestuösen Charakter dieser Vergehen zu erkennen. In solchen Situationen kann man der Gruppe nach meiner Meinung als Therapeut helfen und ihr deuten, was ihr in der augenblicklichen Situation zu schaffen macht, statt lediglich als Übertragungsfigur zu dienen, auf die Befürchtungen, Ängste und Hass projiziert werden. Nachdem ich die Krise, die die Gruppe in der ersten Sitzung erlebt hatte, verdaut hatte, arbeitete ich für die zweite Sitzung einen Aktionsplan aus. Ich beschloss, mit Miss R. zu beginnen – nicht nur, weil dies für sie persönlich notwendig und bedeutsam war, sondern auch, weil es im Gesamtkontext der Gruppe wichtig war. Die Deutung, die ich ihr gab, zeigte, dass all dies grundsätzlich für die Gruppe von Belang war. Ich sagte, dass Miss A. die Gruppensituation dramatisiere und dass sie die Gefühle der Gruppe am klarsten zum Ausdruck bringe. Miss A. reagierte darauf mit einem Tränenausbruch und konnte lediglich sagen, wie depressiv sie sich nun sowohl draußen als auch in der Gruppe fühle. In der folgenden Sitzung, der dritten in Folge, wurde deutlich, dass ihr sehr bewusst war, dass sie die Gruppensituation dramatisierte. Sie hatte Schuldgefühle, weil sie der Gruppe schaden würde, statt ihr Bestes zu geben. Sie hatte die Gruppe mit ihrem »schlechten« Selbst konfrontiert, so wie kurz zuvor auch ihren Freund, und auf diese Weise die magische Gewalt der verinnerlichten wahnsinnigen Großmutter bestätigt.

Insgesamt gesehen konnte die Gruppe die zweite Sitzung gut für sich nutzen. Die Beiträge wurden bedeutsam und positiv; auch die projizierten Ängste und Befürchtungen wurden einsichtig, die die Mitglieder daran hinderten, Fortschritte zu machen, und ihnen das Gefühl gegeben hatten, ausgelacht oder hart bestraft zu werden, wenn sie sich öffneten.

In der dritten Sitzung waren lediglich vier Mitglieder anwesend, die übrigen waren wegen seit langem vereinbarter Ferien verhindert. Es stellte sich heraus, dass die Abwesenden diejenigen waren, vor denen die anwesenden Mitglieder am meisten Angst hatten und die sie fürchteten. Dies wurde nun gründlich durchgesprochen und durchgearbeitet. Im Übrigen war ein Großteil der Sitzung Miss A. gewidmet, die von ihrer ungeheuren Angst sprach, Wut zu äußern; es bedeutete für sie, zu ihrer wahnsinnigen Großmutter zu werden – was ihre Eltern ihr stets angedroht hatten. Sie offenbarte, dass sie im Alter von zweieinhalb Jahren versucht hatte, ihren neugeborenen Bruder mit Tollkirsche zu vergiften, und dass sie wegen Verhaltensproblemen in Behandlung gewesen war. Es kam sehr viel Material zur Sprache, das die Gefährlichkeit von Wutgefühlen betraf, und Miss R. brachte sich intensiv ein. Abermals erwähnte sie ihre Schwierigkeiten mit Mrs. M. und die Rolle, die ich dabei spielte, aber auch ihre eigene Erziehung: Man hatte sie schon in sehr jungen Jahren auf ein Internat gegeben, eine Klosterschule, die wie eine »Besserungsanstalt« geführt wurde. Ich deutete, die Mitglieder würden die Gruppe wie eine solche Besserungsanstalt empfinden. Damit lag ich richtig. Die Gruppe erzielte in der vierten Sitzung beträchtliche Fortschritte. Die Mitglieder bestätigten durch viele Details und Einsichten, dass sie die Gruppe in ein Depot für ihre projizierten Gefühle verwandelt hatten und dass das fehlende Sicherheitsgefühl genau daraus resultierte.

Die Tiefe der Deutungen

Meiner Meinung nach sollten Deutungen in der Einzelbehandlung wie auch in der Gruppensituation weder allzu tief noch allzu oberflächlich sein. Ich vermeide Deutungen, die, wie man sagen könnte, »zu tief eintauchen«, weil sie nach meinem Dafürhalten oft mit einem übereilten und unnötigen Einwirken auf Übertragungsreaktionen einhergehen. Ein Beispiel für Deutungen, die man besser vermeiden sollte, stammt aus einer Gruppe, die von einem unerfahrenen Therapeuten geleitet wurde. Thema war die Masturbation, und eine Patientin gestand tief beschämt, masturbiert zu haben. In einer späteren Sitzung trug sie scharlachroten Nagellack und verbrachte den ersten Teil der Sitzung damit, ein Stück Papier in winzige Fetzen zu zerreißen. Begleitet wurde dies von Assoziationen zu ihrem Ekel, den sie bei dem Gedanken empfand, gestillt worden zu sein (es gab Grund zu der Annahme, dass sie durch die Haltung des Analytikers zu dieser Assoziation veranlasst worden war). Der Therapeut deutete ihr, sie empfinde die Brust als abstoßend, weil sie das Gefühl habe, sie mit ihren blutverschmierten Nägeln in Stücke gerissen zu haben. Sie bat ihn, so etwas nicht zu sagen, weil es ihr Angst mache, und der Therapeut deutete, sie habe panische Angst vor dieser zerrissenen Brust, die sie als einen inneren Verfolger erlebe, den der Therapeut repräsentiere, wenn er ihr solche Deutungen gebe.

Ein anderes Beispiel für eine meiner Meinung nach nicht gerechtfertigte Art von Deutung ist das folgende. Der Patient berichtete, dass er als etwa Sechzehnjähriger eines Tages intuitiv das Gefühl gehabt habe, dass in seinem Zuhause eingebrochen werde. Er rief zuhause an und fuhr dann augenblicklich heim. Es waren tatsächlich Einbrecher im Haus gewesen und hatten gestohlen. Sein Anruf, so glaubte er, habe die Einbrecher offenbar gestört, denn sie hatten sein eigenes Zimmer und das seiner Schwester durchwühlt, ihren Diebeszug aber im Zimmer der Eltern abgebrochen. Die Vorstellung, sie mit seinem Anruf vertrieben zu haben, gab ihm das Gefühl, allmächtig zu sein. Er brachte seinen Vater dazu, an sämtlichen Fenstern Gitter installieren zu lassen. Seine Angst war so groß, dass er zwei Wochen lang im Schlafzimmer bei seinen Eltern übernachtete. Sein Therapeut deutete: »Der Einbrecher, den Sie glaubten, am Hereinkommen hindern zu müssen, ist der böse Vater, der einbricht, um Geschlechtsverkehr mit der Mutter zu haben. Sie haben das Gefühl, dass er kommen und Sie töten wird, weil Sie allmächtig sind und die beiden in ihrem Zimmer aus der Ferne stören. Später schlafen Sie dann tatsächlich in ihrem Zimmer, um sicherzustellen, dass sie keinen Geschlechtsverkehr haben werden.«

Zusammenfassung

Die wichtigsten Bereiche, auf die sich Deutungen gewöhnlich beziehen, sind folgende:

1. Die laufenden Interaktionsprozesse in der Gruppe.
2. Die sich wiederholende Konfliktsituation des einzelnen Gruppenmitglieds in der Gruppensituation. Als Ausdruck des Wiederholungszwangs ist dies die Art und Weise, wie sich die individuelle Neurose in der Gruppe zumeist manifestiert.
3. Frühere Erfahrungen, insbesondere aus der Kindheit, tauchen als spontane Erinnerungen auf (werden also nicht aktiv gesucht).
4. Das gegenwärtige Leben außerhalb der unmittelbaren Behandlungssituation.
5. Der besonders wichtige Bereich der Ereignisse auf der Grenze zwischen dem aktuellen Gruppenleben und dem Leben außerhalb der Gruppe.

All diese Bereiche werden im Licht der dynamischen Situation in der Gruppe betrachtet. Die reale Situation, in der sich sowohl die Patienten als auch der Therapeut befinden, muss durchgehend respektiert und beim Analysieren und Deuten berücksichtigt werden.

Die Deutungsarbeit ist lediglich eine der Aufgaben des Analytikers, ein langsamer und in gewisser Weise endloser Prozess, der nur von Zeit zu Zeit im Geben einer Deutung im strengen psychoanalytischen Wortsinn gipfelt. Es ist wichtig, keine neuen Elemente ohne ausreichende Grundlage einzuführen, sondern eine neue Deutung dessen, was der Patient ist, sagt oder tut, langsam und von seinen eigenen Kommunikationen ausgehend zu entwickeln. Diese Kommunikationen sind ursprünglich zusammenhanglos, weil sie gewissermaßen auf unterschiedlichen sprachlichen Ebenen Ausdruck finden und sich darüber hinaus zeitlich über mehrere Sitzungen verteilen. Wenn wir uns unsere psychoanalytische Erfahrung in vollem Umfang zunutze machen, müssen wir uns kontinuierlich an den Hinweisen orientieren, die der Patient selbst uns gibt, statt ihm unsere eigenen Vorstellungen aufzuzwingen.

Deutungen werden im Licht aktivierter Erfahrung und im Feuer der augenblicklichen Emotion angeboten. Nach meiner Ansicht ist unter dem »Hier und Jetzt« die Gesamtsituation zu verstehen, das heißt nicht allein die Patient-Therapeut-Beziehung. Die Gesamtsituation umfasst die gegenwärtige Realität, das gegenwärtige Erleben und das gegenwärtige Netzwerk. Erfahrungen aus der Vergangenheit werden nicht aktiv gesucht, wohl aber als wichtig erachtet und uneingeschränkt als Teil der laufenden Analyse anerkannt, wenn sie dynamisch in die Situation hineinspielen.

Ich lenke die Übertragung nicht stärker als nötig auf meine eigene Person, sondern beziehe die Reaktionen nach Möglichkeit auf die Gruppe als Ganzes. Es ist sehr wertvoll, wenn die Patienten sich der Tatsache bewusst werden, dass sie die Gruppe *sind.* Sie entscheiden und sind verantwortlich für das, was in der Gruppe gesagt und oder getan werden kann und was nicht. Auch wenn ich innerlich ständig deute, verwende ich verbale Deutungen sparsam. Ich möchte meine eigene Bedeutung in der Gruppe nicht verstärken und den Hunger nach Abhängigkeit nicht nähren. Meine innere Arbeit verrät sich vielleicht in der Art und im Timing meiner Deutungen und anderen Interventionen und insgesamt in meiner Art, die Gruppe zu leiten.

Vielleicht kann man die Leitlinien für die Deutungsarbeit des Therapeuten wie folgt zusammenfassen. Eine Deutung ist erforderlich, wenn die Kommunikation blockiert ist. Sie befasst sich vorrangig mit Widerständen einschließlich der Übertragung. Ihre Form und ihr Inhalt sollten durch die laufende Interaktion und Kommunikation, so wie die Gruppe sie erlebt, vorgegeben werden. Ihre Lokalisation und ihr Timing sollten sich nach der Emotion der Patienten richten.

20. Kapitel

Zwei gegensätzliche Sichtweisen der Sozialpsychiatrie: Das Problem[1]

In seiner Vorstellung einer Sammlung von Vorträgen, die während seiner Amtszeit als Dekan (1964–65) in der Psychotherapy and Social Psychiatry Section of the Royal Medico-Psychological Association (der Vorgängerin des Royal College of Psychiatrists) gehalten worden waren, skizzierte Foulkes einige der Gründe für die Programmzusammenstellung jenes Jahres. Er konstatierte eine Spaltung der Sektion zwischen den eher forschungsorientierten Mitgliedern und denjenigen mit einem eher dynamisch orientierten Verständnis der Sozialpsychiatrie.

Eine entsprechende Spaltung glaubte er auch in der Psychiatrie insgesamt und in zahlreichen anderen wissenschaftlichen Disziplinen zu beobachten. Er zog in Erwägung, dass die rasante Veränderung der westlichen Gesellschaft bestimmte Bereiche der Fehlanpassung hervortreten lasse, die damit zusammenhingen, dass »die eigentlichen Konfliktquellen« verleugnet würden, und eine Polarisierung der Einstellungen begünstigten. Ein Teil der Gesellschaft wird so womöglich zu »Psychotikern, Neurotikern, Delinquenten, Trägern scheinbarer oder realer körperlicher Krankheiten«. Die Vertreter der anderen Einstellung »können die Schwierigkeiten fortan in ihnen lokalisieren und [...] sie untersuchen [...], um ihre ›Ursachen‹ zu ergründen«. Die basale Störung des gesellschaftlichen Gleichgewichts bleibt dabei völlig außer Acht (S. XII).

Ein Beitrag von Foulkes selbst, »Two opposed views of social psychiatry«, leitete den Band ein. E. H. Hares Artikel »The relation between social psychiatry and psychotherapy« folgte als 1. Kapitel. Hare war Foulkes' Kollege am Maudsley Hospital.

Hare untersucht drei Aspekte der Sozialpsychiatrie – Behandlung, Forschung und Präventivpsychiatrie. Die Behandlung umfasst Aktivitäten von Gruppenpsychotherapie und Familientherapie bis zu psychiatrischen sozialen

---

1 Erstveröffentlichung in: S. H. Foulkes & G. S. Prince (Hg.). *Psychiatry in a Changing Society*. London (Tavistock) 1969, S. 17–32.

Clubs und therapeutischen Gemeinschaften. Teil der Sozialforschung sind die epidemiologische Erforschung verhinderbarer Ursachen psychischer Störungen sowie Effizienzstudien über sozialtherapeutische Maßnahmen. Die dritte Gruppe besteht aus präventiven Aktivitäten, beispielsweise administrativen und edukativen Maßnahmen sowie Nachsorge-Einrichtungen, Rehabilitationszentren und anderen Maßnahmen der Sekundärprävention.

Das zweite, von Foulkes selbst verfasste Kapitel mit der Überschrift »The issue« wird hier – unter dem Titel – »Das Problem« – wiedergegeben. Foulkes wiederholt seine Auffassung des Individuums als Mitglied eines multipersonalen Interaktionsnetzwerkes, das der Psychiater als Bezugsrahmen seiner Diagnose und Prognose betrachten muss. Klinische Vignetten dienen zur Illustration. [M. P.]

Zurzeit ist die Sozialpsychiatrie nach wie vor eine im Aufbau begriffene Disziplin. Die unterschiedlichen Zugangsweisen der verschiedenen Autoren und Gruppierungen spiegeln exakt die Grenzen und Vorurteile wider, die auf dem gesamten Gebiet der Psychiatrie und in jedem Land zwischen den lebendigen, dynamischen, progressiven und expansiven, aus psychoanalytischen Quellen hervorgegangenen Entwicklungen einerseits und der limitierenden, konservativen, statischen, häufig sehr fest verankerten Einstellung andererseits zu verzeichnen sind, wobei Letztere dazu tendiert, an überholten Modellen »wissenschaftlicher« und »objektiver« Verifizierung festzuhalten – gelegentlich bis zum Punkt der Sterilität.

Grenzen und Vorurteile? Ich wünschte, damit hätte es sein Bewenden. Tatsächlich spielen tiefverwurzelte emotionale und existenzielle Einstellungen, politische Faktoren, Klassenfragen und vieles andere eine Rolle. Derselbe Zwiespalt durchdringt, schaut man genauer hin, jedes einzelne Arbeitsfeld und jede Disziplin innerhalb der Kultur insgesamt.

In der Psychiatrie selbst wird dieser Konflikt durch die herausfordernde Allgegenwart der Neurose unweigerlich akut. Die angemessene Antwort auf diese Herausforderung kann, nimmt man sie ernst, nur die psychologische und soziologische Untersuchung sein. Diese muss auch die Psychoanalyse und die Gruppenanalyse miteinschließen.

Betrachten wir eine relativ neue, mittlerweile aber fest etablierte Disziplin: die Sozialpsychologie, die in den Vereinigten Staaten vielleicht am weitesten entwickelt ist. Hören wir, was einige ihrer Exponenten zu sagen haben. Murphy und Newcomb (1937) definieren das Feld in ihrer klassischen Arbeit *Experimental Social Psychology* folgendermaßen: »Sozialpsychologie ist die Erforschung der Art und Weise, wie das Individuum zum Mitglied einer sozialen Gruppe wird und in ihr funktioniert.« Im Anschluss an die Aussage, dass »selbst auf der Ebene einzelliger Organismen ein sozialer Faktor existiert«, fahren sie fort: »Die Interaktion zwischen Organismen ist eine der basalsten biologischen Tatsachen.« Sie verstehen das Soziale als einen Aspekt des Biologischen.

Die Erforschung der Kleingruppe hat innerhalb der Sozialpsychologie sehr rasch einen vorrangigen Stellenwert erlangt. In einem unter dem Titel *Group Relations at the Crossroads* erschienenen Sammelband mit Symposiumsbeiträgen, herausgegeben von M. Sherif und M.O. Wilson (1953), schreibt Sherif:

> »Kein anderes Problem des menschlichen Miteinanders scheint heute von solch entscheidender Bedeutung zu sein wie das der Gruppenbeziehungen. Nach und nach haben wir erkannt, dass all diese verwirrenden Schwierigkeiten nicht angemessen zu bewältigen sind, wenn man sie nicht zuallererst im Kontext ihrer jeweiligen Gruppensettings betrachtet. Wenn wir aber dieses Gruppensetting untersuchen, entdecken wir, dass dort Dinge stattfinden, die sehr viel mit den funktionalen Beziehungen der fraglichen Gruppe zu anderen Gruppen (Intergruppenbeziehungen) zu tun haben. Die sozialen, ökonomischen, technologischen und kulturellen wechselseitigen Abhängigkeiten zwischen Gruppen sind von Dauer. Sie lassen sich nicht rückgängig machen, ob es uns gefällt oder nicht.«

Und später heißt es:

> »Die Unzulänglichkeit solcher einseitigen Ansätze macht einen interdisziplinären Zugang zur Erforschung dieser Themen unumgänglich.«

Ein weiterer Beiträger des genannten Bandes, Herbert Blumer, bringt das gesamte Problem auf den Punkt: »Die Sozialpsychologie geht von der Prämisse aus, dass das Gruppenleben das Setting sei, in dem individuelle Erfahrung stattfindet, und dass dieses Gruppenleben die Erfahrung entscheidend beeinflusse.« Diese Prämisse lässt an der Position der Sozialpsychiatrie keinen Zweifel. Sie ist lediglich das pathologische Pendant der Sozialpsychologie, so wie die Psychopathologie das Pendant der Psychologie ist. Doch wie wir wissen, lässt sich zwischen dem Normalen und dem Anormalen keine klare Grenze ziehen. Wir haben die Frage von Normen und Werten zu berücksichtigen, denn »Normalität« hängt in jeder Kultur oder jeder Klasse von deren jeweiligen Wertesystemen ab.

Vor einiger Zeit nahm ich eine Dame in Behandlung, die unter Depressionen, Panikattacken und Phobien litt; außerdem pflegte sie täglich eine halbe Flasche Portwein zu trinken. Ich lernte dieses letztgenannte Symptom mit anderen Augen zu sehen, als ich erfuhr, dass ihr Vater, mit dem sie identifiziert war, als Hotelier in einem südeuropäischen Land arbeitete.

Die Gruppenarbeit in Kleingruppen nahm ihren Anfang in der Gruppenpsychotherapie. Unser Gebiet bleibt die klinische Forschung im Leben, das Experiment in der Praxis. Die Gruppenanalyse macht sich den sozialen Kontext, der sich quasi-experimentell, während sie stattfindet, entwickelt, umfänglich zunutze.

In der Sozialpsychiatrie beschäftigen wir uns in erster Linie mit der natürlichen Gruppe, in der die Patienten während ihrer Erkrankung und ihrer Behandlung leben, ihrem *Netzwerk*. Dieses besteht aus den Personen, zu denen der Patient die engste, durch den analytischen Zugang erkennbar werdende Verbindung hat. Man wird sehen, dass dieses dynamisch interagierende Netzwerk in meinen Augen eine mehr oder weniger grundlegende Bedeutung für die Erzeugung von »Krankheit« im Individuum besitzt. Beobachtungen in der Familiengruppe (Ackerman 1958, 1961; Grotjahn 1960) sind von Belang, wichtige Beziehungen aber existieren auch in der erweiterten Familie und darüber hinaus. Das einfachste Modell ist die trianguläre Verwicklung. Ich habe zum Beispiel wiederholt erlebt, dass sich ein Ehemann in ein Mädchen aus dem Ausland verliebte, das als Au-pair ins Haus gekommen war. So unterschiedlich die Situation auch jeweils war – in jedem Fall stand die Ehe auf dem Spiel, und die Kinder wurden in neurotische Verwicklungen hineingezogen. Doch ganz gleich, welcher Teil des Dreiecks mich konsultierte – stets waren sämtliche Familienmitglieder und darüber hinaus noch weitere Personen aktiv involviert; jede von ihnen hätte der zentrale Patient sein können. Unter solchen Umständen ist ein radikaler Gesamtzugang oft nicht möglich, weil die Teilnehmer keinen genuinen Wunsch haben, das Problem zu lösen. Sexuelle Konflikte sowie destruktive, gegen das Selbst und gegen Andere gerichtete Kräfte sind allzu stark und haben bereits Bedingungen entstehen lassen, die einen radikalen Ansatz ausschließen.

Wir haben oft beobachtet, dass andere Mitglieder des Netzwerks aktiv werden, sobald sich ein Patient signifikant zu verändern beginnt, vor allem, wenn er eine größere Unabhängigkeit entwickelt. P.H. Glasser (1963) beschreibt Ähnliches: Die ursprüngliche Störung führt zu einer Dysbalance in der Familiengruppe, auf die mit Beginn der Psychotherapie eine Phase der Erleichterung folgt. Dann stellt sich eine weitere Phase der Dysbalance ein. Wenn alles gut geht, spielt sich das Gleichgewicht im Anschluss an eine Neuanpassung der Rollen der einzelnen Familienmitglieder endgültig wieder ein. Die Familie wird als eine problemlösende Gruppe verstanden. Sie erhält Hilfe durch zusätzliche Therapeuten, und die Anerkennung begrenzterer therapeutischer Ziele wirkt sich auf die Behandlungsergebnisse günstig aus. Dieser Ansatz teilt die Interpretation der Familie, dass »der Patient« das kranke Mitglied ist, das geheilt werden muss; die übrigen Angehörigen müssen sich ihren eigenen Konflikten nicht offen stellen. Betrachten wir kurz zwei typische Beispiele für Netzwerke:

> Mr. B., ein verheirateter 30-Jähriger, wurde wegen schwerer Zwangssymptome überwiesen. Er klagte über Anspannung und Nervosität, und sagte, dass er an all seinen Aktivitäten zweifle, alles zweimal machen und alles überprüfen müsse. Er klagte auch über Depression und gelegentliche Todeswünsche.
>
> Unter Zwangssymptomen hatte Mr. B. bereits im Alter zwischen 14 und 20 Jahren gelitten, aber sie waren schließlich ohne Behandlung verschwunden. 18 Monate vor seiner Überweisung hatte er sich beruflich verausgabt. In dieser Zeit waren nach und nach seine Symptome aufgetaucht. Er hatte das Gefühl, dass andere Menschen nicht mit ihm zusammenarbeiten könnten, weil sich seine Anspannung auf sie übertrage, so dass sie rauchen mussten oder das Gespräch mit ihm abbrachen oder sich über ihn beschwerten.
>
> Mr. B. war ordentlich und gewissenhaft und führte sein Leben in strenger Routine. Er hatte ständig das Gefühl, mit anderen zu rivalisieren. Seine *Mutter*, so berichtete er, sei sehr nervös, und *die Schwester seiner Mutter* habe die gleiche Krankheit wie er gehabt, sich aber »selbst geheilt«. Die Mutter begleitete den Patienten ins Krankenhaus und erklärte dort, dass sie ihn selbstverständlich besser kenne als seine Frau. Sie wohnte in der Nähe des Ehepaares, bei dem sie sehr viel Zeit verbrachte. Sie berichtete, in ihrem Sohn seit jeher die Ähnlichkeit mit ihrem eigenen Vater gesehen zu haben; dieser habe unter einer Depression gelitten. Der Vater des Patienten wurde in diesem Zusammenhang nicht eigens erwähnt – was ebenfalls aufschlussreich war.

Mr. B.s Beziehung zu seiner *Frau* war zunehmend angespannt. Sie hatte das Gefühl, dass ihr Mann sie nicht an sich heranlasse. Ihre Hoffnung, die Beziehung durch die Geburt eines Kindes zu verbessern, hatte sich zerschlagen. Die beiden lebten in enger Verbundenheit mit dem *Onkel* der Frau, einem Junggesellen. Er bewohnte das Erdgeschoss, und sie kümmerte sich um ihn wie eine Tochter. Er hatte immer sehr an ihr gehangen. Für die gärtnerischen und sonstigen Bemühungen ihres Mannes hatte er nur Verachtung übrig. Der Patient selbst schien sich der Gegenwart dieses Onkels pausenlos bewusst zu sein. Der Onkel starb zu einem späteren Zeitpunkt in diesem Drama, aber die Frau wurde sich ihres Konflikts in ihrer Trauer deutlicher bewusst. Sie war nicht nur über die starke Eifersucht ihres Ehemannes überrascht, sondern auch über ihre eigene gespaltene Loyalität.

Wir nahmen Kontakt zu Mr. B.s Arbeitgeber auf. Mr. G., sein direkter Vorgesetzter, erwies sich als sehr mitfühlend und hilfreich und deutete an, dass er selbst ganz ähnlich wie der Patient unsicher und übertrieben gewissenhaft sei. Er nehme regelmäßig »Arbeit mit nach Hause«. Der Geschäftsführer war weniger verständnisvoll und befürchtete, dass G. womöglich allzu viel Rücksicht auf B. nehmen würde. Der Patient war in seiner früheren Beschäftigung sehr zufrieden und kompetent gewesen, bis er aufgrund einer Veränderung regelmäßig auf Geschäftsreisen gehen musste. Der Geschäftsführer, der ihn »auf dem Kieker« hatte, schien seine Ängste offensichtlich zu verstärken, bis B. schließlich eine Art Verfolgungsangst entwickelte und kündigen musste. Seither hatte er sein Selbstvertrauen nicht zurückerlangt.

Die tiefere Quelle von B.s Angst war eine Art Kastrationsangst. Er hatte das Gefühl, seine Männlichkeit verloren zu haben. Die ehelichen Schwierigkeiten repräsentierten den heterosexuellen Aspekt, der Arbeitsbereich den homosexuellen Aspekt dieser Störung. Das aktuelle Geschehen auf der manifesten Ebene hatte die tieferen Ebenen, die sich in vorwiegend unbewusster Kooperation mit anderen Beteiligten zeigten, vermutlich aktiviert und interagierte mit ihnen.

Selbst auf der Basis dieser rein deskriptiven Beschreibung ist die Interaktion mehrerer klassischer neurotischer Konstellationen mühelos zu erkennen. Zum Beispiel hing die sexuelle Störung des Patienten zweifellos mit der Neurose seiner Frau zusammen. Man könnte ebenso gut sie selbst als zentrale Figur betrachten, die sich in einer typischen Konfliktsituation zwischen dem Onkel-Vater, dem Ehemann und der Mutter des Ehemanns befand.

Interessant ist in diesem Fall – den ich als rein zufälliges Beispiel ausgewählt habe – auch die Art und Weise, wie unterschiedliche wichtige Bereiche, etwa die berufliche und die familiäre Situation, ins Blickfeld rücken.

Das zweite Beispiel stammt aus einer Studie, die vor einiger Zeit am Londoner Maudsley Hospital durchgeführt wurde.[2] Untersucht wurden die Netzwerke aller Patienten einer regulären, laufenden therapeutischen Gruppe. Für jeden dieser Patienten konnte ein ähnliches aktives Netzwerk aufgezeigt werden. Im folgenden Beispiel war das untersuchte Netzwerk bereits infolge der Behandlung von Mr. X. mobilisiert worden.

X. war der *Schwager* des Patienten Mr. R.X. hatte in einem anderen Krankenhaus mehrere Jahre lang an einer Therapiegruppe teilgenommen. Er hatte R., dem Bruder seiner Frau, zu dem er eine enge Beziehung hatte, ausführlich von dieser Erfahrung berichtet. Es wurde deutlich, dass X. auf R., der nie eine Frau hatte ansprechen können und auch generell unter schwersten sozialen Hemmungen litt, eingewirkt und ihn gedrängt hatte, sich wegen seiner depressiven Beschwerden in Psychotherapie zu begeben.

Weder R.s Vater noch seine Mutter waren über diesen Schritt glücklich. Sie vertraten den Standpunkt, dass jeder selbst mit seinen Problemen fertig werden müsse, statt andere um Hilfe zu bitten. Sie gaben X. an allem die Schuld, was in der Familie schieflief. X. selbst war der Ansicht, dass die Familie R. infolge seiner eigenen Behandlung enger zusammengerückt war, während gleichzeitig seine eigene Ehe zerbrach. Seine Frau, die *Schwester* des Patienten, hatte Angst vor einer psychischen Erkrankung, lehnte eine Behandlung aber ab. Diese Angst hing mit der Depression ihrer Mutter zusammen. Die Beziehung zwischen X. und R. blieb eng, und R. hatte das Gefühl, dass sich daran auch nichts ändern würde, selbst wenn X. die Familie verließe. R. war stark auf seine Familie fixiert. X. sagte: »R. kommt

2 Gefördert wurde die Studie durch ein Stipendium des Research Committee des Institute of Psychiatry, University of London.

oft zu uns zu Besuch – zu erleben, wie wir uns streiten, hat ihn gegen die Ehe gewappnet.«

Kehren wir zu R.s Eltern zurück. Der *Vater* wirkte im Gespräch sehr angespannt. Er legte großen Wert darauf, seine Normalität zu betonen, räumte aber ein, vor einiger Zeit, als er über einen Wechsel seiner Arbeitsstelle nachgedacht habe, den Verdacht auf »ein Geschwür« gehabt zu haben. Die Depressionen seiner Frau machten ihm schwer zu schaffen; er gab sich große Mühe, sie unter Kontrolle zu halten – was ihm selbst wiederum, wie so oft der Fall, half, die eigene Angst zu verleugnen. Die Angst seiner Frau, »weggesperrt« zu werden, hing damit zusammen, dass er sie 15 Jahre zuvor gezwungen hatte, sich in stationäre Behandlung zu begeben. Seiner Ansicht nach waren ihre psychischen Schwierigkeiten auf einen Autounfall zurückzuführen, der sich während ihrer Schwangerschaft mit R.s Schwester ereignet hatte. Als R. auszog, um fortan selbständig zu leben, war dies für die Mutter ein solcher Schock gewesen, dass sie sich erneut in stationäre Behandlung hatte begeben müssen: »Sie braucht ihren Sohn.«

Die *Mutter* selbst sagte, solange R. zuhause gelebt habe, sei ihr nicht aufgefallen, dass er Probleme habe. Ihre Kinder »wirkten immer ganz normal«. Seit Behandlungsbeginn hatte R. offener mit seinen Eltern gesprochen und der Mutter Dinge erzählt, die ihr nicht bewusst gewesen waren. Ein zentrales Thema in ihrem Leben war der Versuch, die Lieblosigkeit, unter der sie ihrer Ansicht nach hatte leiden müssen, durch die Erfahrungen ihrer Kinder zu kompensieren.

Es dürfte klar geworden sein, dass R. sich im Laufe seiner Behandlung verändert hatte. Er war selbständiger geworden und hatte seine sozialen Hemmungen verloren, und dies hatte die Reaktion seiner Mutter ausgelöst. R. selbst äußerte in dieser Behandlungsphase die Befürchtung, dass seine Mutter ihm im Grunde das Recht auf die Teilnahme an der Gruppe abspräche.

Dieses zweite Beispiel ist eine gekürzte Schilderung des Netzwerks eines Gruppenmitglieds, das dynamisch untersucht wurde. Für all die Individuen, deren einzige Gemeinsamkeit darin bestand, dass sie zur Psychotherapie ans Maudsley Hospital überwiesen worden waren und für die Gruppenpsychotherapie infrage kamen, konnten mühelos gleichermaßen aktive Netzwerke identifiziert werden, deren Details von faszinierender Vielfalt waren. Gruppenanalytisch betrachtet, operieren und interagieren die Prozesse im gesamten psychodynamischen Feld der Netzwerkgruppe, ihrer Matrix. Sie durchdringen die Mitglieder dieser Gruppe gewissermaßen wie Röntgenstrahlen. Daher ziehe ich es vor, nicht nur von Interaktionsprozessen zwischen Individuen zu sprechen, sondern von *transpersonalen* Prozessen.

Krankheit und damit zusammenhängende Störungen sind auf psychopathologische Prozesse zurückzuführen, an denen eine Reihe miteinander in Beziehung stehender Personen teilhaben. Das Individuum kann als Mitwirkender eines Dramas betrachtet werden. Im Falle der Psychoneurosen ist dieses *multipersonale Interaktionsnetzwerk* von zentraler Bedeutung. Eine Veränderung eines einzelnen Mitglieds des Netzwerks hängt mit Veränderungen weiterer Mitglieder desselben Netzwerks zusammen. Im Laufe der Jahre war ich mehr und mehr beeindruckt von Beobachtungen, die offensichtlich zeigen, dass selbst die Art der Symptome eines Individuums oder andere manifeste Spannungen auf dieser Interdependenz beruhen (Foulkes 1948, 1964; Foulkes & Anthony 1957). Diese Gruppe miteinander verbundener Personen – zum Beispiel die Familiengruppe – sollte stets als Bezugsrahmen der Diagnose und der Prognose betrachtet werden, selbst wenn es nicht möglich ist, mit der gesamten Gruppe gleichzeitig therapeutisch zu arbeiten.

Krankheit taucht als ein sozialer, interpersonaler Prozess auf. Ihre psychosoziale Analyse ist von besonderem Nutzen, um die verborgene Bedeutung und Signifikanz ihrer zahlreichen Verkleidungen aufzudecken. Vor allem in drei Bereichen ermöglicht sie den Zugang zu *unbewussten Prozessen*:

- zur persönlichen, auf der ursprünglichen Familiengruppe beruhenden verdrängten Bedeutung durch die Psychoanalyse;
- zur unbewussten interpersonalen Interaktion, dem »sozialen Unbewussten«, durch die Gruppenanalyse;
- zu Krankheiten der Gesellschaft und somit zu den unbewussten Ursprüngen eines Großteiles menschlichen Verhaltens.

Die bislang geschilderten Beobachtungen und Beispiele zeigen unmissverständlich, weshalb ich der Ansicht bin, dass die Psychotherapie und insbesondere die Gruppenpsychotherapie – vor allem die auf einer psychoanalytischen Grundlage und den entsprechenden Techniken entwickelte Gruppenpsychotherapie – für die sozialpsychiatrische Praxis und Forschung von absolut zentraler Bedeutung sind.

Die entgegengesetzte Auffassung wird von Dr. Hare vertreten (Hare 1969, S. 3–16), dem wir eine auch unter historischem Blickwinkel interessante Darstellung verdanken. Wenn man seine Definitionen akzeptiert, liefert er triftige Gründe für eine separate, eigenständige Section for Research. Forschung ist nach seiner Ansicht mit Behandlung nicht vereinbar: »Epidemiologische Forschung bedarf keiner [psychopathologischen] Theorien«. Und weiter: »Zwischen Psychotherapie und Sozialforschung besteht ein tiefer, fast grundlegender Unterschied.« Beinahe scheint es, als befürchte Dr. Hare, dass die Sozialpsychiatrie durch den Kontakt zur Psychotherapie kontaminiert werde. In dieser Hinsicht steht er in krassem Gegensatz zu vielen modernen Soziologen, zum Beispiel Talcott Parsons und Norbert Elias.

Was dann bleibt, ist Sozialpsychiatrie als soziologische Erforschung psychiatrischer Schwierigkeiten: Psychotherapie, Gruppenpsychotherapie, therapeutische Gemeinschaft und verordnete forensische Therapie sind allesamt löbliche Aktivitäten, die aber nicht mit der Sozialpsychiatrie vermischt werden dürfen. Die Philosophie hinter diesem Konzept der Sozialpsychiatrie ist die einer unparteiischen Wissenschaft, mit der die Beteiligung an Veränderung oder Motivation zur Veränderung nicht vereinbar ist. Dass eine solche Forschung, sofern sie sich realisieren lässt, von Nutzen ist, steht für uns alle außer Frage. Diese Untersuchungen bilden gewissermaßen unsere Anatomie, aber mit der Anatomie allein ist es nicht getan.

Ein solcher Ansatz setzt rein statische Konzepte voraus. Es gibt beispielsweise »Krankheiten« mit ihrer natürlichen Geschichte, die denjenigen, der an ihnen leidet, sozusagen befallen. Hingegen beschäftigt sich die Psychiatrie, wie wir sie verstehen, mit Menschen, die unter Fehlanpassungen leiden, unter inneren und äußeren Konflikten, die sie nicht so gut, wie es möglich wäre, lösen können. Natürlich gibt es ein statisches Konzept der Wissenschaft an sich als objektiver Ansatz, der auf statistischen, messbaren und mathematischen Aussagen beruht. Dass diese Konzepte überholt sind, hat man in den exakten Wissenschaften, etwa der Physik, seit langem begriffen und nachgewiesen. Niemand bezweifelt mehr, dass wir nichts untersuchen und mit nichts experimentieren können, ohne die Situation zu verändern und ohne den Beobachter selbst in sie einzuführen. In diesem Sinn verstanden, ist Freuds Psychoanalyse ein weit besseres Modell der modernen Wissenschaft als das klassische, überholte Modell der Physik (Hutten 1962).

Man hat den Unterschied zwischen unseren beiden Ansätzen als einen zwischen *objektiver* Psychiatrie und *persönlicher* Psychiatrie bezeichnet.

Letztere ist ein dynamisches Verfahren, das die eigene Person einbezieht und verändert und dadurch Werte und Einstellungen bedroht. Veränderung weckt Widerstand. Die Techniken der Abspaltung, Isolation, Distanzierung und Indifferenz sind ihr eindeutig vorzuziehen.

Den Hauptunterschied zwischen dem hier empfohlenen Zugang und Dr. Hares Ansatz sehe ich aber drin, dass wir das Soziale nicht als etwas Äußeres begreifen, sondern davon ausgehen, dass es innerlich repräsentiert wird. Die soziale und kulturelle Matrix dringt tief in die Persönlichkeitsstruktur ein. Ich möchte eine kurze Passage aus dem Kinsey-Report zitieren (Kinsey et al. 1955 [1948]), der den Standards einer »wissenschaftlichen« und statistischen Untersuchung zweifellos gerecht wird. Hören wir, was Kinsey zu sagen hat:

> »Die Qualität einer Untersuchung an Hand von Einzelberichten fängt bei der Qualität der Befragung an, mit deren Hilfe die Angaben gewonnen werden. […] Menschen aller Schichten und Stufen zu begegnen, eine Beziehung herzustellen, Dinge so sehen zu lernen wie andere sie sehen, Einstellungen und Taten anderer Menschen ohne gesellschaftliche oder ästhetische Beurteilung akzeptieren zu lernen, sich für Menschen zu interessieren, so wie sie nun einmal sind und nicht wie irgend jemand sie haben möchte, die vernünftigen Gründe für etwas sehen zu lernen, was auf den ersten Blick als höchst unvernünftig erscheinen kann, die Fähigkeit zu entwickeln, alle Arten von Menschen zu lieben und dadurch ihre Achtung und Mitarbeit zu gewinnen, das sind die Grundelemente, die einer beherrschen muß, der statistisches Material über Menschen sammeln will.« (S. 22)

> »Diese sozialen Schichten sind zugegebenermaßen nicht genau faßbare Unterteilungen der Bevölkerung und daher schwer zu definieren. Aber jedermann erkennt sie als reale und wichtige Faktoren im Leben einer Gesellschaft an.« (S. 292)

> »Die Angaben zeigen, daß die sexuellen Verhaltensformen solcher sozialer Gruppen sich ebensosehr voneinander unterscheiden, wie es die Anthropologen für das sexuelle Verhalten verschiedener Rassen in weit voneinander entfernten Teilen der Welt gefunden haben.« (S. 292)

Der Kinsey-Report ist eines der zahlreichen aktuellen Dokumente aus verschiedenen Feldern, die über jeden Zweifel hinaus zeigen, dass alle Werte

– zum Beispiel die Definition von »normal« und »anormal« – von der Kultur, in der die Vorgänge stattfinden, vorgegeben werden. Dies gilt nicht nur für unterschiedliche Kulturen, sondern sogar für unterschiedliche soziale Klassen innerhalb derselben Stadt und sogar derselben Nachbarschaft (siehe Elias & Scotson 1965). Solche Ergebnisse haben weitreichende Konsequenzen. Insbesondere auf dem Gebiet des Sexualverhaltens hängt das, was normal und was anormal ist, aufs engste mit moralischen Werturteilen zusammen, und gegen die Standards der Gemeinschaft oder Klasse zu verstoßen hat für das Individuum verheerende Konsequenzen (im Vergleich dazu werden Verstöße gegen das Gesetz selbst milder sanktioniert). Die Standards der herrschenden Klassen unterscheiden sich so stark von denen der unteren Schichten, dass sie einander fast diametral entgegenstehen. An manchen Gerichtshöfen der Vereinigten Staaten ist allgemein bekannt, dass ein Richter aus der Oberschicht bestimmte Delinquenten ungleich härter bestrafen wird als ein Richter aus der Mittelschicht. Umgekehrt gilt dasselbe. Weil sie dies wissen, bemühen sich Sozialarbeiter und Anwälte darum, dass ihre Fälle am für sie jeweils günstigen Termin verhandelt werden.

Die in diesem Band[3] beschriebenen Probleme sind zweifellos psychiatrischer Art. Der Psychiater muss mit ihnen vertraut sein, weil er derjenige ist, der am besten dafür qualifiziert ist oder qualifiziert sein sollte, wegen der aus diesen Problemen resultierenden Erkrankungen zurate gezogen zu werden. Gleichwohl begibt er sich auf gefährliches Terrain. Die Grenze zwischen »gesund« und »krank« verschwindet, und der Psychotherapeut muss die Kunst der Gesprächsführung genauso gut wie der Sozialwissenschaftler beherrschen und auch die gleiche Haltung verkörpern. Die Psychotherapie wiederum wird zu einer sozialen Wissenschaft. Zum Beispiel hat sich mein Interesse an der Gruppe nicht als Ableger der psychoanalytischen Einzelbehandlung, als alternative Technik, entwickelt. Mein Interesse an Theorie und Praxis der Gruppe ergab sich aus der Erkenntnis, dass die Neurose an sich als eine multipersonale Manifestation betrachtet werden muss.

Die Gruppenanalyse ist nicht das Kind der Psychoanalyse; dies gilt lediglich in einem historischen Sinn. Sie ist vielmehr eine umfassendere Methode, die auch die individuelle Psychoanalyse miteinschließt. Psychoneurotische und damit zusammenhängende Störungen entwickeln sich in

3 Anm. der Übers.: Gemeint ist *Psychiatry in a Changing Society*. London (Tavistock) 1969.

der Familie, sind Symptome eines gestörten Familienlebens; später entwickeln sie sich in der erweiterten Familie, im »Netzwerk der Interaktionen«, wie ich es nenne. Die Familie selbst aber ist von den Werten der sie umgebenden Kultur und der Spiegelung dieser Kultur in der jeweiligen Gesellschaftsschicht, der sie angehört, tief durchdrungen und wird vollständig von ihnen bestimmt.

Gruppenbehandlung, gruppenanalytische Behandlung und gruppenanalytische Forschung bewähren sich – abgesehen von ihrem therapeutischen Nutzen – seit langem als wertvolle Untersuchungs- und Lehrinstrumente, und zwar deshalb, weil man Veränderungen und ihre Konsequenzen wie in einem Experiment unmittelbar vor Augen hat. Wir interessieren uns für Veränderung und für die Erforschung von Veränderungen. Das ist gut so, weil wir in einer Welt rasanter Veränderungen, dem Ausgangspunkt dieses Buches, leben. Es ist der Grund, weshalb während des vergangenen Jahres verschiedene Experten gebeten wurden, vor Psychiatern zu sprechen.

Berichte über aktuelle Schwierigkeiten in verschiedenen Bereichen werden die Fallkonferenzen des künftigen Psychiaters ausmachen. Anhand dieses Materials wird er lernen, zuzuhören, zu analysieren und zu diagnostizieren. Die Untersuchung von Familien und anderen Netzwerkgruppen wird es ihm erleichtern, die Ursachen der Beschwerden seiner individuellen Patienten besser zu verstehen – ganz gleich, ob er diese Personen einzeln oder im sozialen Kontext einer Kleingruppe behandelt.

Die wichtigsten wissenschaftlichen Beiträge werden sich möglichweise aus experimentellen, wenn auch nicht zwangsläufig artifiziellen, Situationen ergeben. Sie werden das Studium von *Veränderung im Prozess* betreffen, das Studium von Veränderung in einer lebendigen Situation.

21. Kapitel

Zugang zu unbewussten Prozessen in der gruppenanalytischen Gruppe[1]

Foulkes hielt diesen Vortrag an seinem 72. Geburtstag als Eröffnungsvortrag auf dem Ersten Europäischen Symposium für Gruppenanalyse in Estoril, Portugal, 2.–5. September 1970. [M.P.]

Allgemeine Bedeutung unbewusster Prozesse in Gruppen

In der gruppenanalytischen Psychotherapie beschäftigen wir uns mit dem gesamten Verhalten der teilnehmenden Individuen, damit sie sich seiner Bedeutung bewusst werden und lernen, das Verhalten zu ändern, das sie in Schwierigkeiten bringt.

Wie wichtig unbewusste Prozesse in diesem Zusammenhang sind, bedarf keiner weiteren Betonung. In diesem Vortrag konzentriere ich mich in erster Linie darauf, wie wir in der Gruppenanalyse Zugang zu diesen unbewussten Prozessen finden. Einleitend möchte ich aber betonen, dass die gruppenanalytische Psychotherapie *keine* Jagd nach unbewusster Bedeutung ist. Wir machen uns die psychoanalytischen Einsichten uneingeschränkt zunutze, vergessen jedoch nie, dass die Analyse, der Prozess, in dem unbewusste in bewusste Bedeutung übersetzt wird, kein Selbstzweck ist, sondern Mittel zum Zweck. Nur wenn es uns nicht gelingt, zufriedenstellend zu klären, was auf der manifesten Ebene geschieht oder gesagt wird, müssen wir nach verborgenen und verzerrten Motiven und Beweggründen suchen, um sie zu analysieren und zu deuten.

Es ist äußerst wichtig, sich klar zu machen, dass weder die hier beschriebenen Beobachtungen noch die Interventionen in einer anderen als der gruppenanalytischen Situation *in dieser Form* möglich gewesen wären. Alles, was in der therapeutischen Gruppe manifest und bewusst geschieht,

1 Erstveröffentlichung in *Group Analysis* 4 (1971): 4–14.

taucht auch in anderen Formen der Gruppenpsychotherapie, die inzwischen entwickelt worden sind, auf: die existenziellen Elemente, Phänomene in den sogenannten Encountergruppen, in der Transaktionsanalyse usw. All diese Aspekte der Gruppenanalyse, die wir als stützende oder förderliche Elemente kennen, sind sehr hilfreich und therapeutisch zweifellos wertvoll. Dies gilt auch für die gruppenanalytische Psychotherapie, aber während unbewusste Prozesse in all diesen anderen Gruppen ablaufen, ist es *unser* besonderes Privileg, sie zu erhellen. Nur wenn man sich ihrer in dem Maße bewusst sein kann, wie es uns möglich ist, findet man Zugang zur Untersuchung dieser unbewussten Prozesse und kann sie therapeutisch nutzen.

Wie die Gruppe mit unbewussten Prozessen umgeht

Betrachten wir zunächst, wie die Gruppe mit diesen unbewussten Prozessen umgeht. Wenn ich »die Gruppe« sage, meine ich in diesem Fall die gruppenanalytische Gruppe – das heißt, eine von uns unter spezifischen Bedingungen mit therapeutischer Intention und unter Leitung eines Gruppenanalytikers zusammengestellte Gruppe von Patienten. Wir müssen dies präzisieren, weil es eine der fundamentalen Einsichten ist, die man nicht vergessen darf, dass es so etwas wie »eine Gruppe« im abstrakten Sinn gar nicht gibt. Bevor wir uns überhaupt zum Charakter oder Verhalten einer Gruppe äußern können, müssen wir vieles über ihre Zusammensetzung, ihre Situation, ihre Ziele usw. wissen.

Ich werde hier auf die Details der gruppenanalytischen Situation, wie ich sie nenne, nicht näher eingehen. Es genügt der Hinweis, dass alle oder doch die meisten Bedingungen, unter denen wir arbeiten, einen *analytischen* Zugang ermöglichen sollen. Gleiches gilt selbstverständlich auch für die allgemeine Einstellung und die spezifischen Aktivitäten des Leiters, die wir der Einfachheit halber als »analytische Haltung« bezeichnen wollen. Was den analytischen Aspekt der Situation betrifft, so ist diese Haltung derjenigen des Psychoanalytikers in der psychoanalytischen Situation ähnlich und im Prinzip mit ihr identisch. Betrachten wir zunächst zwei Phänomene, die auf unbewussten Prozessen beruhen, an die wir als Analytiker und Wissenschaftler aber nicht gerne erinnert werden und die wir leicht unterschätzen.

Da wäre erstens die frappante Konformität, die vollkommene Übereinstimmung der Gruppe mit ihrem Leiter als demjenigen, der die Führungsposition innehat: Diese Übereinstimmung ist schwer zu überschätzen. Beispiele finden sich auf unserem Gebiet in Hülle und Fülle. Wenn ein Gruppenleiter zum Beispiel sehr frühe innere Objektbeziehungen besonders betont, wie es viele lateinamerikanische Gruppenleiter tun, werden sich die Gruppenmitglieder entsprechend objektbeziehungstheoretisch ausdrücken; wenn sich der Leiter auf die Übertragung konzentriert (was manche in übertriebenem Maße tun), wird auch die Gruppe vor allem Übertragungen thematisieren. Dafür gibt es unzählige Beispiele. Und wie die Überzeugungen unserer Ausbildungskandidaten anschaulich zeigen, gilt dasselbe auch für die psychoanalytische Einzeltherapie. Diese Übereinstimmung ist umso überraschender, als wir in der Gruppe auch die entgegengesetzte Haltung beobachten: Die Teilnehmer nörgeln am Leiter herum, kritisieren ihn, weisen ihm Irrtümer nach und widersetzen sich ihm auf alle erdenkliche Weise. Unterm Strich aber haben wir es mit diesem erstaunlichen Phänomen der Konformität zu tun, einer in gewissem Sinn vollständigen Unterwerfung unter die bewussten und unbewussten Ansichten des Leiters. Ich habe angehende Gruppenanalytiker in Supervisionen oft darauf aufmerksam gemacht, dass die Gruppe ihnen ständig genau das erzählt, was die Therapeuten erwarten und hören wollen. Ich halte dies für so wichtig, dass meiner Ansicht nach jede genuine Theorie des Gruppenverhaltens oder des Verhaltens der Individuen in Gruppen und als Individuen an diesem Phänomen ansetzen sollte. In meinen theoretischen Formulierungen wie auch in meiner eigenen Praxis pflege ich es stets zu berücksichtigen und lasse es uneingeschränkt zu – *nicht* um es zu benutzen, sondern um dieser automatischen Tendenz zur Willfährigkeit und Konformität entgegenzuwirken, damit sich die Gruppe von ihr befreien kann. (Dies wird, so hoffe ich, später klarer werden, wenn wir auf den Leiter zu sprechen kommen.)

Nun zu dem zweiten wichtigen Faktor, den wir gewöhnlich unterschätzen – die Suggestion. Sie hängt mit dem ersten Faktor zusammen, ist aber nicht mit ihm identisch. Ich denke, dass die enorme Kraft der Suggestion ebenfalls kaum zu überschätzen ist – auch die Kraft unserer eigenen Suggestion, die mitverantwortlich ist für den Einfluss, den wir auf die Gruppe ausüben. Ich sage hier: »wir«, die Leiter, weil ich annehme, dass zwar jedes Individuum suggestibel ist, die Gruppe aber die Suggestivkraft weitgehend auf den Leiter überträgt.

Meiner Meinung nach steht außer Frage, dass sowohl bei unserer eigenen Methode als auch bei anderen Verfahren ein weit größerer Teil der zu beobachtenden Wirkungen, als wir gern wahrhaben möchten, auf Suggestion zurückzuführen ist – wenn Sie so wollen, auf Glauben, nämlich auf den Glauben an die Methode und an den Leiter, und nicht auf unsere spezifischen Interventionen.

Wenn wir als Grundannahme akzeptieren, dass jeder Mensch immer Teil einer Gruppe ist oder, anders ausgedrückt, Teil mehrerer Gruppen, je nachdem, welchen Aspekt des Individuums wir betrachten, dann müssen wir auch annehmen, dass es innerhalb einer solchen Gruppe irgendeine Form der Gemeinschaft oder Kommunikation gibt.

Es sieht so aus, als müssten wir unsere herkömmliche, auch von Psychoanalytikern geteilte Annahme, dass das Individuum die letztendliche Einheit sei und wir die Gruppe aus dem Innern des Individuums heraus erklären müssen, revidieren. Das Gegenteil ist der Fall. Die Gruppe, die Gemeinschaft, ist die primäre Einheit, die es zu betrachten gilt, und die sogenannten inneren Prozesse des Individuums sind Verinnerlichungen der in seiner Gruppe aktiven Kräfte. Meine eigenen Beobachtungen in gruppenanalytischen Gruppen haben dies vollauf bestätigt. Ich denke sogar, dass wir dort den gesamten Prozess in Miniaturform auf dynamische Weise vor Augen haben.

Ich nehme an, dass es ein sich ständig erweiterndes Kommunikationsnetzwerk gibt, das in diesem Fall als »Matrix« bezeichnet wird, weil es der Mutterboden ist, in dem sich sämtliche dynamische Prozesse entwickeln. Ich kann auch das Konzept der Matrix hier nicht näher erläutern, sondern weise lediglich darauf hin, dass man eine stabile, präexistente Gemeinsamkeit oder Communio der Mitglieder postulieren kann, die letztlich darauf beruht, dass sie alle Menschen sind. Sie haben als Angehörige derselben Spezies die gleichen Merkmale, die gleiche Anatomie und Physiologie und tragen vielleicht auch archaische Spuren prähistorischer Erfahrungen in sich. Diesen vorgängigen, relativ statischen Teil bezeichnen wir als »Grundlagenmatrix«. Auf ihr bauen verschiedene, zunehmend dynamische Kommunikationsebenen auf. Dazwischen befinden sich Ebenen, die manche Beobachter für vorrangig biologisch, andere für vorrangig kulturell determiniert halten. Letztlich läuft dies auf die Frage hinaus, ob bestimmte Werte und Komplexe eher angeboren sind oder ob sie, wie ich glaube, vorwiegend auf sehr frühen Erfahrungen beruhen, die in erster Linie – ebenso wie die kulturell je spezifischen Werte gut und böse usw. – durch Eltern und Familie weitergegeben werden. Wichtige Aspekte dieser Kultur, der

Gemeinschaft, werden zweifellos nicht vererbt, sondern weitergegeben, Aspekte wie Familie, Klasse, Erziehung, Bildung usw., was dazu führt, dass die Angehörigen dieser Kultur schließlich, salopp formuliert, »dieselbe Sprache sprechen«. Wir dürfen nicht vergessen, dass eine strikte Trennung zwischen all diesen Kommunikationsebenen nicht möglich ist, da sie allesamt gleichzeitig in unterschiedlichen Zusammensetzungen operieren.

Aus theoretischen Gründen und um der Klarheit willen können wir gleichwohl zwei Kategorien der regressiven Lokalisierung identifizieren, nämlich die relativ statische und unveränderliche genetische Grundlagenmatrix und den Rest, der mehr oder minder starken Veränderungen innerhalb der Dynamik der gruppenanalytischen Gruppe unterliegt.

Bei solchen Kommunikationen kann es sich um Handlungen, aktive Botschaften, verbales Verhalten, Aktivitäten, Bewegungen, Äußerungen im Sinne von Stimmungs- oder Gefühlsäußerungen handeln, aber auch um stumme, möglicherweise sogar telepathische Stimmungsäußerungen. Letztere sollten wir nicht ausschließen, auch wenn ich es nicht für notwendig halte, auf telepathische Prozesse zu rekurrieren. Ein Großteil dieser Kommunikation oder dieser Kommunikationsprozesse kann bewusst sein, zumeist aber ist dies nicht der Fall. Festzuhalten ist, dass sogar durchaus bewusste Weitergaben auch unbewusste Aspekte enthalten. Denken wir nur an die mit verbaler Kommunikation einhergehenden Äußerungen, etwa den Tonfall usw. Das Sprechen, immerhin die zentrale manifeste Beschäftigung der Gruppe, ist emotional besetzt; darüber hinaus aber müssen wir auch die unbewusste und symbolische Bedeutung des Sprech*aktes* berücksichtigen. Da wir in unseren Gruppen besonderen Wert auf die verbale Kommunikation legen, wird dieser Kontaktmodus, also das Sprechen, unweigerlich in den Dienst aller erdenklichen unterdrückten libidinösen, aggressiven oder defensiven Funktionen, zum Beispiel des Berührens, Streitens oder Anklammerns, gestellt. Patienten, die einer psychotischen Ebene näherkommen, sind mit diesen Funktionen in engerer Verbindung, und dies ist einer der Gründe, weshalb sie in der Gruppe einen wichtigen Beitrag zum Verständnis unbewusster Bedeutung leisten. Sie nehmen bewusst wahr, was in den anderen Mitgliedern unbewusst aktiv ist. Diese unbewusste, hochspezifische Reaktion auf einen Stimulus entspricht ungefähr dem, was ich als »Resonanz« bezeichnet habe. Sie kann sich in Form von sympathikotonen Symptombildungen, Abwehrmechanismen oder in anderer Form äußern. Die Resonanz ist ein gutes Beispiel für Kommunikation, die ohne jede besondere Interaktion, ohne gesendete und empfangene

Botschaft, auskommt und keineswegs telepathisch sein muss, sondern rein instinktiv erfolgt.

Die verschiedenen Ebenen der Reaktion entsprechen regressiven Positionen und verweisen stets auf die Regression zwischen Es und Ich sowie auf die damit zusammenhängenden regressiven Positionen, die gleichzeitig in der Gruppe aktiv sind. Die Gruppe zeigt ein instinktives, theorie- und bewusstseinsfreies Verständnis all dieser Reaktionen. Unsere theoretischen Formulierungen sind im Grunde das Ergebnis unserer Einsicht in diese ablaufenden Prozesse. Für die Gruppe spielt es keine Rolle, ob solche Prozesse als Widerstände, als Abwehr oder als Übertragung operieren – auch wenn diese Funktionen, insbesondere die Übertragung, von der Gruppe weniger gut erkannt werden, vor allem wenn sich ihrer alle Mitglieder bedienen, was sehr häufig geschieht. Der Gruppenprozess wird so lange interagierend, kommunizierend, auf diesen verschiedenen Ebenen ablaufen, bis er einen möglichen gemeinsamen Nenner oder, wenn Sie so wollen, eine gemeinsame Währung gefunden hat, in der diese Transaktionen verhandelt werden können. Somit findet ein gewisser Anteil, ein wichtiger Anteil, *analytischer* Arbeit statt, ohne dass wir überhaupt intervenieren. Wir müssen ihr Raum und Zeit geben, uns rezeptiv verhalten; dann können wir sie für unseren eigenen Beitrag, die analytische Klärung, nutzen.

Ich hoffe, trotz der Kürze meiner Ausführungen deutlich gemacht zu haben, in welchem Sinn und warum wir von interagierenden Prozessen in dem einheitlichen Feld, der Gruppenmatrix, sprechen und nicht von interagierenden Individuen, die in der Art geschlossener Systeme Botschaften aussenden und empfangen. Ich behaupte nicht, dass diese Prozesse völlig unabhängig seien; sie sind selbstverständlich auf die lebenden Individuen angewiesen, die, physikalisch gesprochen, zweifellos Einheiten bilden. Natürlich sind sie von diesen Individuen als Energiequelle und als Träger abhängig. Trotzdem ist die Vorstellung interagierender Prozesse die beste mir bislang bekannte Möglichkeit, von der falschen Dichotomie zwischen Individuum und Gruppe und von all den aus ihr resultierenden Pseudoproblemen wegzukommen. Klar wird zugleich, dass diese Prozesse in der Gruppe gleichermaßen unbewusst sein können wie in jedem Individuum. Dennoch ist es vielleicht hilfreich, daran zu erinnern, dass Übermittlung, Kommunikation, auf bewusster, vorbewusster oder unbewusster Ebene operieren können, sodass Kommunikation von bewusster zu bewusster, von bewusster zu vorbewusster, von bewusster zu unbewusster Funktionsebene und – andersherum – von unbewusster zu unbewusster, von unbewusster zu vorbewusster und von unbewusster zu bewusster Funktionsebene erfolgen kann.

Soweit zu einer kurzen Erläuterung unbewusster Konstellationen und Prozesse in der gruppenanalytischen Gruppe. Voraussetzung ist, wie erwähnt, dass der Gruppenleiter seine wichtigste und vornehmste Funktion erfüllt, indem er die gruppenanalytische Situation mit ihren spezifischen Bedingungen und ihrer spezifischen Kultur einrichtet und aktiv aufrechterhält. Darüber hinaus spielt hier auch seine eigene Haltung eine Rolle, die sich bis zu diesem Punkt darauf beschränkt, aufnahmebereit zu sein, sich zurückzulehnen und der Gruppe zu folgen, zuzuhören und zu beobachten und, bevor er sich zu einer Intervention entschließt, abermals zuzuhören, zu akzeptieren, was die Gruppe tut, d. h. auch die Art und Weise, wie sie die Situation und ihn selbst in der Situation deutet, anzuerkennen. Kurzum, bis zu diesem Punkt wird der Leiter von der Gruppe geführt. Wir werden seine Rolle im Folgenden genauer untersuchen und uns insbesondere ansehen, wie er jenseits dieses Punktes mit den unbewussten Prozessen verfährt.

Wie der Gruppenleiter unbewusste Prozesse handhabt

In den bislang beschriebenen Prozessen ist die Gruppe der aktivste Faktor, ganz gleich, ob die Prozesse manifest oder sogar bewusst sind oder ob sie latent sind und auf einer unbewussten Ebene ablaufen. Die Aufgabe des Gruppenleiters, nämlich aufnahmebereit zu bleiben und sich passiv zu verhalten, ist aber keineswegs einfach. Innerlich muss er sehr aktiv sein, um die Botschaft der Gruppe wahrnehmen und verstehen zu können, denn darauf beruht seine gesamte Orientierung für die Interventionen und Deutungen, zu denen er sich entschließen wird, vor allem auch, was deren Zeitpunkt betrifft. Selbst in dieser Phase müssen wir der Gruppe manchmal helfen, ihre eigene Kommunikation zu verstehen. Dabei arbeiten wir sowohl durch die Gruppe und mit der Gruppe als auch auf der Grundlage unserer eigenen Beteiligung an ihren dynamischen Prozessen.

Bevor wir weitergehen, müssen wir uns fragen: »Was ist unser eigentliches Ziel?« Kurz: die Auflösung innerer Blockaden, das Umlernen. Dem Individuum stehen dann mehr Entscheidungsmöglichkeiten zur Verfügung, Konflikte werden lösbar, und das gesamte psychische Leben gestaltet sich freier, sobald zwanghafte Konditionierung und Wiederholung überwunden sind.

Daraus folgt, dass die Hauptansatzpunkte für *dauerhafte* Veränderungen des Individuums die Auflösung von Widerständen und die Lockerung der Abwehr sind, das Durcharbeiten. Es ist also kein Zufall, dass sich der Gruppenleiter in dieser Hinsicht aktiver verhalten muss als bei der Erhellung und Deutung unbewussten Inhalts. Er muss den Mitgliedern aufzeigen, was sie tun und sagen, auf welche Weise und warum. Dazu gehört das umfangreiche Kapitel des Übertragungsverhaltens und seiner Deutung. Die Bedeutsamkeit der Übertragung besteht im Großen und Ganzen aus ihrer Funktion als Widerstand. Dazu gleich mehr. Natürlich ist die Übertragung, zumal im infantilen und eigentlichen Wortsinn, teilweise für die Unterwürfigkeit und für die Suggestionskraft verantwortlich, die ich zu Beginn erwähnt habe. Wie wir alle wissen, könnten wir ohne Übertragung gar nicht arbeiten, aber diese positiven Übertragungsaspekte sind offensichtlicher als ihre Abwehrfunktion. Allerdings kann die positive Übertragung selbst einen der am schwierigsten aufzulösenden Widerstände bilden. Wie wirkt die Übertragung speziell als Widerstand?

1. Widerstand gegen Veränderung: Statt Veränderung Wiederholung und zwanghaftes Festhalten an der Befriedigung durch den Status quo.
2. Widerstand gegen Einsicht: Statt auf die innere Quelle des eigenen Erlebens zu schauen, hält das Individuum seine Projektionen für real und setzt seine Abwehr entsprechend ein.
3. Widerstand gegen Anerkennung und Vertrauen durch Hass, Rebellion, Gegnerschaft in der Beziehung zu anderen Menschen und zum Therapeuten – die sogenannte negative Übertragung.

Der Gruppenleiter wiederum verhält sich gegenüber Abwehrformen einschließlich Übertragungen völlig anders, nämlich wesentlich aktiver, weil die Gruppe sie weitgehend ignoriert.

Weil häufig alle Gruppenmitglieder an dieser Abwehr beteiligt sind, erfolgt ihre Deutung oft in Form einer Deutung des Gesamtverhaltens. Auch die infantile Sexualität wird von der Gruppe relativ ignoriert. Ob wir daran etwas ändern können oder sollten, ist fraglich. Wir finden Entsprechungen in der Übertragungssituation und im Eindringen der infantilen Komponente ins Hier und Jetzt der therapeutischen Gruppensituation. Tatsächlich praktizieren wir vorwiegend eine Analyse des Ichs und des Über-Ichs, insbesondere natürlich der unbewussten Aspekte. Dabei werden auch Destruktivität, Aggression und insbesondere Selbstdestruktivität hervorgehoben, was meiner Meinung nach von erheblicher therapeutischer Bedeutung ist. Es erübrigt sich, darauf detailliert einzugehen. Uns hilft die Tatsache, dass die innere Bedeutung, die sogenannte intrapsychische Bedeutung, zu einem gemeinsamen Eigentum der Gruppe wird und dass das, was im Individuum verborgen und verdrängt wurde, in den Interaktionen und Interkommunikationen der Gruppe Ausdruck findet. Wie ich an anderer Stelle gesagt habe, analysieren wir das Ich und das Über-Ich in Aktion und in ihrem sozialen Kontext. Niemand wird den hohen Anspruch in Zweifel ziehen, den der korrekte Umgang mit einer analytischen Gruppe an den Gruppenleiter stellt, nicht nur an seine bewusste Aufmerksamkeit und seine Expertise, sondern auch an seine emotionalen Reaktionen als Mensch, der diesen massiven Reaktionen des Es, des Ichs und des Über-Ichs ausgesetzt ist, die in Impulsen, Emotionen, Abwehren usw. zum Ausdruck kommen. Ohne jeden Anspruch auf Vollständigkeit werden wir abschließend einen Blick auf einige der Punkte werfen, die den Gruppenleiter und seinen Einfluss auf die Gruppe betreffen.

Die persönliche Beteiligung des Gruppenleiters

In diesem Kontext geht es mir weniger um die objektiven Funktionen, Kenntnisse, Fertigkeiten, über die der Leiter verfügen sollte, als um seine persönliche Beteiligung, seine, wie man sagen könnte, Psychohygiene.

Um sich an den von mir angedeuteten zahlreichen Entsprechungen der Kommunikation auf den unterschiedlichsten Ebenen orientieren zu können und um in der Lage zu sein, Widerstände und Übertragungen zu erkennen und zu analysieren, ist er zweifellos auf gründliche psychoanalytische Kenntnisse angewiesen. Im Idealfall ist er ein voll ausgebildeter und erfahrener Psychoanalytiker, der sich seine geistige Aufgeschlossenheit und Flexibilität bewahrt und in der Lage ist, die neue Aufgabe in einer analytischen Gruppe mit der erforderlichen inneren Freiheit in Angriff zu nehmen. Was die verschiedenen Ausdrucksweisen betrifft, die die Gruppe in ihrem Kontext, ihrer Matrix, benutzt, so muss ihm das gesamte psychopathologische Vokabular der verschiedenen Konfliktlösungsmodi vertraut sein: perverse, hysterische, psychosomatische, phobische, zwanghafte, schizophrene, paranoide und manisch-depressive Lösungsversuche sowie Charakterbildung, realitätsfokussierte Vergeltungsmaßnahmen wie Delinquenz, Brandstiftung, Unfallneigung, um nur einige der wichtigeren zu nennen. Er muss auch die Abwehrmechanismen und ihr Zusammenspiel insbesondere mit den verbotenen Impulsen, gegen die sie in Stellung gebracht werden, verstehen, und er sollte den Gegenwert all dieser Reaktionen kennen – manche sind gleichwertig, andere nicht, manche erfolgen in derselben Währung, andere in einer Tauschwährung.

Für viele Menschen ist es schwierig, so vieles zu sehen und zu bedenken und zu beachten und gleichzeitig möglichst sparsam mit den eigenen Interventionen umzugehen. Für manche Menschen ist dies aus Temperamentsgründen unmöglich; jeder aber braucht langjährige Erfahrung und Reife, um das rechte Gleichgewicht zu finden.

Sich einer solchen Gruppe auszusetzen, weckt zunächst einmal Ängste. Zum Teil sind diese schlicht der neuen Situation geschuldet, oft aber hängen sie speziell mit den phantasierten Annahmen des Gruppenleiters über seine eigene Rolle und den von ihm vermeintlich erwarteten Perfektionismus zusammen – Phantasien, die unbewusst oft auf die Erwartungen der Gruppe projiziert werden. Es ist für jeden ein emotionaler Härtetest, den wachsamen Augen und Ohren all der Patienten ausgesetzt zu sein, die mit der ganzen Kraft und Neugier ihrer Übertragung die schärfsten Beobachter und strengsten Prüfer zugleich sind.

Dass der Leiter während der gesamten Sitzung seine Aufmerksamkeit jedem Detail in der Gruppe widmet, versteht sich von selbst. Schon allein deshalb ist eine 90-minütige Gruppensitzung außerordentlich anstrengend, selbst auf der bewussten Ebene. Der Gruppenleiter muss ein genuines Interesse an seiner Gruppe haben und sich neugierig und mit all dem Enthusiasmus, den diese Arbeit erfordert, auf sie einlassen. Nichts äußert sich klarer und deutlicher als die Grundhaltung des Therapeuten. Für Schauspielerei und So-tun-als-Ob ist hier kein Platz, hier zählt nur Authentizität.

Auf die klassischen Gegenübertragungsprobleme in der Beziehung zum Individuum und zur Gruppe als Ganzem muss ich nicht näher eingehen. Sie entsprechen der Erfahrung, die man in der Psychoanalyse macht, und sind auf ähnliche Weise zu behandeln. Die Gegenübertragung ist entweder eine Übertragung des Therapeuten auf die Gruppe oder auf Gruppenmitglieder – und ihm, wie jede Übertragung, nicht bewusst –, oder sie ist eine unbewusste Reaktion auf die Übertragungen der Patienten. Damit kommen wir zu einer Schwierigkeit, die sich nie vollständig vermeiden lässt und zu gewissem Grad sogar hilfreich ist. Besser wäre es, diese Phänomene in einem allgemeineren Sinn zu verstehen und sie als *Gegenreaktionen* zu bezeichnen.

In bestimmten Situationen wird der Leiter solche Gegenreaktionen auf die Gruppe in Worte fassen und der Gruppe mitteilen, sofern sie ihm bewusst sind; in anderen Situationen *muss* er dies tun – nämlich wenn seine eigene Reaktion integraler Bestandteil der Strömungen in der Gruppe ist, die ihn selbst natürlich genauso stark wie jedes andere Mitglied beeinflussen. Seine Gegenreaktion mitzuteilen ist für ihn in solchen Situationen spannungslindernd. Wir dürfen aber nicht vergessen, dass er seine eigenen Probleme idealerweise nicht in die Gruppe hineintragen und generell davon absehen sollte, persönliche Informationen, die alle übrigen Mitglieder ungehindert verbalisieren können, mitzuteilen, denn das Übertragungsfeld ist für die Patienten freizuhalten.

Dem Therapeuten stehen viele Möglichkeiten zur Verfügung, um sich davor zu schützen, persönlich involviert zu werden. Da wären erstens Deutungen, die übereilt auf die Vergangenheit oder das Familienmodell Bezug nehmen oder den Patienten überflüssigerweise Verbindungen aufzeigen zwischen dem, was in der Gruppe, und dem, was außerhalb geschieht – in einem sehr wichtigen Grenzbereich. Es ist immer wünschenswert, dass die Patienten selbst zur Einsicht gelangt und der Leiter sich auf das konzentriert, was sie darin hindert. Die Kommunikationen, die den Leiter erreichen, sind – wie erwähnt – bewusster, vorbewusster oder dynamisch unbewusster Art. Meiner Meinung nach gehorchen die unbewusste Seite des Ichs und des Über-Ichs ebenfalls dem Primärvorgang. Der Leiter sollte in der »Tonart« oder »Währung« der Kommunikation, die ihn erreicht, antworten. Das heißt, dass es nicht gut ist, dem bewussten Teil des Patienten etwas darüber zu sagen, was er soeben unbewusst mitgeteilt hat; vielmehr sollte der Leiter diese Kommunikationen behutsam auf derselben Ebene aufgreifen, auf der sie der Patient mitgeteilt hat. Der Gruppenleiter hat ebenfalls einen bewussten, einen vorbewussten und einen unbewussten psychischen Anteil. Im Idealfall sollten sein dynamisches Unbewusstes und sein Vorbewusstes nicht strikt voneinander getrennt sein. Hier müssen wir fragen, was der Leiter tun soll, wenn ihm seine eigene Reaktion auf bestimmte Mitteilungen nicht bewusst ist, zum Beispiel aufgrund des Resonanzphänomens. Nun, er muss vorsichtig sein, doch wenn er sich seiner Grundeinstellung gegenüber der Gruppe, seiner Aufrichtigkeit, seiner Reife und seiner Erfahrung sicher ist, steht es ihm frei, Bemerkungen, Beobachtungen und Deutungen anzubringen, auch wenn ihm deren Gründe im betreffenden Moment nicht vollständig klar sind.

Meiner Ansicht nach sollten wir diese Kommunikationen und Reaktionen zwischen Unbewusstem und Unbewusstem, die auf beiden Seiten auf einer unbewussten Ebene erfolgen, als ein Äquivalent der Intuition betrachten. Es geschieht nicht selten, dass auch das eigene Verhalten, die Deutungen und das Timing der Interventionen auf einer intuitiven Grundlage erfolgen, und das ist in Ordnung – wichtig ist, später, zwischen den Sitzungen, sorgfältig und gründlich über die Gruppe und über solche Interventionen nachzudenken. Mir ist es sehr oft so ergangen, dass mir erst in dieser Pause durch sorgfältiges Überlegen und Analysieren wirklich klar oder zumindest klarer wurde, was in der Gruppe ablief und *welche* Punkte es aufzugreifen galt. In der nächsten Sitzung konnte ich mich dann entsprechend verhalten. Diese Hausaufgaben sind sehr wichtig.

Für die Psychohygiene des Leiters und auch für die Qualität seiner Arbeit ist es meiner Ansicht nach überaus wichtig, dass er sich nicht mehr Gruppenarbeit oder auch Einzeltherapien oder analytische Arbeit zumutet, als er wirklich bewältigen und gründlich reflektieren kann. Ich weiß sehr wohl, dass dies ein Ideal ist und dass hier praktische Zwänge und Gründe, auch materielle Erwägungen, ins Spiel kommen. In einem gewissen Umfang aber hängt es von unserer eigenen Einstellung ab, von unserer Fähigkeit, unsere Gier – in mehr als einem Sinn – unter Kontrolle zu halten, und von unserem tieferen Interesse an unserer Arbeit. Ich kann sagen, dass ich in meinem eigenen Berufsleben selten mehr Arbeit angenommen habe, als ich verkraften konnte, und das möchte ich auch Ihnen allen ans Herz legen. Bedenken Sie, dass es letztlich in Ihrem eigenen Interesse ist und ihrem Wohlergehen und ihrer Leistungsfähigkeit zugutekommt.

Zusammenfassende Bemerkungen

Ich werde versuchen, für die anschließende Diskussion einige Punkte zusammenzufassen. Ich habe zunächst die Aufmerksamkeit auf die Bedeutsamkeit der gruppenanalytischen Situation auf die aktive Rolle gelenkt, die der Leiter in ihr spielt. Ich habe gesagt, dass die Gruppe unter diesen Bedingungen und unter der Voraussetzung, dass der Leiter umsichtig und ökonomisch interveniert, einen Großteil der unbewussten Arbeit und sogar der analytischen Arbeit eigenständig leistet. Der Leiter sollte dies beobachten und sich an dem Geschehen im gesamten Kommunikationsnetzwerk, das wir als ein einheitliches Feld der Gemeinschaft und Kommunikation betrachten, orientieren. An diesen Punkten kann eine Diskussion über die

Matrix und die Interaktionsprozesse ansetzen. Ich habe unsere vorrangigen Ziele erläutert, in deren Licht auch klar wird, dass der Gruppenanalytiker aktiver dazu beiträgt, unbewusste Abwehr und unbewusste Widerstände aufzulösen, ganz gleich, ob sie in einzelnen Mitgliedern oder in der Gruppe insgesamt auftreten. Sodann habe ich über die Übertragung und speziell über die Übertragung als gravierenden Widerstand gegen Veränderung gesprochen. Ich habe die unbewussten Prozesse des Leiters erörtert und erläutert, wie er sie am besten handhaben und nutzen kann. Ich habe auch bestimmte Konsequenzen für seine eigene Psychohygiene beschrieben.

Zu Beginn des Beitrags habe ich die Aufmerksamkeit auf den mächtigen Einfluss gelenkt, den die Suggestion in jeder Form der Behandlung, einschließlich der gruppenanalytischen Behandlung, ausübt, und auf einen in theoretischer Hinsicht besonders interessanten Punkt hingewiesen, nämlich die Tatsache, dass jeder Leiter dazu tendiert, seine eigene Überzeugung durch die Gruppe bestätigt zu sehen. Dies illustriert eine elementare Fähigkeit der Gruppe, aber auch die extreme Subtilität, mit der jeder Leiter der Gruppe seine Überzeugungen vermittelt, ohne sich darüber im Klaren zu sein. Wenn wir analytisch sein wollen, was auch bedeutet, zu einer wissenschaftlichen Theorie – insbesondere unbewusster Prozesse – beizutragen, müssen wir uns dessen bewusst sein und daher versuchen, diesen Einfluss zu minimieren, statt ihn für kurzfristige therapeutische Erfolge auszunutzen.

22. Kapitel

Die Gruppe als Matrix des psychischen Lebens des Individuums[1]

Um diesen Artikel war Foulkes von den Herausgebern des ersten Bandes einer neuen, jährlich erscheinenden Schriftenreihe gebeten worden. Der Band war dem Gedenken Asya Kadis' gewidmet, die am Postgraduate Center for Mental Health in New York die Abteilung für Gruppentherapie geleitet hatte. Von einzelnen Kollegen abgesehen, die engen Kontakt zur Londoner Gruppenanalyse hielten, waren Mrs. Kadis und einige ihrer Kollegen in den Vereinigten Staaten diejenigen, die Foulkes in ihren Ansichten wahrscheinlich am nächsten standen.

Foulkes' letzter Beitrag (siehe 28. Kapitel) erschien in derselben Schriftenreihe, und zwar im Band des Jahres 1977. Der 1978er Band war seinem Gedenken gewidmet und enthielt neben einer Bibliographie Artikel, die Martin Grotjahn, Malcolm Pines und Max Rosenbaum über ihn verfasst hatten.

Das Konzept der Gruppenmatrix weckte erhebliches Interesse. Der folgende Beitrag ist Foulkes' wichtigste und detaillierteste Darstellung des Themas.

Hinzuzufügen wäre, dass der Titel ursprünglich lautete: »The Group as Matrix of mental life« – »Die Gruppe als Matrix des psychischen Lebens«. Als Foulkes 1958 einen Vortrag in New York hielt, merkte er, dass man ihn bezüglich der Bedeutung, die er dem Individuum beilegte, missverstanden hatte. Wahrscheinlich hing dies damit zusammen, dass man seine Verwendung des Begriffs »Gruppendynamik« fehlinterpretierte. Da der vorliegende Artikel in einer amerikanischen Publikation erscheinen sollte, beschloss er, den Titel zu erweitern, um neuerlichen Missverständnissen vorzubeugen und um hervorzuheben, dass sein Fokus – seit jeher – auf der Befreiung des Individuums lag. [M. P.]

---

1 Kapitel in: L. R. Wolberg und E. K. Schwartz (Hg.). *Group Therapy 1973 – An Overview*. New York (Intercontinental Medical Book Corporation) 1973.

Widerstände gegen eine umfassende Sichtweise

Offenbar fällt es derzeit vielen Menschen schwer anzuerkennen, dass das, was wir »die Psyche« nennen, aus interagierenden Prozessen zwischen mehreren eng miteinander verbundenen Personen besteht, die gewöhnlich als Gruppe bezeichnet werden. Schon wenn zwei Personen eine Beziehung zueinander aufnehmen, erschaffen sie ein neues Phänomen, ebenso wie wenn zwei Menschen, die miteinander Schach spielen, ein neues Phänomen erschaffen, nämlich das von ihnen produzierte Schachspiel. Wenn eine Gruppe, worunter ich hier für unseren Zweck eine kleine Anzahl von Personen verstehe, enge Beziehungen aufnimmt, erzeugt sie ein neues Phänomen, nämlich das gesamte Feld der psychischen Vorgänge, die sich zwischen ihnen ereignen. In diesem Kontext habe ich von »transpersonalen Prozessen« gesprochen, das heißt von psychischen Prozessen, welche die Individuen, die ein solches Netzwerk bilden, ähnlich wie Röntgenstrahlen im körperlichen Bereich durchdringen.

Dieses völlig neue Phänomen, das sie kreieren, bezeichne ich gewöhnlich als den »Kontext der Gruppe«. Ich spreche nicht von einer Gruppenpsyche, weil dies eine Substantivierung dessen wäre, was gemeint ist, und überdies gleichermaßen unbefriedigend, wie wenn man von einer individuellen Psyche spricht. Die Psyche ist kein *Ding*, das existiert, sondern eine Serie von Ereignissen in ständiger Bewegung, ständiger Veränderung. Dass es Menschen sowohl innerhalb als auch außerhalb des psychotherapeutischen Bereichs so schwerfällt, meine Hypothese als Grundlage des Verstehens und Handelns zu akzeptieren, ist zum Teil mit der üblichen Unfähigkeit und mangelnden Bereitschaft zu erklären, Neues zu lernen. Neues zu lernen bedeutet, die eigene Einstellung zu diesem und jenem, zu sich selbst und zur Welt, in der man lebt, ändern zu müssen. Ich denke jedoch, dass es zudem einen ganz spezifischen Widerstand gibt, der es uns schwer macht, psychische Prozesse als multipersonale Phänomene anzuerkennen – einen Widerstand, der mit den sehr persönlichen wie auch mit den allgemeinen Konsequenzen zusammenhängt, die eine Anerkennung dieser Wahrheit mit sich bringt. Diese Widerstände sind vergleichbar mit den von Freud entdeckten Widerständen gegen die Anerkennung unbewusster psychischer Vorgänge im Individuum.

Die Gründe für diese persönliche Voreingenommenheit werden, wie ich hoffe, später klar werden. An dieser Stelle möchte ich sie aber zumindest andeuten. Wir können diese psychischen Netzwerke am besten in der Psychopathologie studieren: Was wir über sie wissen, wissen wir vorwiegend durch unsere Patienten. Wenn wir nicht davon ausgehen, dass unsere Patienten ausschließlich um ihrer selbst willen hilfsbedürftig sind, sondern sie stattdessen als festen Bestandteil eines ganzen Netzwerks miteinander interagierender Individuen betrachten, so folgt daraus, dass sie in gewisser Hinsicht lediglich die Opfer oder Sündenböcke oder, anders formuliert, Symptome von Veränderungen und Turbulenzen innerhalb des engen Netzwerks ihrer menschlichen Beziehungen sind. Wenn Patienten sich in der Behandlung ernsthaft zu verändern beginnen, geraten sie in aller Regel mit anderen Angehörigen ihres Netzwerks in Schwierigkeiten. Weil das gesamte Gleichgewicht und die Psychopathologie des Netzwerks voraussetzen, dass unsere Patienten bleiben, wie sie sind, gerät nun das Gleichgewicht der Anderen in Gefahr.

Jede Veränderung in jedem individuellen Teil eines solchen Netzwerks bedroht dessen innere Balance. Weil dies auf Psychologen, Ärzte oder Psychoanalytiker genauso zutrifft wie auf jeden anderen Menschen, gibt es ein natürliches Interesse daran, dass es nicht aufgedeckt wird, denn das würde heißen, dass das, was in den Netzwerken ihrer Patienten, aber auch in ihren eigenen, geschieht, wesentlich stärker berücksichtigt werden müsste. Letztlich bedeutet dies, dass die gesamte Gemeinschaft grundsätzlich eine wesentlich höhere Verantwortung für Ausbrüche verstörender Psychopathologie zu übernehmen hätte. Deshalb besteht ein spezifisches defensives Interesse daran, die Interdependenz zu verleugnen, von der ich hier spreche. So gesehen, bedeutet der Aufschrei: »Aber jeder ist ein Individuum«, oder: »Die Psyche ist ohne Frage eine individuelle Angelegenheit«, nichts anderes als: »Jeder für sich. Was mit dem Anderen passiert, ist nicht meine Schuld, ganz gleich, ob er mir offensichtlich nahesteht oder ob ich auf undurchsichtige, vielleicht sogar unbewusste Weise beteiligt bin.«

Kommunikation: Psychoanalyse und Gruppenanalyse

Sämtliche Phänomene in einer analytischen Therapiegruppe werden als potenzielle Kommunikationen verstanden. Diese dynamische Formulierung macht die üblichen, für eine psychoanalytische Orientierung erforderlichen Konzepte des verdrängten Unbewussten, der Abwehrmechanismen usw. überflüssig. Dass sie diesen Beobachtungen keineswegs widerspricht oder sie leugnet, versteht sich von selbst. Es wird hilfreich sein, mit Blick auf diese Vorgänge ganz kurz wenigstens die auf der psychoanalytischen Zwei-Personen-Methode beruhende Auffassung und die aus gruppenanalytischen Beobachtungen hervorgegangene Sicht miteinander zu vergleichen. Letztlich müssen sie Teil einer schlüssigen Theorie des Menschen, betrachtet in unterschiedlichen Situationen, sein.

Um das psychoanalytische und das gruppenanalytische Verständnis des Individuums und individueller Prozesse miteinander zu vergleichen, kann man sich unterschiedlich vergrößernde Mikroskope vorstellen. Unter der psychoanalytischen Linse betrachtet man die individuelle Psyche als Beobachtungseinheit und versucht, alle psychischen Prozesse aus dieser individuellen Psyche heraus zu verstehen. Für die psychoanalytische, im chronologischen, biographischen Sinn vertikale Analyse des Individuums ist dieser Blickwinkel ausgesprochen nützlich. Aus psychoanalytischer Sicht entstehen neue Beziehungen im Wesentlichen durch Übertragung; Gegenreaktionen durch die Übertragung anderer Menschen bewirken die Modifizierung dieser nun andersartigen Beziehungen. Letztlich bedeutet dies, dass sie als Resultate der ursprünglichen Familienbeziehungen eines jeden Individuums zu verstehen sind.

Im Gegensatz dazu vollziehen sich all diese Interaktionsprozesse, unter der gruppenanalytischen Linse betrachtet, in einem psychischen Feld, dem die Individuen, die es konstituieren, selbst angehören. Deshalb ist die Gruppenanalyse die Methode der Wahl für eine horizontale Beobachtung und für effektive Einflussnahme – das heißt eine Einflussnahme unter Berücksichtigung der unterschiedlichen Charaktere und Reaktionen der anwesenden Teilnehmer sowie im Hier und Jetzt des Lebens. Was ich betonen möchte, ist die Tatsache, dass dieses Netzwerk ein psychisches System als Gesamtnetzwerk bildet und kein System übergelagerter sozialer Interaktionen, in dem individuelle Psychen miteinander interagieren. Dies ist der Vorteil, wenn man von einem Konzept ausgeht, das die Psyche nicht per definitionem auf das Individuum eingrenzt.

Als Gruppenanalytiker verzichten wir auf die psychoanalytische Gegenüberstellung einer »inneren« psychischen Realität und einer »äußeren« physikalischen oder sozialen Realität, die für die Psychoanalyse durchaus sinnvoll ist. Was innen ist, ist außen, das »Soziale« ist nicht äußerlich, sondern ist in hohem Maß auch innerlich und durchdringt das innerste Sein der individuellen Persönlichkeit. Die »objektive« äußere »Realität« ist vom animalischen wie auch menschlichen Sein und auch vom Individuum nicht zu trennen. Sie ist dessen Welt und daher auch Teil der »psychischen« Realität. Sie kann mit der »inneren« Realität in vollkommener Harmonie existieren, sie ergänzen oder – zum Beispiel durch polarisierende Prozesse wie die Projektion – zu ihrem Widersacher werden, sie wird aber immer von ihr beeinflusst. Andererseits sollte man den psychoanalytischen Blickwinkel auch als eine bewusste Abstraktion verstehen, das heißt, das Individuum wird ganz bewusst abstrahiert und so betrachtet, als sei es von seinem Kontext isoliert. (Stattdessen hält man es sehr oft für eine absolute Wahrheit, für eine schlichte, wahre Beobachtung, dass jedes Individuum eine eigene Psyche besitzt.) Beide Betrachtungsweisen sind nicht unvereinbar, sondern verhalten sich, ganz im Gegenteil, komplementär. Welcher man den Vorzug gibt, hängt von den Umständen ab, vom Zweck der Beobachtung und von der Indikation der erforderlichen Maßnahmen. Ich persönlich bin überzeugt, dass die multipersonale Hypothese der Psyche der wahren Natur des Geschehens näherkommt.

Ich stelle die Existenz der individuellen Person genauso wenig infrage wie das Phänomen der Psyche. Die individuelle Person existiert nicht nur in ihrer eigenen Vorstellung und in unserer eigenen Erfahrung; vielmehr ist ihr Körper zweifellos eine individuelle kohärente Entität. So reagieren auch in unseren Gruppen die einzelnen Mitglieder als individuelle Personen aufeinander, zeigen ihre Individualität, entwickeln ihre eigenen Ideen und Phantasien über die Gruppe, über den Therapeuten, über andere Gruppenmitglieder usw. Gleichwohl haben meine eigenen Untersuchungen und Erfahrungen in gruppenanalytischen Gruppen mir die Existenz einer suprapersonalen psychischen Matrix erschlossen und mich veranlasst, über sie nachzudenken und zu theoretisieren. Ich kann es ganz einfach formulieren – ich habe mir Folgendes überlegt: »Welche enorm komplexen Prozesse und Aktionen und Interaktionen spielen sich sogar zwischen lediglich zwei oder drei Gruppenmitgliedern oder zwischen diesen Mitgliedern und mir selbst oder zwischen zwei gegenüber drei Mitgliedern usw. ab? Welch enorme Komplexität, die noch nicht einmal theoretisch mit einem Blick vollständig zu erfassen und zu entwirren ist. Wie ist es möglich, dass sie einander dennoch verstehen können, dass sie zu einem gewissen Grad dennoch auf eine gemeinsame Vorstellung von dem, was passiert, Bezug nehmen können? Sie bewegen sich auf sinnvolle Weise von Punkt A zu Punkt B, und dies trifft auch auf mich selbst zu.«

Also überlegte ich: »Was genau passiert hier eigentlich, was genau tue ich?« Ich stellte fest, dass die alte Theorie, die diese Fragen mit Verweis auf Individuen und ihre Interaktion als individuelle, im Schädel eingeschlossene Psychen beantworten würde, mir das Verständnis erheblich erschwerte. Darüber hinaus warf sie viele Pseudoprobleme auf, für die es folgerichtig keine befriedigenden Antworten gab. Stattdessen habe ich von Beginn an anerkannt, dass sogar die einander völlig fremden Teilnehmer dieser Gruppe als Angehörige derselben Art und, in engerem Sinn, derselben Kultur eine gemeinsame fundamentale psychische Matrix *(Grundlagenmatrix)* teilten. Diese wurde durch ihre sich vertiefende Bekanntschaft miteinander und ihren vertraulichen Austausch laufend angereichert, so dass sie auch eine in ständiger Bewegung, ständiger Entwicklung begriffene *dynamische Matrix* bilden.

Ich möchte das Konzept der Matrix hier nicht ausführlich erläutern, sondern beschränke mich auf den Hinweis, dass es ein nützliches theoretisches Konstrukt ist, um all die unterschiedlichen Prozesse zu betrachten, die ich beschrieben habe – zum Beispiel die Lokalisation oder die Figur-Grund-Formation – und die in diesem Interaktions- und Kommunikationsnetzwerk, der Matrix, aktiv sind. Dies hat es mir ermöglich zu sagen, dass nicht Personen, sondern psychische Prozesse interagieren. Ich möchte dies mit wenigen Worten erörtern, um nicht missverstanden zu werden. Psychische Prozesse *als solche* können natürlich nicht interagieren, aber niemand würde bezweifeln, dass – nehmen wir ein einfaches Beispiel – ein Homosexueller den anderen, noch bevor sie irgendetwas voneinander wissen, quasi instinktiv erkennt; oder dass ein Sadist und ein Masochist interagieren, einander ergänzen und in einer gewissen Affinität aufeinander reagieren, noch bevor sie es selbst wissen. Das bedeutet nicht – ausgenommen in der Theorie –, dass man diese Prozesse oder Kräfte (die ungleich komplexer sind als meine Beispiele) als eigenständige Entitäten mit eigenen Aktivitäten abstrahieren kann. Letztlich interagieren immer ganze Personen mit ganzen Personen.

Was ich meine, wenn ich sage, dass psychische Prozesse interagieren, ist die selektive Interaktion, die unpersönlich, instinktiv, intuitiv, im Grunde unbewusst im Einklang mit der inneren Konstellation und den Prädispositionen der Betroffenen stattfindet und für ihre Interaktion bestimmend ist. Die hochinteressante, wichtige Spezifität, das Ineinandergreifen dieser Prozesse, die tatsächlich die gesamte Psychopathologie in lebendiger Aktion enthalten, bezeichne ich als »Resonanz«. Manchmal wird diese vom Einzelnen bewusst anerkannt. Die gesamten Interaktionen der Individuen sind tatsächlich das Resultat von Verwandtschaften oder Verschiedenheiten zum Beispiel individueller Triebe, Emotionen, Reaktionen jeder Art oder Charakterdispositionen. Sie sind es, die der Gruppe Kohärenz verleihen und sie für alle Teilnehmer bedeutsam machen, selbst wenn diese sich dessen überhaupt nicht bewusst sind oder es intellektuell überhaupt nicht verstehen.

Gruppenkontext

Um das, was ich tue, sowie die Überlegungen und Ideen, die mein Handeln leiten, zu verstehen und eingehender zu beschreiben, spreche ich vom Gruppenkontext. Es ist wichtig festzuhalten, dass die Individuen in der üblichen gruppenanalytischen Gruppe den Vordergrund bilden und der Gruppenkontext den Hintergrund, vor dem wir intervenieren und deuten; das Individuum steht im Zentrum dieses Verfahrens. Das Gesamtgeschehen in der Gruppe auf diese Weise zu betrachten hat häufige Missverständnisse zur Folge, etwa die Befürchtung, dass das Individuum vernachlässigt werde. Das Konzept des Gruppenkontextes bringt eine solche Gefahr nicht mit sich. Die zutreffendste Beschreibung dessen, was ich tue, lautet, dass ich im Interesse jedes einzelnen Individuums, aber im Gruppenkontext, analysiere. Zu diesem Zweck benutze ich nicht nur die Prozesse, so wie sie mich erreichen, sondern so, wie sie jeden erreichen, das heißt die in der Gruppe aktiven Gesamtprozesse. Um der Tatsache gerecht zu werden, dass dieses psychische operative Feld das Individuum miteinschließt, aber auch über das Individuum hinausreicht, spreche ich von »transpersonalen Prozessen«. Diese Prozesse durchdringen das Individuum, auch wenn der einzelne Teilnehmer sie bearbeitet, seinen Beitrag zu ihnen leistet und sie auf je eigene Weise modifiziert. Gleichwohl durchdringen sie jeden Einzelnen, ähnlich wie Röntgenstrahlen den Körper durchdringen.

Es ist vielleicht nicht unangemessen, diese Sichtweise mit einem Vergleich aus der Biologie zu illustrieren. Es gibt Zellen. Die Zellularpathologie ist bedeutsam, und wir können das, was passiert, unter dem Blickwinkel dieser Zellularpathologie betrachten. Wenn die Zelle in unserem Fall das Individuum repräsentiert, dann würde die Art, wie ich es betrachte, eher der Molekularbiologie entsprechen, die über die individuelle Zelle hinausblickt, was jedoch nicht bedeutet, dass die individuelle Zelle sich im gesamten Prozess nicht rezeptiv und kreativ verhält.

Psychologie ist somit, außer in einem abstrakten Sinn, weder »Individuum« noch »Gruppe«. Wir können über das Individuum nicht sprechen, ohne auf die Gruppe Bezug zu nehmen, und ebenso wenig können wir über eine menschliche Gruppe sprechen, die nicht aus Individuen besteht. In beiden Fällen handelt es sich daher, was die Psychologie der Person insgesamt betrifft, um Abstraktionen.

Um etwas Ganzes zu sehen, müssen wir es meiner Meinung nach zu einem größeren Ganzen in Beziehung setzen, so dass wir aus dem, was wir sehen können, einen Schritt heraustreten können. Zum Beispiel kann man eine größere Gruppe nur im Verhältnis zu noch größeren Verbänden betrachten oder vielleicht im Verhältnis zu ihren Leitern oder ihrer Aufgabe. Kleinere Gruppen können nur im Verhältnis zu anderen [kleinen] Gruppen betrachtet werden. Ebendies geht mir durch den Kopf, wenn ich sage, dass in unseren therapeutischen Gruppen die Gruppe selbst der Horizont ist. Die Gruppe an sich kann nur von innen heraus verstanden werden. Insofern auch wir selbst zu ihr gehören, können wir sie, strenggenommen, gar nicht als ein Ganzes sehen – außer im Verhältnis zu uns selbst. Und wir sollten sie auch nicht gewohnheitsmäßig als ein Ganzes ansprechen. Sinnvoll ist dies in einer Situation, in welcher der Leiter, der Analytiker, eine individuelle Reaktion auf seine Funktion oder eine allen Teilnehmern gemeinsame Reaktion auf ihn selbst oder auf ein anderes Mitglied ansprechen möchte. Die therapeutische Gruppe mit wenigen Teilnehmern, das heißt im optimalen Fall sieben bis neun Personen, ist die Situation der Wahl, um die *Individuen*, die diese Gruppe als ein genuines Ganzes bilden, im Kreis zu sehen. Doch wie schon gesagt, beleuchtet diese Gruppensituation die innere Interaktion, weist über die Grenzen des Individuums, dessen, was gewöhnlich als innen, intrapsychisch, betrachtet wird, hinaus und macht deutlich, dass es von allen geteilt wird.

Wenn wir von Psychologie oder Psychopathologie sprechen, tun wir gut daran, das zusammengesetzte Ganze zu berücksichtigen, das in jeder Beobachtungssituation alle psychischen Prozesse umfasst und enthält. Wir können die Gruppe als Ganzes in den Blick nehmen oder eines der Individuen oder mehrere Individuen in ihren spezifischen Interaktionen: Alles, was geschieht, hat unter jedem Blickwinkel Bedeutung, und diese verschiedenen Bedeutungen ergänzen einander. Das heißt, es gibt nicht einen richtigen und einen falschen Blickwinkel. Vielmehr ist es so, als ob wir von verschiedenen Standorten aus Fotos machten. Ein bestimmtes Bild mag für bestimmte Zwecke besser geeignet sein und ein anderes schlechter, aber sie alle zeigen, was von dem Standort aus, von dem sie aufgenommen wurden, wahr ist. Der Gesamtprozess aber muss immer vom gesamten Feld aus definiert werden. Am besten verständlich wird die Beziehung, indem man, wie schon erwähnt, Figur und Grund betrachtet. Die Figur ist das, was wir eigens beobachten möchten, das, worauf sich unser Fokus richtet oder was sich bei unvoreingenommener Beobachtung von selbst in den Vordergrund drängt.

Theorie des Gruppennetzwerks

Ich habe das Netzwerk der Interkommunikation und Interaktion erwähnt, in das jeder Einzelne eingebettet ist, und von der Neurosentheorie des Gruppennetzwerks gesprochen. Aus Gründen, die ich sogleich erläutern werde, setze ich das Konzept des Gruppennetzwerks nicht vollständig mit dem der Familie gleich, auch wenn ich mit Familiennetzwerken gearbeitet und sie untersucht habe, bevor es die Familientherapie als solche überhaupt gab. Die Herkunftsfamilie ist in der Tat das primäre Netzwerk, in dem die Persönlichkeit des künftigen Individuums entscheidend geprägt wird; die Psychoanalyse hat dies ohne jeden Zweifel nachgewiesen. Dieses Familiennetzwerk ist, als Gruppe betrachtet, eine komplexe Bildung. Sie hat gewissermaßen eine vertikale Achse, die in die Vergangenheit weist, zu den Eltern, zur Kindheit der Eltern, zu deren Beziehung zu ihren eigenen Eltern, die allesamt in den innersten Kern des heranwachsenden Kindes eingehen.

Wir wissen, dass diese Ereignisse der infantilen Amnesie unterliegen und dass sie in diesem Sinne dynamisch unbewusst sind, vor allem, was die Triebe im Zusammenhang mit der infantilen Sexualität betrifft. Die auf diese Weise – meiner Ansicht nach von Anfang an – geformten Ich- und Über-Ich-Kerne aber sind in ihren wesentlichen Teilen ebenfalls unbewusst, jedoch nicht verdrängt. Sie sind unbewusst, weil die Werte, die sie in sich aufgenommen haben, die gesamte Beziehung zur Welt und zu den Objekten, die gesamte Art und Weise, sich auszudrücken, zu atmen, zu schlafen, zu gehen, sich zu freuen, zu sprechen – kurz, weil das gesamte Verhalten des Individuums entscheidend von der Herkunftsfamiliengruppe geprägt wird. Dem Individuum ist all dies insofern nicht bewusst, als es für gewöhnlich davon überzeugt ist, dass seine Art, zu fühlen und zu denken, die einzig natürliche und richtige ist, dass seine Sprache die Sprache *ist*, die man spricht. Ich erinnere Sie an eine Passage Mark Twains: »Sind die Franzosen Menschen?«, fragte hier jemand seinen Nachbarn. Dieser antwortet: »Oh ja, sie sind Menschen.« »Warum sprechen sie dann nicht wie Menschen?«

So zählt es zu den bedeutenden Weiterentwicklungen der analytischen Behandlung von Individuen in Gruppen, dass sie selbst zu erkennen beginnen, dass andere Menschen über andere Dinge lachen, andere Gefühle haben, anders sind – und es dennoch keinen Grund gibt, ein bestimmtes Verhalten als besser oder normaler zu beurteilen denn ein anderes, es sei denn, dass es dafür in der größeren Gemeinschaft der Gesamtkultur, in der diese Menschen leben, triftige Gründe gibt. Die wahre Individualität der Menschen besteht in dem, worin sie sich unterscheiden.

Was die Art und Weise angeht, wie sich der so entwickelte Mensch im späteren Leben verhält, so wissen wir, dass die frühen Einflüsse sich ganz normal, so wie ich es soeben erklärt habe, fortsetzen, allerdings auch als Störungen, da es unbefriedigte Sehnsüchte oder Traumata gibt, die in der Übertragung bzw. im Wiederholungszwang Ausdruck finden. Dies ist und bleibt die Wahrheit, ganz gleich, ob Menschen auf einer Couch liegen, Ihnen auf einem Stuhl gegenübersitzen oder ob sie mit anderen einen Kreis bilden. Später sehen wir, dass das Leben des Individuums in unserer Variante der westlichen Kultur in kleinen wie auch in etwas größeren, der alten Stammesgemeinschaft von wenigen hundert Personen entsprechenden Gruppen gelebt wird. Diese lebendigen – oder gegenwärtigen – Netzwerke sind für jedes Individuum von Bedeutung. Wenn man diese lebendigen Gruppen der Gegenwart und das Geschehen in ihnen betrachtet, erkennt man, dass sie sich mit der Familie überschneiden, ohne zwangsläufig mit ihr identisch zu sein. Zu ihnen zählen Freunde, Rivalen, Überlegene, Unterlegene, Tiere und sogar Gegenstände. In einer meiner Gruppen wurde die Katze, die eine verstorbene Mutter ihrer Tochter, meiner Patientin, hinterlassen hatte, für diese zu einem außerordentlich wichtigen Objekt.

Wenn man solche lebendigen Gruppen untersucht, die Menschen, mit denen der Patient gegenwärtig lebt – und wir alle leben unser Leben in solchen Gruppen –, dann stellt man fest, dass lediglich eine relativ begrenzte Anzahl von Personen mehr oder weniger durchgehend bedeutsam ist und eine begrenzte Anzahl von Personen, bei denen es sich nicht unbedingt um dieselben handeln muss, selektiv, für bestimmte Konflikte, bedeutsam ist. Wenn wir diese entweder in unserem Behandlungszimmer oder im Leben untersuchen, behandeln wir sie auf eine bestimmte Weise, die ich hier nicht detailliert erläutern kann, als Gruppe.

Grundsätzlich ist eine solche Familien- oder Gruppennetzwerktherapie der natürlichen Gruppe extrem effektiv. Sie kann sehr erfolgreich sein. Ich habe aber, insgesamt gesehen, allzu oft die Erfahrung gemacht, dass solche Gruppen als Ganze nicht gesunden können. Die Konflikte und Komplikationen wiegen gar zu schwer. Grenzen sind durch den Widerstand gegeben, den einzelne Mitglieder solcher bedeutenden Netzwerke bewusst und unbewusst gegen jede persönliche Veränderung, insbesondere gegen jede Veränderung des designierten Patienten, aufbieten. Zumeist sind sie nicht bereit, aufrichtig und offen miteinander zu sprechen und ihre Geheimnisse preiszugeben. Kurzum, diese natürliche Gruppe hat, so wichtig sie sein mag, ihren größten Wert für eine analytisch orientierte Psychotherapie vielleicht als diagnostisches und prognostisches Instrument.

Eine solche Gruppe wird per definitionem als Gruppe behandelt, selbst wenn wir sie zu diagnostischen Zwecken nur wenige Male sehen. Gleiches gilt für eine funktionierende Gruppe, eine Gruppe mit einer Aufgabe, wenn sie als Gruppe um ihrer Funktion wegen behandelt werden soll. Beispiele für solche Gruppen, die zum Vordergrund werden, sind eine Fußballmannschaft oder eine Gruppe von Managern in einem Industrieunternehmen. Sofern wir aber das Leben und die Atmosphäre in einer derartigen Gruppe insgesamt erfolgreich verbessern können, werden sich auch ihre einzelnen Mitglieder, obwohl sie unter diesen Umständen zum Hintergrund werden, verändern und ebenfalls, oft überraschenderweise, profitieren.

Der dritte Gruppentypus, die gruppenanalytische Gruppe im spezifischen Sinn, ist jedoch die einzige Gruppe der Wahl, wenn wir eine intensive – und sehr effektive – analytische Methode praktizieren wollen, um die Individuen in der Runde zu behandeln und es ihnen zu ermöglichen, durch einander behandelt zu werden. Diese Gruppe findet unter analytischen Bedingungen statt und besteht aus einander fremden Teilnehmern, die in der äußeren Realität keinerlei Beziehung zueinander haben und auf die Entwicklung solcher Beziehungen vollständig verzichten.

Um wenigstens zwei der interessantesten Ergebnisse meiner Untersuchungen auf diesem Gebiet zu erwähnen: 1. Ich finde es befriedigend, dass die Netzwerktheorie, wie nicht anders zu erwarten, auf jedes Individuum, auf jeden unserer Patienten Anwendung finden kann, wenn wir uns die Mühe machen, sie zu berücksichtigen. 2. Die drei erwähnten Gruppensituationen oder Gruppennetzwerke können in ihrer Interaktion am besten in der gruppenanalytischen Gruppe untersucht werden. Von besonderem Interesse sind ihre Verflechtung und speziell die Art und Weise, wie das gegenwärtige Netzwerk in den laufenden Behandlungsprozess eingeht.

23. Kapitel

Ödipuskonflikt und Regression

Dieser Beitrag wurde den Teilnehmern des Third International Workshop on Group Psychotherapy, Lausanne 1971, vorab zur Verfügung gestellt. Foulkes war schon früher einmal zu einem internationalen (französischsprachigen) Workshop in Lausanne eingeladen worden. Der hier wiedergegebene Text ist eine leicht gekürzte Fassung der Version, die Foulkes für die Veröffentlichung in englischer Sprache angefertigt hat. [M. P.][1]

Freud entdeckte, dass der archaische, biologisch verwurzelte Ödipuskonflikt im modernen Menschen unter der Oberfläche weiterhin sehr lebendig ist. Er hat gezeigt, dass verkleidete und verzerrte Bedeutung in bewusste Bedeutung übersetzt werden kann, indem man den Kode, in erster Linie durch die Psychoanalyse der Träume, dechiffriert. Die eigentlich entscheidende Entdeckung im Zusammenhang mit Ödipuskonflikt und Regression war die der infantilen Sexualität. Das tatsächlich Neue daran war die Beobachtung, dass der archaische ödipale Konflikt in den ersten Jahren der Kindheit reinszeniert wird und wiederauflebt.

Eine Zeitlang nahm man an, dass dieser Ödipuskonflikt der Kern der Psychoneurose sei, vor allem wenn die Libidoentwicklung die genitale oder phallische Stufe bereits erreicht hat. Diese Annahme ist jedoch nicht länger haltbar, weil wir heute nachgewiesenermaßen wissen, dass nicht nur jedes Individuum diesen Konflikt entwickelt, sondern dass er, wenn er sich auf einer heterosexuellen Ebene in voller Reife entfaltet, praktisch ein Kennzeichen der späteren normalen Entwicklung ist. Die Entwicklung vor Erreichen dieser Stufe wird gewöhnlich als präödipale bezeichnet und ent-

1 *International Journal of Group Psychotherapy* 22 (1972): 3–15. Vollständiger französischer Text in P.-B. Schneider (Hg.). *Pratique de la Psychothérapie de Groupe*. Bd. 3. Florenz (Giunti) 1972, S. 57–75.

spricht der prägenitalen Sexualität. Die beiden wichtigsten Thesen, die ich hier aufstellen möchte, lauten:

1. Was in der späteren Entwicklung theoretisch sinnvoll als Über-Ich, Ich und Es abstrahiert werden kann, taucht mit der Geburt oder vielleicht sogar schon pränatal auf;
2. die Rekapitulation, das Wiederaufleben, des ödipalen Konflikts ist ein Produkt der gesamten Familiengruppe.

Dieser Punkt ist für den gruppenanalytischen Ansatz, für die gruppenanalytische Familientherapie sowie für die Therapie in der standardmäßigen gruppenanalytischen Gruppe besonders wichtig.

Viele heutige Psychoanalytiker bestätigen meine eigene Erfahrung, dass bei späteren Beeinträchtigungen des normalen Verhaltens durch unbewältigte ödipale Elemente unweigerlich frühere Stufen aktiv sind, die in die Charaktereigenschaften des Individuums sowie in sein Ich und Über-Ich eingegangen sind. Die Forschung von Arnold Gesell (1945) hat uns vieles über die vorgeburtliche Entwicklung gelehrt, was für die Somatisierung und möglicherweise auch für psychotische Grundlagen von besonderem Belang ist. Daraus folgt, dass wir den Ödipuskomplex als die Endstufe eines langwierigen Reifungsprozesses und nicht als die eigentliche Quelle späterer Störung zu betrachten haben.

Die psychoanalytische Situation ist der Regression förderlich und wirft Licht auf den Ödipuskomplex. In der Übertragung kommen beide zusammen. Aus diesem Grund besteht eine besondere Affinität zwischen der klassischen psychoanalytischen Methode und den Übertragungsneurosen. Nebenbei sei angemerkt, dass die klassische Methode – keine trianguläre, sondern eine Zwei-Personen-Situation – auch eine tiefe Abhängigkeit von einer frühen Mutterbeziehung in der Übertragung fördert. Dies erklärt einen Großteil der Schwierigkeiten, eine psychoanalytische Übertragung zufriedenstellend aufzulösen. Wie sich später unter dem Blickwinkel der gruppenanalytischen Psychotherapie zeigen wird, ist die psychoanalytische Situation der Regression nicht nur zuträglich; vielmehr ist sie selbst ein regressives Phänomen. Wir dürfen hier festhalten, dass die tiefsten und frühesten Erfahrungen, präverbale Erfahrungen, erst später als Reinszenierungen in der Übertragungssituation kommuniziert werden können. Hier verknüpft sich ödipales und präödipales Material in der Übertragungssituation mit dem Wiederholungszwang.

Der Ödipuskonflikt, das Phänomen der infantilen Sexualität, und die Regression wurden in der psychoanalytischen Situation entdeckt, in der sie sich besonders deutlich zeigen. Das bedeutet nicht, dass wir sie als Psychoanalytiker in Reinform sehen und dass sie in allen anderen Situationen lediglich als Modifizierungen in Erscheinung treten. Wir müssen die Situation, die Bedingungen, unter denen wir beobachten, immer klar und deutlich formulieren, damit unsere Beobachtungen den ihnen angemessenen Wert erhalten.

Die Ödipusgeschichte: Die Familie als ein Ganzes

Ob wir das Ödipusthema als Mythos, als Drama oder als Komplex betrachten – es handelt immer von der gesamten Familie. Die Eltern verstoßen und verstümmeln Ödipus, weil sie sich vor ihm fürchten. Vor den Pflegeeltern, die ihn als Kindesstatt annehmen, flieht er. Unwissentlich tötet er seinen leiblichen Vater. Er verursacht den Tod der präödipalen phallischen Mutter, der Sphinx, womit sich der Weg zum Inzest mit seiner eigenen Mutter und den entsprechenden Konsequenzen öffnet. Um zu zeigen, dass dasselbe Drama sich auf jeden anderen der beteiligten Charaktere konzentrieren könnte, ist Iokaste das am besten geeignete, eindrücklichste Beispiel. Ich beziehe mich hier auf die Arbeit des britischen Anthropologen Lord Raglan (1940) und auf die Arbeiten anderer Psychoanalytiker, die von Leon Balter (1969) und George Devereux (1963) trefflich zusammengefasst wurden. Harold Stewart (1961) hat ebenso wie Bernard Berliner (1966) über Iokastes Verbrechen geschrieben. Hier steht Iokaste im Zentrum, ihre Verbrechen sind das eigentliche Thema. Mit ihrem Einverständnis wird der Säugling Ödipus ausgesetzt, quasi kastriert und verstümmelt. Später begeht sie, so die Autoren, wissentlich Inzest mit ihm als dem Mörder ihres Mannes (seines Vaters) und erfolgreichen Eroberer, wie es in einer matrilinearen Kultur Sitte war: Der Mörder des Königs erobert Königin, Krone und Thron.

Ein auffallender Aspekt des Ödipusmythos ist seine auratische Schicksalhaftigkeit, die jeden betrifft, der mit dem tragischen Geschehen in Berührung kommt. Was Freuds Theorie angeht, so hat sie vielleicht einen Niederschlag in seiner Überzeugung gefunden, dass der ödipale Konflikt wegen einer organischen Grundlage, die unser aller Erbe ist, unvermeidlich sei. Unseren Patienten dient diese Überzeugung als Begründung, weshalb sie sich nicht verändern können. Wenn ich heutige Familien untersuche, stelle ich fest, dass der ödipale Konflikt am ehesten verständlich wird, sobald man sich die gesamte Familie ansieht. Die Ankunft eines Babys aktiviert in allen Familienmitgliedern eine Regression. Der Familienkonflikt ist keine archaische, ererbte Formation; er wird in jeder Familie unweigerlich durch die Konstellation der Familie an sich wiederbelebt. Ererbt ist beispielsweise die Fähigkeit, das Sprechen oder Schreiben zu erlernen. Ohne ein angelegtes Potenzial, allein auf der Basis von Erfahrung, könnten sich diese Fähigkeiten nicht ausbilden. Was tatsächlich passiert, entspricht eher einer lebendigen *Weitergabe*, einer Transmission, der gesamten vorangegangenen kulturellen und biologischen Erfahrung. Ich neige dazu, die menschliche Entwicklung im Licht der Transmission zu sehen, statt sie als eine direkte, ererbte, archaische Wiederholung zu betrachten.

Was ich meine, wenn ich von der gesamten Familie, Eltern und Kind, und der infantilen Sexualität spreche, und was ich unter Transmission verstehe, sei an einem kurzen Beispiel einer meiner Patientinnen illustriert.

> Mrs. N. hatte zu beiden Eltern eine schlechte Beziehung. Sie hielt ihre Mutter für eine Hexe und beschuldigte sich selbst, ihren Vater in Kooperation mit der Mutter umgebracht zu haben. (Der Vater war zur Zeit der Behandlung am Leben.) Bezeichnenderweise konnte Mrs. N. von ihrem Vater kein Geld annehmen und schuldete mir deshalb eine recht große Summe. Dass dies eine Kommunikation in der Übertragung war, wurde eines Tages klar, als sie sagte: »Alles, was mein Vater je für mich tun wird, ist, mir Geld zu geben.« Als ich sie in einer Sitzung fragte, wie sie und ihre Mutter den Vater getötet hätten, antwortete sie: »Er hat angefangen zu trinken und ist nur noch ein Wrack.« Auf meine Frage, wann er mit dem Trinken begonnen habe, sagte sie: »Seit meiner Geburt.«

Sie mögen sich, ebenso wie ich es tat, fragen, ob die Aussage der Patientin nicht in einem gewissen Sinn zutreffend war: Der Vater betrachtete sie auf einer oralen Ebene als Rivalin in seiner Beziehung zu seiner Frau/Mutter und wollte selbst – wahrscheinlich in Wiederholung eigener unbewältigter Kindheitserfahrungen – die Stelle der Tochter einnehmen. Solche Konfliktsituationen tauchen mit der Geburt eines Kindes recht häufig auf.

Für die gruppenanalytische Familienpsychotherapie ist diese Beobachtung von besonderer Bedeutung. Wenn wir menschliche Erfahrungen unter dem gruppenanalytischen Blickwinkel betrachten, sehen wie sie als Bestandteil eines primären Ganzen, der Gruppe: eines Netzwerks mit den Individuen als Knotenpunkten. Erfahrungen sind stets im Gesamtkontext der Gruppe sowie darüber hinaus für jedes Individuum bedeutungshaltig. Das ursprüngliche Setting, die Familie, ist die einfachste Form eines solchen Gruppennetzwerks.

In der üblichen gruppenanalytischen Situation, deren Mitglieder einander nicht kennen, stellen wir fest, dass der Ödipuskomplex, wenn überhaupt, häufig nicht in Reinform, unverstellt auf der Ebene der infantilen Sexualität, zutage tritt, sondern sich regressiv in der Übertragung und mittels späterer Ersatzfiguren und Verschiebungen äußert. Mich hat es beeindruckt zu erleben, wie häufig das spezifische Thema im Einzelgespräch mit Gruppenpatienten an bestimmten kritischen Punkten ein ödipales war. Einschlägige Beispiele finden sich in meinen Büchern (Foulkes 1948, 1964; Foulkes & Anthony 1957). Ich gebe eines dieser Beispiele hier in verkürzter Form wieder:

> In der Gruppe gab es Anzeichen wachsender Spannungen, die nach einer rein individuellen Deutung zu verlangen schienen. Zwei Mitglieder waren von Familientragödien betroffen, eines litt unter einer schweren Erkrankung und stand vor einer Operation, ein anderes verpasste aufgrund außergewöhnlicher Umstände Sitzungen. Abgesehen von dieser Häufung besonderer Ereignisse gab es Hinweise darauf, dass diese scheinbar isolierten Vorkommnisse mit der Gruppe selbst zusammenhingen. Tatsächlich sah die Gruppe es so. An diesem Punkt baten zwei Patienten unabhängig voneinander um ein Einzelgespräch. Einer von ihnen sagte, er traue sich in dieser Phase nicht, in der Gruppe über sein Anliegen zu sprechen. Es wurde zunehmend deutlich, dass irgendetwas in der Gesamtsituation, eine Schwierigkeit, eine Barriere, der gesamten Gruppe gemeinsam war, etwas, das jeder mit den Anderen und jeder mit der gesamten Gruppe teilte. Dies wurde in der Sitzung erläutert. Ein Mitglied meinte, dass die Teilnehmer mittlerweile wesentlich mehr sagten, aber immer nur, wenn sie sich provoziert fühlten. Sie könnten nicht einfach spontan sprechen. Jemand anderer bemerkte völlig zu Recht, dass beinahe alle, wenn nicht alle, Gruppenmitglieder in-

> zestuöse Schwierigkeiten erlebt hätten. Damit meinte er nicht, dass die Mitglieder tatsächlich Inzest begangen hätten, sondern dass sie intime Beziehungen zu Personen hätten, die in einem Übertragungssinn den infantilen Elternobjekten allzu nahe seien. In dieser Phase deutete der Leiter, dasselbe wiederhole sich anscheinend in der Bitte um Einzelgespräche – mit professioneller Schweigepflicht und Gelegenheit zu vertraulichen Geständnissen –, aber auch in der Furcht vor der Gruppe (Gemeinschaft) und in dem Misstrauen gegenüber Anderen. Es sei nun an der Gruppe zu klären, wie sie mit diesen Problemen umgehe, oder gegebenenfalls auch anzuerkennen, dass sie ihnen nicht gewachsen sei.

Wenn frühe ödipale Konflikte in voller Intensität und Tiefe aktiv sind, ist unter Umständen ein detailliertes, tägliches Durcharbeiten in der Einzelanalyse erforderlich. Ich war tatsächlich lange Zeit der Meinung, dass das Auftauchen regressiver ödipaler Themen in der Gruppe eine spezifische Indikation für eine psychoanalytische Einzelbehandlung sei (siehe insbesondere Foulkes 1974 [1964], Kap. 8). Später habe ich begriffen, dass sie auch in der Gruppe bearbeitet werden können.

Ich habe bereits darauf hingewiesen, dass die Wiederherstellung einer sehr frühen, intimen Situation in der psychoanalytischen Behandlung unter einem gruppenanalytischen Blickwinkel an sich bereits als regressiver Schritt zu betrachten ist. Ich muss kaum erwähnen, dass sich die Frage, ob ein solcher Schritt ein Rückschritt, eine Art Versagen oder Fehler, oder aber ein überaus nutzbringender und wünschenswerter Fortschritt ist, dadurch keineswegs erübrigt. Alles hängt davon ab, wie wir mit der Situation umgehen und wie der Patient aus ihr hervorgeht. Dazu ein klinisches Beispiel, das den von Grund auf ödipalen Charakter trefflich illustriert:

> Ein Mann, der in der Gruppe nicht sprechen konnte, hatte in seiner Liebesbeziehung eine konflikthafte, typische ödipale Situation erlebt. Seine Verlobte war von einem Amerikaner verführt worden. Daraufhin war er in den Irak gegangen – in der Hoffnung, dort zu heiraten und Muslim zu werden. Als er jedoch merkte, dass er zu sehr an seiner Verlobten hing, kehrte er heim und heiratete sie. Er befand sich, was nicht überrascht, in einem Konflikt, weil die Verlobte eine manifeste Mutter-Imago war. Wie Ödipus persönlich hatte er aus

seinem Land fliehen, seine Religion wechseln und eine Ausländerin heiraten wollen. Und ebenso wie Ödipus war er nach Hause zurückgekehrt.

Die Gruppensituation als progressive und als regressive Situation, mit besonderem Blick auf den Ödipuskonflikt[2]

Die Gruppe als Ganzes – progressive Züge

In unserer Kultur ist es schwierig zu sagen, ob die Gruppensituation in Bezug auf die Entwicklung des Individuums einen Rückschritt oder einen Fortschritt darstellt. Was man in der Sozialpsychologie im Allgemeinen als Gruppenphänomene bezeichnet, scheint im Kindergartenalter, das heißt also etwa im ödipalen Alter, erstmals zutage zu treten; ich vermute aber, dass Gruppenreaktionen tatsächlich schon wesentlich früher erfolgen. Soziale Reaktionen sind zweifelsfrei schon für das Alter von neun bis elf Monaten dokumentiert. Weil sie von den Familienbindungen überschattet sind, wird jeder Außenstehende als feindselig, fremd und gefährlich angesehen, sofern die Eltern ihn nicht ausdrücklich willkommen heißen und billigen. Wie es sich mit Geschwistergruppen verhält, ist eine offene Frage. Sie sind auf mancherlei Weise die allererste Gruppensituation, die wir erleben; in anderer Hinsicht gehören sie zum Familienkomplex. Daher könnten wir sagen, dass die Zugehörigkeit zu einer gruppenanalytischen Gruppe letztlich zumindest eine Regression auf die Kindergartengruppe repräsentiert. Wir könnten aber auch sagen, dass sie einen Fortschritt gegenüber der ödipalen Stufe darstellt, weil sie das Verlassen der Familie und den eigenständigen Umgang mit Gleichaltrigen wiederholt. Dies stimmt mit dem, was über die ödipale Situation und die Gruppe gesagt wurde, überein. (In diesem Sinn verstanden, könnte man die Gruppensituation als progressiv betrachten, da sie vom Individuum verlangt, die ödipale Situation zu überwinden.) Es ist zu vermuten, dass es zwischen Eltern und Kindern, was die Überwindung des ödipalen

2 Scheidlingers herausragender Beitrag »The concept of regression in group psychotherapy« von 1968, dem ich im Rahmen dieses Textes nicht gerecht werden kann, sollte in Verbindung mit diesem Abschnitt gelesen werden.

Konflikts betrifft, sogar zu einer Kollusion kommen kann. Dies stünde im Einklang mit einer Interpretation der therapeutischen Gruppe als Abwehrinstitution.

Die Gruppe als Ganzes – regressive Züge

Die analytische Gruppe ist insofern eine primitive Situation, als das Leben in einer Stammesgemeinschaft der Erfahrung des modernen Kindes nicht entspricht. Gleichwohl werden bestimmte Eigenschaften moderner Gesellschaften am ehesten verständlich, wenn man sie unter dem Blickwinkel der tribalen Gesellschaft betrachtet. Dann zeigt sich, dass auch das moderne Individuum nach und nach aus einer gemeinsamen Gruppenmatrix auftaucht, was in der gruppenanalytischen Gruppe umso bemerkenswerter ist, als die Gruppe hier per definitionem aus Fremden besteht.

Prägenitale Regressionen lassen sich mühelos auch in der Gruppe als Ganzem beobachten. Besonders stark ausgeprägt sind die orale Ebene und dementsprechend die frühe intellektuelle Entwicklung – Abhängigkeit wird ersehnt und gleichzeitig gefürchtet und abgewehrt –, frühe Ängste, Geburt, Trennung, unersättliches Verlangen, Zorn, Wut und Frustration, Anklammern, Glaube an Magie, archaische Imagines, Denken des Primärvorgangs, primäre Identifizierung usw. Damit einhergehend schreibt die Gruppe dem Therapeuten Omnipotenz zu und möchte sich ihm vollständig unterwerfen. Gleichzeitig rebelliert sie gegen diesen Wunsch. So gesehen, entspricht der Gruppenleiter der frühen, präödipalen Mutter, in gewissem Sinn der Sphinx.

Die Gruppe kann diese Reaktionen, weil sie von all ihren Mitgliedern geteilt werden, besser tolerieren als ein Patient in Einzeltherapie, denn sie bereiten ihr weniger Angst. Ihr Zusammenhalt verleiht der Gruppe Stärke. Sie kann die voranschreitende Integration auch angesichts dieser Reaktionen ertragen und findet sie mehr und mehr akzeptabel. Ihr fällt es leichter als dem isolierten Individuum, erwachsenes Verhalten und rationales, realitätsangepasstes Denken aufrechtzuerhalten, gleichzeitig aber auch diese Manifestationen des Irrationalen anzuerkennen und sie sogar ans Licht zu bringen. Mithin kann man die Gruppe als das behandeln, was die Individuen sind oder sein sollten: erwachsene, reife Menschen.

Regression der Individuen

Regressionen der Individuen äußern sich in der Gruppe als Variationen gemeinsamer Themen. Die individuelle Regression hat insofern eine besondere Bedeutung, als sie in der Gruppe in geringerem Maß provoziert wird als in der Psychoanalyse des einzelnen Patienten. Da sie in den einzelnen Mitgliedern und zwischen ihnen auftaucht, ist sie dem Austausch, der Gegenüberstellung und der Interaktion zugänglich.

Individuelle Kommunikationen können als unbewusste Assoziationen zu einem gemeinsamen Thema, als Gegenreaktionen auf ein gemeinsames Thema oder als Deutungen eines Themas anderer Mitglieder betrachtet werden. Unbewusste Kommunikationen enthalten alle Arten regressiver Ebenen gleichzeitig. Der Gruppentheorie zufolge treten sie in der Kommunikations- und Gemeinschaftsmatrix der Gruppe auf; ihre Grundlage sind unbewusstes Verstehen und Resonanz – Letztere die spezifische Reaktion eines jeden Individuums auf einen Stimulus, der eine besondere Saite in ihm berührt. Der Gruppenleiter kann sich jederzeit an diesen unbewussten Kommunikationsprozessen orientieren, um das Ausmaß der von der gesamten Gruppe geteilten Regression zu beurteilen.

Was wir tatsächlich behandeln, ist die infantile Sexualität in Interaktion. Hier beziehe ich mich auf einen Hinweis Freuds aus seinen *Drei Abhandlungen zur Sexualtheorie*, demzufolge die infantile Sexualität in den zärtlichen Gefühlen und Interaktionen des späteren Lebens wiederkehrt:

> »Erst die psychoanalytische Untersuchung kann nachweisen, daß sich hinter dieser Zärtlichkeit, Verehrung und Hochachtung die alten, jetzt unbrauchbar gewordenen Sexualstrebungen der infantilen Partialtriebe verbergen.« (Freud 1905d, S. 101)

In seinen »Nachträgen« zu *Massenpsychologie und Ich-Analyse* greift Freud diesen Punkt noch einmal auf:

> »Sie gibt uns den Mut zu behaupten, daß überall, wo wir ein zärtliches Gefühl begegnen, dies der Nachfolger einer voll ›sinnlichen‹ Objektbindung an die betreffende Person oder ihr Vorbild (ihre Imago) ist.« (Freud 1921c, S. 154f.)

Mithin behandeln wir die infantile Sexualität – wie es zu einem gewissen Grad auch in der Einzelanalyse geschieht – in den unmittelbar ablaufenden Prozessen, im Hier und Jetzt, das die Übertragungsmanifestationen umfasst, aber *nicht* auf sie beschränkt ist.

Um zu illustrieren, was ich meine, zitiere ich den Fall eines meiner eigenen Patienten, der seine lebenslang bestehende Impotenz in der Gruppe verlor. Sein ödipaler Konflikt, insbesondere seine Identifizierung mit seiner Mutter, einer Künstlerin, und die darauf beruhende Ambivalenz gegenüber seinem Vater waren verstanden worden. Als ich jedoch überlegte, auf welche Weise er zu sexueller Potenz gelangen könnte, wurde mir klar, dass er seine Ängste gegenüber Frauen in seiner Beziehung zu den anderen Gruppenmitgliedern und zur Gruppe insgesamt wiederholte und so Schritt für Schritt, Stufe für Stufe, seine Hemmungen überwand und zu einem vollwertigen Gruppenmitglied wurde. Diese Schritte und Stufen entsprachen exakt denjenigen, die es ihm verwehrt hatten, in eine Frau einzudringen und potent zu sein. Auf diese Weise hatte er die Prozesse, die zur Heilung seiner Impotenz erforderlich waren, dynamisch durchlaufen.

Ein weiteres Beispiel stammt von einem Kollegen, der gelegentlich mit mir über die Handhabung therapeutischer Probleme spricht und von einer Patientin berichtete, die sich nie aus ihrer zutiefst symbiotischen Beziehung zur Mutter hatte befreien können und zu Männern keinerlei sexuelle Beziehungen hatte. Sie ließ nicht zu, dass irgendetwas sie emotional berührte, zeigte aber eines Tages indirekt, wiewohl unmissverständlich, dass sie auf ein anderes Gruppenmitglied und dessen Beziehung zum Therapeuten eifersüchtig war. An diesem Punkt lenkte der Therapeut ihre Aufmerksamkeit auf Geschwisterrivalität. Ich bemerkte dazu, dass dies keine sonderlich hilfreiche historische Deutung gewesen sei, weil er die Angelegenheit, dynamisch gesprochen, die ganze Zeit über vor Augen gehabt hätte.

Eine exzellente Arbeit, die es verdient, im Original gelesen zu werden, stammt von Bernard Berliner (1966). In seiner Beschreibung des depressiven Charakters arbeitet er die präödipalen Wurzeln der Depression vor allem in ihren oralen und taktilen Aspekten deutlich heraus und zeigt, wie sie den Ödipuskomplex färben. Ich erwähne diesen Beitrag nicht nur, weil wir in unseren Gruppen recht häufig mit Depressionen und zugrunde liegenden Depressionen zu tun haben, sondern auch, weil Berliner gleichzeitig auf ein Motiv der Familiengruppe rekurriert, um die Genese der Depression zu erklären, nämlich auf das durch Hass seitens der Eltern frustrierte Liebesbedürfnis. Dies ist eine der in wachsender Zahl zu verzeichnenden

Publikationen von Psychoanalytikern, die neurotische Manifestationen ätiologisch auf eine Interaktion in der Herkunftsfamilie, der ursprünglichen Gruppe, zurückführen.

Wie schon erwähnt, zeigen sich ödipale Reaktionen und Übertragungsneurosen in der Gruppe weniger deutlich und sind auch weniger auf den Therapeuten konzentriert als in der psychoanalytischen Einzelsituation. Dennoch treten sie oft klar genug zutage, und zwar vorwiegend durch das Zusammenspiel von drei signifikanten Bereichen, nämlich 1. dem Bereich der unmittelbaren Behandlungssituation (oder Übertragungssituation im breiteren Sinn); 2. der unmittelbaren Lebenssituation (bei Verheirateten oft der Partner, bei jüngeren Patienten die Eltern, Verlobte etc.), kurzum, den Weiterungen und Auswirkungen im aktuellen Lebensnetzwerk; und 3. den Reminiszenzen und Erinnerungen, die durch den Behandlungsprozess aktiviert werden und es uns ermöglichen, die Kindheitskonstellation und -reaktionen des Patienten (persönliche Gruppenmatrix) dynamisch zu erkennen.

> Ein Patient brachte seine Übertragungsreaktionen auf mich deutlich zum Ausdruck, insbesondere gewisse Rivalitäten bezüglich der Gruppenleitung, die mit seiner Rivalität mit seinem Vater zusammenhingen. Unter dem Einfluss der laufenden Gruppenanalyse kamen erhebliche Schwierigkeiten mit seiner Frau ans Licht, doch dann stellte sich eine Phase ein, in der er seine Frau kaum noch erwähnte. Schließlich fragte ich ihn, wie es um ihre Beziehung stehe, und er sagte: »Oh, hervorragend, wir kommen gut miteinander aus.« Er fügte hinzu, dies bislang nicht erwähnt zu haben, weil er in die Gruppe komme, um über Schwierigkeiten zu sprechen und nicht über das, was gut lief. Das Durcharbeiten des in der Behandlungssituation auftauchenden Materials hatte das zugrunde liegende Problem, das zu seinen Schwierigkeiten mit seiner Frau geführt hatte, gelöst.

Von besonderem Interesse ist unter Umständen die Übertragung auf andere Gruppenmitglieder. Diese reagieren natürlich nicht als ausgebildete Übertragungsempfänger oder als »Leinwand«, sondern als sie selbst. Wenn trotz dieser ausbleibenden Unterstützung der Übertragung infantile und insbesondere ödipale Reaktionen klar zutage treten, sind sie von besonderer dynamischer Signifikanz. Sie erweisen sich als hochgradig pathologische, pathogene Elemente, die einem Übertragungstyp Vorschub leisten, der in der Psychoanalyse mitunter als psychotisch bezeichnet wird. Solche Vorgänge tauchen zwar nur unregelmäßig auf, doch die Information, die sie uns vermitteln, betrifft Verhalten mit einem besonderen dynamischen pathogenen Potenzial.

Ich habe den Eindruck, dass uns die Einsichten in die ödipale Konfliktsituation, die wir in einer Gruppe gewinnen, gewissermaßen von einem weit entfernten Leuchtturm aus erreichen, zumal jeder Patient sozusagen seine eigenen Signale sendet. Auch wenn wir nur hin und wieder einen kurzen Blick auf diese Information erhaschen, gewinnt man in der Gruppe leichter ein kohärentes Bild von den wesentlichen Eigenschaften als in der Einzeltherapie. Die Gefahr, den Wald vor lauter Bäumen nicht zu sehen, ist offenbar geringer als in langwierigen Analysen.

In der Gruppe arbeiten wir intensiver speziell im Sinne einer Ich-Analyse. Ich darf Sie an das »Ich in (intrapsychischer) Aktion«, wie ich es nenne, erinnern, das wir beobachten können. Seine Relevanz für die Regression besteht in der hierarchischen und chronologischen dynamischen Abwehranalyse, die einen so wichtigen Teil unserer Aktivitäten ausmacht. Diese Abwehrmechanismen verflechten sich laufend mit regressiven unbewussten Manifestationen des Es. In der Gruppe beobachten wir sie in Aktion, vor allem im Licht der Resonanz auf den aktuellen Kommunikationskontext der Gruppe. Natürlich enthält diese Charakterabwehr infantile sexuelle wie auch aggressive Elemente.

Über-Ich und Selbstdestruktivität

Wenn ich diese Themen hier als letzte erläutere, so geschieht dies nicht, weil ich sie, was die Regression in der gruppenanalytischen Gruppe betrifft, für die unwichtigsten hielte. Nichts scheint für die Gruppentherapie relevanter zu sein als die gründliche Analyse des Über-Ichs und des unablässig von ihm ausgeübten Drucks, der vielfältige Manifestationen selbstdestruktiver Energie begünstigt.

Lassen Sie mich zunächst klarstellen, weshalb ich einen Zusammenhang zwischen beiden sehe. Einfach ausgedrückt – ich erkenne Freuds Auffassung, dass die Todestriebhypothese für ein umfassendes Verständnis der unbewussten Psyche unabdingbar ist, vorbehaltlos an. Meiner Ansicht nach ist die Todestriebtheorie tatsächlich, wie Freud behauptet, die beste Vereinfachung. Ich erkenne auch seine These an, dass das Über-Ich vollständig mit destruktiver Energie besetzt ist (Freud 1930a). Der Einfluss selbstdestruktiver Triebe und der Einfluss des Über-Ichs hängen also nicht nur eng miteinander zusammen, sondern sind tatsächlich weitgehend identisch. Was die Todestriebtheorie betrifft, so stößt sie sowohl bei Psychoanalytikern als auch in der übrigen Literatur jüngeren Datums auf entschiedene Ablehnung. Zum Beispiel legt Konrad Lorenz (1963) in seinem Buch *Das sogenannte Böse. Zur Naturgeschichte der Aggression* großen Wert darauf zu zeigen, dass sie biologisch unhaltbar sei. Mich hat dies nicht überzeugt. Ich stimme zu, dass der Todestrieb nicht leicht zu erklären ist, wenn wir lediglich das Individuum betrachten. Stattdessen müssen wir ihn als ein universales biologisches Phänomen verstehen, wie es Schopenhauer tat, der Freud auf so vielerlei Weise vorweggenommen hat. Der Wiederholungszwang, der sich in Gruppen so überzeugend manifestiert, hängt im Unterschied zu Übertragungsphänomenen mit dem Todestrieb eng zusammen und steht ihm an Bedeutung, wie ich denke, nicht nach.

Was das Über-Ich selbst angeht, so stimme ich auf der Basis meiner Beobachtungen in der Einzel- wie auch in der Gruppenanalyse René Spitz (1960) zu, der dem Thema eigens einen Beitrag gewidmet hat. Spitz zeigt unmissverständlich, dass Ich und Über-Ich sich schon in der allersten Phase des Lebens herauszubilden beginnen. Bestätigt hat sich auch, dass die Regression mit einer Entmischung der Triebe einhergeht, und es scheint, dass sich die Tiefe der Regression und das chronologische Alter ungefähr parallel zueinander verhalten. Ob wir diese frühen Phasen als Vorläufer bezeichnen oder nicht, ist irrelevant, eine Frage terminologischer Konvention. Sicher ist, dass wir, indem wir Ich und Über-Ich konsequent analysieren – und zwar nicht nur die libidinösen, sondern auch die destruktiven und selbstdestruktiven, selbstbestrafenden Kräfte –, in der gruppenanalytischen Gruppe ein breites Feld für die Analyse der Regression finden. Friedman und Gassel (1950) haben gezeigt, dass der Chor in Sophokles' Tragödie *König Ödipus* als eine Art Über-Ich moralische Zensur ausübt. Ein Held wird erschaffen, um Taten zu begehen, die den Zuschauern selbst verboten sind, und er wird durch die moralische Zensur des Chores in sein Verhängnis getrieben. Von der Gruppe wird uns als Therapeuten oft die Rolle des Über-Ichs zugeschrieben, während die Gruppe sozusagen der Chor ist. Könnte es sein, dass wir schließlich und endlich Ödipus und die Gruppe der Sphinx sind?

24. Kapitel

Probleme der großen Gruppe vom psychoanalytischen Standpunkt aus[1]

Dieses Kapitel enthält unter anderem Material aus Foulkes' Buch Introduction to Group-analytic Psychotherapy *von 1948. Er sammelte seine Erfahrungen mit Großgruppen fast ausschließlich während seines Militärdienstes im Northfield Military Hospital. Danach nahm er auf Workshops und Symposien an Großgruppen teil (ohne sie jedoch selbst zu leiten). Er hat sich für die Erfahrungen, die seine Kollegen auf diesem Gebiet machten, sehr interessiert und Großgruppenaktivitäten stets aufmerksam beobachtet, wenn er Krankenhäuser mit therapeutischen Gemeinschaften besuchte. [M. P.]*

Methode und Theorie der Gruppenanalyse befassen sich mit den inneren Prozessen des menschlichen Geistes als einem sozialen, multipersonalen Phänomen – transpersonalen Prozessen innerhalb einer gemeinsamen geistigen Matrix. Man hat die Größe der hier zur Diskussion stehenden Gruppe nie auf eine bestimmte Teilnehmerzahl begrenzt, obwohl wir uns meistens auf die Beobachtung von Männern und Frauen in kleinen, über längere Zeit bestehenden Gruppen stützen. Der Zweck der Arbeit mit diesen Gruppen ist es, ihnen zu helfen, Schwierigkeiten in ihren Beziehungen zu anderen Menschen aufzulösen und zu überwinden; diese sind letzten Endes die Wurzel von neurotischen oder psychotischen Störungen, Symptomen und Charakterstrukturen, von Exzessen und Hemmungen, die ihre Existenz und ihr Wohlbefinden beeinträchtigen und deretwegen sie zu uns kommen.

---

1 Erstveröffentlicht in *The Large Group*. Hg. von L.C. Kreeger. London 1975. Deutsch: *Die Großgruppe*. Hg. von L.C. Kreeger. Stuttgart (Klett) 1977. Der Beitrag erscheint hier, anders als in der englischen Ausgabe der *Selected Papers*, ungekürzt. Abdruck der deutschen Übersetzung durch Irmela Köstlin mit freundlicher Genehmigung des Verlages Klett-Cotta, Stuttgart.

Ein Vortrag, den ich vor der Britischen Psychoanalytischen Gesellschaft[2] am 3. April 1946 hielt, schloss wie folgt:

»Man kann Gruppenbehandlung also unter einer Reihe verschiedener Aspekte betrachten. Vom engsten Standpunkt aus wird man darin lediglich eine Möglichkeit sehen, Zeit zu sparen, oder eine Art von Ersatz für andere, individuellere Formen der Psychotherapie. Man wird möglicherweise zugestehen, daß Gruppentherapie ihre eigenen Vorteile haben könnte, ihre eigenen Möglichkeiten – zum Beispiel bei der Behandlung sozialer Schwierigkeiten. Eine weitere Auffassung vertreten diejenigen, die darin eine neue Methode der Therapie, der Untersuchung, der Information und der Ausbildung sehen. Die weiteste Auffassung vertreten diejenigen, die in der Gruppentherapie den Ausdruck einer neuen Einstellung gegenüber der Untersuchung und der Verbesserung zwischenmenschlicher Beziehungen in unserer Zeit sehen. Sie sehen darin ein Instrument, vielleicht das erste brauchbare Instrument, um das Hauptproblem unserer Zeit in angemessener Weise in den Blick zu bekommen: die gespannte Beziehung des Individuums zu der Gemeinschaft. So betrachtet erstreckt sich Gruppentherapie auf das gesamte Feld dieser Beziehungen: die Behandlung von Psychoneurosen, Psychosen, Kriminalität usw., auf Probleme der Rehabilitation, des industriellen Managements, der Ausbildung – kurz auf alle Aspekte des Lebens in Gemeinschaften, seien sie nun groß oder klein. Vielleicht werden diejenigen, die die Gruppentherapie unter diesem breiten Gesichtswinkel sehen, darin eine demokratische Antwort finden auf die Form, in der totalitäre Regime Massen und Gruppen behandeln.«

Ein Jahr später sagte ich vor dem ersten Kongress der europäischen Psychoanalytiker nach dem Kriege in Amsterdam[3]:

»Die gegenwärtige historische Situation zeigt deutlich, daß menschliche Probleme nicht in der Isolation, sondern nur durch eine gemeinsame Anstrengung der gesamten Menschheit gelöst werden können. Die Zukunft der Menschheit hängt möglicherweise davon ab, ob sie fähig ist, diese Tatsache zu begreifen und danach zu handeln, solange noch Zeit dazu ist. Alles, was wir über die Beziehungen von Personen und von Gruppen zueinander in

2 Foulkes, S.H. (1976): On Group Analysis. *Int. J. Psycho-Anal.*, 27.

3 Foulkes, S.H. (1964): *Therapeutic Group Analysis*. London (Allen & Unwin).

Erfahrung bringen können, ist deshalb von großer therapeutischer Bedeutung …

… Gruppenanalyse ist das Instrument, mit dessen Hilfe die Dynamik der Gruppe untersucht werden kann, eine neue Wissenschaft, in der sich Psychologie und Soziologie treffen. Im Hinblick auf die große Bedeutung guter Beziehungen zwischen Gruppen aller Arten, einschließlich ganzer Nationen, muß die Relevanz solcher Untersuchungen zum gegenwärtigen Zeitpunkt wohl kaum besonders hervorgehoben werden. Wieder einmal ist es das Vorrecht der Psychopathologie, durch die Analyse der Störungen in den zwischenmenschlichen Beziehungen ein entscheidendes Licht auf das soziale Leben des Menschen in all seinen Manifestationen zu werfen.«

In demselben Vortrag, 1946, sagte ich auch:

»Gruppenbehandlung ist der Entschluss, einen größeren Teil der äußeren Welt und des Umkreises einer Person in das Feld direkter Beobachtung aufzunehmen als in der Einzelbehandlung. Wenn man ausschließlich Patienten in einer Gruppe hat, bringt man sie zusammen, damit jeder in einer Gruppensituation beobachtet und gleichzeitig sich selbst gegenübergestellt werden kann; mehr noch, die Patienten können ihre Probleme jetzt als Gruppe sehen, einschließlich ihrer Reaktionen aufeinander. Man könnte auch sagen, daß Gruppenbehandlung soviel bedeutet wie ›Gemeinsinn‹, das heißt Gemeinschaftssinn, bei einem Problem anzuwenden, insofern all diejenigen offen am Versuch seiner Lösung teilnehmen, die ja tatsächlich ohnehin darin verwickelt sind; anstatt daß zwei Menschen sich mit dem Problem herumschlagen, der eine in der Rolle des Patienten, der andere in der Rolle des Therapeuten, sind nun eine Reihe von Menschen mit einem Problem sowie mit der Aufgabe, es zu lösen, konfrontiert. Sie wissen sehr bald, wieweit sie es gemeinsam lösen können, was sie als ganze Gruppe daran hindert und wo sie andererseits ihre Aufmerksamkeit auf die persönlichen, individuellen Schwierigkeiten eines Gruppenmitglieds zu lenken haben.«

Auch wenn ich jetzt, 1973, nicht mehr sagen würde als das, wäre die Situation doch damit ausreichend umrissen. Seit damals sind auf diesem Gebiet jedoch weltweite Fortschritte gemacht worden. Ein solcher Fortschritt ist die Tatsache, dass Probleme in relativ großen Gruppen von etwa fünfzig bis hundert Mitgliedern angegangen werden. Diese Ausweitung ist sehr willkommen. Ich freue mich, dass ich an dieser Entwicklung noch teilnehmen kann, wenn auch nicht mehr in vorderster Front. Ich werde mein Bestes tun, an allem teilzunehmen, soweit es mir möglich ist, den Erfahrungen, die andere Autoren niedergeschrieben haben, zu folgen und darüber nachzudenken, vielleicht ruhiger, als man es kann, solange man noch selbst mitten in der aktiven Forschung steht.

Soziale Psychotherapie

Wir beobachten Menschen in Gruppen gewöhnlich dann, wenn wir uns mit ihren Problemen befassen – in gewisser Weise mit sozialer Psychopathologie. Das bedeutet, dass wir Gebiete erschließen, die sonst verborgen bleiben. Diese Bedingungen ermöglichen es uns, Verhalten und Erleben zu beobachten und zu analysieren, wie sie tatsächlich vorkommen – im ernsthaften, echten Handeln, *nicht* im künstlichen Rollenspiel. Vor allem aber können wir Veränderungen in der Einstellung und im Verhalten beobachten, Veränderungen, die im weiteren Sinne therapeutisch genannt werden könnten. Ein wichtiger Faktor bei unserem Vorgehen ist, dass die Gruppe selbst aktiv an diesen Prozessen teilnehmen, das, was vorgeht, bewusst wahrnehmen und auf diese Weise schließlich selbst für die Gruppenabläufe verantwortlich sein soll. So gesehen befassen wir uns mit Soziotherapie. Unser besonderer Beitrag zur Soziologie und zur Sozialpsychologie liegt in der Erhellung dieser Prozesse und ihrer Wirkungen auf das einzelne Gruppenmitglied. Obwohl wir meiner Auffassung nach nicht die gesamte umfassende Wissenschaft vom Menschen auf unserer Arbeit aufbauen können, obwohl wir genauso wenig wie die Psychoanalyse eine allgemeine Psychologie oder Soziologie begründen können, ist unser Beitrag für diese Disziplinen und überhaupt alle Disziplinen, die sich mit den Menschen befassen, äußerst wichtig. Die Soziologie erforscht die Wurzeln des menschlichen Verhaltens und der Interaktion in jeder nur möglichen Hinsicht auf der Grundlage sozialer Beziehungen, aber sie ist gewissermaßen eine statistische Wissenschaft; sie befasst sich nicht mit den besonderen inneren Vorgängen, die sich in jeder besonderen Situation in den einzelnen Gruppenmitgliedern abspielen. Ich möchte diesen Unterschied durch einen Vergleich mit der Untersuchung von Verkehrsunfällen illustrieren. Die Menschen, die den Verkehr und seine Regeln untersuchen, die Straßen bauen und die Geschwindigkeiten festsetzen, befassen sich beispielsweise mit der besonderen Häufigkeit von Verkehrsunfällen an bestimmten Orten – etwa in einem Kreisverkehr oder an Kreuzungen. Für sie ist die Beobachtung, dass beispielsweise an einem Ort dreimal so viele Verkehrsunfälle vorkommen wie woanders, relevant. Es besteht kein Zweifel darüber, dass diese Unfälle mit den jeweiligen individuellen Fahrern zu tun haben, mit ihrer seelischen oder körperlichen Verfassung, mit ihren Sorgen und Befürchtungen oder selbst mit dem unbewussten Wunsch, gerade zu dieser Zeit, an diesem Tag und in dieser Stunde einen Unfall zu haben, mit ihrer Neigung zu Unfällen – aber dieses gesamte komplizierte Motivationsnetz hat überall gleichermaßen Geltung, auch an anderen Kreuzungen. Der Psychologe oder Psychopathologe nun interessiert sich gerade für diese Motivationen, ja, sogar für die besonderen, individuell drängenden Gründe, die den Unfall herbeiführten, während die Tatsache, dass der Unfall gerade an dieser besonderen Straßenwindung passiert ist, für ihn lediglich ein Zufall ist. Einige Soziologen, zum Beispiel Norbert Elias, sind über diese enge Begrenzung hinausgegangen in Richtung auf eine lebendigere und realistischere Soziologie. Elias[4] hat schon seit langem erkannt, dass sogenannte »exakte Untersuchungen«, die sich auf objektive Messungen gründen, allein irreführend und unzureichend sind. Er hält es für notwendig, dass der Soziologe mit dem Psychoanalytiker und vielleicht ganz besonders mit dem Gruppenanalytiker zusammenarbeitet. Prof. Elias sieht in der Sozialpsychiatrie ein interdisziplinäres Feld, ein Grenzgebiet zwischen der Psychiatrie und der Soziologie, die zwei getrennte Disziplinen darstellen. Seiner Auffassung nach ist ein Verständnis auf zwei Ebenen gleichzeitig – auf der individuellen Ebene und auf der Gruppenebene – unbedingt notwendig. Diese Methode, sich dem Problem auf zwei Ebenen zu nähern, ist für ihn von allgemeiner theoretischer Bedeutung. Ich selbst habe immer den Eindruck gehabt, dass Gruppenanalyse, richtig verstanden, einen integrierten Ansatz bietet, an diese Probleme heranzugehen, der adäquat und neu ist.

Menschliche Wesen leben immer in Gruppen. Gruppen wiederum kann man nur in ihrer Beziehung zu anderen Gruppen und im Zusammenhang der Bedingungen, in denen sie existieren, verstehen. Wir können biologische, soziale, kulturelle und ökonomische Faktoren nicht isoliert betrachten, es sei denn aufgrund besonderer Abstraktion. Das seelische Leben ist

4 Foulkes, S.H.; Prince, G.S. (Hg.; 1969): *Psychiatry in a Changing Society*. London (Tavistock).

der Ausdruck all dieser Kräfte, sowohl horizontal betrachtet, das heißt in der gegenwärtigen Realität, als auch vertikal, in Bezug auf das Erbe der Vergangenheit. Vom gruppenanalytischen Standpunkt aus betrachtet ist dieses Erbe nicht ausschließlich, ja nicht einmal in erster Linie genetisch und biologisch, sondern mehr als ein kulturelles Erbe zu betrachten, das von Generation zu Generation von frühester Zeit bis heute weitergegeben wird. Die Unterscheidung zwischen Gruppendynamik und individueller psychischer Dynamik ist bedeutungslos, es sei denn wiederum in der Abstraktion. Wir sprechen gelegentlich von der Gruppe und dem Individuum als von zwei getrennten Dingen, dann, wenn wir uns mehr auf den einen oder anderen Aspekt konzentrieren, während es sich tatsächlich um einen einzigen, untrennbaren Prozess handelt.

Seelische Prozesse

Gewöhnlich sind Gruppen mehr oder weniger institutionalisiert oder organisiert; je stärker wir uns jedoch für die inneren, seelischen Prozesse interessieren, um so mehr werden wir ein Minimum an Strukturierung vorziehen. Diese inneren Prozesse werden nicht als intrapsychisch – das heißt so, als ob sie im Innern des Individuums eingeschlossen wären – betrachtet. Aufgrund unvoreingenommener Beobachtung bin ich zu der Annahme gelangt, dass diese inneren Prozesse der Gruppe gemeinsam sind oder jedenfalls von dieser geteilt werden können.[5] Das wird deutlich, wenn wir die gewöhnliche Struktur und Organisation der Gruppe soweit wie möglich reduzieren. Je mehr wir das tun, um so stärker kommen Übersetzung, Analyse und Interpretation ins Spiel. Was gewöhnlich unbewusst oder verborgen bleibt, tritt jetzt genügend deutlich hervor, und wir können es langsam, indem wir Abwehrmechanismen und Widerstände schrittweise auflösen, in das Bewusstsein der therapeutischen Gruppe heben. Das gilt nicht nur für das verdrängte Unbewusste, sondern auch für das, was ich das soziale Unbewusste genannt habe. »Übersetzung«, »analysieren«, »Interpretation« und alle Arten der Intervention bedeuten in diesem Zusammenhang, dass wir mit der Anwendung des ausgereiften gruppenanalytischen Ansatzes langsam (und manchmal auch recht rasch) eine Gruppenkultur

5 Foulkes, S. H. (1971): Access to Unconscious Processes in the Group-Analytic Group. *Group Analysis*, 4.

und -tradition etablieren, die es ermöglicht, dass die Gruppe mit Hilfe unserer fachmännischen Führung und Beratung diese Arbeit selbst übernehmen kann. Je mehr diese analytische Komponente hervortritt, um so stärker werden wir uns wahrscheinlich auf das Netz einander beeinflussender Prozesse konzentrieren wollen, die an den Schnittpunkten, welche durch die einzelnen Gruppenmitglieder gebildet werden, hervortreten. Wenn wir diese Prozesse und die Art, in der sie durch das Individuum modifiziert werden, beobachten wollen, brauchen wir eine Situation, in der wir genügend Zeit haben, intensiv und im Detail auf diese Prozesse einzugehen. Zu diesem Zweck müssen wir die Zahl der Gruppenmitglieder reduzieren.

Wenn wir diese intensive Form der Psychotherapie anstreben, behält die Beobachtung, dass solche Gruppen ziemlich klein sein müssen, ihre Geltung.

Die Theorie, dass seelische Prozesse *per se* multipersonal seien, scheint schwer verständlich zu sein. Ich will versuchen, dies mit Hilfe einer Analogie zu veranschaulichen. Nehmen wir an, wir wollen von Platz »A« über Land, an vielen Ortschaften und Städten vorbei, nach Punkt »B« fahren. Wir verwenden zur Orientierung eine Landkarte. Nun, für die ganze Reise ist eine Landkarte in einem kleinen Maßstab am nützlichsten, eine Karte, auf der eine Stadt vielleicht nur durch einen Punkt angedeutet ist. Unsere Reise führt zu dieser Stadt hin, durch sie hindurch und wieder aus ihr heraus und so weiter bis zum nächsten Ort. Aber bei der Einfahrt in die Stadt – die für unsere Zwecke recht groß sein kann – gelangen wir in ein kompliziertes Netz von Straßen; hier brauchen wir nun zu unserer Orientierung eine Karte in einem viel größeren Maßstab. Wir brauchen einen Stadtplan, auf dem jede einzelne Straße deutlich eingezeichnet ist. Wir sind auch auf die Angaben an den verschiedenen Straßenabzweigungen angewiesen. Hier haben wir es mit dem *Verkehr* zu tun. Der »Verkehr« entspricht dem, was wir in der Gruppenanalyse »transpersonale Prozesse« nennen. Der Verkehr in einer Stadt ist weder ein isolierter Tatbestand noch ein geschlossenes System. Er ist das Ergebnis all der Verbindungen, die die Stadt hat, all der Straßen, die aus verschiedenen Richtungen in die Stadt führen, er hängt davon ab, wie sie durch die Stadt hindurchführen, usw. Mehr noch, der Begriff »Verkehr« ist eine Abstraktion für etwas, das existiert und doch nicht existiert. Es gibt keinen Verkehr im konkreten Sinne, es gibt nur fahrende Autos, Lastwagen, Hindernisse aller Art und Menschen, die sich von einer Stelle zur anderen bewegen. Zusammen aber stellen sie etwas dar, was man als eine dynamisch existierende Gesamtheit, die man »Verkehr« nennt, bezeichnen kann. Man kann weiterhin vom Verkehrsstrom sprechen, davon, dass der Verkehr zum Stillstand kommt, umgeleitet wird usw. In der gleichen Weise gebrauchen wir Begriffe wie »seelische Prozesse« oder »Matrix«. Es ist klar, dass die Stadt den Verkehr in ihrer Weise und aufgrund ihrer Besonderheiten beeinflusst und in veränderter Richtung und Geschwindigkeit wieder aus der Stadt hinausleitet. Trotzdem ist die Stadt nichts Isoliertes. Es gibt nicht etwa einen Verkehr auf dem Land, einen Verkehr in der Stadt, einen Verkehr im Dorf, einen Verkehr den Fluss entlang usw., sondern alles ist ein Verkehrsstrom, ein verbundenes Ganzes. In unserem Vergleich steht die Stadt für das Individuum und ist als solche ein Knotenpunkt. Vielleicht macht dieser Vergleich deutlicher, was mit transpersonalen Prozessen gemeint ist. Die Prozesse erreichen das Individuum, führen durch es hindurch, werden ihrerseits von ihm beeinflusst und lassen es wiederum zurück – aber die größte Einheit, die wir beobachten können, ist die Gesamtsituation, wie zum Beispiel die therapeutische Gruppe.

In der gewöhnlichen analytischen Gruppe mit acht Teilnehmern steht immer noch das Individuum im Vordergrund, während die Gruppe dahinter zurücktritt; die Bedeutung wird bestimmt von dem Kontext der Gesamtsituation. Es besteht die Gefahr, dass dies eine zu starke Betonung des individualanalytischen Vorgehens fördert, und diese Überbetonung findet sich auch in der Praxis der meisten Gruppenanalytiker, besonders wenn sie von der Einzelpsychoanalyse herkommen. Die Gruppendynamik wird also bis zu einem gewissen Grad vernachlässigt. Es ist nicht zu vergessen, dass wir beides nur deshalb künstlich auseinanderhalten, damit wir bestimmte Beobachtungen machen können. Um es etwas anders zu sagen: Sowohl bei den Patienten als auch bei den Therapeuten besteht eine starke Neigung, die kleine Gruppe der Familie anzunähern. Natürlich müssen wir diese Tendenz, wie alles andere auch, zunächst einmal anerkennen und analysieren. Letzten Endes ist es eine Form von Widerstand. Es bedeutet, dass die betroffenen Individuen, einschließlich des Therapeuten, soweit wie möglich die Bedingungen wiederherstellen wollen, durch die sie geformt wurden, die sie zu dem machten, was sie sind, *um sich nicht ändern zu müssen.* Es ist verkehrt, wenn wir dies als grundlegenden Rahmen anerkennen und akzeptieren, ja es ist eine Falle, durch die die Neurose letzten Endes jedem Versuch einer grundlegenden Lösung erfolgreich widersteht. In einer richtigen Familie – ein Ehepaar mit Kindern, die eine natürliche Gruppe bilden – ist das natürlich ganz anders. In der gleichen Weise und im Unterschied zu der kleinen gruppenanalytischen Gruppe sollten, ja müssen, alle Probleme, die Gruppen in einer realen Situation berühren, nach den Prinzipien eines gruppenanalytischen Vorgehens die gesamte große Gruppe in den Mittelpunkt rücken. Es ist wahrscheinlich, dass die Probleme, die sich in dieser großen Gruppe ergeben, in informellen Untergruppen und von jedem einzelnen Individuum mehr oder weniger spontan angegangen werden.

Probleme der Gemeinschaft

Diese Methode lässt sich auf vielen Gebieten anwenden: unter den unterschiedlichen Bedingungen des alltäglichen sozialen Lebens und natürlich auf dem Gebiet der Psychiatrie und der Psychotherapie selbst. Eine solche Gruppe kann entweder Teil einer Institution sein oder die Gesamtheit einer kleineren Institution umfassen. Es kann sich um eine weniger organisierte Gruppe handeln, die sich einer bestimmten Richtung verschrieben hat in dem Wunsch, ihre Effektivität, den Gemeinsinn und die Kooperationsbereitschaft der Gruppe zu fördern, Konflikte und Reibungen zu vermindern und Kreativität freizusetzen. In einer 1973 gehaltenen Rede[6] sprach Sir Robert Mark, der *Commissioner* der *Metropolitan Police*, von vier Stufen in unserem Strafrechtssystem: »Die Politiker machen die Gesetze, die Polizei setzt sie durch, die Juristen führen die Prozesse, und die Gefängnisse oder die Bewährungshilfe befassen sich mit den überführten Missetätern. Keine dieser Gruppen fühlt sich verpflichtet, viel über die Probleme der andern oder über das Funktionieren des gesamten Systems nachzudenken – unglückseligerweise, denn die verschiedenen Teile des Systems sind eng miteinander verknüpft.«

Ich weiß nicht, ob Sir Robert jemals etwas von Gruppenanalyse gehört hat, aber die Grundsätze seiner Argumentation sind denjenigen sehr ähnlich, die von den Fachleuten der Gruppenanalyse vertreten werden. Die Medien ermöglichen uns Einblicke in viele Gebiete und Probleme des gegenwärtigen Lebens, die uns sonst ganz fremd bleiben würden. Ein Psychiater kann für seine eigene Arbeit nie genug über all diese Dinge wissen, ganz abgesehen von seinen beruflichen Qualifikationen.

Die große Gruppe bietet dem Soziologen und Sozialpsychologen ein neues Betätigungsfeld. Wenn er sich – was eigentlich vorausgesetzt werden

6 Mark, R. (1973): Minority Verdict, BBC Dimbleby Lecture, gesendet 6. Nov. 1973.

müsste – mit Problemen beschäftigen und sich mit menschlichen Wesen einlassen will, braucht er gruppenanalytische Erfahrung und eine entsprechende Ausbildung.

In der Zeit, als ich den Vorsitz der Abteilung Psychotherapie und Sozialpsychiatrie des *Royal College of Psychiatrists* innehatte, zeigten wir, dass psychiatrische Probleme sich nicht wesentlich von den Problemen auf anderen Gebieten unterscheiden. Unsere Erkenntnisse wurden in einem von G. Stuart Prince und mir selbst herausgegebenen Band mit dem Titel *Psychiatry in a Changing Society* veröffentlicht.[7] Ich zitiere im Folgenden aus meinem Beitrag *Zusammenfassung und Schlussfolgerungen:*

> »Ist die Hoffnung schon zu weitreichend, daß die Mitarbeiter der Abteilung Psychotherapie und Sozialpsychiatrie es als eine ihrer zukünftigen Aufgaben betrachten könnten, nicht nur als Forum für solche Berichte – an sich schon Gefahrensignale für die Gesundheit des Gemeinwesens – zu fungieren, sondern auch eine beratende Aufgabe zu übernehmen und, wenn nötig, einzugreifen und die Forschung weiterzutreiben? Es könnten Symposien aus Teilnehmergruppen organisiert werden, die verschiedene Interessengruppen, beispielsweise Krankenhäuser, die Industrie, das Ausbildungswesen, die Rechtsprechung usw., vertreten.«

Wir kommen nun zur großen Gruppe als einem therapeutischen Instrument in einem weiteren und zugleich spezifischeren Sinn. Ich denke, man sollte drei Typen dieser Gruppe unterscheiden:

- problemzentrierte Gruppen;
- erlebniszentrierte Gruppen;
- therapiezentrierte Gruppen.

Die problemzentrierte große Gruppe

Sobald wir uns ernsthaft mit der Analyse von *Problemen* befassen – an denen, wie immer in der Gruppenanalyse, die ganze Gruppe aktiv teilhat –, betreten wir ein Gebiet, das man zu Recht als Sozialtherapie bezeichnen kann. Wir befassen uns nicht mit »Krankheiten«, sondern mit Proble-

7 Foulkes, S.H.; Price, G.S. (Hg.): s. Anm. 3.

men zwischenmenschlicher Beziehungen. Das wichtigste Instrument unseres Vorgehens ist die verbale Kommunikation. Wir sollten uns in einer solchen Gruppe jedoch nicht auf die Manöver einlassen, durch die einige äußerliche Probleme als Symptome einer bestimmten Gruppe erscheinen; es genügt, wenn diese Tatsache erkennbar und gelegentlich manifest wird. Die Grundregel sollte sein: »Bleibe bei dem Problem, das die Gruppe, mit der du es zu tun hast, wirklich beschäftigt.« Man kann innerhalb dieses Kontextes »analysieren«, aber nur innerhalb dieses Kontextes, sofern man die Qualifikation dafür besitzt; man sollte sich jedoch *nicht* zu sehr mit der »zugrundeliegenden Bedeutung« oder gar »privaten«, persönlichen, individuellen Motivationen befassen.

Es kann sehr wohl sein, dass diese Großgruppensituation die einzige organisierte Versammlung einer Körperschaft ist. Da die in Gang gekommenen Prozesse kleinere Gruppen und Individuen fortwährend beeinflussen, müssen diese selbst damit fertigwerden. Der »therapeutische« Effekt auf alle Teilnehmer und ihre unterschiedlichen Gruppierungen ist um so stärker, je taktvoller und sorgfältiger man das emotionale Klima in der großen Gruppe beobachtet hat.

Meiner Auffassung nach spricht grundsätzlich nichts dagegen, diese kleineren Gruppen und selbst Individuen in den Genuss eines erfahrenen und adäquat ausgebildeten Leiters kommen zu lassen, sofern einer verfügbar ist. Ein Krankenhaus als Ganzes könnte zum Beispiel eine solche Einheit bilden, sofern es möglich ist, alle, die dazu gehören, zu versammeln; wenn nicht, dann könnte ein Teilganzes – wie zum Beispiel eine Abteilung – eine Großgruppe ausmachen. Wenn die Therapie in dem oben erläuterten Sinn in dieser Großgruppe als Ganzem stattfindet – Stabsmitglieder, Patienten, Ärzte und das gesamte Personal eingeschlossen –, so besteht kein Grund, warum Gruppenbehandlung oder gruppenanalytische Diskussionen nicht auch mit kleineren Gruppen durchgeführt werden sollten. Es besteht auch kein Grund, warum nicht auch Mitarbeitergruppen oder gemischte Gruppen, bestehend aus Mitarbeitern und Patienten, und besonders auch spontane Versammlungen stattfinden sollten. Wichtigstes Prinzip ist, dass jeder mit jedem in Kontakt kommt, insofern alle die Großgruppe der Abteilung als Ganzes beeinflussen. Es ist selbstverständlich, dass das, was sich in den therapeutischen Gruppen oder in der individuellen Behandlung abgespielt hat, sich durch das veränderte Verhalten der Patienten auf die Großgruppe auswirken sollte und nicht dadurch, dass es verbal verkündet wird.

Die erlebniszentrierte große Gruppe

Zweck dieser Art von Großgruppe ist es, den einzelnen Mitgliedern, die sich sonst gegenseitig nicht kennen, die Erfahrung zu vermitteln, was es heißt, Mitglied einer Gruppe zu sein; diese Gruppe ist so konzipiert, dass sie einen möglichst weiten Erfahrungshorizont eröffnet.

Die erlebniszentrierte Gruppe ist schon vielfach in verschiedenartigen Rahmen erprobt worden, wie ich glaube, im Anschluss an unsere Erfahrungen im *Northfield Military Neurosis Centre* während des letzten Krieges. Sie ist als Sensitivitätsgruppe bzw., dem amerikanischen Vorbild entsprechend, als eine T-Gruppe bekannt geworden.

Die Gruppe ist in Übereinstimmung mit dem gruppenanalytischen Vorgehen sowenig wie möglich strukturiert. Manche Forscher befürworten, dass die Gruppe gleich von Anfang an wenigstens ein Minimum an Führung erfahren sollte. Das bringt gewisse Phänomene hervor, die man dann als der Gruppe inhärent betrachtet. Diese Reaktionen, besonders Panik, Furcht und Verwirrung, sind meiner Auffassung nach jedoch nur die Konsequenz der Situation, in welche die Gruppe gebracht wird. Im Gegensatz dazu habe ich immer den Eindruck gehabt, dass, wenn ich eine Gruppe habe zusammenkommen lassen bzw. den Patienten in einer solchen Gruppe eine Behandlung angeboten hatte, es meine Aufgabe war, ihnen (besonders am Anfang) verstehen zu helfen, was man von ihnen erwartet bzw. für sie erhofft und warum – nicht durch Dozieren, sondern durch Erfahrung. Auf diese Weise hält man die Angst in der Gruppe in erträglichen Grenzen.

Andere Störungen und Aufregungen scheinen vor allem auf Spannungen innerhalb der Gruppe zurückzuführen zu sein, die man jedoch lösen kann. Soviel ich weiß, treffen sich Gruppen mit solchen Problemen über einen begrenzten Zeitraum hinweg – beispielsweise eine Woche lang – täglich, und zwar ausschließlich in der großen Gruppe. Im Gegensatz dazu setzen eine Reihe französischer Psychoanalytiker größere Gruppen lediglich zu Ausbildungszwecken ein.[8] Sie geben psychoanalytische Deutungen, die sich auf die menschlichen Grundängste beziehen: die Angst, verschlungen zu werden, zerstückelt, zermalmt, ausgelöscht, kastriert zu werden usw. Sie ergänzen die Deutungen, die sie in der Großgruppe ge-

8 Anzieu, D. u. a. (1972): *Le travail psychoanalytique dans les groupes*. Paris (Dunod); Zusammenfassung in: *Group Analysis*, 6. 1973.

geben haben, indem sie diese Erfahrungen in kleineren Gruppen weiter durcharbeiten. Außerdem arbeiten sie als Team; dieser Teil ihres Vorgehens erscheint mir auf jeden Fall empfehlenswert.

Wenn eine Gruppe sich nur zu dem Zweck trifft, ihr eigenes Verhalten zu studieren, dann kommt mir das so vor, als ob man einen Tausendfüßler auffordern würde, darüber nachzudenken, wie er sich fortbewegt, zu einem Zeitpunkt, in dem er überhaupt keinen Grund hat, sich irgendwohin zu bewegen. Ich denke, dass dies dem Tausendfüßler sehr schwerfallen würde, obwohl er unter normalen Umständen seine Füße vollkommen richtig zu koordinieren imstande ist. Ich habe die Beobachtung gemacht, dass sich Gruppen unter solchen Bedingungen übermäßig für ihr Funktionieren als Gruppe zu interessieren beginnen. Eine Gruppe trifft sich nie ohne Grund. Wenn sie diese Gründe untersucht und die Erwartungen der verschiedenen Mitglieder offen und frei diskutiert, dann kann sie sich auch von Zeit zu Zeit Gedanken über ihre eigene Dynamik machen. Dabei erfährt sie möglicherweise etwas über das Verhalten von Gruppen *per se*. Dies halte ich für die bessere Art des Vorgehens. Sie erspart den Mitgliedern auch viel unnötige Angst. Manchmal bekommt man jedoch den Eindruck, dass einige Menschen geradezu darauf warten, Angst zu erleben, weil sie glauben, dabei eine wertvolle und »tiefe« Erfahrung zu machen.

Der therapeutische Einfluss auf die Gruppenmitglieder ergibt sich, wo er sich beobachten lässt, von selbst, wie in den oben beschriebenen problemzentrierten Gruppen.

Die therapiezentrierte Großgruppe

Wenn die psychotherapeutische Großgruppe im Rahmen eines Krankenhauses, besonders eines psychiatrischen Krankenhauses, stattfindet, unterscheidet sie sich nicht wesentlich von der problemzentrierten Gruppe – einmal abgesehen davon, dass möglicherweise der Zugang zur Totalität der beteiligten menschlichen Wesen und zur symbolischen und verborgenen Bedeutung ihrer Beiträge in diesem Fall leichter ist. Mit anderen Worten: Das analytische Element und die analytische Haltung des Gruppenleiters treten deutlicher hervor. Das ist besonders dann der Fall, wenn die Versammlung in der großen Gruppe ergänzt wird durch eine intensivere und individuellere Behandlung in kleineren Gruppen. Seit dem Krieg sind viele verschiedene Variationen dieser Behandlungsweise erprobt und ausgearbeitet worden, zum Beispiel von Maxwell Jones, der den Begriff »therapeutische Gemeinschaft« anwandte, und Tom Main am *Cassel Hospital.* Auch J. Stuart Whitely[9] und B. A. J.C. Gregory[10] haben interessante Berichte gegeben; letzterer hat sich der gruppenanalytischen Einstellung vielleicht am stärksten und entschiedensten genähert.

Das besondere Kennzeichen dieser Art von Großgruppe ist, dass die Mitglieder mit ihrer ganzen Persönlichkeit daran beteiligt sind, dass in der bestehenden Situation alle Aspekte der Persönlichkeit untersucht und diskutiert werden können; alle diese Aspekte sind relevant, und der Gruppenleiter hat den Auftrag, diese therapeutische Funktion zu übernehmen. Für alle diejenigen, die mit der gruppenanalytischen Methode, wie ich sie verstehe, überhaupt vertraut sind, ist es selbstverständlich, dass das nicht etwa heißt, dass der Leiter oder Therapeut die Gruppe behandelt. Er stellt ganz im Gegenteil einen kulturellen Rahmen, eine Tradition, einen Geist her, in dem die Gruppe sich frei genug fühlt, alle diese Dinge zu untersuchen, auf der Grundlage ungehinderter, freier und spontaner Kommunikation.

In jüngerer Vergangenheit hat man verschiedentlich versucht, die große Gruppe als einzige ambulante Behandlungsmethode einzusetzen. Die Bedingungen einer ambulanten Behandlung entsprechen denjenigen in der sogenannten kleinen gruppenanalytischen Gruppe. In dem vorliegenden Beitrag befasse ich mich insbesondere mir Problemen, die sich aus diesen Versuchen ergeben, und ich kann zunächst eine oder zwei definitive Aussagen über diese Methode machen. Ein solches Vorgehen ist möglich, mehr noch, eine Situation, an der ungefähr fünfzig bis hundert Menschen beteiligt sind, ist in der Tat ein mächtiges Behandlungsinstrument. Die zweite Feststellung, die ich zu machen habe, ist, dass eine Behandlung in dieser großen Gruppe unter solchen Bedingungen eine sehr intensive Angelegenheit von relativ langer Dauer ist. Ich glaube nicht, dass man die ideale Zeit, die Häufigkeit der Gruppensitzungen – das heißt, dass achtzig bis hundert Menschen sich beispielsweise während einer Zeitdauer von ungefähr zwei Jahren täglich treffen – bisher schon herausgefunden hat. Es ist tatsächlich zweifelhaft, ob solche Bedingungen realisierbar sind. Bei

---

9 Whiteley, J. S. (1968): Brief. *Group Analysis*, 1.

10 Gregory, B. A. J.C. (1968): The Day Hospital as a Therapeutic Community. *Group Analysis*, 1.

einigermaßen bescheidenen Erwartungen könnte man sich vorstellen, dass die Gruppe nicht mehr als dreißig Teilnehmer umfassen und sich einmal in der Woche treffen sollte – aber das wäre sicher das Minimum. Diese Erwartungen machen die Behandlung in größeren Gruppen auch im Hinblick auf praktische und selbst auf wirtschaftliche Überlegungen interessant.

Im Folgenden werde ich mich mit einigen Problemen auseinandersetzen, die sowohl Aufmerksamkeit als auch eine Lösung verlangen. Ich gehe dabei aus von der Erfahrung mit gruppenanalytischer Psychotherapie und den theoretischen Konzepten, nach denen wir uns richten. Es gilt das Prinzip: Die Gesamtsituation, in der wir arbeiten, bestimmt die Bedeutung und den Sinn aller Kommunikationsmöglichkeiten. Ich werde eine Anzahl dieser Elemente betrachten, ohne die Tatsache aus dem Blick zu verlieren, dass man sie nicht isoliert sehen kann, sondern nur in der Interdependenz mit anderen Elementen und alle Elemente in der Interdependenz mit der Gesamtsituation und dem Ziel der Gruppe.

Um einen Überblick über die Stellung der großen Gruppe in dem gesamten Spektrum der Psychotherapie zu geben, möchte ich eine Illustration aus meinem Buch *Einführung in die gruppenanalytische Psychotherapie*?[11] geben und aufzeigen, wohin die große Gruppe gehört:

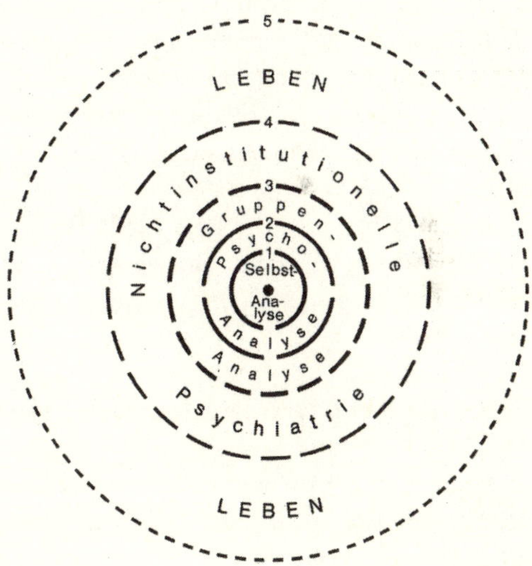

Dieses Schema verdeutlicht den relativen Konzentrationsgrad analytischer Komponenten. Sie treten am konzentriertesten auf in den Situationen (1) und (2), immer noch relativ stark in (3) (Gruppenanalyse), weniger in (4) und (5), wenigstens nicht offenkundig. Umgekehrt können wir sagen, dass soziale Ge-

11 Foulkes, S.H. (1948): *Introduction to Group-Analytic Psychotherapy*. London (Heinemann).

sichtspunkte (wie zum Beispiel wirtschaftliche Bedingungen, die jeweilige Staatsform, die allgemeine Situation des Gemeinwesens, die Gesetze, von denen es regiert wird, usw.) und die gesamte Situation des Gemeinwesens, der Gesellschaft oder Nation stärker in den Vordergrund treten, je mehr wir uns der Peripherie dieses Schemas nähern.

Ich möchte hervorheben, dass in dieser schematischen Darstellung die verschiedenen Felder bewusst nicht als hermetisch voneinander abgeschlossene Gebiete oder geschlossene Kreise wiedergegeben sind. Sie öffnen sich nach außen immer mehr, und es ist deutlich, dass ein Fluss, ein Leben, ein seelischer Prozess, alle Sphären, innerhalb deren das menschliche Wesen existiert, durchdringt. Im wirklichen Leben lebt das Individuum in unserer Gesellschaft im engen Kreis seiner Familie und anderen intimen Kreisen. Diese verschiedenen Netze – die Kernfamilie, die jeweiligen Kreise (Plexus) und das neu aufgebaute Netz in der Behandlungssituation (Matrix) – sind interdependent. Das wird jedoch aus der Darstellung nicht deutlich.

Die Stellung der Gruppenanalyse im engeren Sinn ist klar. Man könnte sagen, dass die größere Gruppe bis zu einem gewissen Grad an dem Gebiet »Gruppenanalyse« partizipiert (3), sich aber in Gebiet (4) hineinerstreckt und darüber hinaus bis in Gebiet (5). Unsere Theorie, die letzten Endes die Psychologie des Menschen insgesamt betrifft, muss alle diese Untersuchungsfelder mit in Betracht ziehen. Es ist am günstigsten, beim äußersten Kreis zu beginnen und von dort aus weiter vorzudringen, um zu verstehen, was sich im innersten Kreis, im Innern des Individuums, psychisch abspielt. In meiner *Einführung in die gruppenanalytische Psychotherapie* schrieb ich zu diesem Schema: »Die überlegene Position der Gruppenanalyse tritt deutlich hervor; sie nimmt eine zentrale Stellung ein und ist nach beiden Richtungen offen.«[12]

Elemente der psychotherapeutischen Situation

Im Folgenden gebe ich einen Überblick über die wichtigsten Elemente jeder psychotherapeutischen Situation, in der Hoffnung, dass die angesprochenen Probleme für die zukünftige Entwicklung hilfreich sein mögen.

12 ebd., S. 155 ff.

Unterschiede, die davon abhängen, ob die Gruppe offen, geschlossen oder halboffen ist[13]

Diejenigen, die sich in der Gruppenarbeit auskennen, halten sicherlich geschlossene Gruppen – das heißt Gruppen, deren Mitglieder nicht wechseln –, die eine bestimmte Zeitlang existieren, für das Ideale. Die Erfahrung hat gezeigt, dass eine Gruppe nicht gleichzeitig geschlossen und von unbegrenzter Dauer sein kann. Beide – die völlig offene Gruppe mit frei wechselnden Teilnehmern wie auch die Kompromisslösung, die für die Praxis am bedeutsamsten geworden ist: die halboffene Gruppe – sind von gleichem Nutzen. Halboffene Gruppen sind von unbestimmter Dauer, und gelegentliche Mitgliederverluste werden ersetzt. Probleme, die damit zusammenhängen, dass neue Teilnehmer hinzukommen oder andere die Gruppe verlassen, entstehen nur in der halboffenen Gruppe. Man wird natürlich für diese verschiedenen Arten von Gruppen unterschiedliche Teilnehmer auswählen, und die Art wie auch der gesamte Radius der Interpretationen und anderer Interventionen müssen dementsprechend modifiziert werden.

Intensität und Dauer

Von der Zeitdauer einer solchen Gruppe war gerade die Rede. Wenn Intensität angestrebt wird, darf der Zeitraum, in dem eine Gruppe durchgeführt wird, nicht zu kurz sein.

Intensität bedeutet nicht, wie man üblicherweise und, wie ich glaube, irrtümlich annimmt, »Tiefe«. Die Intensität ist am größten, wenn sich die Gruppe mit den Fragen befasst, die im Augenblick am brennendsten sind, in einer Sprache, in der die Gruppe oder die große Mehrheit der Gruppe die Probleme zu dieser Zeit eben angehen kann.

Kontraindikationen

Darauf zu achten, ist sehr wichtig. Wenn man bei der Zusammensetzung der Gruppe überhaupt nicht auswählt, ist es unvermeidlich, dass einige

13 Foulkes, S.H. (1964): *Therapeutic Group Analysis*. London (Allen & Unwin). Auch (im Druck): *Group Analytic Psychotherapy: Method and Principles.*

Individuen dabei sind, die die innere Spannung nicht aushalten, die erforderliche Elastizität nicht haben und in der einen oder anderen Weise herausfallen und mehr oder weniger schweren Schaden davontragen. Daraus ergibt sich ein besonderes Problem für Gruppen innerhalb von Institutionen; da niemand ausgeschlossen werden sollte, kann man auch nicht auswählen, abgesehen von der Auswahl, die bereits dadurch stattgefunden hat, dass bestimmte Leute Mitglieder dieser Institution oder eines Teiles dieser Institution sind. Diese Frage ist noch völlig offen, und ich kann nur wiederholen, dass psychiatrische Etikettierungen nur einen sehr begrenzten Nutzen haben, wenn es darum geht, Kontraindikationen festzustellen. Wir werden noch untersuchen müssen, ob es für die größere Gruppe besondere Kontraindikationen gibt; sehr wahrscheinlich ist das der Fall.

Kurzschlusshandlungen bei Entscheidungen im Leben (»Realisationen«)

Unsere Konzeption der großen Gruppe setzt voraus, dass keine andere Art der Behandlung angeboten, ja nicht einmal geduldet wird, außer vielleicht in Notfällen. Es stellt sich daher die Frage nach unkontrollierten Untergruppen, das heißt nach Untergruppen, die sich außerhalb der Sitzungen bilden und von der Gruppe weitgehend unbemerkt bleiben. Von noch größerer Wichtigkeit ist, dass Agieren, soweit es außerhalb der T-Situation geschieht, sehr schwer festzustellen ist. Die Wichtigkeit dieses Problems führt uns zur nächsten Frage, der Frage der Abstinenz. Selbst wenn sich die Gruppe an dieses Prinzip hält, kommt es unvermeidlich zu wichtigen Veränderungen im Leben der Patienten: Veränderungen, die ernsthafte Konsequenzen nach sich ziehen, Entscheidungen, die die gesamte Zukunft beeinflussen, wie Heirat, Scheidung, Stellenwechsel, Anschluss an eine politische oder religiöse Organisation usw. Es ist sehr wichtig, dass solche Entscheidungen nicht vorzeitig getroffen und festgemacht werden, da sich daraus später zwangsläufig Probleme ergeben.

Die Frage der Abstinenz, einschließlich des Grundsatzes, sich nicht außerhalb der Gruppe zu treffen

Die Frage der Abstinenz in der Psychoanalyse war ursprünglich auf die Enthaltsamkeit in Bezug auf sexuelle Aktivitäten im Rahmen einer gegenwärtigen Übertragungssituation beschränkt. Die entsprechende, ähnlich unerwünschte Situation in der großen Gruppe wäre ein intimer Verkehr zwischen den Gruppenmitgliedern sowohl in sexueller als auch in jeder anderen Hinsicht. Der Verzicht, sich außerhalb der Gruppe zu treffen, ist teilweise erforderlich, um der Versuchung, solchen inzestuösen Beziehungen nachzugeben – denn darum handelt es sich –, aus dem Wege zu gehen. Es besteht kein Zweifel darüber, dass alle intensiven Beziehungen, einschließlich ganz intimer Beziehungen, auch eine sehr positive Seite haben: Sie helfen den Patienten in dieser Zeit, insofern sie den stützenden Charakter der Gruppe repräsentieren.

Vom analytischen Standpunkt aus – sei es ein psychoanalytischer oder ein gruppenanalytischer Standpunkt – liegen die Argumente gegen Beziehungen außerhalb der Gruppe offen auf der Hand. Die freigesetzten Kräfte, mit denen sich das Individuum in solchen Beziehungen auseinandersetzt, sollten lieber in der Übertragungssituation, in die sie gehören, durchgearbeitet werden. Die Förderung solcher Verbindungen ist kontraindiziert, nicht nur aus analytischen Gründen, sondern ganz allgemein aus Gründen der psychotherapeutischen Vorsicht. Die Nachteile überwiegen die Vorteile bei weitem. Auch besteht dabei immer die Gefahr, überstürzt Bindungen, selbst dauerhafte, einzugehen aufgrund primitiver, unreifer, infantiler und in gewisser Weise auch flüchtiger Bedürfnisse.

Das führt zu der Frage, wie die Gruppe solche Beschränkungen verstehen und akzeptieren kann, da es dem Geist unserer Methode widerspricht, sie mit Hilfe von Bestrafung, wie zum Beispiel Ausschluss aus der Gruppe, dazu zu zwingen oder diese Beschränkungen auch nur mit Hilfe von Regeln und Geboten einzuführen. Man kann dieses Problem nur mit sehr viel Takt und Verständnis lösen. Ich selbst sehe immer noch keine andere Möglichkeit als die Methode, die ich schon immer praktiziert habe. Wenn sich eine solche Situation ergibt oder wenn auch nur Anzeichen dafür da sind, sollte man so bald wie möglich die Aufmerksamkeit darauf lenken und den Betroffenen wie auch der Gruppe als Ganzem die Gründe zum Bewusstsein bringen, warum ein solches überstürztes Verhalten schädlich ist. Doch leider verstehen manche Leute zwar recht gut, dass etwas schädlich für sie ist, tun es aber trotzdem. Wir brauchen uns nur zu vergegenwärtigen, wie auf der einen Seite die Erkenntnis, dass das Rauchen außerordentlich schädlich ist, immer mehr zunimmt, und gleichzeitig der Zigarettenkonsum in den letzten paar Jahren sich verdoppelt hat. Selbstzerstörung ist eine mächtige Kraft.

Der äußere Rahmen

Der äußere Rahmen, eigentlich das Sitzproblem, wirft eigene Fragen auf. Es ist eine natürliche Neigung, einen Kreis oder konzentrische Kreise zu bevorzugen; aber damit sind nicht alle Probleme gelöst. Es wäre entscheidend wichtig, dass jedes Individuum sich wohl fühlt, wo immer es sitzt, und auch jeden gerade Sprechenden sehen kann. Auf diese Weise würde die große Gruppe eine Face-to-face-Gruppe bleiben. Wenn die Gruppe zu groß wird oder die Teilnehmer zu ungünstig sitzen, sodass diese Bedingungen nicht mehr gegeben sind, verändert sich der Charakter der Gruppe entscheidend. Die Gruppe erfährt sich dann als eine Masse. Ich komme im Zusammenhang mit der Größe der Gruppe noch einmal auf diesen Punkt zu sprechen.

Minimale Strukturierung – Fragen der Instruktion und der Erwartungen

Eine solche Gruppe hat sicherlich eine ganz geringe Strukturierung. Über Instruktionen und die damit verbundenen Probleme wurde bereits gesprochen. Wir möchten gerne glauben, dass wir ohne oder mit ganz wenigen Instruktionen auskommen, aber das ist leichter gesagt als getan. Ich würde lieber die Notwendigkeit, eine Instruktion zu geben, anerkennen, als ein ausgesprochen schädliches Verhalten fördern, indem ich es unterlasse. Was die Erwartungen betrifft, so möchte ich hier nur sagen, dass sowohl die Erfahrungen des Gruppenleiters wie auch die der Gruppenmitglieder für das, was sich ereignet, ausschlaggebend sind. Wenn wir Beobachtungen machen wollen, die bis zu einem gewissen Grad als allgemeingültig gelten können, müssen wir uns selbst beständig überprüfen, unsere Erwartungen hinterfragen, müssen wir versuchen, offen zu bleiben, und bereit sein, unsere Erwartungen über Bord zu werfen. Wir durchkreuzen die Erwartungen der Gruppe vielleicht ganz bewusst, oder wir zeigen sie zumindest schon sehr früh auf.

Größe, Zahl der Gruppenmitglieder

Dieser Punkt ist natürlich von größter Bedeutung insofern, als die Veränderung der Gruppengröße, das heißt die höheren Teilnehmerzahlen, der entscheidende neue Schritt bei dieser Art von Behandlung ist.

Es gibt nicht viele gesicherte Erkenntnisse bezüglich der optimalen Gruppengröße. Wann ist eine Gruppe als »groß« zu bezeichnen? An welchem Punkt verändert sich ihr Charakter? Diese Frage ist von besonderer Bedeutung, wenn wir uns klarmachen, dass es nicht einfach »große« Gruppen und »kleine« Gruppen gibt, sondern dass wir uns innerhalb einer Skala bewegen, in der alles relativ ist. Es ist wichtig zu bedenken, dass Quantität in Qualität umschlägt; der Punkt, an dem dieser Umschlag stattfindet, ist nicht immer genau zu definieren, aber er kann klinisch ziemlich exakt festgestellt werden. Ein großer Sprung von ungefähr acht auf dreißig bis vierzig Gruppenmitglieder, von hundert gar nicht zu sprechen, bringt ganz andere Gruppenmerkmale mit sich. Gleichzeitig sollte man immer daran denken, dass alle diese Unterschiede relativ sind. Die gruppenanalytische Gruppe begegnete am Anfang ganz ähnlichen Reaktionen bei ihren Mitgliedern. Es liegt am Gruppenleiter, diesen Unterschied mehr oder weniger dramatisch, um nicht zu sagen: traumatisch zu machen. Selbst eine sogenannte große Gruppe von hundert Gruppenmitgliedern ist sehr klein und intim, wenn man sie mit den Massen von Zehntausenden von Fußballanhängern vergleicht – das ist zum Beispiel ein Riesensprung! Da ereignet sich eine Menge, und es kommt zu starken emotionalen Erfahrungen. Es ist gar nicht nötig, ein so extremes Beispiel zu wählen: Auch wenn wir über eine Gruppe von hundert Menschen genau Bescheid wüssten, könnte es ganz gut sein, dass wir unser Wissen schon auf eine Gruppe von zweihundertfünfzig Menschen nicht mehr anwenden könnten.

Ich möchte noch einmal ganz vorne anfangen. In der kleinen gruppenanalytischen Gruppe steht das Individuum im Zentrum, obwohl der Kontext, der gesamte Rahmen, der allem, was sich ereignet, seine besondere Bedeutung gibt, in der Gruppe als Ganzem liegt. Bei dem Versuch, die Prozesse, die zwischen zwei oder drei Individuen ablaufen, zu verstehen, oder auch nur das, was sich in einem einzigen Individuum abspielt, stellte ich fest, dass eine große Veränderung eintrat, sobald man sich in einer Gruppe von sieben, acht oder neun Teilnehmern befand (den Gruppenleiter immer ausgenommen). Aus praktischen Gründen – damit zum Beispiel in Gruppen, in denen beide Geschlechter vertreten waren, gleich viele Männer wie Frauen teilnahmen – erwiesen sich acht Teilnehmer als die richtige Anzahl. Ab acht bis neun Teilnehmern verändert sich der Charakter der Gruppe beträchtlich, und ich schätze, dass er sich bei etwa vierzehn Teilnehmern erneut verändert. Gruppen von vierzehn bis zwanzig oder auch fünfundzwanzig Teilnehmern sind meines Wissens von diesem Standpunkt aus noch nicht untersucht worden; eine Gruppe dieser Art zeigt gewiss ganz andere Merkmale und lenkt die Aufmerksamkeit auf ganz andere Fragen und Mechanismen als die kleinere Gruppe.

Wo beginnt denn nun eigentlich die große Gruppe? Das weiß niemand. Ich selbst hätte nicht gedacht, dass eine Gruppe unter dreißig Teilnehmern dieselben Merkmale zeigen würde, die sich in einer Gruppe von sagen wir einmal fünfzig oder auch hundert Teilnehmern beobachten lassen. In einer Gruppe von etwa fünfzehn Teilnehmern machen natürlich bereits fünf Teilnehmer mehr oder weniger einen beträchtlichen Unterschied aus; sobald wir bei dreißig oder vierzig Teilnehmern sind, machen erst zehn oder zwanzig einen Unterschied aus. Die Art von Gruppe, um die es hier geht, hat mindestens dreißig, jedoch eher fünfzig bis hundert oder gar einhundertzwanzig Mitglieder.

Unter diesen Bedingungen wird das Individuum mit der Erfahrung des Chaos konfrontiert, mit dem Entsetzen, von dieser Masse überwältigt zu werden und sich darin zu verlieren; auf der anderen Seite geht davon auch eine bestimmte Faszination aus; es bedeutet eine gewisse Entlastung, in einer anonymen, mächtigen Masse unterzugehen, ohne selbst weiterhin in irgendeiner Form verantwortlich zu sein. Wir wissen, dass diese Situation ein ausgesprochenes Bedürfnis und eine Sehnsucht nach einem Führer hervorbringt, den man als mächtiger empfindet und schließlich mit allmächtiger Kraft ausstattet, und der dem Individuum die Gewähr bietet, dass jemand oder etwas die Kontrolle über die freigesetzten unkontrollierbaren und angsterregenden Kräfte behält.

Psychotische Mechanismen

Anknüpfend an das eben Gesagte ist festzustellen, dass psychotische Mechanismen in solchen Gruppen deutlich erkennbar sind (in der Sprache Freuds Primärmechanismen, ein ganz ursprüngliches Verhalten und Erleben). Das ist eines ihrer interessantesten Merkmale, und für mich hat diese Tatsache auf eine Reihe von klinischen Beobachtungen ein neues Licht geworfen. Die Gruppe verstärkt dementsprechend auch elementare, primitive Abwehrmechanismen, wie Identifikation, Projektion und Spaltung. Ich persönlich bin der Auffassung, dass es ein theoretischer Fehler ist, beim Verständnis dieser Gruppen von solchen individuellen Mechanismen auszugehen anstatt umgekehrt. Man sollte diese individuellen Mechanismen als Produkt bestimmter psychologischer Situationen verstehen, die wir in Gruppen experimentell reproduzieren können – und in diesem besonderen Fall besonders deutlich in größeren Gruppen. Die Interpretation dieser elementaren Mechanismen ist weder schwierig noch tiefschürfend, wie manchmal angenommen wird; aber sie ist ein bequemer Ausweg, solange man davon ausgeht, dass man sie tatsächlich verstehe, wenn man sie mit Namen und Etiketten versieht. In einem Buch über diese Phänomene, das ich zu schreiben hoffe, werde ich über den Bezug zu der sogenannten Klein'schen Art der Interpretation und der Theorie des inneren Objekts noch mehr zu sagen haben. Es möge an dieser Stelle genügen festzustellen, dass diese psychotischen Mechanismen, die, wie wir wissen, normalerweise verborgen bleiben – außer vielleicht in Träumen –, in dieser Art von Gruppe deutlich in Erscheinung treten. Auch elementare Abwehrmechanismen, um mit der allgemeinen Spannung fertigzuwerden, treten deutlicher zutage.

Folgen für den individuellen Teilnehmer

Die Folgen, die sich daraus für das Individuum ergeben, sollten aufgrund von Interviews mit möglichst vielen verschiedenen Individuen, die diese Erfahrung gemacht haben, untersucht werden. Man kann relativ leicht feststellen, dass die Ich-Identität, das Selbstgefühl, sofern es überhaupt verletzlich ist, in Gefahr ist, erschüttert zu werden. Jede Form intimer Beziehungen wird in dieser Großgruppensituation unmöglich gemacht. Man braucht sich nur den räumlichen Abstand zwischen A und B zu vergegenwärtigen, wenn sie zufällig an weit voneinander entfernt liegenden Stellen des Kreises sitzen, und daran zu denken, dass sie sich Dinge, die sie sich normalerweise leise sagen würden, durch den ganzen Raum und über die ganze Gruppe hinweg zurufen müssten. Auch befindet sich das Individuum als solches in einem schweren Dilemma: Es ist schwierig, als Individualität in Erscheinung zu treten. Man kann über die individuelle Verwurzelung in der Gruppe nichts sagen, ohne diese Problematik einzubeziehen, aber jedes Individuum ist eben auch – wie jeder einzelne Baum, jede Pflanze oder jedes Tier – einzigartig in sich. Das Wesen des Individuums liegt in der besonderen Art und Weise, in der die gemeinsame Gattung in seinem gesamten Dasein zum Ausdruck kommt. Das Individuum hebt sich von der Gruppe ab und existiert insoweit, als es sich von der Gruppe unterscheidet und einzigartig ist. Dieses Dilemma wird noch dadurch ungeheuer verstärkt, dass das Individuum zwischen der Angst, seine Identität und sein ganzes Sein zu verlieren, und der großen Faszination, die gerade davon ausgeht, hin und her gerissen wird. Alle Sorgen, Kümmernisse und Ängste eines leidenden Individuums lösen sich mit einem Mal auf, indem sie in der Gruppe untertauchen und verschwinden. Das ist das Dilemma des Individuums.

Ich glaube, dass sich in diesem Prozess im Grunde eine sehr frühe Phase der Ich-Entwicklung wiederholt, dass es sich dabei um eine sehr rasche Regression auf diese frühen Phasen, auf die Zeit der ersten Ich-Entwicklung handelt. Ich denke dabei insbesondere an die Bildung eines individuellen Selbst, eines eigenen Wesens, aus der totalen symbiotischen Einheit mit der Mutter heraus. In Übereinstimmung damit symbolisiert die große Gruppe ganz offenkundig diese alles umfassende archaische Mutter, die seine ganze Welt repräsentiert. Man kann das Dilemma, das ich eben beschrieben habe, auch als eine Wiederholung dieser frühen Entwicklungsphasen und als eine Reaktivierung traumatischer Verwundungen und Schäden auffassen. Dies hilft mir, jetzt besser zu verstehen, was ich aus der klinischen Arbeit weiß: dass Patienten mit sehr tiefgehenden Charakterstörungen, Menschen, die man neuerdings als narzisstische Persönlichkeiten oder Persönlichkeiten mit Borderline-Zuständen beschreibt, ausgesprochen gut auf die therapeutische gruppenanalytische Gruppe reagieren. Es handelt sich dabei gerade um die Fälle, bei denen in der Einzelbehandlung eine sehr lange und intensive anspruchsvolle psychoanalytische Behandlung erforderlich ist, wobei der Erfolg immer ungewiss bleibt.

Der (die) Gruppenleiter

Ich habe in diesem Beitrag die Rolle des Gruppenleiters bereits berührt und erwähnt, dass seine ganze Einstellung und die Art, in der er die Gruppenmitglieder untereinander bekannt macht und sich selbst einführt, ausschlaggebend ist für das, was sich in der Gruppe abspielt. Er sollte sich deutlicher als in jeder anderen Situation bewusstmachen, dass er einen ungeheuren suggestiven Einfluss, einen mehr als hypnotischen Einfluss auf die Gruppe ausübt, und sich nicht von der Illusion täuschen lassen, dass er diese Position aufgeben oder ohne Schwierigkeiten modifizieren kann, oder dass er in Wirklichkeit die Gruppe gar nicht leite. Es ist außerordentlich wichtig, dass sich der Leiter über die Situation und seine Rolle in ihr klar ist.[14] Er sollte auf keinen Fall starr sein, er muss vielmehr bereit sein, flexibel zu reagieren und sich mit der Gruppe zu verändern – er muss der beste Patient in der Gruppe sein. Er muss, wie natürlich auch sonst, sehr vorsichtig mit Interventionen und Interpretationen sein. Ein besonders wichtiger Punkt in diesem Zusammenhang: Ich möchte vorgreifend schon feststellen, dass individuelle Interpretationen, Interpretationen, die an einen einzelnen gerichtet sind, im Allgemeinen in der großen Gruppe ganz besonders fehl am Platze sind. Das Problem des Gruppenleiters, gleichzeitig beteiligt zu sein und einen gewissen Abstand zu wahren, wirft grundsätzlich die gleichen Fragen auf wie in anderen Situationen. Eine der Entscheidungen, die er treffen muss, ist die, ob er die Gruppe in tiefe Ängste stürzen oder lieber als Moderator, als eine Art Barometer fungieren will, mit der Absicht, Spannung und Angst in der Gruppe auf einem erträglichen Niveau zu halten, um konstruktiv arbeiten zu können. Es ist noch offen, ob man der Gefahr, dass psychotische Mechanismen in der Gruppe wirksam werden, am besten dadurch begegnet, dass man sie interpretiert, insbesondere in psychoanalytischen Begriffen. Ein Team von Gruppenleitern wäre wünschenswert. Sie müssten sich aber auch regelmäßig untereinander treffen, um ihre spontanen Reaktionen durchzusprechen und sich der sich weiterentwickelnden Behandlungssituation anzupassen.

Es freut mich, feststellen zu können, dass zwei Forscher, die bei der Ausweitung der Gruppenpsychotherapie auf größere Gruppen in vorderster Front stehen, Dr. Pat de Mare und Dr. Lionel Kreeger, Mitglieder der *Group-Analytic Society* (London) bzw. des *Institute of Group Analysis* sind. Diese Arbeit hat beträchtliche Auswirkungen auf die Theorie und Praxis der Gruppenanalyse. In meinen Augen ist es von nicht geringem Nutzen, dass dadurch ein neues Licht auf die Kleingruppe und auf die individuelle Frühentwicklung fällt. Wie ich bereits erwähnt habe, werden die Probleme der frühkindlichen Ich-Entwicklung reaktiviert[15], und die Stärkung des Ich, die größere Freiheit, die sich in einer stärkeren Unabhängigkeit sowie einer besseren Anpassung an die Gruppe und die Gemeinschaft ausdrücken, dürfen als eine günstige Auswirkung betrachtet werden. Die Frage, bei welchen und bei wie vielen Personen die intimeren, individuellen Formen der

14 Foulkes, S. H.: ebd. und Foulkes, S. H.: The Leader of the Group: the groupanalytic view. Kap. in der in Vorbereitung befindlichen Festschrift für Alexander Wolf.

15 Mein Konzept »Ich-Training in der Aktion«, Foulkes.

Psychotherapie erforderlich sind (statt oder im Anschluss an solche Großgruppenerfahrungen), ist an dieser Stelle nicht zu beantworten.

Ich möchte schließen, indem ich der Hoffnung Ausdruck gebe, dass diese Anmerkungen und Beobachtungen dem Fortschritt bei der Untersuchung dieses neuen und vielversprechenden Gebietes dienlich sein werden. Da die gruppenanalytische Methode bisher noch nicht in stärkerem Maße auf größere Gruppen therapeutischer Art, wie wir sie im Auge haben, angewandt worden ist, können wir diese Entwicklung nur unterstützen und uns davon wertvolle Beiträge zum Verständnis des Menschen erhoffen und eine Verbesserung unserer Möglichkeiten, ihm in seinen Schwierigkeiten zu helfen.

25. Kapitel

Meine Philosophie in der Psychotherapie[1]

Auch diese Arbeit verfasste Foulkes für ein Symposium, zu dem er eingeladen war. Die dort gehaltenen Vorträge wurden 1974 in zwei Ausgaben des Journal of Contemporary Psychotherapy *veröffentlicht. Zu den Autoren, deren Arbeiten in derselben Ausgabe wie Foulkes' Beitrag erschienen, zählten Reuben Fine, Jerome Frank, William Schutz, Melitta Schmideberg und S. R. Slavson. Die hier abgedruckte Fassung enthält Passagen, die in der Erstveröffentlichung fehlten. [M. P.]*

Meine »Philosophie« ist, wie sollte es anders sein, in meinen Schriften enthalten. Ich beschränke mich hier darauf, einige wenige Aspekte, insbesondere kontrovers diskutierte, zu erläutern.

Zu meinem beruflichen Hintergrund: Ich bin seit 40 Jahren Psychoanalytiker und seit 25 Jahren auch Lehranalytiker. Mein Interesse an der Methode und Theorie der gruppenanalytischen Psychotherapie hatte zur Folge, dass ich eine ganz neue grundsätzliche Auffassung der Psychopathologie und der Psychotherapie, einschließlich der Psychoanalyse, entwickelt habe. Seit einiger Zeit bewegt sich die Psychoanalyse, wenn auch langsam, in ähnliche Richtungen, die sie vermutlich auch weiterhin verfolgen wird.

1. In meiner eigenen Praxis als Psychoanalytiker bin ich im Laufe der vergangenen 20 Jahre etwas aktiver, persönlicher und freier geworden. Ich habe festgestellt, dass diese Methode therapeutisch effektiver ist. Die Psychoanalyse ist als Ausbildungsmethode unverzichtbar, aber sie ist, alles in allem gesehen, nicht die beste Methode der Psychotherapie. Die Gruppenanalyse ist ihr als Verfahren der Psychotherapie weit überlegen, und sie ist die beste Methode, um die Theorie der Psychotherapie zu studieren. Die persönliche Erfahrung mit ihr – als Patient – ist für den künftigen Gruppenanalytiker unverzichtbar.

---

1 Erstveröffentlichung in: *Journal of Contemporary Psychotherapy* 6 (1974): 109–114.

2. Die Psychotherapie behandelt immer den gesamten Menschen. Der Mensch ist ein soziales Wesen, er kann nicht isoliert leben. Um ihn als ein Ganzes zu sehen, muss man ihn in einer Gruppe sehen, entweder in derjenigen, in der er lebt und in der seine Konflikte zutage treten, oder – ganz im Gegenteil – in einer Gruppe Fremder, in der er seine Konflikte in Reinkultur wiederbeleben kann. Die Gruppe ist der Hintergrund, der Horizont, der Bezugsrahmen der Gesamtsituation.

3. Die Psychoanalyse betrachtet das Individuum als Hintergrund. Sie beleuchtet Prozesse, die dem Körper entstammen, und solche, die aus Niederschlägen der frühen »Objektbeziehungen« oder sogar aus ererbten Verboten und Tabus resultieren. Der Patient lernt, die Bedeutung all dessen, was ihm zusetzt, auf seine eigenen Wünsche, Ängste und Phantasien als eigentliche Quelle zurückzuführen. Diese Sichtweise bestätigt zwangsläufig die Vorstellung vom Individuum als elementare Einheit, die auf oft sehr komplizierte Weise Beziehungen zu Anderen aufnehmen muss. Dazu wird es durch seine eigenen Bedürfnisse gezwungen, deren »Objekte« die Anderen sind. So wie wir alle unseren eigenen Körper, unsere eigenen Augen, unser eigenes Gehirn besitzen, besitzen wir auch unsere eigene Psyche. Sie befindet sich in uns, während alles andere außerhalb ist. Einzig durch Rückprojektion in Urzeiten lässt sich erklären, dass eigentlich die Gruppe vor dem Individuum da war. Es wird sich zeigen, dass ich zu einer ganz anderen Vorstellung von der Natur unseres geistigen und psychischen Lebens gelangt bin.

Die grundlegenden Entdeckungen, die wir diesem psychoanalytischen Blick auf uns selbst verdanken, sind die infantile Sexualität, unbewusste Prozesse und die Übertragung. Der topische oder strukturelle Gesichtspunkt ist eine extrem wertvolle Hilfe, um sich in diesem dynamischen Schema dessen, was sich in unserem Innern abspielt, zu orientieren. Auf die Konzepte eines unbewussten Ichs, eines mit destruktiven Energien geladenen Über-Ichs sowie auf das Konzept unbewusster Abwehrmechanismen rekurrieren zu können, ist für die Psychotherapie insgesamt unschätzbar wertvoll.

Übertragung und Gegenübertragung

4. »Übertragung« ist die nicht erkannte bzw. nicht anerkannte Verlegung unbewältigter früher Kindheitserfahrungen in andere Menschen, insbe-

sondere den Analytiker. Sie erfolgt in der wahnhaften Überzeugung, dass diese Erfahrungen dem Hier und Jetzt angehören. Spielt sich der gleiche Prozess im Therapeuten gegenüber seinem Patienten ab, spricht man von »Gegenübertragung«.

5. Die Bedeutsamkeit der Übertragung erfordert spezifische Vorkehrungen. Dazu gehört die Vermeidung jeglichen Kontakts mit dem Patienten außerhalb des Behandlungszimmers. Daran sollte man sich am besten auch dann halten, wenn man nicht unter streng analytischen Bedingungen arbeitet. Des Weiteren wird geraten, dass der Patient keinerlei Entscheidungen trifft, die lebenswichtige Konsequenzen haben, zum Beispiel Heirat, Scheidung, Berufswechsel, Wechsel des Wohnortes oder Auswanderung. Dergleichen Entscheidungen sind auch nach Beendigung der Behandlung noch längere Zeit – sagen wir, während einer einjährigen Quarantäne – zu meiden. Wenn der Analysand sein Alltagsleben wiederaufnimmt, trägt er beinahe unweigerlich ein zentrales neurotisches, ungelöstes Problem mit sich, das künftig den Kern seiner Neurose bildet und sein Leben mehr oder weniger ruinieren kann – selbst nach sehr langer Zeit. Man kann diese Gefahr gar nicht überschätzen. Ich habe in unzähligen Fällen – nicht nur in eigenen Behandlungen – gesehen, dass die Psychoanalyse langfristig größeren Schaden angerichtet als Gutes getan hat. Antwort: Seien Sie wachsam, verkürzen Sie die Behandlungsdauer, aber begreifen Sie die Phase nach der offiziellen Beendigung als wichtigen Teil der Therapie.

6. Ich denke nicht, dass die in Mode gekommene exzessive Konzentration auf die Übertragung in der Analyse die Lösung ist. Sie ist vielmehr die spezifische Antwort der »Neurose« auf die Bedrohung durch die kurative Wirkung der Analyse und der Sieg der Neurose. Theoretisch sollte die gründliche gemeinsame Analyse der Übertragungs- wie auch der Gegenübertragungsneurose die Antwort sein (siehe zum Beispiel den hochinteressanten Beitrag »Notes on transference« von Bird, 1972). In der Praxis kann dies nicht immer gelingen. Durch die intensivierte persönliche Beteiligung seitens des Therapeuten entfernt sich das Verfahren noch weiter von den ursprünglichen Absichten der Psychoanalyse. Es besteht kein Zweifel, dass der Analytiker aufgeschlossen und responsiv auf alles eingehen sollte, was der Patient tut oder sagt, und diese Empfänglichkeit kann seinen ganzen Körper und seine gesamte Persönlichkeit einbeziehen. Sie zur manifesten Aufgabe und zum Thema der laufenden Analyse zu machen, ist

aber etwas anderes. Wir haben uns von der ursprünglichen relativen Anonymität des Analytikers allzu weit entfernt. In Gruppen gehen wir von einer ähnlichen These aus, nämlich dass eine Reihe von Neurotikern gemeinsam mit ihren Problemen ringt, aber die Situation ist eine andere und wirkt auch auf den Gruppenleiter ausgleichend, der sein Engagement freier und ungezwungener zeigen kann als in der Einzelsituation. Dennoch muss er von Minute zu Minute beurteilen, wie weit er gehen darf.

7. Die Übertragung ist der Motor der Psychotherapie. Sie hat etwas beinahe Magisches, so als sei sie intensiver als jede andere Beziehung. Ich bin nicht sicher, ob wir sie wirklich restlos verstanden haben. Sie unterscheidet sich nicht nur je nach verwendeter Methode, sondern ist auch von der Person des Analytikers abhängig. Ich habe einmal einer meiner Patientinnen am Ende einer Sitzung einen Brief gegeben und sie gebeten, ihn freundlicherweise für mich in den Briefkasten zu werfen. In der nächsten Sitzung berichtete sie mir, wie überrascht sie gewesen sei; insbesondere betonte sie, dass die Erledigung sich für sie ganz natürlich angefühlt habe. Es stellte sich heraus, dass ihr früherer Analytiker einmal eine ähnliche Bitte geäußert hatte und sie daraufhin prompt ohnmächtig geworden war. Insoweit in der Übertragung eine frühkindliche Beziehung wiederauflebt, kann sie nur als eine in der Psychoanalyse provozierte Wiederholung der sehr frühen Mutter-Kind-Beziehung verstanden werden. So betrachtet, *beginnen* wir mit der tiefsten Ebene der Regression, und daher ist unsere Behandlung von Anfang an auch eine Form der Entwöhnung. Diese elementare, lebensnotwendige Beziehung ist die stärkste Antriebskraft in unserem gesamten Verfahren. Wenn wir den entscheidenden Schritt von dieser vollständig auf das Individuum konzentrierten, ja symbiotischen Situation zur Gruppe, etwa zur Familiengruppe, machen, sind wir gezwungen, den Bezugsrahmen unserer Methode und unsere Konzepte grundlegend zu verändern.

8. Im Zusammenhang mit der Gegenübertragung kommt es immer wieder zu Lippenbekenntnissen und Unehrlichkeit. Psychoanalytiker denken viel zu wenig darüber nach, dass sie mehrheitlich im Grunde genauso werden wie ihre Lehranalytiker, deren Vorstellungen sie übernehmen. Zwischen Eltern und Kindern sieht die Situation ganz anders aus. Analytiker entwickeln ebenso wie andere Leute ihre je eigenen Philosophien im Einklang mit ihren materiellen, beruflichen oder situationsbedingten Interessen, und ebenso wie andere Leute sind sie sich dessen oft überhaupt nicht bewusst.

9. Warum versagen wir? Zwei Faktoren sind hier ausschlaggebend, nämlich erstens der enorme Widerstand, sich zu verändern, zu lernen oder zu verlernen. Der andere Faktor ist der Drang nach Selbstschädigung, Selbstdestruktivität. Auch dieser Drang ist universal, und man könnte behaupten, dass es das Ausmaß und die Art unnötigen Leidens sind, die Menschen dem unvermeidlichen Leid, das Teil des menschlichen Lebens ist, hinzufügen. Es mag hilfreich sein, wenn wir unsere Analysen in der Überzeugung durchführen, dass intensive, tiefe Lust und Befriedigung gleichermaßen zum Leben gehören wie das Leiden. Das Ziel einer genuinen Therapie sollte sich nicht darauf beschränken, die Fähigkeit des Patienten zu sexueller Befriedigung freizusetzen – dass dies wichtig ist, muss nicht betont werden; die Therapie sollte ihn aber auch befähigen, unnötiges Leid zu meiden, kein zusätzliches Leid zu schaffen und Schicksalsschläge nicht durch Selbstquälerei zu verschärfen.

10. Wenn wir die Gruppe ernsthaft als den eigentlichen Bezugsrahmen der Psychologie betrachten, sehen wir, dass das Individuum unweigerlich ein Fragment ist, das durch die Gruppe, in der es seine ersten Lebensjahre verbracht hat, dynamisch geprägt wurde. Ich finde kein besseres Bild für diese meine Vorstellung vom Individuum als das eines isolierten Puzzleteils. Stellen wir uns also ein dreidimensionales Puzzleteil vor, das unausgesetzt mit den übrigen Teilen interagiert. Wenn Sie dieses einzelne Fragment aus seinem Kontext entfernen, ist es je nach dem Platz, den es darin eingenommen hat, und den Erfahrungen, die ihm in dieser Gruppe zuteilwurden, geprägt und geformt oder auch deformiert. Die erste Gruppe ist normalerweise die Familie. Sie spiegelt mehr oder weniger die Kultur wider, der sie angehört, und vermittelt ihrerseits deren Normen und Werte. Die Entwicklung des Individuums ist eine schon vorgeburtlich beginnende Fortsetzungsgeschichte. Die libidinöse Entwicklung, die im infantilen Ödipuskomplex im klassischen Sinn gipfelt, die verschiedenen, den unterschiedlichen Phasen entsprechenden Abwehrmechanismen – all dies bleibt unbestritten, auch wenn meiner Meinung nach sogar die libidinösen Phasen und unsere Reaktionen auf Körperfunktionen kulturell determiniert sind. In dieser Fortsetzungsgeschichte entwickeln sich Über-Ich und Ich pari passu mit dem Es innerhalb des Familienkontextes. Ich bin überzeugt, dass die frühe Entwicklung zahlreiche der von Melanie Klein hervorgehobenen Phänomene produziert. Angestoßen aber wird die Entwicklung auf diesen primitiven Stufen durch die Interaktion der gesamten Familie.

Die grundlegenden menschlichen Probleme, mit denen die Psychoanalyse so intensiv beschäftigt ist, werden in meinen Augen also weniger vererbt als vielmehr weitergegeben, auch wenn man beides nie strikt voneinander trennen kann. Schon das kleine Kind kann komplizierte Gefühle empfinden, denn diese werden, wenngleich unbewusst, von den Eltern, Brüdern, Schwestern usw. repräsentiert und vermittelt. Solche Normen und Werte prägen sich dem Individuum ein; sie prägen sein Ich und sein Über-Ich von Beginn an und üben einen unglaublich starken Einfluss aus. Ich bin überzeugt, dass in uns allen psychotische Mechanismen aktiv sind und dass psychoseähnliche Mechanismen und Abwehrformen sehr früh auftreten. Das bedeutet aber nicht, dass eine spätere psychotische Erkrankung bzw. eine spätere psychotische Störung eine Regression auf diese frühen Stufen darstellt, so wie es vermutlich bei den Neurosen oder neurotischen Reaktionen der Fall ist.

In meiner Anwesenheit und auf Drängen meines verstorbenen Freundes Robert Wälder, der damals in London an einer Diskussion teilnahm, hat Mrs. Klein die ihr oft zugeschriebene Theorie, dass Psychosen Regressionen auf diese frühen Stufen seien, zurückgenommen. Was die ursprüngliche Funktionsweise des Ichs oder die Sprache betrifft, so weist sie natürlich Ähnlichkeiten mit einem Rückfall in frühes Denken auf; vielleicht besteht sogar eine gewisse Beziehung zwischen beiden. Zweifellos wird auch derjenige, der im späteren Leben eine Psychose entwickelt, von seiner frühen Gruppe konditioniert und umgekehrt. In einem gewissen Sinn könnte man die Norm an sich als eine Psychose bezeichnen. Damit will ich nicht sagen, dass wir in einer verrückten Welt leben, was zweifellos keine sonderlich sinnvolle Aussage wäre. Ich meine vielmehr, dass wir mit unserer Kultur einige vollständig verrückte Annahmen teilen, die als normal durchgehen. Wie in der Psychose ergreift das Ich für diese Überzeugungen und Gewohnheiten Partei. Wir dürfen keinesfalls den Fehler machen, Gruppenphänomene mit Konzepten zu erklären, die auf Beobachtungen an Individuen beruhen.

Vor diesem Hintergrund ist es sinnvoller zu fragen, wie sich der Patient, der zu uns in Behandlung kommt, von demjenigen unterscheidet, der uns nicht aufsucht. Diese komplizierte Frage lässt sich nur im Kontext des Netzwerkes, in dem er lebt, beantworten. Im Falle eines Erwachsenen werden es seine eigene Familie, seine Freunde und die verschiedenen engvertrauten Netzwerke sein, in denen er arbeitet und in denen sein Bedürfnis nach Liebe und Anerkennung befriedigt wird, aber auch Rivalität, Konkurrenz und Hass aufleben.

Falls machbar, ist die gemeinsame Untersuchung der wichtigsten Personen, die an einem bestimmten Konflikt beteiligt sind, ein wertvoller und zeitsparender diagnostischer Schritt, selbst wenn man anschließend zugunsten einer Einzeltherapie oder einer Therapie in einer analytischen Gruppe entscheidet. Die Familientherapie an sich bietet großartige Möglichkeiten. Ich habe allerdings oft festgestellt, dass die inneren Bedingungen zwischen den Mitgliedern nicht für jeden Beteiligten ein gleichermaßen freies, tiefgehendes und aufdeckendes Vorgehen zulassen. Stärker beeindruckt mich der diagnostische Wert des Gesprächs mit der ganzen Familie, und für die Behandlung bevorzuge ich die Situation der gruppenanalytischen Gruppe.

In der gruppenanalytischen Gruppe wird die Herkunftsfamilie durch die Übertragung repräsentiert und die kulturelle Gruppe durch die Matrix, insofern sie allen gemeinsam ist und von Beginn an geteilt werden muss, die »Grundlagenmatrix«. Das operative Netzwerk ist die Behandlungsgruppe selbst. Die »dynamische Matrix« entwickelt sich mit fortschreitender Behandlung.

Wenn wir den Schritt von der traditionellen psychoanalytischen Situation – Therapeut und Patient – zur Gruppe gehen, setzen wir uns über eine der notwendigen Voraussetzungen der psychoanalytischen Technik hinweg, nämlich die der vollständigen Isolation des Patienten, den wir einzig in seiner Beziehung zu uns selbst analysieren. Wenn wir diesen Schritt zur Gruppe vollziehen, ist das einfachste Schema die Familie, und zwar aufgrund ihrer engen Verbindung mit den Konflikten des zentralen Patienten. Natürlich haben in diesem Fall die Mitglieder der Gruppe Kontakt zueinander. Wenn wir von hier aus den Schritt zum Äquivalent der psychoanalytischen Situation, nun aber in einer Gruppe – in der gruppenanalytischen Situation – gehen, so gehört alles, was in dieser Gruppe geschieht, ausschließlich zur Gruppe. Die Mitglieder sollten außerhalb keinen Kontakt zueinander haben oder einander im Leben etwas bedeuten.

11. Wenn wir den Menschen als ein soziales Wesen in einem sozialen Kontext behandeln, sind wir gezwungen, weitreichende Konzepte kritisch zu prüfen und zum Beispiel zu fragen: Was ist ein Individuum, was ist die Psyche?

Was ist die Psyche? So viel wird deutlich geworden sein: Ich nehme nicht an, dass sich die Psyche im Innern der Person als Individuum befindet. Unsere Art der Gruppe zeigt dies meiner Ansicht nach deutlich. Das, was gewöhnlich als intrapsychisch bezeichnet wird, ist eine Eigenschaft der Gruppe, und die Prozesse, die stattfinden, sind auf die dynamischen Interaktionen in dieser Kommunikationsmatrix zurückzuführen. Dementsprechend können wir die herkömmliche scharfe Unterscheidung zwischen Innen und Außen oder zwischen Phantasie und Realität nicht treffen. Was innen ist, ist immer auch außen, was außen ist, ist auch innen. Auch wenn Gruppen oder manche Individuen solche Unterscheidungen aus speziellen Gründen mit Nachdruck betonen, ist solches Verhalten motiviert und philosophisch nicht korrekt.

Die eigentliche Natur der Psyche ist, so denke ich, das allen Individuen eigene Bedürfnis nach Kommunikation und Austausch – in jeglichem Sinn des Wortes. Denken wir nur an die Sprache selbst, die für eine umfassende Kommunikation auf menschlicher Ebene unverzichtbar ist. Niemand könnte Sprache erlernen, wenn die entsprechende Fähigkeit nicht im Hirn angelegt wäre. Insofern es sein eigenes Denken ist, geht es in seiner »eigenen« Psyche vonstatten, gleichzeitig aber ist es eine mit der Gruppe geteilte Eigenschaft, in die das Individuum von Anfang an durch die Kultur, in der es lebt, hineingezwungen wird. Sprache ist eines der zentralen, wichtigsten psychischen Phänomene. Sie kann nur als Gruppenphänomen aufrechterhalten werden und bedeutungshaltig sein. Individuen kommunizieren nicht ständig als ein Ganzes miteinander – dies ist die normalste Form der Kommunikation –, vielmehr kommunizieren sie auch, ohne es zu wissen, so dass man sagen könnte, dass zuallererst diese unbewussten Prozesse, die zwischen ihnen ablaufen, jedes Individuum durchdringen. Ich spreche daher von transpersonalen Prozessen.

Wenn wir jemanden ansehen oder ihm zuhören, haben wir das Gefühl, zu wissen, was er sagt, was er empfindet, wie er uns gegenüber empfindet, ob er aufrichtig ist oder nicht; wir können augenblicklich sagen, ob er wütend ist. Dies sollte mein Ausgangspunkt sein. Physiologisch handelt es sich zweifellos um einen hochkomplizierten Prozess, aber genauso verhält es sich beim Erkennen eines Apfelbaumes. Dennoch weiß ich, wenn ich einen Apfelbaum sehe, dass ich einen Apfelbaum gesehen habe; dies ist eine elementare Tatsache. Psychologisch beschäftigen wir uns nicht mit all den Prozessen, die dabei ablaufen. Ich muss gelernt haben, dieses Objekt von anderen Objekten zu unterscheiden, diesen Baum von einem anderen, und ich muss gelernt haben, dass er als Apfelbaum bezeichnet wird. Das Objekt aber beinhaltet mich, es verkörpert mich oder meine potenziellen Aktionen.

Das Gleiche gilt für die Art und Weise, wie wir andere Menschen erleben. Freilich kann man sich im Anderen täuschen, allerdings hat es spezielle Gründe, weshalb wir uns irren, weshalb wir einen Gesichtsausdruck oder eine Bemerkung so und so und nicht anders interpretieren. Deshalb können wir uns nie vollständig irren – von der »Lokalisation« unseres Erlebens einmal abgesehen. Hier werden Beobachtungen wie »Projektion«, Identifizierung und projektive Identifizierung relevant. Diese kurze Erläuterung muss genügen, um zumindest eine gewisse Vorstellung von einer hochkomplexen, aber grundlegenden Angelegenheit zu vermitteln.

12. Ich bin oft beeindruckt, wenn ich sehe, dass sich Menschen wie dressierte Zirkustiere verhalten. Wenn man sich zum Beispiel im Fernsehen Interviews mit Fußballspielern anschaut, stellt man fest, dass sie in einer ganz eigenen Welt leben, eine eigene Sprache sprechen, während sie gleichzeitig gute oder schlechte Ehemänner, Billardspieler, Freunde sind. Gleiches gilt für Tänzer, Reiter, Banker, Industrielle, Lehrer oder Ärzte. Wir kommen nicht umhin, bestimmte Denkweisen mit unseren Kollegen zu teilen.

Es hat etwas Trauriges, dass der Mensch mit all seinen potenziellen Fähigkeiten in so vielerlei Hinsicht auf ein bestimmtes Feld beschränkt ist, in dem sich seine eigene Welt spiegelt. Ich finde es sehr beeindruckend, dass wir Störungen haben, die den Störungen von Zootieren entsprechen, nicht Tieren in der freien Wildbahn (Morris 1969). Unser eigener Zoo ist zu einem gewissen Grad selbstverschuldet; andererseits verhält es sich damit wie mit allem anderen auch – wir entwickeln uns auf eine bestimmte Weise, weil uns angesichts der praktischen Anforderungen unserer lebenswichtigen Bedürfnisse und in Anbetracht der Umstände, unter denen wir sie befriedigen müssen, nichts anderes übrigbleibt. Dies ist weniger überraschend, wenn man sich bewusst macht, wie tiefgreifend und entscheidend der Einfluss ist, den unsere Kultur und vor allem unsere Familienkultur auf unsere gesamte Struktur ausüben. Genauso, wie die Psyche mit anderen geteilt wird, befindet sich auch das Soziale nicht außerhalb, sondern tief im Innern des Menschen.

Der wahre Therapeut hat meiner Ansicht nach eine kreative Funktion – auf gewisse Art wie ein Künstler, in anderer Hinsicht wie ein Wissenschaftler und auf wieder andere Weise wie ein Pädagoge. Wenn er darauf verzichten kann, Menschen nach seinem eigenen Bild zu erziehen, ist er in der Lage, ihnen kreativ dabei zu helfen, sie selbst zu werden, ein erfüllteres Leben zu führen, Zufriedenheit zu finden und Unbilden nicht durch eigenes Zutun zu verschlimmern. Dieser kreative Aspekt unserer Funktion ist sehr befriedigend. Ich habe diese Funktion vor allem mit Blick auf die Leitung [conducting] von Gruppen gelegentlich mit der eines Dichters verglichen. Ich denke dabei an die Aufgeschlossenheit des Therapeuten, seine Fähigkeit, ein bisschen besser, ein bisschen tiefer, ein bisschen früher als andere zu erkennen, was seine Patienten wirklich sagen, was sie wünschen oder fürchten; ihnen zu helfen, dies auszudrücken, und es manchmal, wenn auch selten, an ihrer Stelle auszudrücken.

Der indirekte Hinweis auf den Orchesterdirigenten [conductor] ist kein Zufall; er soll unsere Funktion von der eines Führers unterscheiden. Ein Therapeut mit einem Gespür für Tiefe wird zustimmen, dass in der allgemeinen Ausübung unseres Berufs eine falsche Vorstellung von Tiefe und Oberfläche herrscht. Tiefe ist durchgängig vorhanden: Es ist immer möglich, sie an der Oberfläche zu erfassen, sie ist sichtbar und greifbar. Es hängt allein davon ab, wer hinschaut, wer zuhört; man muss nicht von dem, was geschieht, zu etwas springen, was dahintersteckt. Dies ist auch für eine partiell falsch verstandene Vorstellung von der Deutung relevant.

13. Wir besitzen zweifellos die Fähigkeit, uns in unsere Mitmenschen einzufühlen, und praktizieren sie in weit höherem Maß, als es uns für gewöhnlich bewusst ist – vielleicht sogar in einem allzu hohen Maß. Dem Ideal dieser Einfühlung liegt eine bestimmte philosophische Haltung zugrunde, mit der man Dinge im Verhältnis sieht, als Teil des menschlichen Problems, in das wir alle ständig verstrickt sind. Mit dieser Fähigkeit und mit Reife können wir uns trotz aller Einfühlung eine gewisse notwendige Distanz bewahren; Distanz und Einfühlung müssen einander nicht widersprechen. Der gute Therapeut sollte gleichzeitig über der Situation stehen. Eine solche Haltung erleichtert es, sowohl die Tragödie als auch die Komödie der menschlichen Existenz zu sehen, die Absurdität, die ihr in mancher Hinsicht eignet. Diese Haltung liegt dem Sinn für Humor zugrunde, der nicht nur uns selbst guttut, sondern auch unserer Funktion als Therapeuten zuträglich ist. Unsere Arbeit wird dadurch interessanter, befriedigender und für unsere Patienten effektiver.

26. Kapitel

Zur Kritik der Theorie innerer Objekte

Die Objektbeziehungstheorie war ein Thema, mit dem Foulkes sich auseinandersetzte, weil er sie als Grundlage der Gruppenanalyse für unzulänglich hielt. Er las erneut Fairbairn und andere Autoren, starb jedoch, bevor er mehr als einige vorläufige Überlegungen niederschreiben konnte. Bei den folgenden Notizen handelt es sich um eine bearbeitete Fassung, ein Extrakt aus seinen »Interim formulations«, die er in seinem letzten Lebensjahr in Vorbereitung für sein Theoriebuch diktiert, aber nie fertiggestellt hat. [M. P.]

Menschliche Beziehungen sind im Wesentlichen Beziehungen zwischen ganzen Personen, zwischen Individuen, deren Beziehung ein neues Ganzes, ein neues System bildet. Sind daran zwei Personen beteiligt, so besteht das System aus diesen beiden; im Falle einer Gruppe werden alle Mitglieder Teil des Systems, und ihr Beziehungsgeflecht bildet eine neue und größere Einheit.

Die Objektbeziehungstheorie möchte insbesondere Licht auf innere Prozesse werfen. Die Essenz der Psychoanalyse im Freud'schen Sinn ist der Versuch, die Funktionsweise der psychischen Maschinerie – des psychischen Apparates, wie er ihn nannte – zu verstehen und zu erklären, und zwar nicht primär mit Blick auf innere erfahrungsbezogene, introjektive Prozesse. Aus diesem Grund verwendete Freud Begriffe, die er als *metapsychologische* bezeichnete: Begriffe, die über das hinausweisen, was wir als Menschen erleben, über Theorien, Annahmen und hypothetische Prozesse.

Der Prozess, durch den Menschen seit prähistorischer Zeit Bilder assimilieren, erzeugt Verdichtungen, die sowohl angstgeladen als auch hochdestruktiv sein können. Polarisierungen zwischen absolut reinen, vorbehaltlos geliebten Kräften einerseits und absolut gehassten, gefährlichen Kräften andererseits können sich an bestimmte Personen binden. Wir dürfen mit Fug und Recht annehmen, dass dem ein inneres Pendant entspricht, dass es also etwas gibt, das nicht unbedingt externalisiert wird und innerhalb unserer eigenen Psyche diesen Prozessen entspricht. Ich bin jedoch der Meinung, dass es sich bei diesen – als »innere Objekte« betrachteten – Konfigurationen um Personifizierungen und um Projektionen in unsere eigene Psyche handelt. In der Regel werden diese aber gar nicht so erlebt, als befänden sie sich in unserer Psyche, und sie werden erst bewusst, wenn sie auf andere Menschen projiziert werden und dadurch wiederaufleben. So entsteht der Glauben an Teufel und Götter, Engel und böse Geister, Hexen usw.

Die auf diesen Phänomenen beruhende, insbesondere von Melanie Klein und ihren Schülern ausgearbeitete Theorie scheint mir für ein wissenschaftliches Verständnis der Prozesse, die vor allem Freud nachzuweisen versuchte und in gewissem Umfang nachgewiesen hat, nicht sonderlich relevant zu sein. Ich glaube, dass jene Autoren vielmehr zu einer psychologischen Theorie zurückgehen, die dem Exorzismus oder der Buße entspricht. Es ist nicht schwer, einem Analysanden in der psychoanalytischen Situation durch Suggestion so weit zu bringen, solche Prozesse in sich selbst wahrzunehmen, und ihn davon zu überzeugen, dass er einer tiefen, genuinen psychischen Realität auf der Spur ist. Überdies ist es für den Analytiker einfacher, die destruktiven und libidinösen Kräfte im Patienten auf diese Weise zu analysieren, als die realen psychischen, emotionalen Haltungen seines Patienten gegenüber ihm selbst zu konfrontieren, sich diesen leidenschaftlichen Kräften, die im Patienten aktiv sind, auszusetzen und dennoch die erforderliche psychoanalytische Distanz zu wahren.

Abgesehen von der theoretischen Tatsache, dass wir immer finden können, woran wir glauben, wonach wir suchen und was wir zu gewissem Grad selbst erzeugen, besteht auch ein eigennütziges Interesse daran, diese Art von Sprache zu sprechen. Ich sage dies, um Zweifel an der Überzeugung anzudeuten, dass wir hier mit den tiefsten Bewegkräften des menschlichen Individuums in Berührung kommen. Diese Prozesse sind ihrem Wesen nach, insofern sie überhaupt existieren, metapsychologischer Natur; erfahrbar werden sie allein unter hochgradig angespannten und gestörten Bedingungen. Ich halte es daher für einen fundamentalen Fehler, solche Phänomene der menschlichen Psychologie und dem Verständnis menschlichen Verhaltens und Erlebens zugrunde zu legen.

Dank ihrer Tendenz, durch Personifizierung in der Außenwelt bewusst zu werden, lassen sich diese Prozesse im Setting einer therapeutischen analytischen Gruppe gut beobachten. Ein in einer solchen Gruppe inszenierter Aspekt der Psychopathologie erwächst aus der Anwesenheit anderer Personen, die als Spiegel und als Träger der Personifizierungen dienen. Dies ermöglicht uns auch, sie innerhalb des gesamten laufenden Prozesses in eine angemessene Perspektive zu rücken.

Damit kommen wir zu einem weiteren Einwand gegen den Versuch, die Theorie innerer Objekte auf die therapeutische Gruppe zu übertragen, so als konstituiere sie deren Essenz. Meiner Ansicht nach werden diese Prozesse – wie alle anderen auch – nicht durch ein isoliertes, allein im Einklang mit seiner eigenen Façon existierendes Individuum hervorgerufen; sie entspringen einem Kontext, das heißt einem multipersonalen Interaktionsnetzwerk, das zuallererst durch die Herkunftsfamilie repräsentiert wird. Wie solche Prozesse in jedem einzelnen Individuum verstärkt werden, ist von der Konfiguration abhängig, von der Beziehung der Mitglieder zueinander: Ihre Färbung wird vom Interaktionsmuster der Gesamtfamilie beeinflusst.

Dies hilft uns auch zu verstehen, weshalb es – auf manchen, aber *nur* auf manchen Ebenen – leicht passieren kann, dass ein einzelnes Familienmitglied von anderen Angehörigen oder durch allgemeine familiäre Übereinstimmung in eine spezifische Situation versetzt wird, zum Beispiel in die eines »bösen Objekts« oder eines Sündenbocks. Im späteren Leben, in neuer Umgebung, trägt der Betreffende dann bereits diesen charakteristischen Stempel und wird es schwer haben, einen Neuanfang zu wagen, sich von der spezifischen Perspektive, aus der er die Welt, seine Welt, gezwungenermaßen sehen musste, frei zu machen. Zweifellos ergeht es uns allen mehr oder weniger genauso; potenziell sind diese Prozesse in jeder menschlichen Psyche mehr oder weniger stark aktiv. Aber, um es zu wiederholen, je reifer und freier der Mensch als *ganze* Person gegenüber anderen Personen zu funktionieren lernt, desto unwichtiger und unbedeutender werden diese Prozesse. Wir müssen unser Bild vom Menschen auf sein Funktionieren als ganzer Organismus in Beziehung zu sich selbst, zur Welt und zu Anderen stützen, statt ihn als Mosaik eines komplizierten Wechselspiels zwischen Karikaturen des psychischen Funktionierens zusammenzusetzen.

In diesem Kontext wird abermals klar, dass der Ursprung dieser Reaktionen in einem multipersonalen Feld liegt. So gelangen wir im Laufe der Zeit zu einem Verständnis der Art, wie und warum sich eine Persönlichkeit auf bestimmte Weise entwickelt; zu einem Verständnis auch des damit zusammenhängenden Problems der so genannten Neurosenwahl, das anerkanntermaßen nicht gelöst werden kann, indem man das isolierte Individuum betrachtet. Abermals ist es die Gruppensituation, in der wir besser beobachten können, wie die Entstehung und das Auftauchen dieser Prozesse angeregt werden und wie ihre Form und Verteilung innerhalb ihres Gesamtkontextes zu verstehen sind.

27. Kapitel

Der Leiter in der Gruppe[1]

Der Sammelband, für den dieser Beitrag verfasst wurde, erschien zu Ehren Alexander Wolfs. Er enthielt Beiträge von Wolf selbst, die er mehrheitlich zusammen mit seinem langjährigen Kollegen Emanuel K. Schwartz zum Thema Leitung verfasst hatte. Schwartz hatte mit der Edition der Beiträge begonnen, starb aber, bevor er die Arbeit fertigstellen konnte.

Foulkes war einer der wenigen Nicht-Amerikaner, die zum Mitwirken an dem Band eingeladen worden waren. Sein Kapitel wird hier mit wenigen Kürzungen – sie betreffen Material, das an anderer Stelle in diesem Band enthalten ist – wiedergegeben. [M.P.]

Es ist mir eine große Freude, einen kleinen Beitrag zu Ehren Alexander Wolfs, eines der Pioniere der Gruppenanalyse im weiteren Sinn – d.h. der Anwendung psychoanalytischer Konzepte und Techniken auf das Gruppensetting –, zu leisten.

Ich habe Dr. Wolf kennengelernt, als S.R. Slavson mich 1949 zu einem Vortrag in der American Psychotherapy Association einlud. Das Komitee, das die Veranstaltung organisierte, hatte mich gebeten, zum Thema Gruppenleitung, und zwar speziell in der gruppenanalytischen Psychotherapie, zu sprechen. Ich war Dr. Wolf zuvor noch nicht begegnet und kannte auch keine seiner Veröffentlichungen, als er während der Diskussion meines Vortrags das Wort ergriff. Wie bei einer anderen Gelegenheit rund zehn Jahre später äußerte er sich sehr kritisch über meine Ideen. Ich gewann den Eindruck, dass er im Grunde gar nicht über meinen Vortrag sprach, und erinnere mich, bei meiner Rückkehr nach England zu meinen Kollegen gesagt zu haben: »In Amerika sind Diskussionen sehr seltsam. Sie beziehen sich dort überhaupt nicht auf das, was du gesagt hast, sondern sprechen nur

---

1 Kapitel aus: Z.A. Liff (Hg.). *The Leader in the Group.* New York (Jason Aronson) 1975, S. 83–94.

über ihre eigene Arbeit.« Samuel Hadden, der die Diskussion leitete, machte mich später darauf aufmerksam, dass ich Dr. Wolfs Diskussionsbeitrag, sei's irrtümlich oder mit Absicht, als »Dr. Wolfs Vortrag« bezeichnet hatte. Ich weiß nicht mehr, wie es sich tatsächlich verhielt.

Die Kritik, die Dr. Wolf rund zehn Jahre später äußerte, beruhte weniger auf Unkenntnis oder Unverständnis dessen, was ich gesagt hatte. Ich war vom New Yorker Postgraduate Center for Mental Health eingeladen worden, zum Thema »The application of group concepts to the treatment of the individual in the group« zu sprechen. (Die beiden erwähnten Vorträge sind in *Therapeutic Group Analysis* enthalten. Mit dem, was ich damals gesagt habe, stimme ich nach wie vor vollständig überein.) Alexander Wolf meldete sich in der Diskussion abermals zu Wort. Soweit ich mich erinnere, ging es ihm im Wesentlichen darum zu erläutern, dass die Gruppenpsychotherapie und insbesondere die Gruppenanalyse so gut wie nichts mit Gruppendynamik zu tun hätten; dass ich über eine Mixtur zweier ganz unterschiedlicher Disziplinen spräche, die zu vermischen nicht erforderlich sei und überdies Verwirrung stifte. Außerdem war er wohl der Ansicht, dass ich dafür einträte, die Gruppe und nicht die Individuen zu behandeln.

Ich habe eine ganze Weile gebraucht und schließlich nach einer langen, freundlichen und sehr ergiebigen Diskussion, zu der sich am folgenden Tag nahezu alle führenden Gruppenanalytiker in einem New Yorker Hotel versammelten, begriffen, worin das Missverständnis bestand. In den Vereinigten Staaten bezog man den Begriff »Gruppendynamik« damals auf die Konzepte Kurt Lewins. Mit der Bedeutung, in der ich ihn verwende, hatte dies sehr wenig zu tun. Ich habe den Begriff »Dynamik« nie in einem anderen Sinn als dem der Psychodynamik benutzt, ganz gleich, ob es sich um die Psychodynamik in einer psychoanalytischen Einzelbehandlung oder in einer Gruppensituation handelt. Ich habe aber behauptet und behaupte auch weiterhin, dass diese Dynamik je nach Situation unterschiedliche Formen annimmt. Deshalb müssen wir uns diese Phänomene, die wir zum Teil aus der Einzelpsychoanalyse sehr gut kennen, in Gruppen stets aufs Neue ansehen.

Kurt Lewin und seine Arbeit waren mir gänzlich unbekannt, bis ich auf einem Psychotherapiekongress in Deutschland einen Vortrag von ihm hörte.[2] Meiner Meinung nach sprach er gut und interessant. Vollkommen

2 Anm. d. Hg.: Es handelt sich um den 12. Kongress der Internationalen Psychoanalytischen Vereinigung (IPV), der 1932 in Wiesbaden stattfand.

klar war auch, dass er der Psychoanalyse und der psychoanalytischen Denkweise kritisch, zu einem gewissen Grad durchaus feindselig gegenüberstand und sie zu ersetzen versuchte. Andererseits erinnere ich mich an einen interessanten Beitrag von Siegfried Bernfeld über einen topographischen oder topologischen Zugang zu bestimmten psychoanalytischen Konzepten.[3] Bernfeld dachte dabei an Kurt Lewins Konzepte, die er mit Blick auf die Psychoanalyse sehr hilfreich fand. Auf jenem Kongress lernte ich Kurt Lewin auch persönlich kennen und hatte das Vergnügen, beim Tee am selben Tisch wie er und mein damaliger Chef, Kurt Goldstein, zu sitzen und mich an ihrer Diskussion zu beteiligen. Mein Verständnis des holistischen Zugangs zur Biologie, zum menschlichen Organismus oder zur menschlichen Gruppe verdankt vieles den Auffassungen Goldsteins, mit dem ich mehr als zwei Jahre lang zusammengearbeitet habe. Er war zwar kein Gestalttheoretiker, stand deren Vertretern aber in vielerlei Hinsicht nahe. Er arbeitete eng mit Adhémar Gelb zusammen, so dass auch ich Vorlesungen und Veranstaltungen über die Gestaltpsychologie besuchte. Übrigens nahm auch Fritz Perls daran teil, aber er hat die Psychoanalyse nie wirklich verstanden. Hier gibt es wahrscheinlich mehr Gemeinsamkeiten mit Kurt Lewin.

Mein Leben lang, seit meiner Jugend, bin ich überzeugter freudianischer Psychoanalytiker. Das bedeutet nicht, dass die Psychoanalyse meine Bibel wäre. Ich betrachte Freuds Werk als ein Kunstwerk, das bedeutende Werk eines Mannes, auf dem aufzubauen nicht leicht ist, ohne dass die eigentliche Grundlage dabei verlorengeht. Daher bekenne ich, dass es für mich ein Akt der Befreiung war, auf einem nach meinem Dafürhalten neuen Gebiet, dem der Gruppenanalyse, zu arbeiten. Hier war es möglich, neu zu bauen, ohne die eigene psychoanalytische Grundlage nur im mindesten einzubüßen.

Ich werde nicht versuchen, die basalen Konzepte der Gruppenanalyse – präziser bezeichnet als gruppenanalytische Psychotherapie –, so wie ich sie verstehe, hier zu wiederholen und zu erläutern. Ich versuche lediglich, einige der von mir verwendeten fundamentalen Leitlinien und Gesichtspunkte zu skizzieren, um das Gesamtbild vom »Gruppenleiter« in die richtige Perspektive zu rücken.

Ich habe, wie der Name schon sagt, immer betont, dass die Gruppen-

3 Anm. d. Hg.: Bernfeld (1970 [1935]). Über die Einteilung der Triebe. In: Ders., *Antiautoritäre Erziehung*. Bd. 2. Hg. von L. von Werder und R. Wolff. Berlin (Ullstein), S. 287–307.

analyse nicht lediglich eine Anwendung der Psychoanalyse auf Gruppen oder eine Adaption der Psychoanalyse an Gruppen ist. Sie ist in vielerlei Hinsicht mehr als das. Vor allem beruht sie auf der hergestellten therapeutischen Gesamtsituation – in diesem Fall einer Gruppensituation. Weil wir spezifische Elemente in sie einbringen, nämlich zuvörderst eine analytische (im Sinne einer psychoanalytischen) Dimension und Haltung, ist diese Situation spezifischer charakterisiert als eine gruppenanalytische Situation. Ich möchte nun zu zeigen versuchen, weshalb der übliche Begriff »Führer« [leader] die Funktion des Therapeuten in meinen Augen unzutreffend beschreibt.

Nach meiner Erkenntnis wäre es aus verschiedenen offensichtlichen Gründen falsch, wenn der Analytiker die Gruppe prinzipiell führte, auch wenn er dies in gewisser Hinsicht und an bestimmten Punkten des Prozesses in seiner Eigenschaft als Therapeut sogar tut; es ist daher irreführend, ihn als »Führer« zu bezeichnen. Bevor ich näher darauf eingehe, erscheinen mir einige Bemerkungen über Führung – ein vages und ein wenig romantisches Konzept – angebracht. Einer der wichtigen Punkte, die wir als Analytiker unterschiedlich betrachten mögen, betrifft die Tatsache, dass der Gruppenleiter nicht über bestimmte geheimnisvolle Persönlichkeitsmerkmale verfügt, die ihn dafür prädestinieren, Gruppen zu leiten. Er besitzt solche Eigenschaften ebenso wenig wie ein Hypnotiseur. Wir wissen, dass Hypnose und ähnliche Beziehungen auf Suggestion beruhen – dies war tatsächlich Bernheims bedeutender Beitrag zu diesem Feld. Mit Freud kann man es auch umgekehrt ausdrücken und sagen: Wenn man sich gegenüber einem oder mehreren anderen Menschen in einer bestimmten Position befindet, dann ist alles, was man sagt, eine Suggestion – das heißt, es wird von den Angesprochenen aufgenommen und fest geglaubt. Es ist die Position in der Gruppe, die jemanden zum Leiter macht und ihm diese Eigenschaften verleiht. Dass manche Menschen mit höherer Wahrscheinlichkeit als andere auf eine solche Position befördert werden, steht außer Frage. Gleichwohl handelt es sich um die Übertragungsposition im Sinne der Delegation des Ich-Ideals an jemanden, der die sehr frühe, die primäre Autorität »des Vaters« erbt. Ebendiese Position macht ihn zu einem Anführer (Freuds Formulierung).

Anders als viele meiner psychoanalytischen Kollegen halte ich Freuds *direkten* Beitrag zur Psychologie der Gruppe (Freud 1921c) für nicht besonders wichtig. Er sprach von Gruppen gänzlich anderer Art, von hochorganisierten Gruppen, und stützte sich dabei, ohne eigene Erfahrung mit

Gruppen zu haben, auf die Beschreibungen anderer Autoren. Im Grunde illustrierte er sein Konzept des Ich-Ideals, das er damals für neu hielt. Das Material ist sehr selektiv, ja sogar einseitig. Zudem hat die zugrunde liegende Vorstellung von Gruppe – im deutschen Original schreibt Freud »Massenpsychologie« – nichts mit unserer Vorstellung von einer Gruppe zu tun. Man könnte sie als das genaue Gegenteil bezeichnen.

In unserer Art von Kultur ist Führung [leadership] die Konsequenz aus zwei ganz unterschiedlichen Situationen: In der ersten bringen beispielsweise der Status oder die berufliche Position eine Führungsrolle mit sich und verleihen Autorität; in der zweiten Situation arbeiten Menschen sich, etwa in der Politik, in Machtpositionen hoch. Bedauerlicherweise gelingt dies häufig Personen, denen es in erster Linie um ihr eigenes Fortkommen zu tun ist.

Meine eigene Erfahrung mit Führungspositionen habe ich in der britischen Armee gesammelt, wo mein Rang mir uneingeschränkte Autorität über meine Soldatenpatienten verlieh. Sodann war ich als Berater in meiner eigenen Abteilung im Maudsley Hospital Vorgesetzter meiner postgraduierten Kollegen, für deren Weiterbildung ich auch verantwortlich war. Ich denke, dass ich mich in beiden Situationen als eine gute, wenngleich ziemlich unorthodoxe Führungskraft bewährt habe. Meine Autorität ist durch die Tatsache, dass ich ruhig und freundlich aufzutreten pflegte, sofern man mich nicht massiv zu anderem Verhalten herausgefordert hat, nie gefährdet gewesen.

In mancherlei Hinsicht ist der Gruppenanalytiker in einer verantwortlichen Position als Führer, und er sollte dies keinesfalls verleugnen. Er ist derjenige, der die Patienten auswählt, die Gruppe zusammenruft, über Ferientermine entscheidet und darüber, wer die Teilnahme beenden soll. Er beschließt auch das Ende der Gruppe insgesamt. Er trifft die notwendigen äußeren Vorkehrungen, und darüber hinaus ist es seine Aufgabe, die spezifische therapeutische Situation herzustellen. Es ist wohlbekannt, dass die Gruppenmitglieder außerhalb der Behandlungssituation keinen Kontakt zueinander haben sollten. Besser ist es auch, wenn sie einander nach Beendigung der Behandlung eine Zeitlang nicht sehen.

Der Therapeut führt die Gruppe in dem Sinn, dass er bestimmte Bedingungen vorschreibt, die Entscheidungen trifft und die Verantwortung trägt. Dazu ein Beispiel: Ich sah mich einmal gezwungen, einen Patienten und eine Patientin vor die Wahl zu stellen, entweder weiterhin an der Gruppe teilzunehmen oder sich weiterhin außerhalb zu treffen. Diese Situation, die ich nur selten erlebt habe, machte mich für mehrere Wochen zu einer beeindruckenden, autoritären Vaterfigur. Die Gruppe entwickelte furchtbare Ängste und empfand großen Respekt; all die tiefsitzenden Inzesttabus wurden verstärkt. Dennoch hatte ich lediglich in aller Freundlichkeit die Bedeutung einer behandlungstechnischen Regel unterstrichen.

Wann immer möglich, sollten wir es vermeiden, Regeln vorzuschreiben. Stattdessen sollten sich die Grundregeln zum einen durch Tradition herausbilden und zum anderen dadurch, dass sich die Gruppe von der Unerwünschtheit bestimmter Verhaltensweise selbst überzeugt, am besten bei erster sich bietender Gelegenheit. Ein einfaches Beispiel: Regelmäßigkeit und Pünktlichkeit. Ich erkläre den Teilnehmern nicht explizit, dass Regelmäßigkeit und Pünktlichkeit von ihnen erwartet werden; ich setze es als selbstverständlich voraus. Wenn sich jemand verspätet oder gar nicht erst auftaucht, wird die Bedeutsamkeit dieses Verhaltens der Gruppe durch rein analytische Interventionen aufgezeigt. Weil ich bei solchen Anlässen grundsätzlich unverzögert reagiere, weisen meine Gruppen – verglichen mit den Berichten vieler anderer Gruppenleiter – ein hohes Maß an Regelmäßigkeit und Pünktlichkeit und eine sehr niedrige Anzahl sogenannter Abbrecher auf. Ich erwähne dies, weil es zeigt, dass eine verantwortliche Führung von der analytischen Funktion nicht zu trennen ist. Sehen wir uns diese analytische Funktion des Gruppenleiters nun genauer an.

Meine erste Entdeckung betraf die Eigenschaft der Gruppe, sich bei maximaler Freiheit der verbalen Äußerungen in Kombination mit beträchtlichen Einschränkungen des Handelns entwickeln zu können. Danach entdeckte ich, dass ich, wenn ich horizontal oder lateral zuhörte, Verbindungen zwischen dem, was die Teilnehmer sagten, wahrnehmen oder, wenn Sie so wollen, herstellen konnte. In gewisser Weise macht dies die Gruppe zu einer Art psychologischer Entität, aber ich habe nie gesagt, dass sie vorwiegend als eine solche Entität adressiert werden sollte – zumindest nicht in der typischen gruppenanalytischen Gruppe, um die es uns hier geht. Hier wird die Gruppe als der Hintergrund betrachtet, während der Fokus aufs Individuum gerichtet bleibt. Jeder individuelle Austausch, jede Interaktion sind in diesem Gesamtkontext, durch den sie mitbestimmt werden, zu betrachten.

Wesentlich später konnte ich sagen, dass diese Verbindungen ihrem Wesen nach entweder einfache Assoziationen sind oder Reaktionen jeglicher Art auf das Geschehen oder auch vorwiegend unbewusste Deutungen. Ich habe gelernt, mich zu orientieren, indem ich die unterschiedlichen

Konfigurationen dieser Kombinationen von Mitteilungen identifizierte, ein Prozess, den ich als *Verortung* bezeichnet habe. Ich habe ihn bis auf die Ebene der Deutung psychischer Prozesse vertieft, auf der verständlich wird, auf welcher Ebene die Gruppe oder die meisten ihrer Mitglieder sich im betreffenden Augenblick bewegten. Diese Ebene ist der Schlüssel zu jedem Beitrag. Ich habe auch die Erfahrung gemacht, dass das Individuum, dem seit jeher mein vorrangiges Interesse gilt, durch seine eigene Reaktion die besonders relevante persönliche Bedeutung aus diesem Kontext auswählt. Ebendies meine ich mit *Resonanz*. Sobald man es gesehen hat, geschieht all dies unweigerlich, aber es war nicht ganz einfach, es in der verwirrenden Reichhaltigkeit des Materials, das anfangs überwältigend wirkt, zu erkennen.

Die Gruppe verhält sich, als wüsste sie um das, was wir als das dynamische Unbewusste bezeichnen. Sie kann es sich auch restlos bewusst machen und volle Einsicht erlangen. Veränderung resultiert jedoch aus den Interaktionen selbst, noch bevor diese bewusst gemacht werden. So gesehen, ist Veränderung also die Ursache von Einsicht und nicht deren Resultat. Nachdem ich diese Erfahrungen verifiziert hatte, fühlte ich mich in solchen Gruppen gewissermaßen heimisch, und je heimischer ich mich fühlte, desto weniger empfand ich das Bedürfnis zu intervenieren, ganz zu schweigen von einem Bedürfnis, die Gruppe zu führen.

Zu führen würde bedeuten, dass die Patienten ihre Schwierigkeiten vor mir ausbreiten und ich ihnen die Lösung aufzeige und sie heile. Dies entspräche einer Haltung der Patienten, die zu den grundlegenden Widerständen zählt. Ihr Leiden maskiert sich gern als eine Krankheit, die sie befallen hat, eine Heimsuchung, für die nun der Schuldige gefunden werden muss. Statt die Gruppe führen zu müssen, konnte ich sie eingehender beobachten und ihr folgen, so dass man sagen könnte, die Gruppe habe mich geführt. Dies war für mich die einzige Möglichkeit, herauszufinden, was vor sich ging. Fortan folgte ich meiner Gewohnheit, mich zuerst der Erfahrung hinzugeben und mich mehr oder weniger intuitiv leiten zu lassen, allerdings durch geschulte Intuition und wohlüberlegten Gebrauch der unbewussten Kommunikation, die mich erreichte – und dann erst dachte ich intensiv darüber nach, welche Art von Erfahrungen ich gemacht und was ich selbst getan hatte. Mein Verhalten in Gruppen folgte nie einer vorgefassten Idee; vielmehr verhielt ich mich auf bestimmte Weise, korrigierte mein Verhalten, entwickelte es im Licht meiner Erfahrung weiter und formulierte es dann.

Die Art und Weise, wie Individuen kommunizieren und interagieren, wie sie sich selbst schützen, insbesondere, wie sie herausfinden, was zu ihnen gehört, und wie sie einander verstehen, beruht auf Gemeinsamkeiten und auf dem, was als *Grundlagenmatrix* bezeichnet wurde. Diese entwickelt sich zu einem gewissen Grad von selbst weiter und etabliert sich im Laufe der Zeit mehr und mehr – dies ist die *dynamische* Seite der *Matrix*. Unter »Matrix« verstehe ich die der Gruppe gemeinsame Kommunikationsgrundlage.

Diese allgemeinen Überlegungen sollten klargemacht haben, weshalb ich meine Funktion nicht als die eines »Führers« begreife. Warum bezeichne ich sie als Leitung [conducting]? Zunächst einmal hat mich ein bestimmtes Element veranlasst, diesen Begriff, der an einen Dirigenten [musical conductor] denken lässt, zu wählen. Ich habe oft den Eindruck gewonnen, dass mein Beitrag Ähnlichkeit mit dem eines Dirigenten hatte. Ich produzierte nichts, sondern verzichtete darauf, die Ideen der Gruppe zu produzieren; ich beeinflusste sie möglichst wenig, dennoch aber tat ich etwas. Ich war nicht der Komponist, der die Musik geschrieben hatte, sondern der Dirigent, der sie interpretierte, der Dirigent, der sie ans Licht brachte. Ich erinnere mich, gegenüber einem Kollegen gesagt zu haben: »Ich fühle mich wie ein Dirigent, aber ich weiß nicht im Mindesten, welche Musik gespielt werden wird.« Ich möchte diese musikalische Konnotation nicht überstrapazieren, denke aber, dass sie hilft, die Funktion des Therapeuten in einer solchen Gruppe zu beschreiben.

Ein weiterer Grund, weshalb man nicht führen kann oder führen sollte, hängt damit zusammen, dass man sich selbst sowohl als Übertragungsfigur wie auch als Projektionsleinwand zur Verfügung stellt – was zwei unterschiedliche Dinge sind.

Ich betrachte das Menschentier grundsätzlich und konsequent als ein soziales Wesen, das nicht isoliert leben kann und das von früh an von den wichtigen Menschen, bei denen es aufwächst und mit denen es Umgang hat, geprägt und zugerichtet wird. Mehr noch: Es ist ein abgespaltenes Fragment der funktionalen Einheit, die sie gemeinsam bilden. Wenn wir das Individuum aus seiner natürlichen Gruppe herausnehmen und beschließen, es unter analytischen Bedingungen zusammen mit Fremden zu behandeln, beobachten wir daher einige der Elemente, die gewöhnlich auf die Übertragung und auf den Wiederholungszwang zurückgeführt werden. Das sogenannte Individuum hat ein elementares Bedürfnis, seine gewohnte Position wiederherzustellen; eines der kollektiven Grundelemente in einer solchen Gruppe besteht nun aber darin, dass es unterschiedliche Reaktionen auslöst. Man begreift die Bedeutsamkeit des Übertragungsphänomens besser, wenn man es nicht überstrapaziert.

Der Gruppenleiter muss geistig und psychisch sehr aktiv sein. Ich habe erwähnt, wie er sich orientiert, wie er reagieren muss, wie er seine Interventionen anhand seiner eigenen Gefühle timen muss, spüren muss, wann eine Intervention notwendig ist und wann nicht, wann er gefordert ist, auf etwas zu reagieren, das entweder die Gruppe oder einzelne Teilnehmer in ihm sehen und wozu sie ihn machen wollen. Klar ist auch, dass er einen Großteil dieser Arbeit schweigend erledigen kann. Aber er folgt unablässig dem Prozess, beurteilt ihn und lenkt ihn innerlich. Dies ist in meinen Augen etwas ganz anderes, als ihn zu führen. Er führt weder die Gruppe noch die Individuen. Er lenkt das Geschehen, beobachtet es und beurteilt insbesondere, ob Widerstände und Abwehrmechanismen allzu stark werden und ans Licht gebracht und eigens analysiert werden müssen. In dieser Hinsicht, in der Analyse von Widerstand und Abwehr, ist er ungleich aktiver. Das unbewusste Ich und insbesondere das Über-Ich stehen in allen Phasen im Zentrum der Aufmerksamkeit und sind als wichtigster Teil des laufenden therapeutischen Prozesses zu behandeln.

Wenn die Kommunikation zusammenbricht oder gestört ist, was zu erheblichen Schwierigkeiten, Verwicklungen und negativen Reaktionen führt, muss der Leiter etwas dagegen unternehmen, und zwar durch die Gruppe. Damit meine ich nicht, dass er die Gruppe als solche so anspricht, als wäre sie eine Entität. Vielmehr bedeutet »durch die Gruppe«, dass er den Kontext des Geschehens berücksichtigt, so dass jeder, und nicht nur derjenige, der angesprochen wird, auf seine eigene Weise an diesem Prozess des Aufdeckens teilnehmen, von ihm profitieren und ihn aktiv unterstützen kann. Eine gut geleitete Gruppe lernt, sogar diese Arbeit eigenständig zu erledigen, und je mehr Arbeit die Gruppe leistet, je mehr aus dem Inneren der Teilnehmer zutage tritt, desto effektiver und überzeugender und desto weniger autoritär ist sie. Dies ist wichtig, weil die Tendenz, den Therapeuten zu einem Anführer zu machen, ein gravierender Widerstand ist. Sie entspricht zum Teil der positiven Übertragung, die als der größte Widerstand betrachtet wird.

Meine Methode hat gleichzeitig den großen Vorteil, dazu beizutragen, das natürliche Bedürfnis nach Abhängigkeit, dieses verzweifelte Bedürfnis nach Abhängigkeit, das vielleicht die ursprüngliche Abhängigkeit des Individuums von der Mutter wiederholt, aufzulösen. Indem man die Rolle des Anführers nicht akzeptiert, entwöhnt man die Gruppe pari passu von diesem Bedürfnis und hilft den Mitgliedern, erwachsen zu werden und Probleme jeder Art selbst anzugehen. Dies ist von direktem therapeutischen Nutzen, weil es ihnen letztlich ein besseres und zufriedeneres Leben ermöglicht.

Indem der Gruppenleiter die Rolle des Ich-Ideals zurückweist, wirkt er zugleich auch der Tendenz der Mitglieder entgegen, durch Nachahmung, Identifizierung usw. zu lernen und dem Irrglauben aufzusitzen, dass das ideale Verhalten das des Gruppentherapeuten wäre. Tatsächlich ist dieses Verhalten unter Umständen alles andere als ideal, vor allem aber ist das therapeutische Verhalten gewiss kein Vorbild fürs Leben. Es ist wissenschaftlich sehr wertvoll, die Gefahr, zu finden, was man zu finden erwartet, und auf diese Weise die eigenen Theorien und Vorurteile zu bestätigen, möglichst gering zu halten und bereit zu sein, zuzuhören und abermals zuzuhören, bevor man sich ein Urteil bildet. Niemand kann sich von seinen eigenen Vorurteilen und Theorien gänzlich frei machen, aber es gibt graduelle Unterschiede, und ich bin zufrieden, wenn ich dieses suggestive Element auf ein Minimum reduzieren kann.

Diese Betonung des der Gruppe folgenden Gruppenleiters könnte die – unter dem Blickwinkel meines eigenen Ansatzes falsche – Vorstellung wecken, dass er sich passiv verhalte. Freilich ist man mit der soeben erläuterten Orientierung aufnahmefähiger und besser in der Lage, zu beobachten, zuzuschauen und, was besonders wichtig ist, auch dann offen und geduldig zu bleiben, wenn das Geschehen seltsam zu sein scheint. So gesehen, gibt es also eine gewisse Passivität, wenn man es so nennen will, allerdings in dem Sinn, dass man sich eher rezipierend als aktiv verhält. Die Vorstellung, dass ich passiv im üblichen Wortsinn sei, wäre ein Zerrbild. Ich bin, ganz im Gegenteil, sehr lebendig, ganz gleich, ob ich spreche oder nicht, ich lasse mich hineinziehen, wenn ich es für richtig halte und es sich richtig anfühlt, und ich bin in vielerlei Weise aktiver, als ich es als Psychoanalytiker wäre. Ich halte es allerdings auch für eine unzulässige Vereinfachung, die Haltung des Psychoanalytikers als passiv zu beschreiben. Diese Vorstellung ist einfach falsch. Es geht hier gar nicht um die Frage Passivität versus Aktivität.

Was nun die Aktivität betrifft, so pflegt man heutzutage sämtliche *Interventionen* als *Deutungen* zu begreifen. Auch dieser Begriff wird allzu lax verwendet. Interventionen können ebenso gut Fragen sein, Bestätigungen, Bitten um Information, Konfrontationen, Dinge, die ich in meinem eigenen Interesse wissen möchte. Allzu oft wird die Deutung als wichtigste oder nahezu einzige Aktivität des Analytikers beschrieben. Die vorrangige Aufgabe des Gruppenleiters besteht darin, dem Patienten zuzuhören und ihm zu folgen, zu verstehen, wie der Patient selbst seine Störung begreift, welche Theorie von Besserung oder Heilung er vertritt, was er vom Therapeuten erwartet, was er von der Behandlung erwartet usw.[4]

Der Therapeut sollte nicht meinen, dass er verstehen *müsse*; manchmal ist es sehr wichtig, *nicht* zu verstehen, ganz abgesehen von der starken dynamischen Wirkung, die dies hat. Sein Verstehen ist häufig billigend, indem er etwa sagt: »Wenn ich Sie wäre, würde ich mich genauso verhalten«, oder: »Das kann ich Ihnen gut nachfühlen.« »Ich verstehe nicht« bedeutet im Sinne von Brechts Verfremdungseffekt: »Diese Reaktion war nicht die einzig mögliche, Sie hätten sich auch ganz anders verhalten können.« Nicht zu verstehen ist wichtig, weil es mit der Möglichkeit einhergeht, etwas Neues zu erfahren.

Um auf die *Deutung* zurückzukommen, die man meiner Ansicht nach vom *Analysieren* unterscheiden sollte. Das Analysieren ist eher eine Untersuchung, ein Herausfinden und ein Versuch, dem Patienten zu helfen, selbst dahinterzukommen. Wenn es ihm nicht gelingt, verschiebt sich der Fokus auf das, was ihn behindert, auf die Angst, die Emotion, die dem Verstehen im Wege steht, kurzum, auf seinen unbewussten Widerstand und seine Abwehr. Diese Aufgabe verlangt dem Leiter höhere Aktivität ab als die Deutung, weil er sozusagen gegen den Strom arbeiten muss und der Patient die Aufgabe nicht selbst erledigen kann – wenngleich die Arbeit letztlich immer von den Patienten selbst bewältigt werden muss. Kurzum, ich behaupte, dass das Analysieren die allgemeinere Aktivität ist und die Deutungsarbeit ein Teil davon. Letztere dient dem Dechiffrieren, das mitunter erforderlich ist, aber nach Möglichkeit den Patienten überlassen werden sollte.

Ein Wort noch zur Gegenübertragung. Ebenso wie »Übertragung« wird der Begriff oft in einem allzu verallgemeinerten Sinn benutzt. Es gibt in der Gruppe kein gesondertes Problem, das allein die eigene Person betrifft. Es kann passieren, dass man emotionale Reaktionen auf einen einzelnen Teilnehmer oder sogar auf eine Gruppe entwickelt, die man nur verstehen kann, indem man über sich selbst nachdenkt. Die eigentliche Frage lautet, wie viel davon für die Patienten von Belang ist. Diesbezüglich bin ich, wie ich glaube, zurückhaltender als andere. Ich denke, man sollte

4 Siehe »Über Deutung und Deuten in der Gruppenanalyse«, 19. Kapitel.

solche Reaktionen niemals der Gruppe mitteilen, um ein eigenes Bedürfnis zu befriedigen. Wenn man den Eindruck hat, dass dies ein Motiv ist, muss man einen Schritt zurücktreten und zuerst einmal in sich hineinhorchen. Es gibt Situationen, in denen es eindeutig hilfreich ist, der Gruppe die eigene innere Beteiligung mitzuteilen. In bestimmten Situationen ist dies nicht nur zulässig, sondern notwendig. Insgesamt gesehen, denke ich, dass der Gruppenanalytiker sich ungezwungener verhalten kann als der Psychoanalytiker.

Im Zweifelsfall ziehe ich es vor, abzuwarten, statt in der Gruppe vorschnell laut zu denken; in vielerlei Hinsicht ist dies in Anbetracht der besonderen eigenen Position, des eigenen besonderen Einflusses und Prestiges irritierend. Persönliche, private Mitteilungen sind insgesamt zu vermeiden, aber die Gegenübertragung in dem Sinn, dass sie aus den Interaktionen der Behandlung hervorgeht, kann der Gruppe relativ offen mitgeteilt werden, solange man dies für nützlich hält, nicht jedoch, wenn einen persönliche Gründe dazu drängen.

Ich hoffe, mit diesen kurzen und bewusst spontanen Bemerkungen ein wenig näher erläutert zu haben, wie ich das Problem der Leitung solcher Gruppen verstehe und weshalb ich es so verstehe.

Was der Therapeut anbietet, sind seine Expertise, seine Erfahrung und sein Wissen. Seine Distanziertheit steht keineswegs im Widerspruch zu einem warmherzigen und genuin zugewandten und mitfühlenden Verhalten gegenüber seinen Patienten; ohne solche Gefühle könnte er überhaupt nicht arbeiten.

Der Gruppenanalytiker muss sich von der Tendenz freimachen, Menschen nach seinem Bild und im Einklang mit seinen eigenen Vorstellungen und Idealen erschaffen zu wollen. Er muss sie, ganz im Gegenteil, akzeptieren, wie sie sind, und ihnen helfen, freier zu werden und ihre eigene Persönlichkeit weiterzuentwickeln. Es ist eine ungemein befriedigende, kreative Aktivität, die aber in keiner Weise den persönlichen oder narzisstischen Bedürfnissen des Therapeuten zuarbeitet.

28. Kapitel

Anmerkungen zum Begriff der Resonanz[1]

Dies ist der letzte Beitrag, den Foulkes verfasst hat. Während er sein Buch über die Theorie der Gruppenanalyse vorbereitete, begann er, einige der Konzepte, die er im Laufe der Jahre formuliert, in seinen Veröffentlichungen aber mitunter nur kurz skizziert hatte, auszuarbeiten. Er suchte klinische Beispiele, um jedes Konzept zu illustrieren. Eines davon war die Resonanz, erstmals beschrieben in Foulkes und Anthony (1957). Anschauliches klinisches Material fand er in einer seiner relativ frühen Gruppen. [M. P.]

Resonanz:

Die Verstärkung oder Verlängerung eines Geräusches durch Reflexion oder speziell durch synchrone Vibration. In der Elektrizität: der durch einen Oszillationsstrom erzeugte Einfluss auf einen Oszillationsstrom mit gleicher Schwingungszeit.

(Shorter Oxford English Dictionary)

Begriff aus der Physik und verwandten Gebieten, der ursprünglich die Verlängerung oder Verstärkung eines Geräusches infolge sympathetischer Vibration eines Körpers mit entsprechender Schwingungszeit bezeichnete. Ein Beispiel ist die durch eine Violin- oder Klaviersaite mit bestimmter Tonhöhe induzierte Schwingung, wenn ein Ton derselben Höhe in unmittelbarer Nähe gesungen oder gespielt wird.

(Encyclopedia Britannica)

---

1 Erstveröffentlicht in: L. R. Wolberg & M. L. Aronson (Hg.) (1977). *Group Therapy 1977: An Overview.* New York (Stratton Intercontinental Book Corp.), S. 52–58.

Ich habe den Begriff *Resonanz* auf dem Gebiet der gruppenanalytischen Psychotherapie ursprünglich eingeführt, um der Tatsache gerecht zu werden, dass jeder einzelne Teilnehmer sich aus dem gemeinsamen Material herauspickt, was für ihn relevant ist. Er reagiert gemäß seiner individuellen Disposition auf ebenjener Ebene der Regression, Fixierung oder Entwicklungshemmung, auf der seine wesentlichen Störungen und Konflikte aktiv sind. Diese unbewusste, hochspezifische Reaktion auf einen Stimulus entspricht ungefähr dem, was ich Resonanz genannt habe.

Unter einem psychoanalytischen Blickwinkel kann eine solche Reaktion einer ödipalen oder einer präödipalen Ebene entsprechen, einer der unterschiedlichen Phasen der libidinösen und aggressiven Entwicklung (Es) oder auch den dafür jeweils charakteristischen schützenden Abwehrreaktionen und narzisstischen Charakterbildungen (Ich, Über-Ich). All die bekannten »Abwehrmechanismen« wie Verdrängung und Verleugnung, die somatischen oder Konversionssymptome, Agieren, Isolierung, Projektion, Introjektion und projektive Identifizierung gelangen zum Einsatz. Kurzum, das Individuum reagiert in der Tonart, auf die es gestimmt ist, in der seine spezifische Persönlichkeitsstruktur »gesetzt« ist.

Nach Lage der Dinge ist dies kaum erklärungsbedürftig, denn wie könnte es anders sein? Was immer im Patienten durch das, was in der Gruppe geschieht, stimuliert wird, veranlasst ihn naturgemäß zu seinen eigenen, individuellen Reaktionen und ist daher für ihn spezifisch. Der Begriff *Resonanz* unterstreicht aber, dass dies völlig instinktiv und unvermeidlich passiert. Diese Beobachtung des Resonanzphänomens war besonders beeindruckend, als ich in den Anfangsjahren meiner gruppenanalytischen Tätigkeit noch mit »kombinierten« Gruppen arbeitete und die Patienten sowohl einzeln als auch in der Gruppe sah. Damals fand ich es oft erstaunlich, wie viel persönliches Material durch die Gruppensitzungen stimuliert und aktiviert wurde.

Der Prozess der Resonanz besitzt allerdings noch eine weitere, wichtigere Eigenschaft, die vielleicht in der Gruppensituation leichter zu erkennen ist, rückblickend aber auch in der Einzelsituation, hier überschattet von Übertragungs- und Gegenübertragungsphänomenen, wahrnehmbar wird. Das »stimulierende« Ereignis kann nämlich in jeder erdenklichen Form oder Manifestation auftreten. Abgesehen von der verbalen Kommunikation kann die unbewusste Bedeutung im Verhalten Ausdruck finden, in somatischen Vorgängen, in Unfällen, durch dramatische Entwicklungen im Leben, im Grenzbereich der therapeutischen Situation und in dem

Netzwerk oder Plexus, dem der Patient angehört, oder auf jede andere Weise. Gleichwohl trägt die »Reaktion« – in unserem Kontext die *Resonanz* – der unbewussten Bedeutung und der »Wellenlänge« des stimulierenden Ereignisses zutreffend Rechnung. Reaktion und Stimulus haben dieselbe Tonart und beleuchten sich gegenseitig: Sie sind gewissermaßen Teil derselben Familie und sind oft sogar eng miteinander verwandt – man könnte sagen, dass sie derselben Generation angehören.

Aufgrund dieser spezifischen Affinität, derselben Wellenlänge, hat die Resonanz bezüglich der Kommunikation in der Gruppensituation im Laufe der Zeit eine allgemeinere Bedeutsamkeit erlangt. Obwohl wir diesen Prozess unter dem Aspekt von Stimulus und Reaktion betrachtet haben, ist die Resonanz ein gutes Beispiel für eine Kommunikation, die tatsächlich rein instinktiv, ohne Übermittlung irgendeiner speziellen Botschaft, stattfindet. In der gruppenanalytischen Gruppe resonieren die einzelnen Teilnehmer nicht nur miteinander, sondern auch mit der Gruppe als Ganzem und mit dem Gruppenleiter, der wiederum durch seine eigene Resonanz beeinflusst wird.

Dieses Konzept wirft somit neues Licht auf die Frage, wie es möglich ist, dass der Gruppenkontext ein gemeinsames Leben mit einem Wesen erzeugt, das man gewöhnlich nur dem »inneren« psychischen, von der »Realität« oder von sozialen Einflüssen unterschiedenen Leben zubilligt. Unter den Bedingungen, die wir in diesen Gruppen schaffen, wird zutiefst individuelles Material auch mit der Gruppe selbst geteilt. Was dem einzelnen Mitglied unbekannt und unbegreiflich ist, wird durch diesen gemeinsamen Prozess aktiviert und auf diese Weise auch in die gemeinsame Matrix zurückgegeben. Alle Ereignisse scheinen in ihrer *wesentlichen* Bedeutung auf spezielle Weise miteinander zusammenzuhängen und diese wechselseitige Beziehung durch Resonanz zum Ausdruck zu bringen. Der Begriff wird dem quasi-automatischen Charakter des Prozesses gerecht, für den es nicht von Belang ist, inwieweit das einzelne Mitglied ihn überhaupt bewusst wahrnimmt.

Resonanz hat für den Gruppenleiter und seine Orientierung eine beträchtliche Bedeutung, und zwar insbesondere mit Blick auf die Wahl der Ebene, auf der er der Gruppe und den einzelnen Teilnehmern bestimmte Vorgänge deutet. Es leuchtet ohne Weiteres ein, dass die Intensivierung der Kommunikationsprozesse auf bestimmten Ebenen dem Therapeuten gleichzeitig als Hinweis darauf dient, in welcher Tonart er am effektivsten intervenieren kann. Dieser Prozess darf seine jeweilige Interpretations- und

Formulierungsweise durchaus auch bewusster beeinflussen. Natürlich weist der Resonanzprozess Affinitäten und Beziehungen zu Übertragung, Projektion oder Introjektion auf; man könnte sagen, dass er ebendiese Mechanismen nutzt, aber er ist nicht mit ihnen identisch. Er prägt die Spezifität der Bedeutung in Bezug sowohl auf die Lebenserfahrung der Teilnehmer als auch auf die laufende Kommunikation in der Gruppe.

Das folgende Fallbeispiel soll dieses schwierige Konzept konkretisieren. Das Grundthema, Tod und Suizid, wurde in insgesamt 25 Sitzungen bearbeitet.

> Das Thema tauchte zum ersten Mal in der dritten Sitzung der Gruppe auf, das heißt zu Beginn einer Slow-open-Gruppe, deren Teilnehmer, darunter mehrere Kollegen und Angehörige anderer Gesundheitsberufe, unter verschiedenen Neurosen litten. Ein Gruppenmitglied berichtete, dass er Angst habe zu sterben, wenn seine Hauptarbeit erledigt sei. Thematisiert wurde dies als das legendäre Thema des Schwanengesangs – jemand wird geopfert, sobald er sein eigentliches Werk, sein Meisterstück, vollendet hat. Miss L. sagte: »Ja, das wunderbarste Mitglied wird stets geopfert.« In der vorangegangenen Sitzung waren starke Kritik und Feindseligkeit in Verbindung mit einem und durch einen »Gruppentraum« geäußert worden. Wahrscheinlich hatte der Hinweis auf die geopferte Person auch eine Übertragungsbedeutung, die mich selbst, den Gruppenleiter, betraf.
>
> In der fünften Sitzung berichtete eine Teilnehmerin vom Suizid einer Patientin, an deren Klinikeinweisung sie beteiligt gewesen war. Sie brachte in diesem Zusammenhang schwere, komplizierte Schuldgefühle zum Ausdruck. Dr. O. fragte Miss L.: »Was ist heute mit Ihnen los?« Miss L. sah abgespannt und alt aus und wirkte sehr mitgenommen. Jemand fragte, ob sie eine solche Erfahrung mit dem Tod eines Patienten auch schon einmal gemacht habe. »Oh ja«, antwortete Miss L. leise lächelnd, »ich habe mich tatsächlich gefragt, weshalb Sie gerade heute darüber sprechen. Ich wäre beinahe nicht gekommen – mein Vater ist letzten Freitag gestorben.« Mein erster Impuls war, ihr mein Mitgefühl auszudrücken, aber ich hielt mich zurück. Die Gruppe zeigte wenig Anteilnahme, sondern nahm Miss L. sozusagen in die Zange und »analysierte« sie. Vor allem Dr. Ma war dabei sehr aktiv und mit Miss L.s Reaktionen höchst unzufrieden, bezeichnete sie als inauthentisch und den Gefühlen einer

trauernden Hinterbliebenen überhaupt nicht angemessen. Ich hatte den Eindruck, dass Miss L. diese Reaktion sehr gut aufnahm, dass sie aufrichtig war und dass sie die ambivalenten Gefühle, die sie gegenüber ihrem Vater hegte, nicht verhehlte. Sie machte auch die interessante Bemerkung, dass sie die Gefühle, die sie vor rund einem Jahr anlässlich des Todes ihrer Mutter empfunden habe, vielleicht noch nicht verarbeitet habe und sie sich nun mit ihrer Reaktion auf den Tod des Vaters vermischten. Dr. Ma fand dies inakzeptabel. Der Grund dafür stellte sich bald heraus.

Dr. Ma verband mit dem Tod ihres eigenen Vaters, den sie gewissermaßen getötet hatte, als sie sechs Monate alt war, derart intensive Gefühle, dass sie nichts davon hören wollte. In einer späteren Sitzung stellte sich heraus, dass sie in einer früheren Psychoanalyse zu dieser Version gefunden hatte, die sich auf eine außerordentlich frühe Lebensphase bezog. Man hatte sie mit dem Vater allein gelassen. Dann war ihre Mutter gekommen, und der Vater war fortgegangen und gestorben. Sie hatte seit jeher die Phantasie gehabt, für den Tod ihres Vaters verantwortlich zu sein.

Ein anderer Teilnehmer agierte nun seine Charakterabwehr gegen Tod und Sterben. Er empfand im Zusammenhang mit dem Tod offensichtlich nicht nur extrem starke Gefühle, sondern war geradezu besessen von dem Thema, kultivierte aber nach außen eine philosophische Haltung. Es stellte sich heraus, dass die Schwester dieses Mannes in einem Konzentrationslager ermordet worden war. Zudem hatte sich ein Freund, für den er sich verantwortlich gefühlt hatte, nach zehnjähriger Psychoanalyse das Leben genommen. Das war ein schwerer Schlag für ihn gewesen. Er identifizierte Tod und Sterben auf einer narzisstischen Grundlage in einem tiefen Sinn mit Fäzes, mit dem Verlust eines Teils seines eigenen Körpers. Er war überzeugt, verlassen worden zu sein oder verlassen zu werden, und hatte nicht nur vor dem Sterben panische Angst, sondern auch vor diesem Verlassenwerden.

Interessanterweise hatte Miss J., wie sie eher beiläufig erwähnte, ihre Mutter vor nicht langer Zeit verloren. Nun überließ sie ihren 86-jährigen Vater der Obhut einer Haushälterin. Sie empfand deshalb Schuldgefühle, weil sie wusste, dass er nicht allein, ohne die Gegenwart naher Verwandter, sterben wollte. Doch ebendies schien ihm nun bevorzustehen.

In der elften Sitzung tauchte das Thema Suizid auf. Im Zuge einer langen Schilderung seines Lebens berichtete uns ein Teilnehmer, dass er bei einer Frau wohne, die er eigentlich nur beiläufig kenne und die ihm drohe, sich umzubringen. Daraufhin sagte Dr. Ma mit hochrotem Gesicht, sie könne die gleiche Geschichte erzählen. Sie war tatsächlich unmittelbar, bevor sie zur Gruppensitzung kam, zuhause von ihrem Freund angerufen worden, der ihr mit Suizid drohte, sollte sie ihn verlassen. Er war verheiratet. Sie berichtete eingehend von dieser Beziehung und äußerte sich dabei durchaus widersprüchlich: Einerseits vermochte sie nicht zu sehen, was ihm anderes übrigblieb, als sich das Leben zu nehmen, und andererseits fühlte sie sich stark genug, um ihm zu sagen: »Gut, los, dann mach' es – ich bin stark genug, um es auszuhalten.« Gegenüber der Gruppe fügte sie erläuternd hinzu: »Dann bin ich mir sicher, dass er es nicht tun wird.«

Damit kam das Thema der so genannten »nicht erwiderten Liebe« zur Sprache: Einer liebt, der andere nicht! Nun wurde klar, dass Dr. Ma sich mit ihrem verzweifelten Liebhaber identifizierte und sich selbst in ihm sah. Sie erzählte, wie sie von ihrem Vater verlassen worden war. Er sei gestorben, als sie sechs Monate alt war. Sie hatte immer alles darauf geschoben, dass ihr Vater sie »verlassen« hatte. Offensichtlich hatte Miss L. schon einmal ähnliche Gefühle empfunden, und Miss J. erging es genauso. Mrs. O. blieb eher im Hintergrund, aber Mr. N. sah sich zu der Bemerkung veranlasst, dass in der Gruppe offenbar viele Leute »suizidale Partner im Keller« hätten.

Kommen wir nun zur 26. Sitzung, in der Dr. Ma kurz nach Beginn sagte, sie fühle sich so elend wie noch nie in ihrem Leben. Ihr Freund, den irgendwann zu heiraten sie gehofft hatte, hatte sich auf einem Golfplatz das Leben genommen. Vor etwa einer Stunde erst hatte sie die Nachricht erhalten. Anscheinend hatte der Freund gemeinsam mit seiner Ehefrau einen Psychiater aufgesucht, um sich über die Situation zu beraten. Dr. Ma hatte ihre Sicht der Dinge in einem Brief dargelegt, den sie gegen Ende der Gruppensitzung vorlas. Sie hielt ihre Formulierungen, die mehr oder weniger auf ein psychiatrisches Gutachten hinausliefen, für »objektiv«.

Die Gruppe war sehr erregt. Als Dr. Ma erwähnte, dass ihre ehemalige Analytikerin ihr empfohlen hatte, den Brief in dieser unpersönlichen Form zu verfassen, erwiderte eine andere Kollegin, dass sie diese Analytikerin, würde sie sie kennen, wegen dieser Empfehlung umbringen würde. Dr. R. war felsenfest überzeugt, dass wir – die Gruppe – in irgendeiner Weise schuld seien. Dr. Ma betonte, dass sie ein altes, aus ihrer Kindheit stammendes Muster agiert habe. Abermals erinnerte sie daran, dass sie ihren Vater »umgebracht« habe. Sie schloss mit den Worten: »Jetzt ist es passiert, jetzt habe ich es getan, ich bin ein böser Mensch.«

Als sie diesen Mann vor einiger Zeit näher kennengelernt und er ihr erzählt hatte, dass er sich von seiner Frau trennen werde, weil er nur mit ihr zusammenleben wolle, war Dr. Ma außer sich vor Freude gewesen. Doch dann habe sie sich »zusammengerissen«, um ihn, so ihre eigene Interpretation, abzuschrecken und ihm – und sich selbst – zu sagen, dass er besser auf der Hut sein und sich von ihr fernhalten solle. Sie sagte zwar: »Ich glaube nicht, dass ich damit jemals fertig werde«, wirkte aber ziemlich gefühllos.

Wir kommen nun zur letzten Sitzung, die ich hier schildern möchte, der 28. Sitzung, die kurz vor den Weihnachtsferien stattfand. Ich gebe die einzige Episode wieder, die für das Thema Resonanz und für das Thema Suizid relevant war. R. ist angeschlagen; er hat erfahren, dass seine ehemalige Analytikerin sich das Leben genommen hat. Er deutet das Geschehen positiv und sagt, dass er fast ein Gefühl der Befreiung empfinde ... so vieles, was ihm zuvor unbegreiflich erschienen sei, ergäbe nun einen Sinn. In unserem Kontext ist die folgende Geschichte, die nun ans Licht kommt, von Interesse: R.s ehemalige Analytikerin war irgendwann in der Vergangenheit in Dr. Mas Pflegeheim gewesen. Damals hatte Dr. Mas ärztlicher Freund (der Suizid begangen hatte) ebenjene Analytikerin »behandelt« und lange Gespräche mit ihr geführt. Er hatte sie, wie Dr. Ma es nannte, als »unheilbar« bezeichnet.

Ein Merkmal dieses in anderer Hinsicht aufschlussreichen Fallbeispiels könnte irreführend sein – nämlich dass sich die Resonanz in diesem Fall von einem eindeutigen Thema, dem *Tod*, ausgehend entwickelte. Sie wurde also nicht durch ein Symptom oder einen Traum oder eine andere Manifestation stimuliert, auf welche die Teilnehmer reagierten und die im Laufe der Reaktion in dem Sinne, dass sie die Vorstellung des Todes repräsentierte, hätte dechiffriert werden können. Deshalb könnte der Leser die verschiedenen Reaktionen und Berichte als reine Assoziationen verstehen. Er könnte auch denken, dass der Tod als ein so wichtiges, vorrangiges Thema naturgemäß wichtige Assoziationen auslöse.

Aus diesem Grund müssen wir uns das Geschehen genauer ansehen. Erstens ging die Gruppe *vom Thema Tod zum Thema Suizid* über, speziell zum Suizid eines Partners, dessen *Liebe nicht erwidert* wurde. Das Gruppenmitglied war die versagende und deshalb schuldige Partnerin. Dies ist natürlich eine Umkehrung der Übertragungssituation, die die Nichterfüllung der infantilen ödipalen Bindung an den unerreichbaren gegengeschlechtlichen Elternteil wiederholt. In dieser Hinsicht verflicht sich die Übertragung zweifellos mit der gemeinsamen Resonanz der Gruppe.

Der Tod einer Analytikerin, einer Psychiaterin und eines Analysanden sind hier überraschenderweise Teil des manifesten Materials. In diesem Zusammenhang und um zu zeigen, wie tief die Ebene der beschriebenen Interaktionen reichte, ergänze ich im Folgenden weitere, bislang nicht erwähnte Informationen:

1. R. (der Teilnehmer, der den Suizid seiner Analytikerin als Erleichterung empfunden hatte) träumte unverstellt von meinem Tod.
2. Miss L. war schon vor Beginn der Gruppe an Krebs erkrankt, ging aber erst während ihrer Behandlung in der Gruppe zum Arzt und ließ sich operieren. Zur Zeit der hier geschilderten Sitzungen hatte sie eine Operation hinter sich, später aber erlitt sie einen Rückfall und starb. »Tod« lag somit »in der Luft«. Als sie wusste, dass sie mit Sicherheit sterben würde, beschloss sie – ganz im Gegensatz zu ihrer Einstellung in gesunden Tagen –, ihren Freund zu heiraten, weil er »immer so gut zu mir« war. Auf diese Weise machte sie die Situation, in der ihr Freund seine Liebe nicht erwidert sah, wieder gut. Man beachte erneut die erhöhte Signifikanz, die der Tod im Verhältnis zur psychoanalytischen Situation in der Erfahrung dieser Patientinnen und Patienten, die allesamt Kollegen waren, erhielt.

Zu betonen ist des Weiteren, dass die Erfahrungen, die scheinbar so eng miteinander zusammenhingen, gar nichts miteinander zu tun hatten. Sie lagen zum Teil lange zurück, und wo die Ereignisse aktuell waren – manchmal fast gleichzeitig geschahen –, blieben sie den Gruppenmitgliedern so lange unbekannt, bis sie in nachfolgenden Sitzungen zur Sprache kamen. Zu erwähnen ist auch, dass die signifikante Handlung häufig vom »Partner« oder von der »Partnerin« ausgeführt wurde und das Gruppenmitglied – auch wenn dies nicht immer eindeutig war – der manifeste oder insgeheime Agent provocateur war. Manchmal wirkte es wie das Ende einer Beziehung, die auf der Grundlage der besonders signifikanten Konfliktsituation beruhte.

Die beschriebenen Ereignisse sind nicht lediglich assoziativ und stellen auch kein »Agieren« dar. Sie beruhen weder auf »Identifizierung« noch auf »Projektion«, auch wenn all diese Mechanismen an ihnen beteiligt sein können. Die gemeinsame Übertragungssituation und Übertragungselemente gehen zweifellos in sie ein, aber die beste Erklärung für das besondere Merkmal der präzisen Spezifität scheint ein spezifischer Faktor zu sein, nämlich die Resonanz.

Literatur

Abraham, K. (1982 [1911]). Über die determinierende Kraft des Namens. In: *Gesammelte Schriften. Bd. I.* Hg. von J. Cremerius. Frankfurt am Main (Fischer), S. 22–23.

Abraham, K. (1982 [1924]). Versuch einer Entwicklungsgeschichte der Libido auf Grund der Psychoanalyse seelischer Störungen. In: *Gesammelte Schriften. Bd. II.* Hg. von J. Cremerius. Frankfurt am Main (Fischer), S. 32–145.

Abse, D.W. (1974). *Clinical Notes on Group-Analytic Psychotherapy.* Bristol (Wright).

Ackerman, N.W. (1958). *The Psychodynamics of Family Life: Diagnosis and Treatment of Family Relationships.* New York (Basic Books).

Ackerman, N.W. (1961). Symptom, defense, and growth in group process. *International Journal of Group Psychotherapy* 2.

Anon. [H. Rey] (1963). Profile: Dr S.H. Foulkes. *Maudsley Hospital Gazette* 5(3): 68–69.

Anthony, E.J. (1983 [1978]). The group-analytic circle and its ambient network (S.H. Foulkes Lecture 1978). In: M. Pines (Hg.). *The Evolution of Group Analysis.* London (Routledge & Kegan Paul).

Anzieu, D. et al. (1972). *Le travail psychanalytique dans le Groupes.* Paris (Dunod).

Balter, L. (1969). The mother as source of power. *Psychoanalytic Quarterly* 38: 205–214.

Berliner, B. (1966). Psychodynamics and the depressive character. *Psychoanalytic Forum* 1: 144–251, 262–264.

Bernal, J.D. (1967). *The Origin of Life.* London (Weidenfeld & Nicolson).

Berne, E. (1961). *Transactional Analysis in Psychotherapy.* New York (McGraw-Hill).

Bernfeld, S. (1934). Die Gestalttheorie. *Imago* 20: 32–77.

Bion, W.R. (1971 [1961]). *Erfahrungen in Gruppen und andere Schriften.* Übers. von H.O. Rieble. Stuttgart (Klett).

Bird, B. (1972). Notes on transference: *Universal phenomenon and hardest part of analysis. Journal of the American Psychoanalytic Association* 20: 267–301.

Bleuler, E. (1920). *Lehrbuch der Psychiatrie.* Berlin (Springer).

Bridger, H. (1946). The Northfield Experiment. *Bulletin of the Menninger Clinic* 10 (3): 71–76.

Brown, J.A.C. (1963). *Techniques of Persuasion.* London (Penguin).

Burrow, T. (1927). *The Social Basis of Consciousness.* New York (Harcourt).

Burrow, T. (1958). *A Search for Man's Sanity. The Selected Letters of Trigant Burrow with Biographical Notes.* New York (Oxford University Press).

Clark, D.H. (1964). *Administrative Therapy: The Role of the Doctor in the Therapeutic Community.* London (Tavistock).

Clark, D.H. (1974). *Social Therapy in Psychiatry.* Harmondsworth (Penguin).

Deutsch, H. (1934). Über einen Typus der Pseudoaffektivität (»Als ob«). *Internationale Zeitschrift für Psychoanalyse* 20: 323–335.

Devereux, G. (1963). Sociopolitical functions of the Oedipus myth in early Greece. *Psychoanalytic Quarterly* 32: 205–214.

Dosužkov, T. (1970). The problem of ego development. *Group Analysis* 3: 30–31.

Durkin, H. (1964). *The Group in Depth.* New York (International Universities Press).

Ehrenwald, J. (1963). *Neurosis in the Family and Patterns of Psychological Defence.* New York (Hoeber).

Einstein, A. (1940). *The World as I See it.* London (Watts).

Elias, N. (1997 [1937]). *Über den Prozeß der Zivilisation. Soziogenetische und psychogenetische Untersuchungen.* Band 1: *Wandlungen des Verhaltens in den westlichen Oberschichten des Abendlandes.* Band 2: *Wandlungen der Gesellschaft. Entwurf zu einer Theorie der Zivilisation.* Bearbeitet von H. Hammer. Frankfurt am Main (Suhrkamp).

Elias, N. (1969). Sociology and psychiatry. In: S. H. Foulkes & G. S. Prince (Hg.). *Psychiatry in a Changing Society.* London (Tavistock), S. 117–144.

Elias, N., & J. L. Scotson (1965). *The Established and the Outsiders.* London (Frank Cass).

Fairbairn, W. R. D. (2000 [1956]). Eine Neubewertung bestimmter Grundkonzepte. In: *Das Selbst und die inneren Objektbeziehungen.* Übers. von E. Vorspohl. Gießen (Psychosozial-Verlag), S. 237–250.

Fairbairn, W. R. D. (1957b). Reply to the comments of Balint, Foulkes and Sutherland. *British Journal for the Phlosophy of Science* 7: 333–338.

Federn, P. (1936). Zur Unterscheidung des gesunden und krankhaften Narzissmus. *Imago* 22: 5–39.

Feldman, M. J. (1963). Queries on existential psychotherapy. *International Journal of Social Psychiatry* 9.

Fenichel, O. (1925). Introjektion und Kastrationskomplex. *Internationale Zeitschrift für Psychoanalyse* 11: 261–296.

Fenichel, O. (1926). Die Identifizierung. *Internationale Zeitschrift für Psychoanalyse* 12: 309–325.

Fenichel, O. (1931). Über respiratorische Introjektion. *Internationale Zeitschrift für Psychoanalyse* 17: 234–255.

Ferenczi, S. (1909). Introjektion und Übertragung. *Jahrbuch für psychoanalytische und psychopathologische Forschung* 1: 422–457.

Ferenczi, S. (1912). Zur Begriffsbestimmung der Introjektion. *Zentralblatt für Psychoanalyse* 2.

Ferenczi, S. (1913). Entwicklungsstufen des Wirklichkeitssinnes. *Internationale Zeitschrift für Psychoanalyse* 1: 124–138.

Ferenczi, S. (1926). Das Problem der Unlustbejahung. *Internationale Zeitschrift für Psychoanalyse* 1: 241–252.

Foulkes, S. H., & E. Lewis (1974 [1944]). Die Gruppenanalyse. Eine Studie zur Behandlung in Gruppen nach psychoanalytischen Richtlinien. In: *Gruppenanalytische Psychotherapie.* Übers. von I. Pfeiffer. München (Kindler), S. 42–62.

Foulkes, S. H. (1946a). Group analysis in a military neurosis centre. *Lancet* 1: 303–313. Wiederabdr. In: Rosenbaum, M., & M. Berger (Hg.). *Group Psychotherapy and Group Function.* New York (Basic Books) 1963, S. 469–476.

Foulkes, S. H. (1946c). Principles and practices of group therapy. *Bulletin of the Menninger Clinic* 10: 85–89.

Foulkes, S.H. (1948). *Introduction to Group-Analytic Psychotherapy*. London (Heinemann). Reprint London (Karnac) 1983.

Foulkes, S.H. (1974 [1953]). Übereinstimmungen und Unterschiede psychoanalytischer und gruppenanalytischer Prinzipien. In: *Gruppenanalytische Psychotherapie*. Übers. von I. Pfeiffer. München (Kindler), S. 154–162.

Foulkes, S.H. (1974 [1954]). Die Bedeutung der gruppenanalytischen Beobachtung für die Indikation zur psychoanalytischen Behandlung. In: *Gruppenanalytische Psychotherapie*. Übers. von I. Pfeiffer. München (Kindler), S. 146–153.

Foulkes, S.H. (1955). Group-analytic psychotherapy: a short account. *Acta Psychotherapeutica* 3: 313–319.

Foulkes, S.H. (1957a). Group-analytic dynamics with specific reference to psychoanalytic concepts. *International Journal of Group Psychotherapy* 7: 40–52.

Foulkes, S.H. (1960). The application of group concepts to the treatment of the individual in the group. *Topical Problems of Psychotherapy. Vol. 2.* Basel & New York (Karger).

Foulkes, S.H. (1961). Psychotherapy. *British Journal of Medical Psychology* 34: 91–102.

Foulkes, S.H. (1974 [1964]). *Gruppenanalytische Psychotherapie. Der Begründer der Gruppentherapie über die Entwicklungsstationen seiner Methode in Theorie und Praxis.* Übers. von I. Pfeiffer. München (Kindler).

Foulkes, S.H. (1966). Illness as a social process. *Psychotherapy and Psychosomatics* 14: 217–225.

Foulkes, S.H. (Hg.) (1967). Group analysis: International Panel and Correspondence. A thrice-yearly publication. No. 1, November.

Foulkes, S.H. (1998 [1968]). Einige autobiographische Bemerkungen. *Luzifer-Amor: Zeitschrift zur Geschichte der Psychoanalyse* 11: 123–135.

Foulkes, S.H. (1978 [1975]). *Praxis der gruppenanalytischen Psychotherapie*. Übers. von U. Schwarz & J. Shaw. München & Basel (E. Reinhardt).

Foulkes, S.H., & E.J. Anthony (1957). *Group Psychotherapy: The Psychoanalytical Approach*. Harmondsworth (Penguin Books). Reprint London (Karnac) 1984.

Foulkes, S.H., & A. Parkin (1957). Out-patient psychotherapy: a contribution towards a new approach. *International Journal of Medical Psychology* 20: 175–184.

Foulkes, S.H., & G.S. Prince (Hg.) (1969). *Psychiatry in a Changing Society*. London (Tavistock).

Frank, J.D. (1961). *Persuasion and Healing*. London (Oxford Univ. Press).

Freud, S. (1999). *Gesammelte Werke* (18 Bände sowie ein unnummerierter Nachtragsband). Hg. von A. Freud. Frankfurt am Main (S. Fischer). Hier abgekürzt *G.W.*

Freud, S. (1896b). Weitere Bemerkungen über die Abwehr-Neuropsychosen. *G.W.* I, S. 379–403.

Freud, S. (1900). *Die Traumdeutung. G.W.* II/III.

Freud, S. (1905c). *Der Witz und seine Beziehung zum Unbewußten. G.W.* VI.

Freud, S. (1905d). *Drei Abhandlungen zur Sexualtheorie. G.W.* V, S. 33–145.

Freud, S. (1912–1913a). *Totem und Tabu. G.W.* IX.

Freud, S. (1914c). Zur Einführung des Narzissmus. *G.W.* X, S. 137–170.

Freud, S. (1916–17g). Trauer und Melancholie. G.W. X, 428–446.

Freud, S. (1920g). *Jenseits des Lustprinzips. G.W.* XIII, S. 1–69.

Freud, S. (1921c). *Massenpsychologie und Ich-Analyse. G.W.* XIII, S. 71–161.

Freud, S. (1923b). *Das Ich und das Es. G.W.* XIII, S. 237–289.

Freud, S. (1927e). Fetischismus. *G. W.* XIV, S. 311–317.
Freud, S. (1930a). *Das Unbehagen in der Kultur. G. W.* XIV, S. 419–506.
Freud, S. (1930e). Ansprache im Frankfurter Goethe-Haus. *G. W.* XIV, S. 547–550.
Freud, S. (1933a). *Neue Folge der Vorlesungen zur Einführung in die Psychoanalyse. G. W.* XV.
Freud, S. (1933b). Warum Krieg? *G. W.* XVI, S. 13–27.
French, T. M. (1953). *The Integration of Behaviour.* Bde. 1 und 2. Chicago (Univ. of Chicago Press).
Friedman, J., & S. Gassel (1950). The chorus in Sophocles' Oedipus Tyrannus. *Psychoanalytic Quarterly* 19: 213–226.
Gelb, A., & K. Goldstein (1920). *Psychologische Analysen hirnpathologischer Fälle.* Bd. 1. Leipzig (J. A. Barth).
Gesell, A. (1945). The Embryology of Behavior.
Glasser, P. H. (1963). Changes in family equilibrium during psychotherapy. *Family Process* 2.
Glover, E. (1955 [1928]). The significance of the mouth in psycho-analysis. In: *The Technique of Psycho-Analysis.* London (Baillière, Tindall & Cox).
Glover, E. (1930). Grades of ego-differentiation. *International Journal of Psycho-Analysis* 11: 1–11.
Glover, E. (1956 [1932]). *On the Early Development of Mind: Selected Papers on Psycho-Analysis I.* New York (International Universities Press).
Glover, E. (1932). A psycho-analytical approach to the classification of mental disorders. *Journal of Mental Science*, Oktober.
Goldstein, K. (1927). *Bericht über den II. Allgemeinen ärztlichen Kongress für Psychotherapie in Bad Nauheim.* Leipzig (Hirzel).
Goldstein, K. (1934). *Der Aufbau des Organismus: Einführung in die Biologie unter besonderer Berücksichtigung der Erfahrungen am kranken Menschen.* Den Haag (Martinus Nijhoff).
Gordon, W. J. J. (1961). *Synectics.* New York (Harper and Row).
Graber, G. H. (1937). Die zweierlei Mechanismen der Identifizierung. *Imago* 23: 24–48.
Greco, M. C. (1950). *Group Life.* New York (Philosophical Library).
Gregory, B. A. J. C. (1968). The day hospital in a therapeutic community. *Group Analysis* 1: 71–73.
Grotjahn, M. (1960). *Psychoanalysis and the Family Neurosis.* New York (Norton).
Hare, W. C. (1969). The relation between social psychiatry and psychotherapy. In: S. H. Foulkes & G. S. Prince (Hg.). *Psychiatry in a Changing Society.* London (Tavistock), S. 3–16.
H.D. [Hilda Doolittle] (1956). *Tribute to Freud.* New York (Pantheon).
Hoffmann, E. P. (1935). Projektion und Ich-Entwicklung. *Internationale Zeitschrift für Psychoanalyse* 21: 342–373.
Hulse, W. C. (1960). *Aktuelle Fragen der Psychotherapie. Band 2: Sources of Conflict in Contemporary-Group Psychotherapy.* Basel (S. Karger) 1960.
Hutten, E. H. (1962). *The Origins of Science.* London (Allen & Unwin).
Ivanov, N. V. (1961). A Soviet view of group therapy. *International Journal of Psychiatry* 2: 201–212.
Jackson, J. H. (1875). Clinical and physiological researches on the nervous system. I: On the localisation of movements in the brain. *Revue Philosophique de la France et de l'Etranger* 1: 214–216.

Jackson, J.H. (1996 [1931]). *Selected Writings. Vol. One*. Hg. von J. Taylor et al. Nijmegen (Arts & Boeve).

Jelgersma, G. (1926). Die Projektion. *Internationale Zeitschrift für Psychoanalyse* 12: 292–297.

Jones, E. (1914 [1909]). Die Empfängnis der Jungfrau Maria durch das Ohr.: Ein Beitrag zu der Beziehung zwischen Kunst und Religion. *Jahrbuch für psychoanalytische und psychopathologische Forschung* 6: 135–204.

Jones, M. et al. (1952). *Social Psychiatry: A Study of Therapeutic Communities*. London (Tavistock).

Keller, H. (1920 [1908]). *Meine Welt*. Übers. von H. Conrad. Stuttgart (Lutz). Nachdruck Löhrbach 2015 (Der grüne Zweig 116).

Kinsey, A.C. et al. (1955 [1948]). *Das sexuelle Verhalten des Mannes*. Übers. von M. von Eckardt-Jaffé et al. Berlin & Frankfurt am Main (G.B. Fischer).

Klein, M. (1995 [1927]). Symposium zur Kinderanalyse. Übers. von E. Vorspohl. In: *Gesammelte Schriften I, 1. 1920–1945*. Hg. von R. Cycon unter Mitarbeit von H. Erb. Stuttgart-Bad Cannstatt (frommann-holzboog), S. 211–256.

Klein, M. (1995 [1930]). Die Bedeutung der Symbolbildung für die Ich-Entwicklung. In: *Gesammelte Schriften I, 1. 1920–1945*. Hg. von R. Cycon unter Mitarbeit von H. Erb. Stuttgart-Bad Cannstatt (frommann-holzboog), S. 347–368.

Kovács, S. (1912). Introjektion, Projektion und Einfühlung. *Zentralblatt für Psychoanalyse* 2: 316–327.

Kreeger, L. (Hg.) (1977 [1975]). *Die Großgruppe*. Übers. von I. Köstlin. Stuttgart (Klett).

Lakin, M., & W.H. Dobbs (1962). A study in group process. *International Journal of Group Psychotherapy* 12: 64–74.

Landauer, K. (1914). Spontanheilung einer Katatonie. *Internationale Zeitschrift für Psychoanalyse* 2: 441–459.

Lewin, K. (1947). Frontiers in group dynamics: concept, method and reality in social science: social equilibria and social change. *Human Relations* 1: 5–41.

Lewin, K. (1951). *Field Theory and Social Science*. New York (Harper & Row).

Lorenz, K. (1998 [1963]). *Das sogenannte Böse. Zur Naturgeschichte der Aggression*. München (dtv).

Main, T.F. (1946). The hospital as a therapeutic institution. *Bulletin of the Menninger Clinic* 10: 66–70.

Main, T.F. (1977 [1975]). Zur Psychodynamik großer Gruppen. In: L. Kreeger (Hg.). *Die Großgruppe*. Übers. von I. Köstlin. Stuttgart (Klett), S. 50–80.

Main, T.F. (1983 [1977]). The concept of the therapeutic community: variations and vicissitudes [S.H. Foulkes Lecture, 1977]. In: M. Pines (Hg.). *The Evolution of Group Analysis*. London (Routledge & Kegan Paul).

Mannheim, K. (1951 [1943]). *Diagnose unserer Zeit. Gedanken eines Soziologen*. Übers. von F. Blum. Zürich, Wien & Konstanz (Europa-Verlag).

Maré, P.B. de (1972). Large group psychotherapy: a suggested technique. *Group Analysis* 5: 106–108.

Maré, P.B. de (1975). The politics of the large group. In: L. Kreeger (Hg.). *The Large Group*. London (Constable).

Maré, P.B. de (1985). Large group perspectives. *Group Analysis* 18: 79–92.

Mark, R. (1973). *Minority Verdict*. BBC Dimbleby Lecture. [Gesendet November 1973] B.B.C. Publications.

Menzies, I. E. P. (1969). Some methodological notes on a hospital study. In: S. H. Foulkes & G. S. Prince (Hg.). *Psychiatry in a Changing Society*. London (Tavistock), S. 99–113.
Morris, D. (1995 [1967]). *Der nackte Affe*. Übers. von F. Bolle. München (Droemer-Knaur).
Morris, D. (1981 [1969]). *Der Menschen-Zoo*. Übers. von F. Bolle. München (Droemer-Knaur).
Mowrer, O. H. (1964). *The New Group Therapy*. Princeton (Nostrand).
Müller-Braunschweig, C. (1926). Beiträge zur Metapsychologie: Über Desexualisierung und Identifizierung – Über Verliebtheit, Hypnose und Schlaf – Über den Begriff der Richtung. *Imago* 12: 1–22.
Mullan, H., & I. Sanguiliano (1964). *The Therapist's Contribution to the Treatment Process*. Springfield, Ill. (Thomas).
Mullan, H., & M. Rosenbaum (1962). *Group Psychotherapy, Theory and Practice*. Glencoe, Ill. (The Free Press).
Murphy, G., & T. M. Newcomb (1937). *Experimental Social Psychology*. New York (Harper).
Newcomb, T. M. (1952). *Social Psychology*. London (Tavistock).
Nunberg, H. (1971 [1932]). *Allgemeine Neurosenlehre auf psychoanalytischer Grundlage*. Mit einem Geleitwort von Sigmund Freud. Bern (Huber).
Olmsted, M. S. (1959). *The Small Group*. New York (Random House).
Pines, M. (1978). The contributions of S. H. Foulkes to group analytic psychotherapy. In: L. R. Wolberg et al. (Hg.). *Group Therapy 1978*. New York (Stratton), S. 9–29.
Pines, M. (1983). The contribution of S. H. Foulkes to group therapy. In: M. Pines (Hg.). *The Evolution of Group Analysis*. London (Routledge), S. 265–285.
Radó, S. (1925). Das ökonomische Prinzip der Technik. *Internationale Zeitschrift für Psychoanalyse* 12: 15–24.
Radó, S. (1927). Das Problem der Melancholie: Vortrag auf dem X. Internationalen Psychoanalytischen Kongreß zu Innsbruck am 1. September 1927. *Internationale Zeitschrift für Psychoanalyse* 13: 439–455.
Raglan, L. (1940). *Jocasta's Crime. An Anthropological Study*. London (Watts).
Rank, O. (1927/28). *Grundzüge einer genetischen Psychologie*. Leipzig (Deuticke).
Rivière, J. (1996 [1936]). Zur Genese des psychischen Konfliktes im frühen Lebensalter. In: *Ausgewählte Schriften*. Hg. von L. Gast. Tübingen (edition diskord), S. 159–188.
Rogers, C. R. (1974 [1970]). *Encounter-Gruppen. Das Erlebnis der menschlichen Begegnung*. Übers. von E. Nosbüsch. München (Kindler).
Rosenbaum, M., & M. Berger (Hg.) (1963). *Group Psychotherapy and Group Function*. New York (Basic Books).
Ruesch, J. (1957). *Disturbed Communication*. New York (Norton).
Ruesch, J., & G. Bateson (1951). *Communication: The Social Matrix of Psychiatry*. New York (Norton).
Russell, B. (1956). *Portraits from Memory and Other Essays*. London (Allen & Unwin).
Scheidlinger, S. (1968). The concept of regression in group psychotherapy. *International Journal of Group Psychotherapy* 18: 3–20.
Schilder, P. (1928). Psychologie der Schizophrenie vom psychoanalytischen Standpunkt. *Zeitschrift für die gesamte Neurologie und Psychiatrie* 112: 279–282.
Schilder, P. (1935). *Image and Appearance of the Human Body*. London (Kegan Paul).
Schilder, P. (1936). Dynamics of group psychotherapy. *Journal of Nervous and Mental Diseases* 84: 54–60.
Schilder, P. (1938). *Psychotherapy*. London (Kegan Paul).

Schilder, P. (1942). *Mind.* New York (Columbia University Press).

Schneider, E. (1926). Über Identifikation. *Imago* 12: 249–262.

Semrad, E.V., & M. Day (1966). Group psychotherapy. *Journal of the American Psychoanalytic Association* 14: 591–618.

Sherif, M., & M.O. Wilson (Hg.) (1953). *Group Relations at the Crossroads.* New York (Harper).

Skynner, A.C.R. (1981 [1976]). *Die Familie – Schicksal und Chance.* Übers. von H. Kober. Frankfurt am Main (Fischer).

Skynner, A.C.R. (1982). Farewell. *Maudsley Hospital Gazette* 30: 14–16.

Slavson, S.R. (1977 [1964]). *Analytische Gruppentherapie. Theorie und praktische Anwendung.* Übers. von L.-W. Wolf. Frankfurt am Main (Fischer).

Spitz, R. (1960). Zur Entstehung der Überich-Komponenten. *Psyche – Zeitschrift für Psychoanalyse* 14: 400–426.

Stahnisch, F.W. (2014). Von der Kriegsneurologie zur Psychotherapie – Kurt Goldsteins (1878–1965) Ansätze zur frühen Form der Gruppenanalyse. *Gruppenpsychotherapie und Gruppendynamik – Zeitschrift zur Theorie und Praxis der Gruppenanalyse* 50: 146–165.

Stanton, A.H., & M.S. Schwartz (1954). *The Mental Hospital.* London (Tavistock Publ.).

Stekel, W. (1911). Die Verpflichtung des Namens. *Zeitschrift für Psychotherapie und medizinische Psychologie* 3: 110.

Stewart, H. (1961). Jocasta's Crimes. *International Journal of Psycho-Analysis* 42: 424–430.

Strachey, J. (1935 [1934]). Die Grundlagen der therapeutischen Wirkung der Psychoanalyse. *Internationale Zeitschrift für Psychoanalyse* 21: 486–516.

Szasz, T.S. (1955). Entropy, organisation and the problem of the economy of human relationships. *International Journal of Psycho-Analysis* 36: 289–297.

Sutherland, J.D. (1957). Some comments on Dr Fairbairn's paper. *British Journal for the Philosophy of Science* 7: 329–333.

Thompson, S. (1983). The group process in Chekhov's plays. In: M. Pines (Hg.). *The Evolution of Group Analysis.* London (Routledge), S. 344–358.

Wälder, R. (1934). Das Freiheitsproblem in der Psychoanalyse und das Problem der Realitätsprüfung. *Imago* 20: 467–484.

Waelder, R. (1980 [1936]). Zur Frage der Genese der psychischen Konflikte im frühen Kindesalter. Bemerkungen zur gleichnamigen Arbeit von Joan Riviere. In: *Ansichten der Psychoanalyse. Eine Bestandsaufnahme.* Stuttgart (Klett), S. 77–161.

Wender, L. (1936). The dynamics of group psychotherapy and its application. *Journal of Mental Diseases* 84: 54–55.

Weiß, E. (1926). Der Vergiftungswahn im Lichte der Introjektions- und Projektionsvorgänge. *Internationale Zeitschrift für Psychoanalyse* 12: 466–477.

Weiß, E. (1932). Die Regression und Projektion im Über-Ich. *Internationale Zeitschrift für Psychoanalyse* 18: 21–50.

Whitaker, D.S., & M.A. Lieberman (1964). *Psychotherapy Through the Group Process.* New York (Atherton Press).

Whiteley, J.S. (1968). Community as Doctor: Henderson Hospital. *Group Analysis* 1: 147–148.

Whiteley, J.S. (1977 [1975]). Die große Gruppe als Medium der Soziotherapie. In: L. Kreeger (Hg.). *Die Großgruppe.* Übers. von I. Köstlin. Stuttgart (Klett), S. 186–204.

Williams, F. (1934). *Soviet Russia Fights Neurosis.* London (Routledge).

Whitaker, C. (1958). *Psychotherapy of Chronic Schizophrenic Patients.* Boston (Little, Brown).
Whitaker, C. A., & T. P. Malone (1953). *Roots of Psychotherapy.* New York (Blakiston).
Wolstein, B. (1954). *Transference.* New York (Grune and Stratton).